医疗设备使用
安全风险管理

Application Safety and Risk Management
for Medical Equipment

谢松城　郑 焜　主编

化学工业出版社

·北京·

《医疗设备使用安全风险管理》根据广大医院医技人员和临床医学工程人员的需求，结合国内外的最新进展，由资深临床医学工程人员总结多年经验编写而成。主要内容包括：医疗设备临床使用安全风险的因素、医疗设备使用安全风险分析、医疗设备使用安全风险分析实例、医疗设备使用安全风险评估、医疗设备使用安全风险控制、医疗设备使用安全风险管理与作业指导、医疗设备使用安全风险管理的信息化等。

　　《医疗设备使用安全风险管理》可为各级医院医疗设备临床使用人员和临床医学工程人员开展医疗设备安全管理工作提供帮助，以保障医疗安全，促进医疗质量的提高。

图书在版编目（CIP）数据

医疗设备使用安全风险管理/谢松城，郑焜主编. —北京：化学工业出版社，2019.8（2024.2重印）
ISBN 978-7-122-34538-7

Ⅰ.①医… Ⅱ.①谢…②郑… Ⅲ.①医疗器械-设备管理-风险管理 Ⅳ.①R197.39

中国版本图书馆 CIP 数据核字（2019）第 096462 号

责任编辑：宋林青　褚红喜　　　　　　文字编辑：刘志茹
责任校对：宋　玮　　　　　　　　　　装帧设计：关　飞

出版发行：化学工业出版社（北京市东城区青年湖南街 13 号　邮政编码 100011）
印　　装：北京虎彩文化传播有限公司
787mm×1092mm　1/16　印张 22¼　字数 557 千字　　2024 年 2 月北京第 1 版第 5 次印刷

购书咨询：010-64518888　　　　　　　售后服务：010-64518899
网　　址：http://www.cip.com.cn
凡购买本书，如有缺损质量问题，本社销售中心负责调换。

定　　价：98.00 元

《医疗设备使用安全风险管理》编写组

顾　问：彭明辰　于清明

主　编：谢松城　郑　焜

副主编：楼晓敏　王国宏　刘锦初　沈水珍

编　者（以姓氏笔画为序）：

于清明　万国锋　马明强　王国宏　王思敏

刘锦初　阮兆明　吴蕴蕴　汪　佶　沈云明

沈水珍　张茫茫　陈　龙　郑　焜　胡咏梅

姬　慧　谢松城　楼晓敏　管青华

医疗器械行业是一个涉及光机电、生物、化学、新技术、新材料、智能制造、互联网技术等高科技行业的集合体,医疗器械与药品一样是医疗、康复、保健的特殊产品。医疗器械中设备的安全使用则是保障患者安全和提高医疗质量的重要环节。近年来,随着"健康中国"战略的推进实施以及临床需求不断增加,医疗设备相关政策环境不断变化,医疗设备市场不断扩容,创新医疗设备不断涌现,医疗设备使用安全问题日益突出。医疗设备使用安全风险管理作为一门医疗器械行业的管理学科,得到了全社会更加广泛、充分的重视。

"凡事预则立,不预则废"。《医疗设备使用安全风险管理》是国内多位资深医学工程专家几十年从业经验的结晶,全书覆盖面广,专业度高,既结合法律法规最新要求,又有理论分析和实例共享,严谨、精准地对医疗设备使用安全风险管理的历史沿革、发展现状、风险分析、风险评估、风险控制、作业指导及信息化等各方面进行了全面阐述,强调了医疗设备在使用安全风险管理中的重要性和必要性,并植入了科学的管理理论和管理模式。本书有助于了解纷繁复杂的医疗设备使用中存在的安全风险,有助于运用信息化、智能化手段对医疗设备进行防控,进而提升医疗设备使用安全风险管理能力,实现医疗机构设备现代化管理,为广大患者提供安全、高质量的医疗服务,促进我国医疗改革健康发展。

最后,要特别感谢参与编写的专家为行业献上的这份瑰宝,相信此书不但能为医疗设备使用、临床工程技术等专业人员提供帮助,也能为医疗设备的在用监管、研发生产、专业教学、市场推广等各方面提供有价值的参考。

2019 年 3 月 18 日于北京

序言二

　　医疗质量与安全是医院管理永恒的主题，而医疗安全是第一位的。目前，医疗技术飞速发展，医疗设备使用越来越广泛，技术复杂程度越来越高。但是，一个不能忽视的问题是医疗设备使用中的安全风险问题也越来越突出，尤其近几年医疗设备使用安全不良事件数量不断上升，给患者造成伤害，直接影响患者安全和医疗质量。医疗设备使用安全风险已经成为国内外广泛关注的热点问题。世界卫生组织（WHO）已经将这项工作纳入医疗技术管理范畴。我国在这方面起步较晚，一些政策法规刚刚发布，也缺乏这方面的实践经验。

　　《医疗设备使用安全风险管理》一书，编写组人员根据多年来从事医院医学工程的实践，结合国内外先进经验，从理论分析到实践总结，全面、系统介绍了医疗设备使用中普遍存在的安全风险管理问题，内容包括国内外的法律法规、管理理念、管理方法、过程实施、实际作业指导以及最新的信息化管理技术应用等。对医院医护人员、医学工程人员医疗设备安全使用和管理有很好的实际指导作用。本书还收集大量医院医疗设备使用中发生的安全事件的真实案例，通过分析，了解安全事件的发生过程与原因，提出必要的警示，供实际工作参考。可以起到进一步促进医院管理人员、临床医护人员、临床工程人员以及医疗器械生产企业之间的沟通与共识，保障医疗设备安全使用，降低使用风险。

　　希望本书的出版能够提高我国医院医疗设备使用安全管理的水平，进一步保障患者安全，提高医疗质量。

2019 年 4 月

前　言

　　医疗设备是现代化医院开展医疗工作的物质基础和医疗新技术的支撑平台。医疗设备在疾病的诊治上发挥着举足轻重的作用，从过去作为疾病诊治的辅助工具，逐渐变为主要临床诊断、治疗的手段，临床医生对其依赖性越来越强。目前，国际上最新的医疗卫生服务理念强调以患者为中心，围绕最佳医疗、康复、预防的价值理念，提供基于价值的质量和医疗效果、可衡量的全程医疗卫生服务，提高全民健康水平。医院在引进各种先进的医疗设备的同时，必须认识到医疗设备的使用中存在安全风险问题。开展医疗设备使用安全风险管理的目的是保障医疗安全和提高医疗质量，所以它是医院医疗质量管理体系的重要环节，也是医院保持医疗质量可持续发展的重要管理手段。

　　近年来，医院发生与医疗设备应用相关的安全（不良）事件及引发的医疗纠纷、事故呈明显增加趋势，医疗设备使用安全问题已经成为我国医疗安全问题的重要隐患之一，也暴露出医院在医疗设备使用安全风险管理方面存在问题，已经引起各方面重视。世界卫生组织（WHO）执委会2003年113届会议通过的113/37文件，对医疗器械使用安全风险管理提出新的理念，医疗器械使用过程管理属于医疗技术管理；2010年卫生部监督管理司发布了《医疗器械临床使用安全管理规范(试行)》，旨在加强医疗器械临床使用安全管理工作，降低医疗器械临床使用风险，提高医疗质量，保障医患双方的合法权益；国家卫生部医院等级评审标准（2011版）中也明确要求开展医疗设备临床使用安全控制与风险管理工作，建立医疗设备临床使用安全事件监测与报告制度，定期对医疗设备使用安全情况进行考核和评估，提出可持续改进的考核评价方法，加强医疗设备安全管理，实现可持续改进。2014～2017年国务院多次修订了《医疗器械监督管理条例》（2014国务院650号令，2017国务院680号令），2015年国家食品药品监督管理总局发布《医疗器械使用质量监督管理办法》（总局令第18号）等，从法制化管理的要求上明确了医疗器械使用安全风险管理的职责。

　　国家卫健委2018年发的《关于进一步加强患者安全管理工作的通知》（国卫办医发〔2018〕5号）指出"对医疗器械临床使用实行全过程管理，加强对医疗器械安全使用等重点管理力度"，但是，很多医院对医疗设备存在使用安全风险的观念仍较薄弱，尤其是基层医院。在具体执行安全风险管理方面也缺少经验和技术，因此，医院医疗设备临床使用人员、临床工程技术人员有必要系统了解医疗设备临床使用安全风险的因素、了解医疗设备使用安全风险管理的理论和管理的模式；掌握各种医疗设备使用安全风险管理工作的方法与实践，以及如何应用信息化、智能化管理方法等。根据广大医院医技人员和临床医学工程人员的需求，结合国内外的最新进展，我们编写了《医疗设备使用安全风险管理》一书，希望能为各级医院医疗设备临床使用人员和临床医学工程人员开展医疗设备安全管理工作提供帮助，保障医疗安全，促进医疗质量的提高。

本书在编写过程中得到美国 Tobey Clark 教授、Yadin David 教授和 Binseng Wang 教授以及 Fluke Biomdical 公司、北京健康力公司、飞利浦医疗系统公司、国药集团医疗器械研究院、北京绪水互联科技公司等提供资料和支持，特此致谢。

《医疗设备使用安全风险管理》编写组
2019 年 3 月

Preface

Medical equipment provides a material foundation for health care and a supporting platform for new medical technology in modern hospitals. Medical equipment plays an important role in the diagnosis and treatment, as well as prevention of diseases. While previous it was only an auxiliary tool, it has gradually become a major means of clinical diagnosis and treatment on which clinicians are increasingly dependent. The latest international health care services are based on a patient-centered and outcomes focused medical philosophy for providing best possible treatment, rehabilitation and disease prevention, with the view of providing measurable value-based whole-process medical services of the best quality and outcomes and improving the health of the whole population. The hospital must recognize the safety risks in the use when introducing various advanced medical equipment. The management of safety risks involved in medical equipment is an important part of the hospital's medical quality management system and an important management tool for the hospital to maintain the sustainable promotion of medical services of high quality.

There have been more and more safety incidents and disputes arising from such adverse events. Medical equipment has become one of the major sources of hazards threatening the safe hospital services. Problems in the safety risk management of medical equipment have attracted attention from all stakeholders. The 113/37 document adopted by the Executive Committee of the WHO at its 113th session in 2003 put forward a new definition of the safety risk management in the use of medical equipment, including the medical equipment use process management in the scope of the medical technology management. In 2010, the Supervision and Management Department of the Ministry of Health issued Administrative Regulations on Safe Clinical Use of Medical Devices (Trial) with the view of strengthening the safety management of clinical use of medical devices, reducing risks involved in clinical use of medical devices, improving the quality of medical care and protecting the legitimate rights and interests of both doctors and patients. The Hospital Accreditation Standards (Edition 2011) explicitly requires hospital to implement safety control and risk management of clinical use of medical equipment, establish monitoring and reporting systems for clinical use of medical equipment, regularly evaluate the safety use of medical equipment and formulate and implement sustainable inspection and evaluation methods with the view of enhancing the safety management and realizing sustainable improvement of the clinical use of medical equipment. The Regulations for the Supervision and Administration of Medical Devices repeated revised by the State Council from 2014 to 2017 (Decree 650, 2014 and Decree 680, 2017 of the State Council), the Measures for the Supervision and Management of Medical Device Operation (Decree 18, 2015) by China Food and Drug Administration and the Measures for Management of Clinical Use of Medical Devices by the National Health Commission in 2019 all define the responsibilities for the safety management of the use of medical devices from legal perspectives, with the view of ensuring the safe and effective clinical use of medical devices.

In the Circular on Further Enhancement of Patient Safety Management (Guoweibanyifa (2018-No. 5), the National Health Commission requires hospitals to "implement whole-process management of the clinical use of medical devices and enhance the efforts for targeted management of safe use of medical devices." However, in spite of those administrative efforts, the safety risks involved in the use of medical devices are not given due attention, especially in primary hospitals. Hospitals also lack experience and technical skills to implement safety risk management. Clinical users of medical devices and clinical engineering personnel need a systematical understanding of safety risks involved in the clinical use of medical equipment as well as theories and modes in safety risk management, methods and practices, and IT-based smart management approaches.

To meet those urgent needs, we have compiled Application Safety and Risk Management for Medical Equipment with reference to the latest advances in relevant technologies, with the hope of providing assistance to clinical users of medical devices and clinical engineering personnel, promoting safe medical treatment and the overall quality of medical services.

We are grateful for the information and support provided by Prof. Tobey Clark, Prof. Yadin David and Prof. Binseng Wang, as well as Fluke Biomdical Co. Ltd. , Beijing Health Engine Co. Ltd. , Philips Medical Systems Co. Ltd. and the Medical Device Research Institute of Sinopharm and Beijing Aquiferre Technology Co. Ltd. .

Editorial Board of Application Safety and Risk Management for Medical Equipment
March, 2019

目 录

第一章

概　述

第一节　医疗设备使用安全风险管理的历史背景与现状

一、历史背景

20 世纪 70 年代起，欧美国家在医疗设备应用管理中加强了风险管理的理念，这和当时越来越多的医疗设备进入临床使用且发生了一些电气安全事件有关。尤其在 1971 年，美国著名消费者权益代言人 Ralph Nader 在《Ladies Home Journal（妇女家庭杂志）》发表文章声称"每年至少有 1200 多人在医院被电击致死或受伤"，更是引起医疗机构、社会各界及政府部门的高度重视，尽管 20 世纪 60 年代末到 70 年代初"电气安全恐慌"夸大了实际情况，但医院内应用医疗设备时安全事件的增加也是事实，"电气安全恐慌"带来了很多正面的变化：设备制造商被强制要求设计更安全的产品，医院被要求实施基于安全的设备管理计划和流程。"电气安全恐慌"也帮助医院了解了工程技术支持对病人医疗的意义，以及医疗设备的明智选择、采购、质控和预防性维护的重要性。当时，他们将风险定义为："在规定的使用条件下，对医疗技术用于解决特定的医疗问题及对相关人员所造成伤害的可能性"，并将风险归纳为三种类型，即物理风险（如电击、机械损伤、易燃易爆物失控造成的损伤等）、临床风险（如操作错误或不合理操作、技术上应用不当造成的损伤等）、技术风险（如设备检测误差或性能指标的下降造成的不良后果等），这些风险的表现形式反映出和设备相关发生安全事件的信息，对风险进行评估、量化就抓住了医疗设备维护和管理工作的主要矛盾。风险管理包括一套应对风险的策略，也包括对风险进行分析、评估和控制的操作程序，给医疗设备管理工作提供理论依据和作业指导。目前世界上绝大多数已经开展医疗设备安全应用与风险管理的医疗机构，包括美国和中国的医院从方法学上采用了基于风险评估、可靠性分析以及循证维护等的医疗设备管理办法，通过构建质量安全管理组织，营造安全文化，并应用了相应的医疗设备维护管理信息系统 CMMS（Computerized Maintenance Management System）来辅助管理。

二、国外医疗设备使用安全风险管理现状

(一)美国医院医疗器械使用安全风险管理现状

在美国,医疗器械使用安全风险管理是医院医疗风险管理的一部分,是需要各相关部门包括临床工程部门及全体医护人员和医院工作人员,甚至包括病人和外来访客共同协作的工作。医院(医疗集团)一般都成立专门的医疗风险管理办公室,医疗器械使用安全风险管理也是医疗风险管理办公室的工作内容之一。美国社会对于医疗风险管理高度重视,1999 年,美国医学研究所(Institute of Medicine,IOM)发布了题为"To Err is Human:Building a Safer Health System"("人无完人:构建更加安全的医疗服务体系")的研究报告;这篇报告调查了美国医院的患者安全问题,指出美国每年有 9.8 万人死于医疗差错(medical error),而其中约 70% 本是可以避免的,而且最常见的可预防的差错中 44% 属于技术错误。在 2003 年 FDA 预算大会前,FDA 的代表 Lester Crawford 指出风险管理可避免 50% 的医疗事故发生。美国医疗卫生机构认证联合委员会(The Joint Commissionon,TJC)在对医院进行认证的时候,很重要的一部分就是考察医院是否建立了医院医疗设备质量控制和风险管理体系;医院在向保险公司购买医疗责任险时,保险公司也会根据医院是否有全面的医院质量改进和医院风险管理(包括医疗设备)项目,来确定是否签订保险合同以及保险费率制定为多少。医疗风险管理人员注重对新的临床技术项目进行评价,对各种事件的处理提供一个清楚明确的程序。当出现医疗纠纷时,医疗安全管理办公室人员将会按相关程序处理相关问题。通常美国医疗集团风险管理的组织结构如下:医疗集团设有医疗风险管理部主任,直接在首席运营官的领导下向首席运营官和首席执行官报告工作,而医疗集团下设的住院部、门诊部、各个医学中心、地区医院和社区医院等分支机构都设有自己的医疗风险管理主任,这些分支机构的风险管理主任向集团风险管理主任汇报工作。风险管理人员与各科主任、部门领导、护士长以及临床工程师等工作联系较密切,与医生、护士、相关科室人员等相关人员之间通过工作总结、质量报告、事件报告、职工反映、政策、规章以及病案等方式发生联系,共同协作,一起完成医疗风险的管理和防范工作。此外,医疗集团还设有由高级医务人员组成的医疗质量管理委员会和医疗安全监督委员会。他们认为风险管理工作的目的在于确认发生的事实,而不是要谴责某个人或追究当事人的过失、责任,工作重点是发现体制及系统上的缺陷和漏洞,并投入资源解决问题,制定并坚持有意义、具备实操性的规范和标准,构建安全文化,避免类似安全事件的再次发生,保证医疗质量和医疗安全。进入 21 世纪以来,美国建立了很多 PSO(Patient Safety Organization,患者安全组织),进行患者安全相关数据的收集、分析,并促进安全医疗的宣传报道、教育和推广工作。美国国家患者安全机构(NPSF,National Patient Safety Foundation)对患者安全的定义是:在健康照护的过程中,避免、预防并减轻不良事件造成的伤害。这些不良的结果或伤害,包含错误(error)、偏差(bias)与意外(accident)。保障患者安全是医院管理中最重要的课题,没有患者安全,就谈不上医疗质量。不注重患者安全,很可能对患者造成直接的、无法挽回的后果,甚至危及患者生命。

目前典型的美国大型医院医学工程部门围绕医疗设备及系统的管理活动,包括医疗设备安全与风险、维护维修、动态管理的相关数据库和系统接口、评估和采购、不良事件调查、员工培训、人因工程及其应用、参与关键项目和科研教学及其他增值服务,其中医疗设备安

全与风险管理为其首要工作任务。美国医院医工的工作使命是负责完整的医疗设备技术管理项目，在医疗设备技术的生命周期内，从规划及评估阶段到采购验收、维护维修、更新、报废处置阶段，提供医疗设备安全有效高效的规划、选择、部署、应用及操作。因此，其相关工作符合标准、法规、风险管理的要求，符合 CMS（美国国家医疗保险和医疗补助服务中心）、ONC（美国国家医疗信息技术协调办公室）、TJC（美国医疗卫生机构评审联合委员会）以及 AAMI（美国医疗器械促进协会）等相关组织制定的标准和规定。其首要工作是基于风险的维护策略对那些应该进行维护的设备进行优先级设置，主要依据是该设备发生故障所带来的风险大小，基于循证的理念来进行策略优化，使得设备应用的总风险最小化。基于风险的医疗设备维护策略主要基于以下两个方面：即风险评估和基于风险的维护计划，参见图 1-1。

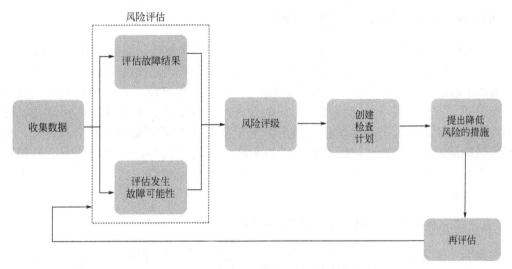

图 1-1　基于风险分析评估的医疗设备维护框架

（二）英国医院在用医疗器械管理现状

欧盟的统一医疗器械监管主要用于产品上市前的审批管理，临床研究和上市后的监督管理仍然由欧盟各成员国自行负责。英国在用医疗器械风险管理方面，做了很多有益的尝试。2003 年，英国卫生部（Department of Health）合并药品控制局（Medicines Control Agency，MCA）、医疗器械局（Medical Devices Agency，MDA），成立了药品和健康产品管理局（Medicines and Healthcare Products Regulatory Agency，MHRA）。医疗器械的安全和有效性监管由 MHRA 统一负责，MHRA 致力于促进医疗器械产品上市后的监管，通过医疗器械不良事件监测和报告等措施，发布安全警告警示公众、制定使用指南促进器械安全使用等方式来保证上市后器械的使用安全。以英国某医院的风险管理组织架构为例：董事会、医院高层主管之下，有两个非常重要的小组：非临床风险管理小组和临床治理小组。非临床风险管理小组负责对医院的业务、运营、人力资源、设施进行风险管理；临床治理小组负责管理临床医疗的每个环节，包括临床风险管理，具体内容有血液感染、输液风险、医疗风险等。

（三）日本医院在用医疗器械管理现状

日本医院一般设有医疗质量管理委员会，如院内感染管理委员会、药品管理委员会等。

在日本，医院质量管理委员会承担了医疗质量控制的职责。医疗器械使用风险是医疗质量管理很重要的一部分。医院在强化质量控制的同时，并不隐瞒发生医疗安全事件的可能。医院设有医疗安全办公室，专门负责医疗安全事件或差错处理、院内感染预防、安全输血对策、合理用药、械等领域，各病区有专人负责登记各类大、小差错，医疗安全办公室每月、每年定期汇总、分析，并将分析结果反馈给医护人员，提出新的预防改进措施，不断从预防制度和预防体系上防范事故的发生，给患者提供人性化的放心服务。在医疗质量的基础质量、环节质量、终末质量管理诸环节中，涉及基础医疗质量管理，各医院均有明确岗位职责和工作规范以及岗位技术要求；在环节质量中有规范的各项工作制度来贯穿；法律法规和各项制度，成为绝大多数医务卫生工作者的行为准则，日本医务人员多数非常自觉严格地履行职责。

（四）加拿大医院在用医疗器械管理现状

加拿大医院最高权力机构是董事会，董事会下设若干委员会，委员会按照董事会要求完成工作，负责监督和保证医院为患者提供高质量的医疗服务，并就执行过程中出现的问题向董事会提出改进建议。还设有专门的辅助诊断部副院长，其下设风险管理部和质量监察部等。医务部、护理部和专业训练部及附属的业务咨询委员会、护理学会和医疗技术专业咨询委员会负责医护人员的管理和培训。每年专业人员必须完成学分制继续教育，包括一些高风险医疗设备的操作培训，如除颤器和呼吸机的使用等；还要求持有心脏护疗证书、高等心脏处理证书等，ICU、CCU 的护士更是要求经过专门的培训，拿到证书后才可以上岗操作。

（五）澳大利亚医院在用医疗器械管理现状

澳大利亚医院的管理结构，根据医院的性质、规模和服务不同有较大的差别。公众医院的管理运作一般有 3 个层次：一是宏观管理监督层，即医院董事会；二是院内事务决策层，即院长（或 CEO），负责医院的日常运作；三是执行层，即医疗、护理和总务三个部及其下层的有关部门与科室。澳大利亚皇家医院管理学会是全国医院管理的专业权威机构，医院董事会遇到医院管理方面的重大问题，可请示该学会或由学会派人帮助解决。医院为了加强院内的组织协调和管理工作，由医院高层管理人员、董事会成员和医生代表组成质量安全委员会，明确各级管理人员（董事会、总经理、服务经理、医疗服务主任、护理部主任）的职责。以卧龙岗公立医院为例，该医院成立医疗质量改进委员会，由院长直接领导，提供总体指导方针，指导监督质量改进活动开展；下设临床、医技及护理等部门的分支质量管理委员会，以及药事管理委员会、设备管理委员会、感染控制委员会、医学伦理道德委员会、病案管理委员会、信息系统委员会、医疗废物管理委员会等管理机构，负责完善医院服务规范和医护技术操作标准，并在全院营造质量安全文化的良好氛围。

（六）俄罗斯医疗器械管理模式

在医疗设备临床使用安全风险管理方面实行医疗设备预防性维护制度，即 JI. JI. P. 制度，第一个 JI. 的含义为计划；第二个 JI. 的含义为预防性的；P. 的含义为维护。JI. JI. P. 制度的定义为："为防止意外损坏而按照预定的计划进行一系列预防性的修理、维护和管理的组织措施和技术措施，即计划预修制度"。该制度的建立主要是延长设备维修间隔期，降低维修成本与提高应用安全、质量。

(七) 全球性医疗器械风险管理组织

国际医疗器械监管机构论坛（IMDRF）前身为成立于1992年的全球医疗器械法规协调组织（GHTF），发起成员共有美国、欧盟、加拿大、澳大利亚和日本在内的5个成员国家和地区。该组织是医疗器械法规的全球协调的需求而成立的自愿组织，目的是鼓励为保证医疗器械的安全、有效、性能和质量的法规经验的汇集，促进技术革新及增进国际贸易。为达此目的，其主要的途径就是发布基于法规经验的协调的指南性文件，指导各国的医疗器械立法，以达到促进法规的一体化，消除法规的差异，确保医疗器械的安全有效。GHTF的5个研究工作组分别就下述5个方面发布协调的指南性文件：

① 上市前提交文件和产品标记的要求；
② 上市后监督和不良事件报告；
③ 质量管理体系要求；
④ 医疗器械审核过程；
⑤ 临床证据及评估。

GHTF在其文件"医疗器械的分类原则"中将医疗器械按风险由低到高分为A、B、C和D 4类，并在该文件中提供了详细的分类规则。GHTF还颁布了"医疗器械的安全和性能的基本原则"（基本原则），作为国际通用的医疗器械产品上市前批准的基本准则。

2011年6月，IMDRF成立后，邀请中国、俄罗斯、巴西等国参加。论坛的使命是加速各国和地区之间的医疗器械法规靠拢，促进国际间建立高效的医疗器械监管模式，从而应对医疗器械领域的各种问题和挑战，最大限度地保护公众健康和安全。目前，该论坛采纳和建立的相关标准，被全球公认为医疗器械领域的行业准则。该组织在2011年完成了对UDI实施原则的协调，提出了《医疗器械UDI系统》指导性最终文件，推动UDI作为全球医疗器械上市后追溯的基本手段，并推荐UDI采用开放的GS1国际物品编码标准。欧洲医疗器械行业协会（Eucomed）在此框架下进一步制定了《基于风险管理的不同包装级别医疗器械UDI标识要求》。美国等先进国家也积极制定UDI政策法规，推动UDI在本国的规范管理与应用实施。

其余相关的国际组织还包括ISO（International Organization for Standardization），即国际标准化组织，该组织是一个全球性的非政府组织，是国际标准化领域中一个十分重要的组织。ISO来源于希腊语"ISOS"，即"EQUAL"——平等之意。ISO国际标准组织成立于1946年，中国是ISO的正式成员，代表中国参加ISO的国家机构是原中国国家技术监督局（CSBTS）。国际标准化组织总部设于瑞士日内瓦，成员包括162个会员国。该组织自我定义为非政府组织，官方语言是英语、法语和俄语。参加者包括各会员国的国家标准机构和主要公司。它是世界上最大的非政府性标准化专门机构，是国际标准化领域中一个十分重要的组织。该组织也颁布了很多有关医疗设备管理的标准。

医疗设备与信息管理系统的融合导致对医疗设备投入使用后维护其安全性和有效性的方式进行变更的需求。虽然医疗设备制造商（通常被称为"MDM"，即"Medical Device Manufacturer"）将安全、有效的医疗设备投入市场的责任没有发生变化，但医疗设备所处的环境（包括信息网络环境）却在不断变化。医疗设备制造商无法预见所有的潜在变化并且无法确保医疗设备在所有情况下都能安全正常工作，因此，针对医疗设备与网络集成的挑战，ISO在2010年推出了ISO 80001标准，针对网络环境下医疗设备及其信息系统的安全性、有效性、数据、系统保障方面的风险管理进行指导，对医疗机构、医疗设备供应商和信息系统供应商在其中的角色、作用和行动进行了规范。

三、国内医疗设备使用安全风险管理现状

（一）医疗设备的计量检定

根据《中华人民共和国计量法实施细则》的规定，国家计量局于 1987 年 7 月 10 日发布了《中华人民共和国依法管理的计量器具目录》，其中共收入 60 个项目 117 个品种的计量器具，与医学有直接关系、医院最常用的需强检计量器具约有 40 项 76 种。

医院一部分医疗设备属于计量器具，计量器具的检定是依据《中华人民共和国计量法》的相关规定执行的。计量器具的检定过程执行采取强制的方式或方法，任何单位和个人不能拒绝计量监督检查。目前，地方医院医学计量的实施单位是各级技术监督局下的计量测试院，军队医院自身有三级医学计量实验室量传体系。开展计量检测的部门都必须通过国家认可的计量认证，开展计量活动有计量检定标准，计量检测人员有计量人员资质。

多年来，医学计量在保证医疗设备质量，特别是量值安全有效方面为医疗质量与安全做出了重要贡献，但也因为种种原因受到挑战。在国外，实施医疗设备质量检测多为医院临床工程部门或第三方机构，而非国家行政机构，检定部门技术水平可通过国际通用的 ISO 17025 实验室认可来确认。在我国，计量检定的法规制定方和实施者都是技术监督局下设计量测试院，长期是有偿服务，医院对此有存疑，近年来已改为无偿服务，但实施效率有所下降。

（二）医疗设备安全风险管理以及质控控制

20 世纪 90 年代，随着全球医疗器械法规协调组织（GHTF）的成立，以及国际社会对于不良事件的关注，国际交流的增多，安全风险管理也被引入国内医学工程界。与此同时，我国医疗器械总体监管水平得到很大提高，相应的法规体系开始建立。2000 年 1 月 4 日中华人民共和国国务院令第 276 号首次公布《医疗器械监督管理条例》，国家食品药品监督管理局及卫生部也制定了相关的标准及管理规范，2010 年卫生部监督管理司发布了《医疗器械临床使用安全管理规范（试行）》，旨在加强医疗器械临床使用安全管理工作，降低医疗器械临床使用风险，提高医疗质量，保障医患双方的合法权益。规定医疗机构应当依据本规范制定医疗器械临床使用安全管理制度，建立健全本机构医疗器械临床使用安全管理体系。二级以上医院应当设立由院领导负责的医疗器械临床使用安全管理委员会，委员会由医疗行政管理、临床医学及护理、医院感染管理、医疗器械保障管理等相关人员组成，指导医疗器械临床安全管理和监测工作。一些省市也相继开展医疗器械不良事件监测及报告工作，加强医疗器械风险管理工作。医院等级评审标准中也明确要求开展医疗设备临床使用安全控制与风险管理工作，建立医疗设备临床使用安全事件监测与报告制度，定期对医疗设备使用安全情况进行考核和评估，提出可持续改进的考核评价方法。政府监管体制对医疗器械使用安全的管理规范和管理办法相继出台，临床工程部门的职能也逐步扩展为医疗风险管理，提高医疗质量，保障病人安全。

2008 年，卫生部和国家食品药品监督管理局制定了《医疗器械不良事件监测和再评价管理办法（试行）》、《医疗器械召回管理办法》，法规对上市后医疗器械风险监测程序、再评价方法和制度控制做了具体的规定，为贯彻执行医疗器械全生命周期的风险管理和风险管

理标准、保障医疗器械的安全有效提供了法律依据。国内多数大中型医院都已经开展了相关工作。2010年1月18日，卫生部正式颁布《医疗器械临床使用安全管理规范（试行）》，把医疗器械临床使用安全管理提升到医疗安全的高度，医疗器械的不良事件监测也就成为保障医疗安全的必要工作环节。尤其从2014年开始，食品药品监督管理部门将不良事件上报数量作为量化工作派发给各级医疗单位，也使不良事件上报数量大幅上升。

20世纪90年代，以北京宣武医院为首的国内医疗机构开始最初的质量检测探索，其在影像设备方面的研究成为后期国家技术监督局对大型设备质量检测的主要依据。2005年起，军队医院系统开始推进医疗设备安全质量检测，2006年5月总后卫生部正式批准解放军总医院、北京军区总医院、南京军区总医院和成都军区昆明总医院4家医院作为医疗设备质量控制工作试点单位，批准了其实施方案，确定以临床风险高、与患者生命安全关系密切的呼吸机、麻醉机、多功能监护仪、除颤器、高频电刀、输液泵、医用X线机、高压消毒锅、医疗设备电气安全控制设施、体外起搏器等11种设备或项目作为首批试点安全质量控制对象。目前已经建立《军队医疗设备质量控制目录》、《军队医疗设备质量控制实施规范》、《军队医疗设备质量控制评价指标体系》，并在军队计量系统乃至全国各级计量系统广泛推广应用。按照这一规范对4家军队医院实施了质量控制。结果显示，这4家医院正在使用的医疗设备中，呼吸机未通过率达44%，麻醉机未通过率达36%，除颤仪未通过率达19%，输液泵未通过率达16%，高频电刀未通过率达12%。

2009年医院管理研究所下设的临床医学工程研究基地组织了《在用医疗设备应用质量检测和风险评估》课题研究，该研究优化了急救设备质量检测流程，并对国内近400家医疗机构的急救设备进行了质量检测和数据分析并提出了相关建议，有力地推动了国内医疗机构全面开展质量检测工作。

医院对在用医疗器械的质量检测主要包括功能检测、计量检测和安全性检测。功能检测是检测设备的各项性能是否符合要求，计量检测是检查设备的技术参数与量值是否满足相关要求，安全检测是对设备的电气安全指标和使用环境进行检测。医疗设备的质量检测除由安全风险因素判定的固定检定周期外，还鼓励根据使用情况开展验收后检测和维修后检测。

2014年中华医学会医学工程学分会组织调研的283家医疗机构中，有204家医院能够定期进行性能、量值检测与校正，占样本总量的72%。所有的检测项目中，开展检测比例最高的为电气安全检测，为59%，其余开展检测比例较高的设备依次是除颤器、输液泵、呼吸机、电刀等急救设备。目前质量检测人员主要是医院医学工程技术人员以及一些具备资质的社会组织和医疗设备制造商，其中医院医工的检测技术是根据相关行业颁发的检测规范，通过院校基础学习以及工作中参加质量检测培训之后开展检测工作，无执业资格和上岗资质要求，且与医学计量检定缺乏工作边界，这是影响开展质量检测工作的主要原因。除此之外的影响因素还有医院重视程度不够、缺少必要的检测设备、科室人员配备不足、没有时间开展等。

而在CMMS即医疗设备维护质控计算机管理系统方面，根据浙江省医学会医学工程学分会2010年的针对全省二甲以上195家医疗机构的相关调查，在医疗器械安全和质量控制方面应用信息化管理（CMMS）的医院比例不足50%，经过近年来相关工作的推动，该比例已有所上升，但仍未达90%以上，这和发达国家及周边地区相比差距较大。

促进医院医疗设备质控工作方面，发挥较大作用的组织除了卫生主管部门和医疗机构，还包括医疗器械管理质量控制中心（简称质控中心），质控中心是区别学术团体的一种半技术半行政化的机构，它由专业技术人员组成，挂靠在医院，隶属于各级卫生部门，有一定的行政能力。卫生部印发的《医疗质量控制中心管理办法（试行）》，提出质控中心应定期对医疗机构进行专业质量考核，省级质控中心出具的质控结论可以作为本辖区辅助检查结果互认的依据。质控中心的主要任务是制定质控标准，开展质控培训，实施质控检查，开展专项质控调研。

浙江省医疗器械管理质控中心是全国最早成立的医疗器械质控中心，可追溯至成立于1989年的"浙江省医疗器械维修管理中心"，2004年更名为"浙江省医疗器械管理质量控制中心"。2016年浙江省又成立了省医学装备管理中心（与质控中心两块牌子一套班），目前已建立了省、市、县完整的三级质控网络，在省卫健委医政医管处、规划信息处和医疗质量控制与评价办公室统筹管理下，统一指挥、协调配合开展工作。在全国，目前已经有14个省、市先后成立医疗器械管理质控中心，包括上海、内蒙古、山西、湖北、安徽、新疆、福建等地。2014年8月在浙江杭州联合举办了"第一届全国医疗器械使用管理与质量控制高峰论坛"。召开以质控中心为主题的论坛，旨在利用质控中心的行政优势，发挥质控中心在制定质量标准、质控培训、质管督查方面的作用，进一步提高医疗器械应用质量。

国内医疗机构医疗器械风险管理仍处于初级阶段。2010年卫生部颁布的《医疗器械使用安全管理规范》对使用安全管理有了顶层设计，各地医疗机构都在落实，但从历次调研的结果来看，落实情况还不是很理想。

2014年中华医学会医学工程学分会组织调研的调查汇总有效样本量283家医院，已成立临床使用安全管理委员会的有215家，占76%。但很多医院只是建立了委员会，但委员会并没有很好地履行相应职责，也没有建立和监督全院医疗器械的使用安全管理方案。在二级及以下医院安全风险管理意识和所具备的条件更不理想。

与欧美国家相比，国内医院缺乏专业的医疗器械风险管理人员。执行风险管理人员应具备相应的知识、经验和风险管理技术，了解医疗器械的结构、原理、功能和使用程序以及如何应用风险管理等。在医疗机构，工程技术人员通常是风险管理人员的最佳人选。医疗设备制造商在上市前向政府监管部门提供充分的风险管理文件和相关资料，然而在设备购置后制造商并未将这些风险管理文件提供给医院，以便让医院工程技术人员了解设备可能出现的各种风险，致使风险管理人员专业性不足，在具体实施风险管理时，如鉴别医疗器械不良事件，对各类高风险医疗器械进行安全监测等没有足够的专业知识支持。

目前，我国医疗设备使用安全风险管理和发达国家相比仍处在起步实施阶段，存在问题较多，很多医疗机构尚未将医疗器械临床应用风险与管理列入医院医疗质量管理体系。很多医院领导对医疗器械应用安全问题没有给予足够重视，医疗机构医疗器械风险管理仍是个薄弱环节，主要存在几个问题。

一是法规落实尚不到位。医疗器械管理所依据的基本法规——《医疗器械监督管理条例》，对医疗机构在用医疗器械的监管做出了具体规定，国家食品药品监督管理总局的部门规章也明确了在用医疗器械安全监管的问题，医院层面特别是二级甲等以上医院也设立了医疗器械使用安全委员会及相关职能部门如医疗设备科或临床工程部门，但全方位地对医疗器械临床使用安全进行规范化管理尚不足，尤其是一级医院及卫生院层面，相关管理很多处于空白，得益于全国医联体、医共体工作的推进，目前情况有所改善。

二是多重监管影响了管理的效力。尽管我国医疗器械质量监管的职能机构是食品药品监管部门，医疗设备使用环节的监管属于卫生主管部门，但实际上医疗器械的监管涉及多个执法部门，包括环保部门、质监部门、卫生部门等。如放射线医疗设备的生产企业要接受食品药品监管部门和环保部门的双重监管，医疗机构中医疗器械使用安全的监管主体有食品药品监管部门和卫生部门。在这种背景下,食品药品监管部门在监管职责上就会与其他监管部门发生部分重叠现象,造成在用医疗器械管理的某些领域职能交叉,对在用医疗器械实施全面系统的使用质量管理和监督缺乏协调机制。

第二节 国内外相关医疗设备安全风险管理法规与标准

一、国内外医疗设备安全风险管理相关的认证

(一)美国 FDA 认证

美国医疗设备安全认证管理属美国食品和药物管理局(Food and Drug Administration, FDA),FDA 是美国政府在健康与人类服务部(DHHS)和公共卫生部(PHS)中设立的执行机构之一,由美国国会即联邦政府授权,专门从事食品与药品管理的最高执法机关。FDA 的职责是确保美国本国生产或进口的食品、化妆品、药物、生物制剂、医疗设备和放射产品的安全,是最早以保护消费者为主要职能的联邦机构之一。

FDA 的管理范围包括:食品、药品(包括兽药)、医疗器械、食品添加剂、化妆品、动物食品及药品、酒精含量低于 7% 的葡萄酒饮料以及电子产品的监督检验。根据规定,上述产品必须经过 FDA 检验证明安全后,方可在市场上销售。FDA 有权对生产厂家进行视察、有权对违法者提出起诉。根据监管的不同产品范围,可分为以下几个主要监管机构:①食品安全和实用营养中心(CFSAN);②药品评估和研究中心(CDER);③设备安全和放射线保护健康中心(CDRH);④生物制品评估和研究中心(CBER);⑤兽用药品中心(CVM)。

其中设备安全与放射线保护中心(CDRH)负责监督医疗器械的生产、包装、经销商经营活动。FDA 将医疗器械分为Ⅰ、Ⅱ、Ⅲ类,类别越高,管理的措施越严格。医疗器械的 FDA 认证,包括:厂家在 FDA 注册、产品的 FDA 登记、产品上市登记申请(510 表登记)、产品上市审核批准(PMA 审核)、医疗保健器械的标签与技术改造、通关、登记、上市前报告。

(二)欧盟 CE 认证

"CE"是法文"Conformité Européne"的缩写,英文意思为"European Conformity (EC)",即欧洲共同体,事实上,CE 还是欧共体许多国家语种中的"欧共体"这一词组的缩写,原来 European Community 缩写为 EC,后因欧共体在法文是 Communate Europeia,意大利文为 Comunita Europea,葡萄牙文为 Comunidade Europeia,西班牙文为 Comunidade Europe 等,故改 EC 为 CE,意为"符合欧洲(标准)"。CE 认证只限于产品不危及人类、动物和货品的安全方面的基本安全要求,而不是一般质量要求。准确地说 CE 标志是安全合格标志而非质量合格标志,CE 认证是一种合格评定,它一般有自我声明和认证机构认证两种形式。在欧盟市场"CE"标志属强制性认证标志,不论是欧盟内部企业生产的产品(包括医疗器械),还是其他国家生产的产品,要想在欧盟市场上自由流通,就必须加贴"CE"标志,以表明产品符合欧盟《技术协调与标准化新方法》指令的基本要求。

2017 年 4 月前欧盟已颁布实施的医疗器械指令有三个，包括：①有源植入医疗器械指令（EC-Directive 90/385/EEC）；②医疗器械指令（EC-Directive 93/42/EEC）；③体外诊断医疗器械指令（EC-Directive 98/79/EEC）。2017 年 4 月 5 日欧洲议会和理事会签发的关于医疗器械第 2017/745 号法规，修订了第 2001/83/EC 号指令、第 178/2002 号（EU）法规和第 1223/2009 号（EU）法规，并废除了理事会第 90/385/EEC 号和第 93/42/EEC 号指令，签发关于体外诊断医疗器械第 2017/746 号（EU）法规并废除了第 98/79/EC 号指令和委员会第 2010/227/EU 号决议（EEA 相关性文本），规定新旧指令有三年过渡期。相关指令涉及的机构有：欧盟委员会（European Commission）、欧盟标准委员会（CEN/CEN-ELEC）、主管当局（Competent Authorities）及公告机构（Notified Bodies）。

不同类别的医疗器械获取 CE 标志的条件不同：Ⅰ类产品的制造商应按规定履行质量保证声明程序，才能使用 CE 标志；Ⅱa 类产品的制造商应按相应规定履行质量保证声明程序和相关的质量认证程序，才能取得 CE 标志；Ⅱb 类产品的制造商应按相应规定履行质量保证声明程序和相关的样品审查程序及相关的质量认证程序才能取得 CE 标志；Ⅲ类一般是植入人体、用于支持维护生命的产品，制造商应按更为严格的规定履行质量保证声明程序和相关的样品审查程序及相关的质量认证程序才能取得 CE 标志。Ⅱa 类、Ⅱb 类和Ⅲ类医疗器械的 CE 标志由政府管理部门认可的第三方机构认证后获取，标志下方的编号为认证机构的代号。

（三）中国医疗器械注册管理

我国医疗器械上市实行注册证（备案）管理制度。根据《医疗器械监督管理条例》，2014 年国家食品和药品监督管理局制定《医疗器械注册管理办法》、《体外诊断试剂注册管理办法》、《医疗器械说明书和标签管理规定》、《医疗器械通用名称命名规则》等规章。相关规章按照医疗器械产品风险程度的高低，设定审批与备案制度，规定了产品注册（备案）内容，明确说明书和标签的要求。在中国境内销售、使用的医疗器械产品均应按规定申报注册（备案），未经核准注册（备案）的医疗器械不得上市、销售、使用。第一类医疗器械或体外诊断试剂实行备案管理，第二类、第三类医疗器械或体外诊断试剂实行注册管理。

境内第一类医疗器械或体外诊断试剂备案，备案人向设区的市级食品药品监督管理部门提交备案资料。境内第二类医疗器械或体外诊断试剂由省、自治区、直辖市食品药品监督管理部门审查，批准后发给医疗器械注册证。境内第三类医疗器械或体外诊断试剂由国家食品药品监督管理总局审查，批准后发给医疗器械注册证。

进口第一类医疗器械或体外诊断试剂备案，备案人向国家食品药品监督管理总局提交备案资料。进口第二类、第三类医疗器械或体外诊断试剂由国家食品药品监督管理总局审查，批准后发给医疗器械注册证。我国香港、澳门、台湾地区医疗器械或体外诊断试剂的注册、备案，参照进口体外诊断试剂办理。

二、医疗设备的安全风险管理分类标准

（一）美国 FDA 医疗设备安全风险管理分类标准

在美国，FDA 根据风险程度将医疗器械分成 3 类进行管理：Ⅰ类产品，是指风险较小

或无风险的产品，如医用手套、压舌板、手动手术器械等（约占30%），这些产品大多豁免上市前通告程序，实行的是一般控制（General Control），绝大部分产品只需进行注册、列名和实施GMP规范，产品即可进入美国市场，其中极少数产品连GMP也豁免，极少数保留产品则需向FDA递交510(K)申请即PMN（Premarket Notification）。

对Ⅱ类产品"普通＋特殊管理"（General & Special Control）产品（约占62%），其管理模式是在"普通管理"的基础上，还要通过实施标准管理或特殊管理，以保证其质量和安全性、有效性。实行特殊控制（Special Control）是企业在进行注册和列名后，还需实施GMP和递交510(K)申请，FDA只对少量的Ⅱ类产品豁免上市前通告程序，其余大多数产品均要求进行上市前通告［简称510(K)］，是指通过对拟上市产品与已上市产品在安全性和有效性方面进行比较，得出"实质性等同"结论的前提下，进而获得拟上市产品可以合法销售的上市前通告的法规路径。生产企业必须在产品上市前90日向FDA提出申请，通过510K审查后，产品才能上市销售。

Ⅲ类产品：实行"上市前批准管理"（Pre-Market Approval，PMA）产品，是指具有较高风险或危害性，或是支持、维护生命的产品，如人工心脏瓣膜、心脏起搏器、人工晶体、人工血管等，约占全部医疗器械的8%。FDA对此类产品采用上市前批准制度，生产企业在产品上市前必须向FDA提交510K申请书进行上市登记（PMA）及相关资料，只有当FDA作出批准申请的决定后，产品才能上市销售。总体来说，FDA对约60%的医疗器械进行510K或者PMA的审查，其他品种豁免上市前审查程序。

对Ⅰ类产品，企业向FDA递交相关资料后，FDA只进行公告，并无相关证件发给企业；对Ⅱ、Ⅲ类器械，企业须递交PMN或PMA，FDA在公告的同时，会给企业以正式的市场准入批准函件（clearance），即允许企业以自己的名义在美国医疗器械市场上直接销售其产品。至于申请过程中是否到企业进行现场GMP考核，则由FDA根据产品风险等级、管理要求和市场反馈等综合因素决定。

综合以上内容可知，绝大部分产品在进行企业注册、产品列名和实施GMP，或再递交510（K）申请后，即可获得FDA批准上市。

美国食品和药品管理局的医疗器械分类管理模式的特点可归纳为：以产品分类及审查原则数据库为基础；提出全面综合的医疗器械定义，对医疗器械的界定、药品和医疗器械的区分提出判断依据；提出了基于风险的医疗器械分类制度和市场准入的理念；监督医疗器械生产者对法规的执行情况；要求生产者和使用者反馈医疗器械的使用情况；采用了中央集权和专家支持的方式对医疗器械进行管理。

（二）欧盟CE医疗设备安全风险管理分类标准

欧盟根据医疗器械的风险不同，划分为不同管理类别，采用不同管理措施。风险越高的产品管理措施越严格。在欧盟，一个产品是否为医疗器械由制造商（申明的产品预期使用目的）决定，比如：电热褥既可以是医疗器械，也可以不是医疗器械。

1. 欧洲医疗器械2017/745法规（EU）适用的分类

医疗器械产品按其性质、功能及预期目的不同进行分类，医疗器械按安全风险划分为Ⅰ、Ⅱa、Ⅱb、Ⅲ四个类别，广义上讲，低风险性医疗器械属于Ⅰ类、中度风险性医疗器械属于Ⅱa类和Ⅱb类、高度风险性医疗器械属于Ⅲ类。其中Ⅰ类医疗器械中还分为普通Ⅰ类医疗器械和具有无菌及测量功能的特殊Ⅰ类医疗器械。例如，Ⅰ类医疗器械：普通医用检查手套、病床、绷带；特殊Ⅰ类医疗器械：灭菌检查用手套、创可贴、血压计；Ⅱa类医疗器械：手术用手套、B超、输液器；Ⅱb类医疗器械：缝合线、接骨螺钉；Ⅲ类医疗器械：冠状动脉支架、心脏瓣膜等。

2. 体外诊断医疗器械的分类

欧盟体外诊断医疗器械（EU）2017/746法规对体外诊断医疗器械同样按风险的高低进行类别划分，将风险较高的体外诊断医疗器械以列表的形式列在医疗器械指令的附录文件内，其余体外诊断器械划分为自我检测器械（device for self-testing）和其他体外诊断器械。

（三）中国CFDA医疗设备安全风险管理分类标准

我国按照《医疗器械注册管理办法》规定，对医疗器械按照风险程度实行分类管理。第一类是风险程度低，实行常规管理可以保证其安全、有效的医疗器械；第二类是具有中度风险，需要严格控制管理，以保证其安全、有效的医疗器械；第三类是具有较高风险，需要采取特别措施严格控制管理，以保证其安全、有效的医疗器械。而医疗器械的管理类别是按产品分类，主要依据国家食品药品监督管理总局发布的《医疗器械分类规则》、《医疗器械分类目录》、《第一类医疗器械产品目录》和106个《医疗器械分类界定通知》。在这些文件中，《医疗器械分类规则》对《医疗器械分类目录》《第一类医疗器械产品目录》和106个《医疗器械分类界定通知》具有指导作用，其法律地位最高。为贯彻落实《医疗器械监督管理条例》和《国务院关于改革药品医疗器械审评审批制度的意见》（国发〔2015〕44号），国家食品药品监督管理总局于2017年8月31日发布了《医疗器械分类目录》（以下简称新《分类目录》），自2018年8月1日起施行。该新《分类目录》按照医疗器械技术和临床使用特点分为22个子目录，子目录由一级产品类别、二级产品类别、产品描述、预期用途、品名举例和管理类别组成，将分类目录中的260个产品类别细化调整为206个一级产品类别和1157个二级产品类别，形成三级目录层级结构，分类更全面、更合理、更广泛、更切合临床实际，也更具指导性和操作性，对医疗器械注册、生产、经营、使用等各环节将产生深远影响。

（四）美国、欧盟、中国的分类标准比较

美国是最早提出对医疗器械进行分类管理以提高管理效率的国家，欧盟和中国随后使用了这个管理模式，但各国在具体的分类规则上有明显差异。

首先，欧洲MDD将所有产品分为4个管理类别；而美国和中国则将产品分为3个管理类别。由于医疗器械涉及的产品众多，欧洲的4个等级的分类制度被认为更合理，因此被GHTF采纳进指导文件中。其次，欧盟的分类制度以分类原则作为依据；美国则是以医疗器械分类数据库为依据，并由专家小组作为技术支持；中国针对市场机制尚不成熟的情况，目前按照"分类原则加分类目录"并"以分类目录优先"的原则实施管理。还有，三大体系在高风险医疗器械所占比例上也有较大差异。美国和欧洲只有8%～10%的医疗器械被划分为高风险产品管理；而中国的这个比例则超过了20%。事实上，过多的产品被划分为Ⅲ类高风险产品管理，有可能既给生产者带来沉重的经济负担，又造成政府管理上的高成本和低效率。

2018年8月1日，中国《医疗器械分类目录》即新《分类目录》落地，同时国家组织制定了医械通用名称术语指南，与分类目录修订相结合，并推进医械编码工作，跟踪美国FDA、欧盟、IMDRF等关于医疗器械唯一编码（UDI）工作进展，配合2016年下发的《医疗器械通用名称命名规则》。2018年8月国家市场监督管理总局发布《医疗器械唯一标识建设（征求意见稿）》，组织起草《医疗器械唯一标识系统术语和定义》，启动了UDI系统规

划工作。医疗器械名称相对混乱、误导识别、存在夸张绝对用语等问题正在逐步解决，通用名称数据库的搭建在不远的将来将可实施医疗器械通用名称，进一步规范医疗器械的管理，促进其安全有效地使用。

三、国内外相关医疗设备安全风险管理法律、法规与标准

风险管理始于美国的保险业，第二次世界大战以后在美国迅速发展起来，20 世纪末，欧美等国家开始对部分风险较大的医疗器械进行风险管理的初步尝试，制定相关的法律法规和标准。

（一）美国的医疗设备安全风险管理法律、法规与标准

美国是最早开始对医疗器械进行立法管理的国家，其创立的分类管理办法已被普遍接受，在国际上有很大的影响力。

FDA 在 1938 年版的食品药品和化妆品法案（FDCA）中将管理范围延伸到医疗器械，并在 1968 年制定的控制放射卫生和安全法案中规定了对放射性医疗器械的要求。第一部全面的医疗器械法规是 1976 年版的《食品药品和化妆品法案》，后来 FDA 又陆续制定了一系列的法规和法案，并与《食品药品和化妆品法案》中第五章医疗器械部分配合，以完善其法规体系。这些法规和法案分别为：1990 年医疗器械安全法案（SMDA）、1992 年医疗器械修订本（MDA）、1997 年食品和药品管理现代化法案（FDAMA）、2002 年医疗器械使用费和现代化法案（MDUFMA）。2005 年美国又发布了《2005 患者安全与质量改进法》，特别针对网络时代患者数据安全领域，进一步提高患者安全和降低危害患者安全的事件发生率。

美国医疗器械管理体系的核心是食品药品和化妆品法案，其特点在于广泛采用了严格的药品管理模式，其突破性在于第一次同时提出了产品上市前和上市后的监管，并且建立了以产品风险为依据的医疗器械分类和管理制度，将 1700 多类医疗器械分作三大类管理。美国食品和药品管理局的医疗器械管理模式的特点可归纳为：以产品分类及审查原则数据库为基础；提出全面综合的医疗器械定义，对医疗器械的界定、药品和医疗器械的区分提出判断依据；提出了基于风险的医疗器械分类制度和市场准入的理念；监督医疗器械生产者对法规的执行情况；要求生产者和使用者反馈医疗器械的使用情况；采用了中央集权和专家支持的方式对医疗器械进行管理。

医疗器械使用安全风险管理也是医院医疗风险管理的一部分，在美国，医院（医疗集团）一般都成立专门医疗风险管理办公室，医疗器械使用安全风险管理由医疗风险管理办公室执行。美国社会上各方对于医疗风险管理都给予了充分重视。

在医疗机构管理评审层面，1951 年美国一家最大的非官方的、独立的医疗质量评审机构 JCAHO（Joint Commission on Accreditation of Healthcare Organizations）成立，现改名为 TJC（The Joint Commission）。TJC 制定并完善了一整套符合各地医疗机构实际情况的医院管理标准，并通过评价医疗机构是否符合 TJC 标准来保证病人得到持续的、安全的和高质量的服务。迄今为止，美国有 80% 的医院通过 TJC。最新评审方式是采用事先不通知被审单位，随机突然方式。

美国医疗卫生机构联合认证委员会（TJC）专门成立的从事国际医疗机构认证和咨询的分支机构——国际医院认证联合委员会（Joint Commission International，简称 JCI），其编制的认证标准，代表了医院服务与管理的国际水平。JCI 认证以医疗质量与病人安全为核

心，规范医院管理。在 JCI《医疗机构认证标准（第三版）》中共有 14 个方面，323 个标准和 1161 个测量要素。主要涉及设备安全管理的标准是［设施管理与安全（FMS）］部分的 FMS 8 至 FMS 8.2 条款。其要求为 FMS 8：医院制订并实施计划，对医疗仪器进行检查、测试和维护，记录实施结果。FMS 8.1：医院收集医疗设备管理项目的监控数据，并用于规划医院医疗设备升级换代的长期需求。FMS 8.2：医院建立产品/设备召回制度。

（二）欧盟的医疗设备安全相关的管理法律、法规与标准

20 世纪 90 年代初，欧洲各国初步形成了自己的医疗器械管理体系，如英国的生产企业注册制度（MRS）、GMP 要求及不良事件报告制度；法国的临床试验要求和德国的药品法以及医疗设备安全法规。随着欧盟建立，1993 年正式发布了欧洲医疗器械指令（MDD），其目的是在欧盟各成员国内消除贸易障碍、获得相互认可以及进行技术协调。2017 年欧盟颁布新的医疗器械指令［REGULATION（EU）2017/745，简称"MDR"］，MDR 将取代 Directives 90/385/EEC（有源植入类医疗器械指令）and 93/42/EEC（医疗器械指令），过渡期三年，在 2020 年正式取代 MDD。

MDD 为欧盟的医疗器械管理制定了统一的法规体系，主要由有源植入医疗器械指令、医疗器械指令和诊断试剂指令 3 个指令组成。MDD 也是迄今为止影响最大的一部医疗器械法规，被称作是能够体现医疗器械管理法规全球统一化的典范。其具有以下几个新突出的概念：将医疗器械按照分类规则分成四类，并分别遵循不同的符合性审查途径；对药械复合产品的管理；提出基本要求作为确保医疗器械安全和性能的基本条件，并配合使用医疗器械标准细化产品的技术指标；进行医疗器械风险评估的要求；与医疗器械安全有效相关的临床数据的要求；生产者报告不良事件与检测其上市医疗器械的义务；提出第三方审查机构的概念，实行分权式管理。

（三）日本的医疗设备管理法律、法规与标准

日本在药品和医疗器械上市后，通过多种方式，不定期从生产者、销售者和医疗机构那里收集有关药械质量、疗效、安全性信息。日本于 1948 年颁布了《药事法》（Pharmaceutical Affairs Law），开始对医疗器械进行控制。

2004 年 4 月，为准备实施修订后的《药事法》，药品和医疗器械审评中心（PMDEC）、日本医疗器械促进协会（JAAME）以及药品安全性和研究机构（OPSR）进行了合并，形成了一个统一管理药品、生物制品及医疗器械的机构，即日本药品和医疗器械综合管理机构（PMDA），PMDA 是一个独立的管理机构，负责对所有的高度受控医疗器械产品进行上市前批准，同时还负责收集并分析关于有缺陷医疗器械产品的相关报告。

2005 年对《药事法》重新修订，同时也颁布或修订了一些针对医疗器械品质管理和制造管理的法规。《药事法》为保证器械的安全有效所需的控制级别，将器械根据其风险由低到高分为一般医疗器械、受控医疗器械和高度受控医疗器械共 3 类。2005 年 4 月开始将对安全风险管理的要求加入到新修订的《药事法》中。2006 年 6 月公布了医疗法的修正法案（平成 18 年法律第 84 号，以下称《修正法》）2007 年 3 月公布了"关于为确立高品质医疗保障制度医疗法修正法案的部分施行细则"。

第 2 条医疗安全相关事项中，规定建立医疗器械的保养点检、安全使用的相关体制，医院管理者有义务建立和健全医疗器械安全管理制度。日本于 2008 年又发布了《为确立高质量医疗保障制度医疗法修正法案》部分实施细则，在医疗安全相关事项中，把院内感染预防

管理、药品安全管理和医疗器械保养点检（维护和 PM 计划）、安全使用作为医院安全质量管理的重点内容。

1. 医疗器械安全使用责任人

根据上述规定，医院管理者应当设立医疗器械安全使用责任人，并必须是具备丰富的医疗器械相关知识的正式职员，并具有医师、牙医、药剂师、助产士（限助产所）、护士、牙医助理（限牙科诊所）、诊疗放射技师、临床检验技师或临床工程学技师中的某一资格。

医疗器械安全管理责任人，应当对下述工作人员进行医疗器械安全使用方面的培训。

（1）新医疗设备购入时的培训

当医院等购买没有使用经验的新设备时，应当对今后预计使用该器械的人员进行培训，并记录实施内容。

（2）在特定机能医院的定期培训

在特定机能医院，为保证安全使用时技术的熟练，应当定期进行医疗器械相关的培训，并记录实施内容。

培训内容包括下述项目。同时，也可和其他医疗安全相关培训一同实施。除下述①、②条培训以外，其他的根据情况安排。

① 医疗器械的有效性和安全性的相关事项；

② 医疗器械使用方法的相关事项；

③ 医疗器械保养点检的相关事项；

④ 关于医疗器械发生故障时的应对方法（医院内部的报告、向行政机关的报告流程等）；

⑤ 关于医疗器械使用方面法律上必须遵守的事项。

2. 医疗器械保养点检计划的制定及保养点检的正确实施

根据相关规定，医疗器械安全管理负责人应当根据医疗器械的特性等，对需要保养点检的设备制定保养点检计划。

（1）保养点检计划的制定

① 制定保养点检计划时，应当根据药事法的规定，参考附件资料中所记载的保养点检相关事项。另外，根据情况有时要求该医疗器械的生产厂商提供信息；

② 保养点检计划中应按型号记录保养点检的日期等。

（2）保养点检的正确实施

① 应当掌握和记录保养点检的实施情况、使用情况、维修情况、购买日期等；

② 对保养点检的实施情况等进行评价，从医疗安全的角度，分析医疗器械使用的安全性，提出指导建议，同时对保养点检计划进行评估、改善；

③ 委托外部进行医疗器械的保养点检时，也应根据相关规定的标准实施。委托外部实施时，也应保存保养点检的实施情况等相关记录。

3. 医疗器械安全使用必要信息的收集及其他以医疗器械安全使用为目的的改善对策

根据相关规定，收集医疗器械安全使用所需的信息，并为此实施相应的改善对策。关于这一点，必须满足下述要点。

（1）附带资料等的管理

医疗器械安全管理责任人，应当从医疗器械的附带资料、使用说明书等资料中整理有关安全使用和保养点检的相关信息，并进行管理。

（2）收集有关医疗器械安全性的信息

医疗器械安全管理负责人，应当从制造厂商那里收集有关医疗器械的不良信息及安全性信息等安全使用所需的信息，同时将得到的信息适当地提供给从事该医疗器械相关工作的人员。

（3）给医院管理层的管理者报告

医疗器械安全管理负责人，应努力收集国内外有关医疗器械的不良及健康妨害等信息，并向该院的管理者报告。

同时，在收集信息时，需要注意以下事项，根据药事法，为了医疗器械的正确使用，制造厂商应积极配合医院收集必要信息（药事法第 77 条-3 第 2 项及第 3 项）。

（4）从医者的及时汇报

医院或诊所的开办者或医师、牙医、药剂师及其他医药有关人员，在发现此品种产品可能会发生副作用等情况时，为了防止危害发生或继续扩大，必要时有义务向厚生劳动大臣报告。

在负责医疗设备应用安全方面的主力军即医院医学工程技术人员方面，日本在全球独树一帜，在社会各界特别是日本厚生省的大力支持下，日本国会于 1987 年 6 月 2 日通过了《临床工学技士法》，并于翌年 4 月 1 日起正式颁布实施。根据这部法律，日本建立了临床工学技士的国家资格考试制度，并在日本医院中设置了"临床工学技士"职位。根据日本《临床工学技士法》，凡获得日本厚生大臣颁发的临床工学技士资格证书，在医生指导下，从事与呼吸、循环、代谢有关的生命维持管理装置的操作使用、检修、维修、保养和管理任务的医疗职业的人，称为"临床工学技士"。这里所说的"生命维持管理装置"，是指人工呼吸机、氧疗法仪器、人工心肺机及其辅助循环装置、血液人工透析仪及其他血液净化装置、心脏起搏器、心脏除颤器等抢救患者生命需要的仪器和设备。此外，还包括与上述工作配套的各种监护仪器（如心电、血压监护仪、血气监测仪等），以及各种外围设备（如输液泵、加温及冷却装置等）。

临床工学技士在医疗仪器设备使用前、使用后和使用过程中的具体包括以下工作。

第一，购置和验收：对计划购入的仪器进行调查和评价，对购入的仪器进行验收、检查测试。

第二，保养和管理：对维持生命的仪器设备及其相关装置和器具的安装、定期保养、检测并记录仪器的安全和性能指标，使其处于随时能投入使用的准备状态。同时，负责设备的配套协调。

第三，故障的处理：日常故障发生的应急处理。随后进行故障检查，并负责与维修人员的联系。维修人员修理完成后的检查验收。

第四，维持生命装置的操作：在投入使用前，对仪器和设备的检查、运行参数及条件的设定和调整；在使用过程中，仪器和设备与患者间的连接，治疗中的操作、监视、测定和记录；在使用结束时，仪器和设备与患者间的断开、整理和检查。

第五，培训和联络等：对患者和医务人员进行仪器和设备相关知识，特别是安全知识的培训教育；与仪器设备制造厂商保持必要的联系，并做好相关资料和数据的整理保存，以及自身的业务进修等。

（四）澳大利亚的医疗设备管理法律、法规与标准

澳大利亚治疗商品管理局（TGA）是澳大利亚政府健康和养老部门的一个机构。TGA开展一系列的评审和监督管理工作，以确保在澳大利亚提供的治疗商品符合适用的标准。

1991 年 2 月 15 日生效的《治疗商品法案》（Therapeutic Goods Act）的目的是提供一个关于治疗商品法令的国家体系，以确保医药产品和医疗器械的高质、安全和有效。2002 年澳大利亚还颁布了《治疗商品（医疗器械）法规》[Therapeutic Goods (Medical Devices) Regulations]，对医疗器械的管理进行更详细的规定。

（五）WHO 的医疗设备使用管理标准

2002 年召开的第 55 届世界卫生大会以《保健质量：患者安全》为大会主题。2003 年世卫执委会 113 届会议形成了 113/37 号文件，其中第十一条为："督促会员国为在医疗器材和设备方面确保患者、卫生工作者和社区安全，应在以下领域大力开展活动：政策和计划、质量和安全、规范与标准、技术管理以及能力建设。"

医疗器械对于能否既安全又有效地预防、诊断疾病、病患治疗和康复起至关重要的作用。在实现与健康相关的发展目标方面，其中包括实现 WHO 提出的"千年发展目标"，应适当地在医疗器械的制造，法律法规的监管，规划，评估，采购，管理和使用上，持续医疗器械的良好质量，安全及与现有使用方法相兼容。

WHO 对医疗器械管理高度重视，已专项召开了三次 "WHO Global Forum on Medical Devices" 即"医疗器械全球论坛"，多次在世界卫生大会决议上敦促各成员国制定用于评估及管理医疗器械适宜的国家战略和计划，并在卫生技术政策实施方面为成员国提供技术指导。近年来颁布了"WHO 医疗器械技术系列"，目前该系列 19 册，具体包括《医疗器械政策制定》、《医疗器械人力资源》、《医疗器械创新》、《上市前许可》、《医疗器械监管》、《医疗器械术语》、《医疗器械需求评估》、《医疗器械卫生技术评估》、《服务于不同医疗机构的医疗器械》、《服务于临床过程的医疗器械》、《采购流程与资源指南》、《医疗器械捐赠：征集和供应的注意事项》、《上市后监测和不良事件报告》、《医疗设备资产信息管理概论》、《医疗设备维护管理概论》、《维护管理信息系统》、《医疗器械安全使用》、《医疗器械临床效果评价》、《医疗器械退役》，所有英文版均可在 WHO 网站获得，其中 9 册已由中华医学会医学工程学分会组织中译并获 WHO 许可，由人民卫生出版社出版纸质版。"WHO 医疗器械技术系列"涵盖了医疗器械管理的方方面面，从医疗器械的研发、管理法规到医疗器械的具体实务管理和评估，从国家和政府层面提出监管框架，从医疗机构层面提出指导原则和操作方法，对医疗器械管理提出了完整的指导体系。

（六）中国的医疗设备安全相关的管理法律、法规与标准

1. 发展历史

中国的医疗器械法规建立的时间较晚，我国目前涉及有关医疗器械使用安全的管理条例、部门规章及规范最早可追溯到 1991 年发布的第一个医疗器械政府规章以及 1996 年由原卫生部颁发的《医疗卫生机构仪器设备管理办法》，该管理办法要求医疗机构设置管理部门，主要任务是负责仪器设备的购置、验收、保管、维修、调剂、报废计量、统计以及考核、检查、评比、奖惩等项工作。

2000 年 4 月颁布第一部《医疗器械监督管理条例》（国务院令第 276 号）法规，为医疗器械的监督管理奠定了法律地位，是中国医疗器械管理发展史上的重要里程碑。随后又出台了一系列的管理办法，构建了一个基本的医疗器械法规体系，包括医疗器械监督管理条例、医疗器械注册管理办法、医疗器械生产监督管理办法、医疗器械生产质量管理规范、医疗器械经营质量管理规范、医疗器械使用质量监督管理办法、医疗器械标准管理办法、

医疗器械分类规则、医疗器械说明书和标签管理规定等。《医疗器械监督管理条例》分别于 2014 年 2 月和 2017 年 5 月先后进行了修订，对应于国务院令第 650 号和国务院令第 680 号文件。

根据以上法规框架，可将中国的医疗器械管理要求归纳为三点：对医疗器械上市前的管理分为三段（即医疗器械产品注册要求、生产企业许可要求和医疗器械经营管理要求），实施强制许可制度；与医疗器械上市前的市场准入相对应，医疗器械也面临着上市后的管理与控制，主要手段有质量监督抽查、飞行检查和生产质量管理规范检查，上市后的医疗器械主要通过不良事件监测、上市后风险研究和产品召回，定期发布质量公告等办法对医疗器械的安全性和有效性进行再评价，从而降低医疗器械使用中的风险。

2.《医疗器械监督管理条例》的法律地位、作用及其修订

《医疗器械监督管理条例》属于法规范畴，是广义法律概念中的"法律"，广义法律概念中的"法律"包括宪法、基本法、法、法规；法规处于"法律"最低层级，排在条例之后是规章和其他规范性文件。《医疗器械监督管理条例》是医疗器械监管的最高法律，于 2000 年 4 月 1 日起施行。它对规范医疗器械研制、生产、经营、使用活动，加强医疗器械监督管理，保障医疗器械安全有效、促进产业发展起到了积极作用。

随着我国经济社会的发展和医疗器械产业的不断壮大，《医疗器械监督管理条例》（简称《条例》）在实行分类管理、强化企业责任、创新监管手段、推进社会共治、严惩违法行为等方面已不能完全适应形势发展的需要。为此，国家启动了《条例》的修订工作并于 2014 年 2 月和 2017 年 5 月对《条例》两次作修订，与 2000 年版比较，新条例强调了对医疗器械按照风险程度实行分类管理，其中针对医疗器械使用环节的风险控制，强化了医疗器械使用环节的监督管理，明确了各级管理责任，全程全方位监管，并对医疗器械不良事件的监测、评价、追溯、召回的条目进行了细化。新《条例》加大了医疗器械生产经营企业在产品质量方面的控制责任，建立了经营和使用环节的进货查验及销售纪录，增设了使用单位的医疗器械安全管理责任，强化了监管部门的日常监管职责，规范了延续注册、抽检等监管行为，并增设医疗器械不良事件的监测制度、已注册医疗器械再评价制度和医疗器械召回制度，加强对医疗器械的监管，并将大型医疗设备准入纳入行政审批管理。

3. 其他相关管理办法和部门规章

2010 年，卫生部发布《医疗器械临床使用安全管理规范（试行）》（卫医管发〔2010〕4 号），旨在规范医疗器械临床使用安全管理，2019 年国家卫生健康委员会启动修订《规范》为《医疗器械临床使用管理办法》，新管理办法即将推出，以更符合实际现状及与相关法规条件的相互协调。

2011 年卫生部发布《医疗卫生机构医学装备管理办法》（卫规财发〔2011〕24 号），要求设置专门的医学装备管理部门，其主要任务是负责医学装备购置、验收、质控、维护、修理、应用分析和处置等全程管理。

《医疗器械使用质量监督管理办法》（国家食品药品监督管理总局令第 18 号）于 2016 年 2 月起实施，其意义和作用如下。

① 作为《条例》的配套规章，对使用环节的医疗器械质量监管制度进行了进一步细化；

② 进一步加强了医疗器械监管法规体系；

③ 体现了医疗器械实施"全过程"监管的理念。

其中包括规定了医疗器械使用单位应当按照医疗器械不良事件监测的有关规定报告并处理的义务和责任；医疗器械使用单位应当建立医疗器械维护维修管理制度。对需要定期检查、检验、校准、保养、维护的医疗器械，应当按照产品说明书的要求进行检查、检验、校准、保养、维护并记录，及时进行分析、评估，确保医疗器械处于良好状态。对使用期限长的大型医疗器械，应当逐台建立使用档案，记录其使用、维护等情况。记录保存期限不得少于医疗器械规定使用期限届满后 5 年或者使用终止后 5 年。

2017 年国家食品药品监督管理总局发布了《医疗器械召回管理办法》（国家食品药品监督管理总局令第 29 号）；目的是加强医疗器械监督管理，控制存在缺陷的医疗器械产品，消除医疗器械安全隐患，保证医疗器械的安全、有效，保障人体健康和生命安全。

2018 年 4 月 10 日，国家市场监督管理总局正式挂牌，是国务院直属机构。国家食品药品监督管理总局改名为国家市场监督管理总局下属的国家药品监督管理局，为了及时、有效控制医疗器械上市后风险，保障人体健康和生命安全，2018 年国家市场监督管理总局和国家卫生健康委员会发布了《医疗器械不良事件监测和再评价管理办法》（国家市场监督管理总局令第 1 号），自 2019 年 1 月 1 日起施行。

综上法规和规章规范，针对医疗设备特殊商品，即医疗器械广泛地应用于人类疾病的预防、诊断及治疗，大大提升了临床疾病诊治能力，提高了现代医疗技术水平。但医疗器械的应用同时也带来了一定风险，由于受到一些因素的限制，包括设计、制造带来的固有生产风险、医疗器械上市前开展的研究和临床试验的局限性、操作维护不当带来的风险等，医疗器械临床使用的安全和风险管理非常重要。医疗器械维护管理应符合相关法律法规管理条例的要求，突出质量检测/监测（包括计量检测和行业要求的检测）和预防性维护。整体医疗设备预防性维护计划应考虑由于医疗设备的多样化，没有一种维护策略适合所有场景，相关人员应优化组合，制定管理计划涵盖优化维护策略及其组合来确保在用医疗设备的安全性、有效性和可及性，以及整个维护费用的经济性。充分考虑相关医疗设备的功能、风险、临床使用环境、维护要求及维护历史数据，包括来自行业的相关数据和维护指南。具体医疗设备的预防性维护方案包括内容程序、技术和方法以及维护周期，应当参照厂家相关说明书、技术手册及行业相关信息，会同生产企业制定。

国家鼓励医疗机构应用信息化技术，加强对医疗设备的动态（实时）运行状态管理，对维护与维修的全部过程进行记录，以及医疗设备整体维护情况并结合设备临床应用情况包括不良事件及召回的有关信息进行综合评估和定期分析评价。

第三节　医疗设备安全风险管理的理论与理念

一、安全风险管理理论

（一）瑞士奶酪理论

1990 年，英国曼彻斯特大学教授詹姆斯·瑞森（James Reason）在其著名的心理学专

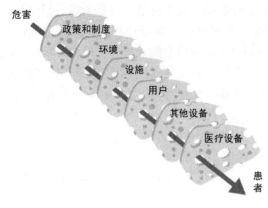

危害

政策和制度
环境
设施
用户
其他设备
医疗设备

患者

图 1-2　瑞士奶酪模型

著《Humanerror》（人为错误）中提出了瑞士奶酪理论（Swiss Cheese Model），又称"REASON 模型"。如图 1-2 所示。

詹姆斯·瑞森教授提出用奶酪片表示各层独立的保护机制以形象地描述用于降低伤害可能性的冗余方法。

$$风险＝可能性×严重程度$$

各个独立的保护机制的引入使得上述公式变为：

$$风险＝(\prod_i P_i)×严重程度$$

此处 P_i 代表"奶酪片"，即伤害（故障）的可能性。

詹姆斯·瑞森认为医疗事故的发生主要是因为已经存在一些系统上的缺失，因此在分析事故发生的根本原因时，不能以人为的因素作为唯一的考量点，而应着重探讨人为疏忽背后的系统错误。美国医学研究所（IOM）、ECRI 研究院等组织的相关研究也验证了该结论，即大部分的医疗错误常源自不完善的系统和流程设计。医疗错误的发生来源于一连串失误，如同詹姆斯·瑞森提出的瑞士奶酪模型，一片片奶酪上的空洞代表医疗过程中所建立的防御机制的弱点，日常工作中发生的安全事件是突破所有相关防御机制的结果，因此，不良事件的发生提示了所设计的防御机制的缺陷，要设法找出系统性的原因，建立多层防御体系，如优化流程设计、加强职业训练、改善人员安排及工作环境等，对缺陷或漏洞互相拦截，以此来预防类似安全事件的再次发生。

（二）冰山理论

冰山理论是一个非常形象的比喻：这就像一座漂浮在水面上的巨大冰山，能够被外界看到的问题与表现，只是露在水面上很小的一部分，大约只有八分之一露出水面，另外的八分之七藏在水底（见图 1-3）。

冰山理论可以应用在医疗设备安全风险管理中，医疗安全事件的发生类似于海里中漂浮的冰山，事件暴露的问题只是冰山露在水面的一部分。水面下面还有许多看不到未暴露的问题、潜在的风险问题等。我们眼睛所看到的总是远远小于看不到的，而且浮在水面上的是容易解决的问题，水面下的才是最难处理的问题。所以，冰山理论认为安全风险管理中，重点应该是放在未暴露的隐患问题的解决上。一般情况下，但凡发生了事故的地方，必然存在许多的未暴露的隐患问题。所以必须高度重视对未暴

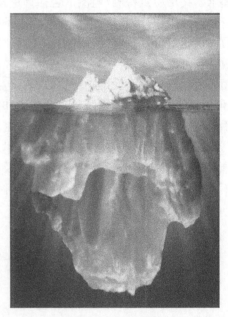

图 1-3　冰山理论

露的安全隐患问题的排查、发现和及时解决。将事故解决在萌芽状态，安全管理重点尽可能往前移。去发现造成这种隐患的原因，必然存在安全管理的疏漏，而安全管理存在着疏漏，必然存在着安全管理上的某些问题。应强调举一反三地学习事故案例、分类分级地管控风

险、由点及面地普查事故隐患，不局限于已经发生的事故和看到的风险和隐患，而是通过这些冰山一角反思和把控整体，这将会使安全管理更加主动，更有效果。

（三）海因里希法则

海因里希法则（Heinrich's Law）又称海因里希安全法则、海因里奇安全法则、海因里希事故法则或海因法则，是美国著名安全工程师海因里希（Herbert William Heinrich）统计许多灾害并得出的300：29：1法则。

这个法则是1941年海因里希统计了55万件机械事故，其中死亡、重伤事故1666件，轻伤48334件，其余则为无伤害事故，从而得出一个重要结论，即在机械事故中，死亡、重伤、轻伤和无伤害事故的比例为1：29：300，国际上把这一法则叫海因里希安全法则。这个法则说明，如果有300件未产生人员伤害但有潜在的安全隐患，可能会有29件造成人员轻度伤害的事故，在这29起轻伤事故当中，可能有1件会导致严重伤害或死亡（见图1-4）。

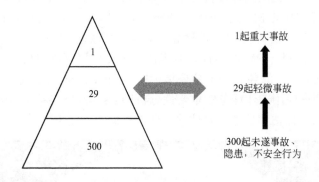

图1-4　海因里希安全法则

海因里希法则也可以应用在医疗设备使用安全风险管理中，虽然发生严重伤害或死亡事故有偶然性，上述比例关系不一定完全相同，但这个统计规律说明了在进行同一项活动中，无数次意外事件，必然导致重大伤亡事故的发生。而要防止重大事故的发生必须减少和消除无伤害事故，要重视事故的苗头和未遂事故，如果在事故发生之前，能抓住时机，及时消除不安全因素，许多重大伤亡事故是完全可以避免的。

（四）循证管理理论

1. 循证管理基本概念

循证医学（Evidence-Based Medicine，EBM）的定义为："慎重、准确和明智地应用现有最佳研究依据，同时结合临床医生的个人专业技能和多年临床经验，考虑患者的权利、价值和期望，将三者完美地结合以制定患者的治疗措施"。其核心思想是：在临床医疗实践中，对患者的医疗决策都应尽量以客观的科学研究结果为证据。

英国内科医生和临床流行病学家 Archibald Leman Cochrane（1909～1988年）于1972年发表了《疗效与效益：健康服务中的随机反映》，奠定了循证医学的基础，其倡导的随机对照试验和系统评价成为循证医学的理论核心。20世纪80年代初期，加拿大麦克马斯特大学（McMaster University）以著名内科学家 David L. Sackett 为首的临床流行病学家，率先对住院医师举办了循证医学培训，开创了循证医学的实践。循证医学（Evidence-based Medicine），是自20世纪70年代后期开始形成和发展的、派生于临床流行病学的一门新兴学科，20 世纪 90 年代在国际医学领域达成共识。

借用循证医学的理念，医疗设备的循证管理的核心思想是：基于医疗设备的生命周期管理，基于风险管理的理念，在设备全生命周期每个环节和过程均应基于相应的根据即证据，每个环节均采用循证管理的理念，即有依据并根据依据建立工作流程并寻求合适的工作量，制定相应的管理计划和持续质量管理的过程，以确保医疗设备的安全、有效和经济。而且同时通过循证管理的理念，在控制风险的前提下，还可以避免不必要的没有效果和意义的一些管理行为，体现管理计划运作的"经济"性，节省宝贵的有限的资源。因此，要进行医疗设备循证管理，就必须结合具体工作，充分利用已有各种资源、证据，来提升医疗设备的管理质量。

2. 循证理念在医疗设备管理中的应用发展

美国医疗设备技术服务的演变：

① 20 世纪 70～80 年代的医疗设备几乎全部纳入电气安全、PM 计划；

② 80 年代中，ECRI 提出基于 RISK 分析分门别类，1989 年 Fennigkoh 和 Smith 在 TJC 出版物上发表文章：设备功能、风险和维护需求开始进入 PM 以 risk-based inclusion criteria 即基于风险评估制定 PM 的时代，并强调 PM 完成率等过程指标；

③ Binseng Wang 等人倡导的基于结果指标的 evidence-based 服务管理，主要特征除了应用风险分析，还考虑应用工作任务的重要性分析即 risk and mission criticality based inclusion criteria，基于风险评估和任务重要性评估两者基础上制定 PM 计划（见图 1-5）。

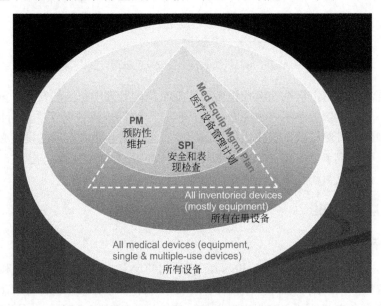

图 1-5　基于循证理念的医疗设备安全风险管理

图片来源：B. Wang's 医疗设备应用安全管理

二、医疗设备风险管理理念

（一）医疗技术管理理念

医疗技术管理理念（Healthcare Technology Management，HTM）是指管理与医疗相

关的技术和医疗流程，包括医疗设备、医用材料、药品/疫苗、信息技术、内科/外科术式和医疗流程等，医疗设备使用安全风险管理特别是患者安全也是其中重要内容之一。HTM专业人士负责医疗技术整个生命周期的管理，其责能广泛，包括成本控制、提供临床支持、患者安全和临床效果评价。

AAMI（美国医疗器械促进协会）率先倡议临床工程用更宽泛的HTM来涵盖，旨在拓宽传统临床工程的工作边界，为提升医工、促进医疗和病人安全发挥更大作用。HTM理论体系与实践指南已经在全世界诸多发达国家及发展中国家推行，得到了相关组织的广泛认可，例如：美国HIMSS、美国AAMI、美国ACCE、英国政府国际发展署、英国HO国际卫生服务组织、德国FAKT、泛美卫生组织、瑞士热带协会和南非医学研究委员会等；并作为WHO和其合作伙伴正在开发、改进和实施的更广泛医疗技术管理能力建设行动的一部分。

近年来，中华医学会医学工程分会已经组织编译了WHO关于医疗技术管理的系列丛书，明确医疗设备使用风险管理属于医疗技术管理理念。

（二）人因工程学理念

国际人类工效学学会（International Ergonomics Association，IEA）给出的人因工程（Human Factor Engineering，HFE）定义是：研究人在某种工作环境中的解剖学、生理学和心理学等方面的因素，研究人和机器及环境的相互作用，研究在工作、生活和休息中怎样统一考虑工作效率、人的健康、安全和舒适等问题，提高产品可用性并减少使用错误的学科。

人因工程除了应用于医疗器械可用性评估、作业空间设计和改进、医学工程组织设计外，也越来越多地应用于医疗器械人机系统安全性分析和评价，因此应用人因工程的原理和理论，从系统、人因和安全的视角去审视医学工程中的各种安全人因问题，进而设计和改进医学工程服务系统，包括设备、应用环境及流程改进，以促进安全管理。

目前，人因工程学研究医疗器械使用安全风险有两个方面：一是人机交互界面设计的缺陷；二是产品在上市前未能进行充分的临床验证。因此，如何保障医疗器械的使用安全，从人因工程的角度，将人、机以及环境纳入整体进行系统研究，是提高医疗器械使用安全性，降低使用失误的重要方法学工具，也是解决医疗器械使用安全问题的新思路和理论应用。根据人因工程学理论，"人-机-环境"系统中，人是主体，是系统的核心，对系统的运行起决定性作用，但同时也受到系统中影响因素的制约。医疗器械是人使用或者控制的对象，以便间接通过人实现系统功能，医疗器械，包括硬件和软件等的可用性、可靠性都影响着临床使用风险的发生。"环境"是人与设备共处的特定外界条件，它影响设备使用过程中的人机交互，"环境"包括工作场所的物理环境，也包括组织管理、制度等"软环境"因素。

人因工程研究存在于医疗器械设计、临床试验、生产、实际使用以及产品维护整个生命周期中，通过最大程度发挥"人—机—环境"系统的有效性能，确保医疗器械安全、有效地使用。2016年，美国FDA发布了《Applying Human Factors and Usability Engineering to Medical Devices（人因工程和可用性工程在医疗设备中的应用）》，在这本指南中，将人因工程与医疗器械相结合，将其定义为应用人的习惯、能力、局限性以及医疗器械使用者的特性等相关知识来设计医疗器械，通过硬件和软件来驱动用户界面、系统、任务、用户文档以及使用者培训来增强和证明器械的使用安全及有效使用。

研究表明，在临床路径中采用人因工程研究方法以及分析工具可以极大地减少医疗错误，有效提高医疗服务质量，提升患者安全。因而，将人因工程引入到医疗器械可以大幅提高器械的易用性；有效提高人与器械、器械与器械之间的操作安全；人机界面交互形式可以依据操作者的实际需求进行，增加器械操作的友好性，降低医疗器械使用失误的发生，极大地提高了医疗质量，降低医疗风险等。

人因工程的应用和研究领域广泛，从传统围观的人体测量、人的生理特征、心理认知、环境评估、人机界面设计到宏观的组织和管理设计都有深入研究。具体到医疗器械临床应用领域，人因工程可以在医疗器械可用性测试与评估、使用环境设计与改进，人机系统安全性分析与评价，以及宏观的医学工程组织设计等方面具有可观的应用前景。例如，应用人因工程学方法深入研究医疗器械临床应用中的可靠性、安全性，特别是关注人的可靠性和人机交互过程中可靠性的动态特征。已经有相关研究讨论应用人因工程分析医疗器械自身缺陷、故障和人为差错之间的关系。

（三）持续质量改进（PDCA）

持续质量改进的观点是美国著名学者 W. Edward Deming 倡导的由全面质量管理演变而来的，也叫戴明循环。

20 世纪 70 年代这一新的管理体系应用于医疗质量管理，80～90 年代这一体系得到进一步的发展，并逐步与一些新的思想结合起来，持续质量改进指通过过程管理以及改进工作使服务得以满足需要，是更注重过程管理和环节质量控制的一种新的质量管理理论。21 世纪持续质量改进具有时代性、广泛性和前瞻性。持续质量改进应用于医疗设备临床使用安全风险管理，也强调持续的、全程的质量控制。改变传统质量管理回顾性分析方式，而采用针对具体过程问题的资料收集、质量评估方法进行质量改进，从而提高医疗设备应用的安全性与质量。为了推动持续医疗质量改进，切实保障医疗安全，现在我国医院等级评审采用 PDCA 法及评分标准，促进医疗设备临床使用安全风险管理的可持续质量改进。它具有先进的系统管理思想，强调建立有效的质量体系，目的是提高医疗质量。质量改进是一种持续性的研究，探索更有效的方法，使质量达到更优、更高的标准。PDCA 循环是提高质量、改善管理的重要方法，是质量保证体系运转的基本方式。

1. PDCA 的含义与基本原理

PDCA 是指以下四个阶段。

（1）P 阶段

P 阶段即计划（plan）阶段，包括方针目标及活动计划的确定。分析现状，找出问题，分析产生问题的原因，并找出其中的主要原因，设定目标，制定措施与计划，包括为什么要制定这个措施？达到什么目标？在何处执行？由谁负责完成？什么时间完成？怎样执行？

这一阶段包括现状调查、原因分析、确定主要原因和制定计划四个步骤。

（2）D 阶段

D 阶段即实施（do）阶段，指具体运作、实施计划的内容，其中包括计划执行前的人员培训。

它只有一个步骤：执行计划。

（3）C 阶段

C 阶段即检查（check）阶段，它对实施的过程跟进检查，检查执行情况，评估执行结果，重点分析计划结果是否符合计划的预定目标。

该阶段也只有一个步骤：效果检查。

（4）A 阶段

A 阶段即评估、总结（action）阶段，它对检查的结果进行处理，根据需要调整计划或总结成功的经验加以推广，并予以标准化或制定作业指导书，是再优化阶段。对于没有解决的问题应提交下一个 PDCA 循环中去解决。

2. PDCA 循环

PDCA 四个阶段是环环相扣的，这个周期是周而复始的，每一个环节必须做完，才能形成一个闭环，这样才是完整地完成了一个管理动作。

PDCA 循环应用了科学的统计观念和处理方法。通常有七种工具，即在质量管理中广泛应用的直方图、控制图、因果图、排列图、相关图、分层法和统计分析表等。

PDCA 具体操作需要进行系统培训，大概按照三步走：第一步首先去寻找一个相关案例，分析案例，从而引出 PDCA 的概念和基本原理；第二步，讲解概念和基本原理；第三步将概念和原理引导到现实的具体工作中来，最后现场举出工作中需要使用到 PDCA 的案例，引导使用 PDCA，要跟进部门内部在工作中是否开展 PDCA，要将所培训的内容深化到具体工作中实际操作。

每通过一次 PDCA 循环，都要进行总结，提出新目标，再进行第二次 PDCA 循环，使质量管理的车轮滚滚向前。PDCA 每循环一次，质量水平和管理水平均提高一步（见图 1-6）。

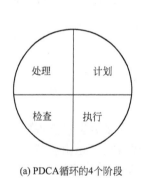

(a) PDCA循环的4个阶段   (b) PDCA循环的8个步骤

图 1-6　PDCA 循环

第四节　安全风险管理的基本知识

一、医疗设备使用安全风险管理的基本思想

医疗设备使用安全风险管理是一门新兴的管理学科。目前对于医疗设备的风险管理大多集中于生产企业产品的设计、开发阶段，由设备制造厂商完成风险可控制过程，尽管在保障医疗设备"安全、有效"的目的是一致的，但医疗设备使用中的安全风险管理与生产企业管

理场景不同。在管理的关注点、管理方式、管理要求也存在差异，医院临床使用的环境下，涉及医疗设备使用管理人员、操作使用的医护人员、使用环境等。

1. 医疗器械使用风险普遍客观存在

批准合法上市的医疗器械产品的使用安全风险已经采取控制措施，在现有的认识水平下相对符合安全使用要求的产品，上市产品的安全性是相对的，仅是受益大于风险的产品。使用医疗器械就有风险，医疗器械在故障状态下使用风险更大，即使在正常运行状态下使用也存在风险，即风险不可避免，风险客观存在。

2. 对风险要素的认识

ISO/IEC 指南对风险的定义是：损害发生概率与损害严重程度的两个要素结合。即风险由两部分组成：①伤害发生的概率，即伤害可能发生的频率；②伤害的后果，即伤害的严重性。

认识风险要把这两个要素结合起来，认识风险是为了控制风险、管理风险，采取措施将医疗器械风险控制在可接受水平，控制不产生"不可控制"的风险，即应用目前知识体系和资源控制可以避免的风险。

3. 风险可控和预防在先的理念

医疗设备使用风险可以通过风险管理过程，即风险分析、风险评价、风险控制实施和管理方针、程序及其实践的系统运用，可以将风险控制在可接受水平。风险管理要体现风险预防在先的原则，具体要强调管理的完整性、关注随机失效的风险不可控性、体现管理的动态性与可持续改进；要落实责任人。

二、风险因素分类

1. 医疗设备与临床使用相关的风险

由众多病人安全组织（PSO）给出的数据分析显示，大多数患者伤害事件都不是由设备故障引起的，而是因临床使用造成的。在某些情况下，患者伤害是由恶意操作或培训不足造成的，绝大多数情况是由较差的人因工程设计造成的。这些情况被称作"使用错误"，而不是"使用者错误"，以强调并不是使用者恶意造成的。

由于对人类生理学及病理学知识所掌握的不完整，在医疗环境中受到伤害的可能性更高，比如副作用及未知的患者反应。

2. 医疗设备维护管理相关的风险

与医疗设备维护及管理相关的几类风险如下。

① 缺少 SM（计划性维护）或对 SM 执行不当会造成设备的过早损坏（PPF 即可预防可预见的故障、PF 即潜在故障等）。

② CM（维修或维修性维护）执行不当会使得设备性能偏离设备参数，如 SIF 即维修导致的故障。

③ 不恰当的使用替换配件或附件会使得设备无法安全使用（SIF）。

④ 不知道或不理会设备召回、矫正、更新或升级会影响设备的安全性（PPF）。

⑤ 缺乏足够的备用设备会使得临床医疗延迟或无法进行（计划不周）。

⑥ 没有使用服务经验来改善维护策略，即没有采用基于证据的维护模式。

3. 医疗设备与患者数据相关的风险

1996 年的健康保险携带及责任法案（HIPAA）要求医疗机构及其职员保护"受保护的健康信息"的隐私与安全存储在医疗设备中的"受保护的健康信息"丢失所造成的风险，包括但不仅限于以下案例：

① 硬盘中数据未加密（被寄出维修）；

② 外部硬盘驱动（未经授权的删除）；

③ 网络设备没有合适的防入侵软件（病毒攻击、防火墙过时等）；

④ 器械连接到"开放"的 WIFI 网络。

4. 与使用环境及其他危害有关的风险

对患者及员工进行保护，使其在医疗过程中免受使用环境、某类能量及其他物质的伤害是卫生机构的职责：

① 电离辐射、X 射线机以及核医学设备；

② 激光；

③ 电源；

④ 电磁辐射（除了激光及电离辐射外）；

⑤ 热量；

⑥ 制冷剂；

⑦ 窒息，例如由氮及其他制冷剂所造成；

⑧ 化学物质；

⑨ 手术火灾（氧气浓度过高）。

由于安全在法律界定和技术上都无法确定尺度，所以通常用风险来说明安全的程度。医疗器械使用安全管理，是指医疗机构医疗服务中涉及的医疗器械产品质量、使用人员、技术规范、操作流程、设施环境的安全管理。

三、医疗设备使用安全风险管理过程

医疗设备使用风险管理是用于临床使用环节的风险分析、评价、控制和监视工作的管理方针、程序及其实践的系统运用。

1. 风险管理的基本过程

风险管理的基本过程是风险分析、风险评价和风险控制三个基本过程，再结合标准中提出的综合剩余风险评价过程、生产和使用信息过程，构成了医疗器械风险管理的五个过程。每一个过程还包括一系列的风险管理活动。

2. 风险管理的要求

确定风险的宗旨和方向，规定适当的风险可接受准则。

强调风险管理的监测工作，对风险管理的过程和活动实施评审和检查，确保风险管理的符合性和不断改进风险管理工作。

医疗设备应用风险管理的"三全"要求：

① 全覆盖要求　对医院在用的所有医疗设备进行全面的安全风险管理，通过分析和评估并实行分级管理，达到风险控制。

② 全过程管理要求　医疗设备使用生命周期全过程都要求实施安全风险管理。

③ 全方位管理要求　医院全体人员、各个部门参与医疗设备使用安全风险管理。

四、医疗设备使用安全风险管理的主要内容

医疗机构应按照《医疗器械临床使用安全管理规范》要求，"建立由院领导负责的医疗器械临床使用安全管理委员会，建立医院层面的医疗器械应用质量管理体系，指导医疗器械临床安全管理和监测工作，设立医疗器械应用质量管理机构，明确机构功能与任务，设置一定数量的质量管理人员，应用科学质量管理方法和工具，按照质量管理要素，人、机、料、法、环，开展医疗器械使用风险管理工作。"

医疗设备的使用安全风险管理体系的主要内容包括以下两点。

① 需根据医疗器械分类与风险分级原则，建立临床使用的安全风险管理及监测评价的组织体系，组织开展安全监测、不良事件监测、申报、安全意外事件调查及危害报告等工作。

② 管理环节：具体实施医疗设备使用风险管理的过程，医院从准入环节、临床使用环节和临床工程技术保障等环节入手，进行医疗设备的全面安全风险管理。

a.医疗设备准入环节的风险管理。包括应严格执行国家、行业和医院各项法规、制度，严把入口质量关；建立合格供方名录和质量跟踪评价制度，做好临床需求评估、计划制定、选型论证、招标采购；科学管控物流，完善采购记录和档案管理，做到出入口统一，台账、标识、成本核算管理科学，信息记录完整、可靠，实现信息化管理，具有可追溯性。

b.医疗设备临床使用环节的风险管理，涉及人员、制度和规范、标准等问题，应以设备操作规范、指南或手册为依据，对医疗器械进行合理使用管理；将器械临床使用，纳入医疗护理管理常规，开展使用人员岗前培训和操作上岗证制度，开展临床使用分析，医疗器械使用做到合理、有效、恰当、经济。

c.医疗设备安全风险管理的临床工程技术保障，应包括医学工程技术管理层面的所有保障工作，为医疗设备临床使用的质量安全要求提供技术保障，包括设备安装验收管理、设备维护，包括定期进行检测和预防性维护（IPM）；故障维修（CM）；保证医疗设备性能、安全可靠性，量值正确；建立设备、设施保障记录和质量档案等。

d.医疗设备使用环境安全风险管理，包括对医疗设备运行环境中设备供水、供电、供气的安全保障，进行安全检查和测试。对特殊医疗设备及运行环境条件的监管，如辐射防护安全管理，特种设备安全管理。

（郑　焜　王国宏　胡咏梅）

第二章
医疗设备使用安全风险分析

第一节　医疗设备使用安全风险分析基本知识

1. 风险分析的定义

风险分析的定义是指"系统运用可获得的资料，判定危害并估计风险的后果和原因"。

医疗设备使用风险分析是指医疗设备临床使用人员与医学工程技术人员在医疗设备临床使用前，应深入了解、详细分析医疗设备使用环节中可能出现的各种安全风险因素，参照医疗设备制造商使用说明中有关安全、风险的章节的各种安全警示内容，充分考虑、分析不同设备、不同使用条件，预见医疗设备临床使用中的安全风险因素。

2. 风险分析的内容

风险分析是风险管理的基础，医疗设备使用安全的风险分析工作包括以下内容：

① 发现、辨识风险源，分析各种潜在的风险因素；

② 分析风险发生的概率；

③ 分析导致失误的可能原因；

④ 分析风险所引起的可能后果。

3. 风险分析方式

① 使用前风险分析。分析可能潜在的使用安全风险因素，主要根据医疗设备生产厂家使用手册风险提示资料、文献资料、管理部门发布的各种通报等。

② 回顾性总结分析。

③ 具体事件分析（包括不良事件分析、实际发生的医疗安全事件）。

风险分析的实施主要依靠收集各种风险信息、案例报告、相关经验和知识来指导完成。

4. 风险分析类型

医疗设备临床使用中，引起的风险类型有三种（见表2-1）。

① 物理、化学风险　最典型的如电击、电磁干扰、机械性损伤、生物/化学污染、易燃

易爆物失控造成的人员损伤；

② 临床风险　如操作错误或不合理操作，技术上应用适用性等问题；

③ 技术风险　如医疗设备测量数据误差或性能指标的下降等问题造成临床诊断的错误和治疗效果下降或失效。

表 2-1　风险类型

危害源	造成危害处境的可预见的事件序列	危害处境	损害
电磁能量（网电源）	电极电缆不小心插入了电源线插座	网电源出现在电极上	严重灼伤，心脏纤颤，死亡
化学的（挥发性溶剂）	(1)没有完全清除制造过程中所使用的挥发性溶剂 (2)在体温下溶剂残留物转变成气体	透析过程中，血液内残留消毒剂	气体栓塞，脑损伤，死亡
生物学的（微生物污染）	(1)提供的对重复使用麻醉管路的去除污染说明不适当 (2)麻醉过程中使用了受污染的管路	麻醉过程中细菌进入患者的气路中	细菌感染，死亡
电磁能（静电释放 ESD）	带静电的操作者或患者触摸设备 (1)导致泵和泵报警失效 (2)胰岛素未输送给患者	不知道胰岛素没有被输送给高血糖患者	轻微的器官损坏，意识障碍，昏迷，死亡
功能（没有输出）	(1)植入式除颤器的电池达到其使用寿命终点 (2)临床随访的时间间隔过长	心律失常时，器械不能除颤	死亡

第二节　安全风险类型与分析方法

如前所述，医疗设备在临床应用中存在多方面的安全风险，除了设备本身设计和制造质量等固有因素外，还包使用问题、使用人员的操作失误、缺乏定期且正确的维护保养与质量检测等。设备潜在故障和不良事件正是上述这些使用风险的外在表现形式。因此，必须系统性地收集风险信息并开展医疗设备使用风险分析。

通过适当的风险分析方法来判定危害或危害处境后，应及时对风险类型和严重程度进行评估，将危害或危害处境转换为合理可预见的事件序列。为了判定危害及危害处境，正确地描述风险，要列出典型危害，并给出示例以论证危害、可预见事件序列、危害处境及相关的可能损害之间的关系、发生的概率等。对不同种类的医疗设备，危害及危害处境不尽相同。需要强调的是，即使在没有故障时，即医疗设备正常使用时，也有产生危害处境的可能性。

对于医疗设备而言，风险管理活动是高度个性化的，不同的风险类型所采用的风险分析方法也不尽相同，不同的分析过程之中仍然存在一定的共同要素。医疗设备安全风险分析的首要问题是如何明确当前所面临、待处理的主要风险问题。明确风险问题并准确阐述才能准确归纳出所需的风险管理数据类型，从而恰当地选择风险管理工具，有效地开展风险管理活动。

一、常用的风险分析方法

目前，风险管理领域常用的风险分析方法包括：根本原因分析（Root Cause Analysis，RCA）、因果分析（Cause-Consequence Analysis，CCA）、事件树分析（Event Tree Analysis，ETA）、失效模式和效应分析（Failure Mode and Effects Analysis，FMEA）等。此外，还有鱼骨图等常用分析工具。

医疗设备风险管理国际标准 ISO 1497：2007《医疗器械　风险管理对医疗器械的应用》中推荐使用的医疗设备风险分析方法主要是如下 5 种：①预先危险分析（Preliminary Hazard Analysis，PHA）；②故障树分析（Fault Tree Analysis，FTA）；③失效模式和效因分析（Failure Mode and Effects Analysis，FMEA）以及失效模式、效因和危害度分析（Failure Mode，Effects and Criticality Analysis，FMECA）；④危害和可操作性研究（Hazard and Operability Study，HAZOP）；⑤危害分析及关键控制点（Hazard Analysis and Critical Control Point，HACCP）。

实施医疗设备风险分析需要借助恰当的分析工具和有效的分析方法。目前，适用于所有质量风险管理场景的工具和方法是不存在的。不同的管理工具和分析方法需进行筛选和整合后应用于不同的风险管理情景。针对不同的应用场景需要选择合适的风险分析策略，或者说是风险管理工具。

对于医疗机构在用医疗设备的使用安全风险管控而言，风险分析需要重点考虑三个方面：①归纳性强，尽量涵盖医疗设备应用中的各类风险因素；②可定量分析，能对风险等级进行排序；③可操作性强，便于持续性地风险分析、评估与控制。

对于风险分析方法，一般可从定性和定量的角度进行区分。其中定性评估就是对造成医疗器械不良事件的风险诱因进行非量化的分析，这种分析主要是依靠专家们的经验、知识等进行主观判断。而定量分析就是在定性分析的基础上，根据历史数据并且建立数学模型进行评估。这种分析方法可对风险因素进行量化，使得分析结果更客观、更容易让人接受。国际标准 ISO 1497：2007 推荐使用的 5 种方法中，PHA、FMEA 属于定性方法，其余三种既可定量，也可定性分析。

1. 预先危险分析（PHA）

PHA 是一种归纳分析法，用于识别能引起特定活动、设施或系统损害的危害或危害处境的发生概率，定性评价可能导致的损害的严重程度以及确定可能的控制措施。

PHA 适用于在对系统设计细节所知甚少时，用于判定危害、危害处境和可能导致损害的事件。因此，PHA 通常用于风险管理的早期，具体到医疗设备风险管理应用，就是在设备产品开发的早期。此阶段往往缺少设计详情或者操作规程等详细资料，因此，PHA 的分析结果通常会作为基础，服务于进一步的风险管理过程。相应地，PHA 也需要借助其他风险管理工具对其所判定各种危害进行更深入的评估。

在实施 PHA 时，应将危害或危害处境进行系统性归纳，首先识别一般性危害，然后识别类似产品所共有的危害，最后识别产品本身所特定的危害，列出清单。其中，应包括如下特性：使用或生产出的原料及这些原料的反应；使用的设备；运行环境；层次；系统组件间的接口等。在医疗设备产品的设计、构造和测试阶段应不断更新 PHA，并识别出其他新的危害，并根据需要采取必要的措施，可以使用表格或树状图等方式进行总结分析。

PHA 通常用于对当前分析对象的危害进行顺序排列，特别是在客观条件阻止当前分析系统使用更复杂的分析技术的情况。

2. 故障树分析（FTA）

FTA 是一种评估导致某种故障的各种因素的方法。通常已经通过其他方法判定了功能失效或故障模式，然后再采用 FTA 识别原因链分析得到导致失效发生的可能原因。

FTA 的最大特点是，采用演绎的方式，从"顶事件"开始，在下一个较低功能层次上判定导致失效的可能原因或者故障模式；逐步往下判定，进入较低的系统层次，直至在所有层次上找到可能的原因。通过这种演绎，最终将按照一定的次序显示出导致既定后果的所有可能原因，其结果将以故障模式树的形式表示出来。在故障树的每一个层次上，故障模式的组合用逻辑符号，如与门、或门等表示。模式树上判定的故障模式可能是导致失效的事件，这些事件可能与其他事件，如硬件失效、人为错误等相关联。上述事件不限于单一故障条件。

FTA 建立了通往失效根源的思维路径，并直观地展现出所有故障模式，以及每种故障模式发生概率的定量估计。借助 FTA，可以系统性探索产生失效或故障问题的根本原因，据此制定风险控制措施，达到预期改善目的同时又不会导致新风险。但是，FTA 的正确使用对识别根源性因素的过程有着极大的依赖性。

3. 危害和可操作性研究（HAZOP）

HAZOP 用于分析预期目的的偏离，在此基础上判定危害和可运行性问题。HAZOP 是一种利用"引导词汇"判定危害和可运行性问题的系统方法。针对主要参数（温度、速度、流量、压力等）应用引导词汇，如"没有"、"除了"等，进而辅助判定与预期用途之间的偏离程度。HAZOP 适用于分析医疗设备处于某个过程中的安全性危害。例如，对生产采用的原料、所用设备、生产过程及其相关环境的风险分析；对产品运行状态，以及对设备本身有重大影响的过程，如维修、灭菌等过程的风险分析。采用 HAZOP 分析可以知晓风险管理中的关键操作清单，有利于管理过程中对关键质量点的监测。

HAZOP 分析的主要内容包括：对医疗设备及其预期用途进行全面描述；对预期用途或预期目的的每个部分进行系统的评估，以期发现偏离是如何发生的；判定偏离发生的后果，并判定该后果是否会导致危害或可运行性问题。

4. 危害分析及关键控制点（HACCP）

HACCP 是一种应用科学技术原则分析、评价、预防和控制由于产品设计、开发、生产和使用所产生的风险或不良后果的结构性方法。HACCP 是一种系统的、主动的、预防性的分析方法，可识别难以检测、易于发生的失效，有利于确保设备质量、可靠性和安全性。HACCP 对其他风险分析技术具有一定的依赖性，其实施过程基本分为七个步骤：

① 实施危害分析，并为过程中的每一步判别预防措施；

② 确认关键控制点；

③ 建立关键限值；

④ 建立针对关键控制点的控制程序；

⑤ 当监测表明关键控制点失控时，采取纠正措施；

⑥ 建立验证程序，证明 HACCP 体系有效；

⑦ 建立所有使用程序及其原理、应用的记录。

HACCP 分析的核心在于不间断地监测和控制已识别的危害，并通过建立一套过程危害分析和关键控制策略证明已建立的 HACCP 控制方案的有效性。HACCP 适用于识别与物理危害、化学危害以及生物危害，包括微生物污染等有关的风险分析。在全面充分地了解设备及其生产过程，并能识别关键控制点的情况下，HACCP分析最为有效，并有利于过程中的关键控制点监控。

5. 根本原因分析（RCA）

RCA是目前风险管理领域常用的事故调查方法。RCA通过分析导致事故发生的根本原因，据此消除相关风险因素并提出相应的更正、预防性措施；可以用于防止同类或类似风险事故再次发生。从长期来看，借助RCA确定事故的根本原因有助于风险管控和系统改善。

近年来，随着新技术的迅猛发展，越来越多的医疗设备应用于临床，由于各种因素导致的对医务人员或患者的不良事件逐年增加。国家食品药品监督管理总局（CFDA）公布的统计数据显示，我国医疗器械不良事件的上报数量逐年上升，2012年，我国医疗器械不良事件的报告数量突破18万份，2015年这一统计数据已经达到321254份。医疗设备的使用风险是客观存在的，借助根本原因分析对医疗设备不良事件进行深入挖掘与分析，能有效降低不良事件重复发生造成伤害的风险，将医疗设备风险控制在可接受水平，对保障医疗设备临床应用的安全性、有效性，提高医疗设备临床应用质量至关重要。

根本原因分析（RCA）是一种回溯性事故分析方法，最初起源于美国，应用于航空安全、核工业等领域，之后广泛应用于各行各业。根据国际医疗卫生机构认证联合委员会（Joint Commission on Accreditation of Healthcare Organization）的要求，参评医院必须建立医疗不安全事件根本原因分析机制，及时分析医疗不安全事件的根本原因，并进行有效整改，从而实现医疗质量的持续改进。我国三甲医院复审评审细则中也对定期分析医疗安全信息，提出了相应的要求，并明确指出"对重大不安全事件进行根本原因分析"，"应用安全信息分析和改进结果，持续完善和优化医院患者安全管理方案或制度规范"。随着技术发展，医疗设备在诊疗活动中的应用越来越深入，医疗设备使用安全也日益成为医疗安全的重点内容之一，将RCA应用于医疗设备风险管理具有十分重要的现实意义。

根本原因分析的理论基础是著名的瑞士乳酪理论。根据瑞士乳酪理论，系统可以看成是一个多层的瑞士乳酪，每一片乳酪分别代表一个环节，也可以说是一道风险防线，乳酪上散布着大小不一的空洞，代表该环节的漏洞，即潜在失误。当光线可以顺利通过多层乳酪上的洞透过去时，代表着潜在失误共同作用导致的风险事件发生了。因此，发生事故的重要原因是潜在失误的存在，而且会诱发事故发生。根据原因的不同，将防线上的空洞，也就是风险点可以分为前端诱发性失误和后端潜在失误。通过修复潜在失误能有效地避免事故发生，营造安全、稳定的工作环境。基于这一目的，根本原因分析通过系统化、逻辑化、客观化、规范化的分析手段，识别并确认导致事故或系统执行偏差的根本原因，或者系统中存在因果关系的事件，通过分析已发生的不良事件，从错误中学习，发现系统弱点，加以矫正，从而有效防止同类事故的重复发生。因此，RCA的主要目标非常明确，即：发生了何种事故？为什么会导致事故发生？如何预防类似事故或同类事故再次发生？

当风险事故超过了医院设定的相关调查标准时，例如因医疗设备故障导致的重大事故，严重影响安全、健康或环境等，可考虑采用根本原因分析的一般性流程推进分析工作。具体地，开展根本原因分析主要包括5大步骤，见图2-1。

（1）组建RCA小组，调查事故并确认问题

在执行RCA之前，首先应该根据事故具体情况组建相应的RCA小组。RCA团队成员应由3～4人组成，一般不超过10人，且应该包括事故直接相关人员，即临床一线人员、医

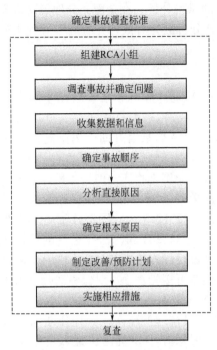

图 2-1　根本原因分析的一般流程

流程图内容（从上到下）：
- 确定事故调查标准
- 组建RCA小组
- 调查事故并确定问题
- 收集数据和信息
- 确定事故顺序
- 分析直接原因
- 确定根本原因
- 制定改善/预防计划
- 实施相应措施
- 复查

学工程技术人员、质控工程师等。RCA 团队的负责人应具有一定的 RCA 训练经验，且具备相关专业知识，能够主导团队良好运作。

根本原因分析的执行质量取决于确定问题的质量。在确认事故问题时，常用的问询方法是"4W1E"，即出现什么问题（What），发生在什么地方（Where），发生在什么时间（When），具体发生了什么（hoW）以及达到了什么严重程度（Extend）。需要特别注意的是，RCA 分析过程中，事件的因果关系也是需要考量的十分重要的问题，因此，在问询过程中确认事件发生的先后顺序非常必要，应该评估事件发生时的操作是否与规定流程保持一致。事故问题的描述应该尽量简洁易懂，说明"做错了什么"，从而"导致了什么后果"。

（2）收集数据和信息

数据收集和事故调查应该在事件发生后尽快进行，以避免重要细节随时间而淡忘。通过走访有关人员，调查设备情况，相关书面记录、事件发生环境和具体方法流程等内容，尽可能真实还原和客观描述事故发生的始末（时间、地点、任务、如何发生等），利用时间序列表、鱼骨图等工具来确认事故中关键环节的先后顺序或因果关系。借助头脑风暴法和差异分析等工具进一步确认需要分析的重点问题。

（3）分析直接原因

直接原因，也即近端原因，是因果链中的第一项，因此，直接原因是导致事故的最直接的相关原因。

直接原因通常包括：人为因素、机器因素和可控或不可控外在环境因素等。分析直接原因可采用的工具包括原因树、鱼骨图、推移图等。对直接原因按照分类原则进行初步分析，及时采取必要措施，避免不良后果进一步恶化。

（4）确认根本原因

根本原因是事故产生的最基础原因，因此，消除根本原因就能实现避免事故发生的目标。

直接原因和根本原因的区别可以利用如下三个问题：①当这个原因不存在时，事故是否会发生？②如果这个原因被排除或纠正，事故还会因为相同因素而再次发生吗？③如果这个原因被排除或纠正，类似事故会发生吗？

如果上述三个问题的答案均为"是"，那么被分析的原因很可能就是根本原因。因此，确认根本原因的关键点在于明确原因与结果的关系。根本原因是对事故进行更深层次的挖掘。当根本原因不存在时，相关事故不会发生；当根本原因被排除或矫正后，不会因为相同诱发因素而再发生类似事故。

常用的根本原因分析工具包括：头脑风暴法（例如：五问法）、鱼骨图分析法（Fishbone Diagram，也称为石川图 Ishikawa Diagram）、变更分析法（Change Analysis）、故障树分析法（Fault Tree Analysis）、事件和因果链分析法（Event and Causal Factor Charting）、

逻辑树分析法（Logic Tree Analysis）等。其中，头脑风暴法和鱼骨图主要应用于研究分析单一因素事故，而变更分析法、故障树分析法、事件和因果链分析法以及逻辑树分析法等分析步骤和过程较为复杂，能够有效分析解决复杂问题，尤其是多阶段问题。

头脑风暴法（五问法）是最简单的根本原因分析方法，通过反复提出问题来分析事故的根本原因。五问法的基本思路是：基于前一个问题的答案，提出新问题以获取信息，当得到答案后不能再通过提出问题获取更多信息时，就能够根据此答案确定根本原因。有效应用五问法需要借助 RCA 团队成员对于事故的相关经验，通过建立不断深入的因果关系来确定根本原因。五问法操作简单，适合分析较为简单的事故情况，分析结果也只能提供相对有限的信息，分析效果和质量对 RCA 成员的分析经验和工作能力有非常强的依赖性，容易受主观因素影响。

鱼骨图法是应用最为广泛的一种根本原因分析方法，用于合并、总结跨层面的因果关系。根据具体事故情况，从不同的功能领域（如人力、环境、材料等）进行分析，确定所有可能影响事故的潜在过程和因素。如分析流程图所示，鱼骨头部标示目标问题，鱼骨的每一条分支分别代表不同的层面，中间用相应的逻辑关系对应连接。鱼骨图法适用于各种类型的根本原因分析，涵盖了所有可能影响事故的潜在流程和失误因素，但因为侧重不同层面因素的影响，鱼骨图法切断了不同层面原因之间的因果关系（见图 2-2）。

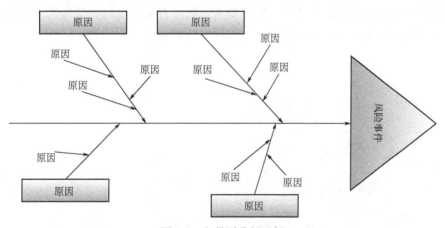

图 2-2　鱼骨图分析示例

例如，采用鱼骨图法分析监护仪在临床使用中的安全风险因素，从"人"、"机"、"环境"、"物"（耗材、配件等）以及"法"（相关制度、流程建设等）五个维度进行分析，内容涵盖操作规范、机器设计、使用环境、附件维护等诸多方面（见图 2-3）。

故障树分析法（FTA）是医疗设备风险管理国际标准 ISO 14971 中推荐使用的一种风险管理方法，上文已经介绍。在 RCA 分析中，FTA 从"顶上事件"起始，从上至下分析与事故有关的原因，直至无法从原因中再向下分析出更深层的原因，即"根本原因"。作为一种演绎法，FTA 能够进行定量分析，提供较为精确的分析，但工作量较大，容易产生偏差，特别是对存在人为因素影响的问题，分析效果受限。

变更分析是一种多步骤的根本原因分析方法，在设定相同条件的前提下，分析、对比发生事故和不发生事故两种情况分别在时间、地点、人员、流程、方式等各个层面上的不同之处，为何产生了不同，由此推论出"根本原因"。变更分析适用于事故原因不清晰或研究切入点很难确定的情况，通过对比分析确定模糊的事故原因，但变更分析的结果无法确定事故发生过程。

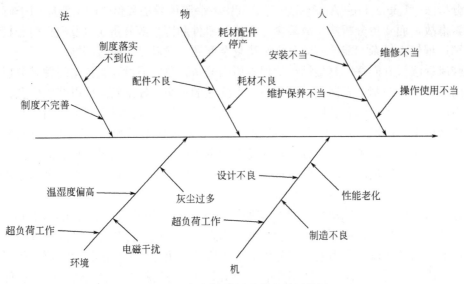

图 2-3　监护仪故障风险的鱼骨图分析

事件和因果链分析法，通过将事件和原因整合于一条时间线上，确定一系列导致事故发生的时间及其相对应的原因。该方法能够有效地分析调查复杂事故，明确复杂事故中所有事件从头至尾的逻辑关系，并将事件与对应的原因一一整合（见图 2-4）。

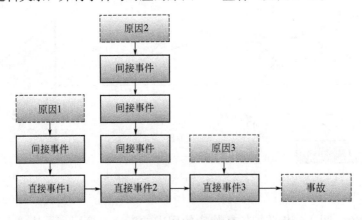

图 2-4　事件和因果链

逻辑树分析法常常与事件和因果链分析法结合使用，通过前期收集的事故信息，将事故或故障预先分为不同种类，每个种类的事故或故障都有其各自原因列表，通过分析讨论，从列表中选择最恰当的原因，即为"根本原因"。这种整合式分析方法适用于存在复杂或长期原因的多层次问题，通过分析可以确定事故的发生过程，但工作量大，预先确定的原因列表可能存在不全面、不准确的问题，影响分析效果。

医疗机构在借助 RCA 开展风险管理时，应根据自身具体情况，采取合适的分析工具和方法，有效提高风险管理的效率和质量。

（5）制定并执行改善/预防计划

在设计、制定改善/预防计划时，应尽可能简洁化，可以结合 PDCA（Plan，Do，Check，Action）原则，提供标准的操作流程（Standard Operation Procedure，SOP），降低主观因素的依赖性。通过分析提供的根本原因和直接原因，对症下药，提出有针对性的改进建议，并通过复查的方式落实后续执行情况。

6. 失效模式与效因分析（FMEA）

FMEA 是一种前瞻性风险评估方法，通过团队协作识别系或流程中可能存在的每一个潜在失效模式，分析其产生原因，明确其对系统或流程产生的影响，可识别系统或流程中风险较高的环节，为改善系统或流程提供对应措施和有效依据。

FMEA 采用归纳法，即"假设……，会输出什么结果？"来系统判定和评估对象的潜在失效模式及其可能影响。一般地，失效模式可有如下几种，例如提前运行；在规定时刻开机无法运行；在规定时刻关机不能停止运行；在运行中失效等。FMEA 的基础是具有明确失效判据或主要失效模式的单元，据此分析并判定单元失效和系统失效之间的关系，或者判定单元失效与系统故障、操作失效以及性能下降等之间的关系。FMEA 针对分析系统各组成单元潜在的各种故障模式及其对系统功能影响的严重程度，提出预防措施和改进计划，它是一种提升可靠性的方法。从系统结构的最低级开始，采用"自下而上"的逻辑归纳法，通过了解每个功能单元故障模式，跟踪到系统级，从而了解每个单元故障模式对系统功能的影响。FMEA 可以划分风险等级，监测风险控制措施的有效性。应用 FMEA 对设备的生产设施及生产过程进行风险分析时，能识别出具有较高风险的生产环节以及关键参数，因此，FMEA 判定的危害可以为 FTA 提供有价值的输入信息。

FMEA 的主要内容包括三个方面：失效模式分析，由下而上分析，即由零组件至系统，确定在系统内不同结构层或功能层次的失效模式；失效效应分析，对每一个失效模式，确定其失效对其上一层模组及最终系统的失效影响，了解其组件界面失效的关联性，作为改进的依据；关键性分析，对每一个失效模式，依其严重等级和发生概率综合评估并予以分类，以便确定预防或改正措施的内容和优先顺序。

FMEA 的实施大体包括如下步骤。

① 选择分析对象　在实施 FMEA 步骤之前，必须先明确分析对象，才能立足主题，运用发散思维寻找相关材料。

② 成立 FMEA 小组　为了进行 FMEA，必要时可以在所有相关部门内选择一些直接相关人构成一个小组。

③ 绘制功能方框图或过程流程图　方框图是一种用正方形、长方形和其他适当的图形来表示某一仪器部件间的相对位置和功能的图解，表示电路、程序、部件等内在联系。方框图表示各独立部分的性能、作用等，方框之间用线连接起来，表示各部分之间的相互关系。使用方框图，目的是为了确认系统或者项目的功能、目的、技术性能要求。对于有不同的故障模式的项目，应该列出该项目的所有功能。工艺流程图就是将工艺过程的步骤或流程用图表的形式表示出来的一种图示技术，包括任何的返工和修理操作。

④ 识别出所有可能的失效模式，罗列出相应的潜在影响以及可能原因　将成员组织起来，运用头脑风暴法或者其他风险分析方法列出一种或多种失效模式以及潜在影响和失效发生的可能原因（见图 2-5）。

⑤ 对失效模式进行评估　主要包括三个维度，即严重度、发生度和可探测度。

a. 严重度（S），即风险发生的可能后果的严重程度。事实上，严重程度是连续的，一般都是定性化，很少定量化。但在风险分析过程中，我们将运用离散的严重度水平将其简化。

b. 发生度（O），一般指损害的发生概率。不同产品发生度也不同。例如，制造商对磁

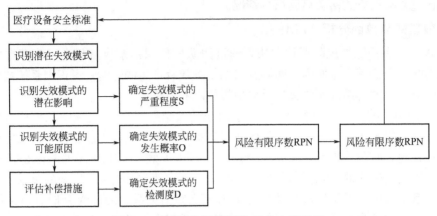

图 2-5　医疗设备风险评估 FMEA 流程图

共振成像系统使用一套定义，对一次性无菌注射器使用另外一套定义。甚至不同的应用，适用概率的衡量方法也不同。对概率的衡量包括每一次治疗的损害概率、每个器械的损害概率、每使用 1h 的损害概率等。

c. 可探测度（D），指产品到使用者手里被发现缺陷的可能。在采用现行的控制方法实施控制时，按潜在问题可被查出的难易程度评分，查出难度愈大，分值愈高。此分值取决于不同企业的控制手段，当控制方法发生改变时，可探测度也将发生改变。

⑥ 计算风险顺序数（RPN）　将严重度（S）、发生度（O）和可探测度（D）的等级相乘计算风险优先顺序（RPN）。这个 RPN 值应在设计和工艺中决定优先顺序。如果风险值越大，那么风险也就相应地越高，因此越需要首先实施风险控制措施。FMEA 小组通过对识别出的各项失效模式的风险值大小进行计算与排序，并应用风险可接受准则估计风险的可接受程度的级别，以决定是否应该采取相应的控制措施将风险降低到一定程度，这就是 FMEA 的中心思想。某一风险较高的失效模式通过实施控制措施，风险有所降低，最终使产品的性能和质量都得到大大的改善。

⑦ 制定改进措施计划　制定改进措施的目标是降低严重度、发生度、可探测度或者同时降低这三者。实际上就是要通过 FMEA 方法来排除缺陷，进而消除故障。为了达到这个目标，必须按照最高的 RPN、最高的严重度、最高的发生度这样的顺序来确定故障模式的优先顺序。对特定的原因如果没有建议措施，则应在该栏里填写具体原因。如果故障起因不清楚，则建议措施将利用统计方法（设计实验等）决定。所有建议措施的目的都是为了降低严重度、发生度、可探测度的等级。

⑧ 实施措施后计算 RPN　采取改进措施后，汇总整理实施后结果。对于已确认纠正措施者，应重新评估记录其严重度、发生度、可探测度的等级结果，计算新的 RPN 对故障进行优先顺序。这个过程需要重复进行，直到确定已经覆盖了所有的相关信息。如果没有采取任何改进措施的项目，则该栏空白。

⑨ FMEA 评估方法　实施改进措施后对前后两次 RPN 进行比较，对变化后的严重度、发生度、可探测度进行分析，当 RPN 没有变化或上升时，需要重新分析现行管理方法并重新制定建议措施。

⑩ FMEA 综合报告　完成上述内容后，FMEA 项目基本完成。FMEA 项目负责人要提交综合性报告，把所有的建议过程记录在案，并将改进的预防措施进行登记，适时更新，以保证持续性质量改进，达到预防目的。

将 FMEA 与危害性分析（Criticality Analysis，CA）相结合，将危害的严重程度及其相应的发生概率和可检测性也考虑在内，就是 FMECA，即失效模式、效应和危害度分析方法。FMECA 可用于分析或判定采取何种预防措施能够将风险降至最低，这种方法适用于在充分了解了对象的结构、建立了规范的生产过程之后再实施。FMECA 在医疗设备风险管理中，主要用于分析设备使用中的失效，以及设备生产过程相关的风险。

FMEA 和 FMECA 分析能对每种失效模式的风险程度进行度量，并根据度量值对失效模式的优先顺序进行排列。这两种方法的缺点是，仅限于单一故障条件，难以处理包含维修或预防性维护方面的问题。

总的来说，失效模式和效因分析具备如下优势：①适用于复杂性高的风险分析场景；②可以实现风险分析的规范化；③容易模拟各种风险控制措施的效果；④针对性实施的风险控制措施效果可以得到良好记录；⑤可以为开发监测系统提供有用信息。

对上述几种主流的风险分析方法的适用性和优缺点可以做如下归纳与对比：PHA 是一种定性的、归纳的分析方法，适用于产品设计早期的风险识别，结构化特点不强；FTA 是一种定性/定量的演绎分析方法，以易于理解的方式展示出事件和因素之间的关系，但分析复杂事件时应用精确度会下降；FMEA 是医疗设备风险分析的最重要、最常见的一种技术手段，由单一失效模式自底向上归纳分析单元失效和系统失效之间的关系，可以用于划分风险等级、监视风险控制活动的有效性；FMECA 是 FMEA 方法的扩展，定量化处理风险因子，易于寻找高风险故障模式以及优先级排序。HAZOP 重点判定产品设计和正常使用过程中的偏离情况，更适用于评估产品的设计质量，而不是管理影响。HACCP 适用于不断监控危害的关键控制点，但对其他风险管理技术的依赖性较大，在医疗机构的适用性较差。

此外，由于医疗设备本身系统的复杂性，而且医疗设备的使用环境往往十分复杂，对医疗设备进行风险分析通常需要面对大量的不确定因素。没有任何一种单一的风险分析方法能够足够全面、灵活地处理所有可能的复杂对象，并对其实际特性，如硬件、软件、复杂功能结构、技术模块、维修策略等做出完整的风险分析。在特定情况下，某种或某些风险分析方法要优于其他方法。因此，在医疗设备生命周期的每个阶段采用合适的方法是成功实施风险管理的关键。例如，PHA 适用于开发早期，特别是缺少医疗设备设计细节的情况下识别危害或危害处境；FMEA 通常在电气系统的风险分析方面十分有效，而 HAZOP 却不适合；FMEA 在分析单一故障方面十分有效，但往往无法分析人为错误或多重失效，FTA 则恰好能够有效处理人为错误或多重失效问题的风险分析；HAZOP 和 HACCP 通常适用于开发阶段后期，验证和优化设计概念。除此之外，将若干方法有机结合，融会贯通才能保证正确处理复杂的医疗设备系统，例如，应用 FTA 确定故障和损害之间的关系，同时采用 FMEA 分析系统中的重要部件，两者配合使用可以有效地完成对复杂系统的风险分析和风险管理。

二、医院灾害脆弱性分析

脆弱性概念起源于对自然灾害问题的研究，表达了人们对灾害所带来的严重不良后果的反思。随着脆弱性科学地位的逐步确立和发展，有关脆弱性问题的研究已成为一个热点问题，并被广泛应用在自然科学和社会科学等多个领域，随着社会的发展，目前在医疗行业也被推广应用。灾害医学是近三十年来首先在西方发达国家兴起的一门新兴学科，内容涵盖了自然环境、社会环境和经济环境等方面。

一般认为，医院灾害脆弱性分析（Hazard vulnerability analysis，HVA）属于灾害医学的一部分，灾害医学是一门研究灾害条件下进行医学救援的科学规律、方式方法与组织管理的新兴学科。HVA从其学科分类上属于应急管理领域，目前，HVA公认的定义为：在特定的医学系统下，由于系统暴露于灾害、压力或者扰动下可能经历的伤害，以及医院应对灾害事件的处置能力与承受能力。这里所讨论的灾害是指某种潜在的或现有的外在力量、物理状态或生物化学因素所导致的大量人身伤害、疾病甚至死亡；还包括随之带来的财产、环境、经营的严重损失以及其他严重干扰医院正常运转的后果。这些因素可能是一系列动态的可能（如地震、火灾、停电等），其影响可以是直接的，也可以是间接的。医院灾害脆弱性所描述的是灾害发生的可能性，其中，广义的灾害包括突发卫生公共事件或战争；狭义的灾害包括自然灾害、事故灾难、公共卫生事件和社会安全事件等。脆弱性的外在表现形式是医疗环境的严重破坏，医疗工作受到严重干扰或者医疗需求的急剧增加。医院灾害脆弱性与灾害的严重程度成正比，与医院的抗灾能力成反比。

医院灾害脆弱性的主要特点可以归纳为两点：积累性和冲击性。主要内容可以分为三类：结构脆弱性、非结构脆弱性和管理脆弱性。其中结构脆弱性是指医院建筑结构受到某种潜在灾害影响的风险以及对灾害的承受能力，例如医疗设备的使用环境是否安全，放射类设备的机房结构是否符合安全标准等。非结构脆弱性是指医院建筑结构之外的其他系统，包括医疗设备的机器状态，功能是否正常等。管理脆弱性则主要反映医院灾害应急管理状况和应急反应能力，例如医疗设备应急管理预案和安全保障工作等。

根据《三级综合医院评审标准实施细则》的要求，灾害脆弱性分析属于应急管理中的核心条款，要求医院必须开展灾害脆弱性分析，明确医院需要应对的主要突发事件及应对策略。因此，医院应针对主要突发事件，制定和完善各类应急预案，以提高快速反应能力，确保医疗安全。开展灾害脆弱性分析HVA是制定应急预案的重要内容。对于医疗设备风险管理而言，制定适宜的应急管理预案及开展良好的应急管理，也是降低临床使用风险的重要措施之一。

HVA的核心思想是，对容易受风险影响的因素进行查找和识别，并采取针对性的预防和应对措施，减少和降低损失。美国JCI医院评审标准认为，HVA通过科学方法确认潜在的紧急情况及其对医疗机构的运行和服务需求可能产生的直接或间接的影响。HVA工具的应用可以识别和降低风险。常见的HVA工具主要评估以下因素：事件发生概率、对医院危害等级的评判、应急响应等级等。

HVA的分析内容主要包括两个方面：事故前评估和事故后评价。事故前评估是指灾害事件发生前，通过相关评价工具，例如，最常用的Kaiser模型对医疗机构的潜在风险因素进行分析并加以明确；事故后评价则是指灾害事件已经发生后，医疗机构通过相关评价方法，例如，经典的数据包络分析（Data Envelopment Analysis，DEA）对事故导致的损失情况进行总结与评价。

目前，事故前评估是开展HVA的重点。其中，Kaiser模型是医疗机构开展灾害脆弱性分析中应用最为广泛的手段。Kaiser模型由美国Kaiser Permanente医疗集团开发，该模型采用Excel表格形式录入数据并建立矩阵，在优先考虑潜在风险的基础上，计算风险事件的可能性和严重性。Kaiser模型具有操作简便、实用性强的特点。作为一种典型的风险评估矩阵，Kaiser模型主要采用7个维度描述灾害事故发生的可能性和严重性，包含发生概率、人员伤害、财产损失、业务影响、应急准备、内部响应和外部响应，其中，后6个维度用于评价严重性。每个维度均分为0～3级，0表示无或不适用；1表示低；2表示中等；3表示高。

通过将各风险事件的发生概率和严重程度综合得分进行统计学处理，可以得到危害风险值排序，风险值越高代表该事件属于应优先考虑和改进的高风险事件。

Kaiser 模型一般将灾害事故划分为 4 大类，分别是：自然灾害、技术事故、人员伤害和危化物品。通常，根据上述基本分类，采用德尔菲法（Delphi Method）或层次分析法（Analytic Hierarchy Process，AHP）对医疗机构的潜在灾害事故进行细分并列出事故列表，确定所面临的主要危害事故，并据此制定调查问卷，获取分析矩阵的输入数据。

德尔菲法也称为专家调查法，通过对多位相关专家的反复咨询及意见反馈，"获取专家群可靠而一致的意见"，从而确定主要风险因素。德尔菲法是美国兰德公司（Rand Corporation）于 1950 年所建立，采用匿名收集的方式，被咨询的专家之间彼此没有任何接触和讨论，从而获取每个专家独立的意见。在选择专家组成员时，按照研究所涉及的专业内容和研究目的确定专家选择条件和规模，要求入选专家应有一定的代表性和权威性，一般控制在15～30 人。在专家回答问卷之前，组织人员应向全部专家阐明所要研究的问题及相关要求，并附上研究问题相关的背景资料。调查问卷的编制是获取输入数据的重要环节，问卷中的问题要明确、集中、数量适宜；用语要准确；要留有专家写出自己意见的地方（这是专家交流的重要地方），不显露领导者的个人意见。德尔菲咨询一般需要 3～4 轮，具体可根据实际情况予以调整。经过多轮征询和反馈，专家们的意见会趋于集中，该阶段主要的任务是采用一定的统计方法对最后一轮专家意见做出统计、归纳和处理，得到专家意见评判结果。

对于层次分析法，在调研过程中，需要严格按照问卷要求，进行信度和效度检验，同时，还需要对被调研者进行相关培训，确保问卷条目理解无误，以保障问卷调查的质量和真实性。完成问卷调研后，将所有数据依次录入 Excel 表内，对七大维度进行平均处理，根据公式计算出相对风险值并进行大小排序。其中，相对风险值的计算公式如下：

$$相对风险值 = （发生概率/3）×（人员伤害 + 财产损失 + 业务影响 + 应急准备 +$$
$$内部响应 + 外部响应）/18$$

相对风险值越高，说明其所代表的灾害事故属于医疗机构面临的重大潜在灾害事故，越应该引起重视并制定具有针对性的应急预案。

表 2-2 Kaiser 模型应用于 HVA

灾害类型	灾害事故	可能性	严重性						相对风险值/%	相对风险排序
		发生概率	人员伤亡	财产损失	业务影响	应急准备	内部响应	外部响应		
自然灾害										
技术事故										
人员伤害										
危化物品										

将 HVA 应用于医疗设备安全风险管理中，就是将 HVA 的核心思想和分析工具应用于与医疗设备使用安全相关的风险评估之中（见表 2-2）。用 Kaiser 模型评估医疗设备使用风险时，模型的七大维度可以相应地转换为：设备的故障频率、故障风险、临床功能、业务影响、预防性维护效果、临床对不良事件的响应以及设备管理部门对不良事件的响应（见表 2-3）。

表 2-3 Kaiser 模型应用于医疗设备使用风险分析

评分维度	0	1	2	3
故障风险	无/不适用	曾发生此类事故一次以上	1~3 年曾发生此类事故一次以上	半年内发生此类事故一次以上
故障频率	无/不适用	对临床工作有影响，患者或使用者不适	监护、诊断及治疗失效，或严重延长诊治时间或增加感染风险	监护及诊断失效导致严重后果，患者或使用者严重损伤甚至死亡或生命支持失效
临床功能	不接触患者	接触患者但不起关键作用	诊断或监护或有感染控制风险	生命支持
业务影响	不会导致停机	停机 1~3 天	停机 3~7 天	停机 7 天以上
预防性维护效果	无/不适用	能发现故障	能避免常见故障	能发现潜在风险
临床对不良事件的响应	无/不适用	响应及时且有应急预案	响应缓慢但有应急预案	无响应且没有应急预案
设备管理部门对不良事件的响应	无/不适用	响应及时；有应急预案和备用机	响应缓慢，有应急预案与备用机	无响应，无应急预案与备用机

Kaiser 模型提供了一个系统化方法来识别医疗设备临床使用中各种风险的危害性及其影响程度。采用这一模型，根据实际情况，可以对潜在风险进行全面分析，分析结果具有一定的客观性，且具有较好的实用性。

与 Kaiser 模型应用于事故前评估不同，DEA 分析常用于事故后评价。DEA 是 1978 年由著名运筹学家 Charnes 提出的一种基于相对效率多投入多产出的分析方法，通常用于效率评价，在各行各业应用十分广泛。近年来，HVA 也将逐渐将 DEA 引入，随着相关研究的逐年深入，DEA 对医院灾害脆弱性评价的适用性也得到了广泛认同。DEA 分析的基础是确认"投入-产出"指标，指标选择至关重要，不同的指标所获得的分析结果截然不同。其中，受灾主体、周围环境和风险因素被视为投入指标，灾害事故导致的损失被认为是产出指标。在选择投入指标和产出指标的过程中，通常采用因子分析与主成分分析、聚类分析、变异系数分析等步骤进行指标的筛选评价。选定指标后，DEA 用于分析的模型主要包括：CCR 模型（Charnes，Cooper and Rhodes）、BCC 模型（Banker，Charnes and Cooper）等。

针对目前相关研究实践而言，运用 Kaiser 模型对医院灾害脆弱性开展分析与评价已经成为主流，是国内外医院实际开展医院灾害脆弱性的通用评估方法，同时也是医院降低灾害事故发生的有效手段，而 DEA 法目前还存在指标选取困难的局限性，还未建立相关的典型指标。然而，灾害事故的发生往往具有突发性和动态性，无法准确预料，因此，在应用 Kaiser 模型开展事故前评估的基础上，医院还应该配套加强应急演练。同时，还应继续探索事故后评价方法，完善和补充医院灾害脆弱性分析的适用性和实用性。

三、应用安全风险预警分析

（一）风险预警管理

风险预警是在风险事故发生之前根据现有状态和信息，提前发出警示或警报，以应对可能发生的风险事件。风险预警管理是风险控制的扩展，也是风险管理的重要手段。由于系统中存在着各种不确定性，因此，风险预警管理需要根据系统内的风险特征来收集有关信息资料，对相关风险因素的变化趋势进行实施监控，并通过动态分析评估风险因素的危害程度，实现发出预警信号的目的，为提前采取风险控制措施和应急预案提供依据。

一般地，建立风险预警管理体系主要包括三个部分：预警分析、预警发布和预警对策。其中，预警分析是预警管理机制的基础。首先，通过监测、搜集和分析评估潜在风险信息，在风险识别的基础上建立风险评估体系，并对其中的风险指标进行分类处理。然后，运用风险预警相关模型综合评判风险评价指标体系；最后，根据建立的风险预警指标体系，为预警指标选取合理的预警区间，将风险指标评估结果与预警区间进行对比，超出预警范围、风险严重程度较高的风险因素需要进行预警，及时发布预警并传递预警信号。各相关职能部门对预警信号做出反馈，针对不同风险等级采取合适的应对策略，即预警对策。

与之相对应，风险预警系统包含三个模块：风险识别、风险预警和风险控制。由于系统风险动态变化的特性，风险识别和评价结果的可靠性直接影响风险预警和应对措施的有效性，因此，三个模块是循环启用的，每个模块都是预警系统不可或缺的重要组成部分。

风险预警起步于企业、银行管理领域，将风险预警管理引入医疗设备应用风险管理体系，是对医疗设备质量安全管理制度化、科学化、规范化和精细化的必要补充，是医疗设备临床使用安全风险控制的重要手段。医疗设备预警管理机制是对临床在用的医疗设备进行监测和管控，对各种潜在的不安全、不可靠因素导致的不良事件进行监测、分析，并据此提出有针对性的预防措施。

在医疗机构内，将风险预警应用于医疗设备风险管理，具体地，可以建立医疗设备使用安全事件监测与报告制度，定期对医疗设备的使用安全情况进行考核和评估。成立科室安全管理小组，科主任、护士长与设备使用人员组成整个管理团队，负责设备的安全使用上报；职能部门对设备的使用安全进行考核评估，开展质量检测，追踪设备使用，对信息汇总；成立医院设备管理领导组，对医疗设备的安全性进行审核。

从医学工程管理的角度，医学工程部门工程技术人员可以依据个体设备风险值，开展预防性维护与维修，对高风险（生命支持及急救类）设备进行重点管理，同时做好设备的应急备用管理，保证设备处于完好待用状态；然后做好质量检测和计量检定：确定质控对象、制定质控标准、编制质控方法、实施质量控制，来保证医疗设备安全；对设备进行技术评定并反馈。

（二）贝叶斯网络

如前所述，可用于风险分析的方法和工具非常多，如鱼骨图、故障树、根本原因分析、失效模型和效应分析等。但这些方法大多没有将风险因素之间的复杂交互作用纳入考量范围。对于风险预警而言，逐步应用于风险分析领域的贝叶斯网络（Bayesian Network，BN）通过将历史数据、专家经验以及系统的各种不确定信息有效整合、综合分析，显著提高了分析结果的可信度和效率。

贝叶斯网络，也称为因果网络、置信度网络等，是在贝叶斯公式的理论基础上，构建的以不确定的主观判断知识为依据，通过不断获取的观测数据信息推导事物之间因果关系的理论模型，表现为一组随机变量之间的联合概率分布。1921年，Wright建立了一个基于有向无环图（Directed Acyclic Graph，DAG）的概率模型，这是贝叶斯网络的原型。1988年，Pearl首次明确地提出了贝叶斯网络，以图论、概率论、计算机科学和统计学为理论基础建立网络拓扑。

贝叶斯网络能够用先验概率和条件概率把各种相关信息纳入同一个网络结构中，直观地反映各节点之间的因果关系和条件关系，特别适合对不确定、不完全或不精确信息的处理。贝叶斯网络既可以根据网络中某一个节点的状态，进行正向或逆向的推理，也可以根据新观测到的数据不断调整各节点的状态，提升对不确定性问题的处理。贝叶斯网络在数据挖掘、可靠性分析等诸多领域应用广泛，后又被准备引入风险管理领域。经过不断发展，贝叶斯网络已经成为研究不确定性系统的常用理论模型之一。

贝叶斯网络主要包括两个部分：从定性角度分析，贝叶斯网络通过有向无环图反映各网络节点（代表变量）之间的关系；从定量角度分析，每个节点都通过条件概率分布反映子节点对父节点的依赖关系，即节点与检点之间的条件概率表（Conditional Probability Table, CPT），是一系列概率值。

贝叶斯网络这种有代表变量的网络节点、节点的概率信息以及连接这些节点的有向指示的结构，可以用 $N = \langle \langle V, E \rangle, P \rangle$ 来描述，其中，V 表示一组随机变量 $\{V_1, V_2, V_3, \cdots V_n\}$。在风险预警研究中，指的是系统中的各种风险因素。变量既可以是连续变量，也可以是离散变量。E 是贝叶斯网络中的有向边集合，它定性地说明网络节点之间的因果关系。

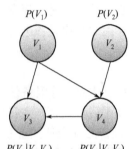

图 2-6　常见的贝叶斯
网络结构

有向边的起始点所连接的节点称为父节点，终止点所连接的节点则称为子节点，而最外面一层的节点因没有父节点则称为根节点。P 表示 V 上的概率分布，对于离散变量，表现为给定父节点状态时，该节点取不同值的条件概率表，用于定量地说明父节点对子节点的影响程度（见图 2-6）。

贝叶斯网络的优点包括：①输入数据和输出数据十分方便灵活；②可以处理不完整或不清晰的数据集；③可以处理小样本数据；④可以直接采用专家意见，而不需要历史数据支撑；⑤增加或减少变量时不会显著地影响网络结构的其他部分；⑥运用网络结构来描述节点间的相互关系，语义和结构都非常清楚，有利于通过分析变量之间的相互关系进行预测。因为具有这些优点，贝叶斯网络可以用来处理不确定性问题的分析和决策支持。

在应用贝叶斯网络的过程中，需要解决的两个重点问题是：如何确定网络节点；如何构建网络结构。因此，贝叶斯网络的建模过程包含两个主要内容：定量方面，确定概率参数；定性方面，建立网络拓扑结构。

目前，常用的贝叶斯网络建模方法可以分为三种类型。

（1）以专家为主导进行建模

即完全由专家确定节点间的因果关系，手动进行贝叶斯网络结构的构建，并且由专家给出条件概率。这是最常用的一种方法。其优点就是建模迅速，且能基本反映客观问题。但受限于专家做出判断时可能存在的认知偏差，比如过度自信、联合谬误、分区依赖等。同时，当网络结构较为复杂时，依靠专家提供概率值非常困难，而且可靠性降低。

以专家为主导的贝叶斯网络建模包括以下步骤：①变量/节点的选取和定义；②贝叶斯网络拓扑结构的构建；③节点状态空间的定义；④确定每个节点的条件概率，形成模型变量的联合概率分布。

（2）采用机器学习的方法从数据中学习

对于一些复杂的问题，专家可能也没办法确定贝叶斯网络的结构以及模型参数，这时可以利用样本数据进行学习。该方法的优点是可以发现变量之间隐藏的因果关系，而它的缺点是，必须要有一定的样本数据做支撑，并且当网络节点很多时，算法的搜索空间很大，学习效率低，所以在使用该方法时应尽可能排除一些不可能的网络结构，否则使用该方法建模效率低。

（3）充分利用以上两种方法的优点进行建模

即先依靠专家的先验知识，手动构建网络结构，然后根据历史数据进行参数学习，以便确定条件概率的分布。这种建模方法因有历史数据做支撑，相比依靠专家建模，所建模型更为准确，而相比于机器学习建模法，所需数据量又有所减少。

随着贝叶斯网络规模的增大，用贝叶斯网络进行推理需要花费的时间越来越长。因此，为方便贝叶斯网络方法的使用，人们开发了多种贝叶斯网络建模分析软件，比如 Hugin Expert、Netica、Genie、微软开发的 MSBN、Matlab 的 BNT 工具箱、AgenaRisk 等。例如，AgenaRisk 软件是基于 Ranked nodes 方法开发的。Ranked nodes 通过将风险事件间的因果关系转变为条件独立性假设，将条件概率表的估计转化为父节点对子节点影响的权重估计，构建贝叶斯网络模型可靠的、有效的方法。这种方法要确定的参数与网络节点数量呈线性关系，而不是指数关系，根据双侧截尾正态分布以及父节点加权函数的集中趋势来确定节点间的条件概率。在确定了最外层节点所处的风险等级、父节点对子节点影响的权重后，将上述数据输入 AgenaRisk 软件，就可以借助贝叶斯网络的推理功能，推断各中间节点及目标节点发生的概率。贝叶斯网络拓扑结构中的节点主要分为三类：一类是终端节点，即待求解的目标，它可以通过贝叶斯网络推理得到，通常作为决策的依据；二类是中间节点，该节点是终端节点和证据节点的过度节点；三类是证据节点，这些节点是用贝叶斯网络进行推理的依据，而这些变量的取值通常可以通过观察或数据统计得到。

近年来，随着贝叶斯网络理论的成熟，以及开发出的各种相关分析软件，贝叶斯网络的应用越来越广泛，尤其在风险管理领域，例如银行风险管理、工程项目管理、自然灾害评估等。在医疗器械领域，已经有研究通过贝叶斯网络对医疗器械使用错误造成的风险进行了量化，并且预测操作人员在使用医疗器械可能出现的人因问题，最终针对医疗器械的设计开发提出了一些建议。从医疗设备临床应用的主要场景——医院层面，将贝叶斯网络方法引入在用医疗器械的风险评估中，可对在用医疗器械的风险大小进行定量评估，以便及时掌握医疗器械的运行状态，并采取应对措施，避免或减少医疗器械不良事件的发生，保障医疗器械的正常使用。

在采用贝叶斯网络分析医疗设备使用安全风险时，首先通过德尔菲法或专家咨询法得到风险指标列表，内容主要包含 4 个方面：人员因素、环境因素、设备因素和管理因素，归类符合人、机、环境三位一体的分析思路。其中，人员因素可以详细分支为：使用人员因素、临床人员因素、患者因素；使用人员和临床人员因素可以分别分支为：工作经验、培训、教育背景、资质认证、工作负荷等因素；患者因素可以分支为：病种风险程度、患者依从性、精神状态、身体特异性等。环境因素可以详细分支为：物理环境因素、化学环境因素、生物环境因素；物理环境因素可以再分支为：水源、气源、温湿度、光照、电离辐射、电磁辐射等；设备因素可以详细分支为：偏差因素（再分支为使用频率、预防性维护保养、故障维修）、可靠性因素（再分支为：软件可靠性、硬件可靠性、附件可靠性、信息系统可靠性、网络传输可靠性等）。管理因素可以详细分支为：医院层面因素（再分支为技术管理制度完善情况、安全管理制度完善情况等）、组织机构因素（再分支为医疗器械临床使用安全管理组织成立及职责开展情况、临床科室设备管理员配置情况、临床工程人员的配置数量以及结构组成情况等）、风险分析与评估因素（再分支为采购时的安全评估、使用中的安全评估、处置时的安全评估、不良事件监测及上报情况等）、使用过程控制因素（再分支为使用前进行技术和安全测试、使用前检查状态标识、使用中的监控情况、使用后记录医疗器械信息和患者反映情况、医疗器械应急调配情况等)、信息化管理因素（再分支为医院信息系统建设情况、医院信息系统应用情况等)。上述再分支的各项因素，也就是构建贝叶斯网络所需要的证据节点，其父节点是中间节点。获取风险指标的专家咨询结果后，还需要进行效度和信度检验，确保输入数据的准确性和可靠性。然后，通过贝叶斯网络拓扑结构和统计学方法推演出终端节点，构建完整的医疗设备风险评估贝叶斯网络图。

贝叶斯网络用于风险评估具有如下特点：①处理不确定性问题的能力强；②信息获取及推理复杂度小；③包含定性和定量两种内涵信息；④可以表示融合多元信息。贝叶斯网络将具有主观性的专家意见和客观数据联合分析，为医疗设备风险预警提供了较高准确性的预警信息，具有很高的应用价值（见图 2-7)。

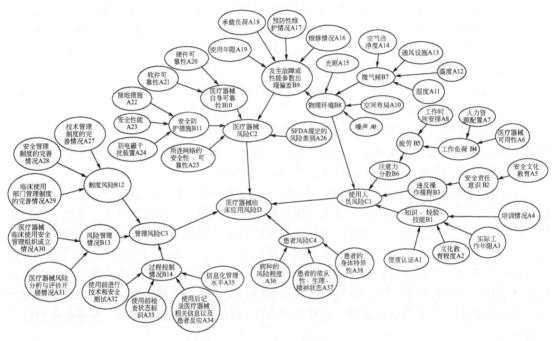

图 2-7 医疗设备临床应用风险预警贝叶斯网络结构图

第三节　使用安全风险因素分析

了解医疗设备使用中可能发生风险的各种因素是风险分析的基础。按原因分类可以分为：医疗设备本身固有因素或本身质量因素、使用因素和环境因素三大类。

一、医疗设备固有因素和本身的质量因素

1. 医疗设备固有风险因素

设备固有风险因素是根据医疗设备的基本原理、方法决定的，在使用过程中医疗设备固

有因素产生的安全风险是无法完全避免的，如一些设备的固有特性，如放射线、电离辐射、磁场、激光、高温等不可避免地存在危险因素。医疗设备固有安全风险因素分析需要熟悉医疗设备的工作原理，以及物理和工程学知识。

2. 医疗设备本身的质量问题

医疗设备质量问题会造成使用中的安全风险，也是导致风险发生的重要因素。质量问题分为设计瑕疵和设备的可靠性。

（1）设计瑕疵

设计瑕疵属于产品的可用性问题，医疗设备的操作者（医师、护士、技师、患者和服务人员）认为可用性是医疗器械的最重要的设计特性之一，良好的设计、具备好的可用性的医疗器械可能减少大量的培训时间和提高工作效率，降低使用错误的可能性，而且当使用错误确实发生时，增加了检测和校正的可能性，减轻伤害后果。

设计瑕疵产生的安全风险和可能导致错误使用有很多例子，如控制面板上的两个按钮靠得太近，操作人员很容易按错按钮；软件界面上的两个图标太相似了，操作人员错误理解图标并选择了错误的功能。

（2）设备的可靠性

设备的可靠性原于产品设计的可靠性和生产过程中设计可靠性是否得到保障。但医疗器械在生产厂家原设计中往往存在一些考虑不周到的地方，另外，医疗器械产品在注册上市过程中往往由于科技水平的制约，临床实验条件或病例的限制，留下一些不可预见的缺陷，会在实际的临床使用过程中暴露出来，但很难事先发现，既是风险因素的隐患所在，也是医疗器械不良事件发生的主要原因。但是，使用中发生医疗器械不良事件造成的伤害，可以分析发现设备的可靠性因素。

医疗设备的可靠性因素体现在以下方面。

① 设计不合理造成的可靠性问题，如设计不合理，由于使用的一个关键性元器件损坏，可能使设备无法正常工作，甚至出现严重不良事件。这类问题多见于刚上市的新产品。

② 元器件质量因素：因医疗设备中使用的元器件本身质量不好所造成同一类元器件频繁发生故障和不良事件，具有一定的规律性。很多医疗器械召回事件是使用元器件质量问题。

③ 生产工艺因素。生产工艺上因疏忽造成的问题：包括在装配过程中因虚焊、接插件接触不良以及各种原因引起的短路、断线、零件松脱等，会造成使用安全隐患。

④ 使用寿命因素，一般与医疗设备选择的元器件的使用寿命有关，因各种元器件衰老因素所致，所以是必然性因素。大多数元器件使用一定时间后会产生老化，如 X 线球管、光电器件、传感器电极老化、显示器的老化、机械零件的逐渐磨损、通气通液管路的老化等。目前国家 CFDA 规定在产品的标签中要标明产品使用期限。

以上可靠性风险因素通常表现在医疗设备使用中的突发故障，即在使用中可能出现突发性的损坏事件，存在给病人带来严重伤害的风险。突发故障发生的概率也是评价设备可靠性的重要指标。

3. 医疗设备不良事件

医疗器械不良事件，是指已上市的医疗器械，在正常使用情况下发生的，导致或者可能导致人体伤害的各种有害事件。任何医疗器械产品在注册上市过程中都可能由于科技水平的制约，临床实验条件或病例的限制，留下一些不可预见的缺陷，在大量临床使用中，这些缺陷暴露出来，产生不良事件。所以，使用合法上市的医疗器械在使用中同样存在风险。

不良事件发生的原因有：①产品固有的风险包括设计因素、使用材料因素、临床应用的适用性；②医疗器械的性能可靠性，功能故障损害；③产品说明书或标签中存在错误或缺陷，错误指导使用。医疗器械再评价，是指对已注册或者备案、上市销售的医疗器械的安全性、有效性进行重新评价，并采取相应措施的过程。

二、使用风险因素

1. 使用错误

使用错误（use error）的形式包括疏忽（slips）、失误（lapses）、错误（mistakes）和可预见的错误使用（reasonably foreseeable misuse）。

疏忽和失误是在操作程序的执行或存储阶段的一些失败导致的错误，无论指导他们的计划对实现其目标是否充分。然而疏忽是潜在的，其可观察的外部表现是没有打算的行为（口误、笔误和疏忽行为）；失误通常是更隐蔽的错误方式，大量包括操作人员记忆错误，在实际操作中未必能体现出来，只有有这些体验的人明白；错误（mistake）被定义为选择使用目标的判断或推理过程的偏离或失败，无论该行为是否在根据计划运行的判决方案中，如医疗设备对不同疾病的适用性。

造成使用错误的原因，不一定完全是操作者的问题即人为因素，好多是医疗设备生产厂家在产品设计中可用性问题，包括不良的标签设计、不明确的界面控制/显示关系、难以读取指示、连接器缺乏正确形状的编码、不一致的软件导航方法等。至少这些缺点增加了操作人员学习使用设备的时间和执行操作使用工作的时间，这将导致体力和智力的工作量增加。在最坏情况下，这些缺点由于操作者不得不集中更多精力去操作，转移了操作人员对患者安全高度相关因素的关注，从而增加了使用错误。

设计中可用性引起使用错误的例子如下：

① 操作者混淆了操作面板上两个按钮，按下了错误的按钮。

② 操作者误解了操作界面上图标并选择了错误的功能。

③ 操作者错误进入了不正确的序列，不能进行按预计的临床要求工作。

④ 操作者由于设置的报警限值错误地过高和操作者过分信赖报警系统，不能检测到患者的危险状态。

⑤ 操作者在工作时间压力下，对过长的操作指令、程序以及使用前必要的检查等工作，进行了不合理简化（走捷径）操作。

⑥ 操作者选择了不正确的功能部件，与临床使用目标不一致。

⑦ 操作者在紧固和松开连接器时错误操作，发生接口或连接器断裂。

⑧ 技术人员将氧气钢瓶带入 MRI 系统的高磁场房间并在磁体周围移动。

2. 非正常使用

非正常使用（abnormal use）最常见的是操作者有意地违反在使用说明书（随机文件）中指定的操作说明、程序、使用前的检查、校准和维护等；忽略使用说明书或设备中清晰的警告标记，违规操作，也没有采取正确的防范措施。

非正常使用的例子如下。

① 操作者使医疗设备报警系统不工作或有意不连接报警系统，造成不能正确地对患者进行监护，妨碍了对患者情形恶化的监控或妨碍了对危险条件的检测。

② 与清晰可见的警告相反，操作者拿掉了医用激光上的安全互锁装置。

③ 与清晰可见的警告相反，细菌过滤器被拆卸而有意不更换导致微生物污染。

④ 与清晰可见的警告相反，操作人员为了使用成本考虑，将一些关键安全指标监测用的传感器没有按期更换，造成监测失效。如呼吸机的氧浓度检测的氧电池没有定期更换，造成呼吸机氧浓度监测失效。

⑤ 操作者不顾随机文件的产品警告，使用不允许的清洁剂，如血泵上清晰突出的不允许使用酒精的警告而用酒精清洁离心泵。

⑥ 带有起搏器的患者进入 MRI 系统的房间，按照医师应该知道的常识，这是 MRI 的禁忌。

区分使用错误和非正常使用不太容易，需要基于管理机构收集的不良事件报告，通常需要谨慎地研究、分析，研究可用趋势和根本原因分析技术来划分事件。

3. 维护的风险因素

医疗设备的维护工作严格意义上讲属于使用管理的范畴，是医疗设备使用中的技术保障工作。由于工作技术性高，很多医院缺乏工程技术人员，往往由医疗设备生产厂家的售后服务和第三方服务机构来承担，所以，维护、维修的风险因素与医院、生产厂家和第三方服务机构相关。维护的风险因素包括如下几种。

（1）缺乏定期和适当的维护、保养、检测、校正

医疗设备都要求定期的维护、保养、检测、校正。缺少日常维护、定期的安全性能检查，会造成医疗设备使用中使用人员不了解设备的使用安全、性能指标是否符合临床要求，尤其是与医疗诊疗密切相关的安全性能指标的偏离，错误的数据、不合质量要求的波形、影像信息可以造成临床诊断失误；治疗设备在治疗过程中产生对病人伤害的安全事件；报警系统功能失灵可以引起病人监护意外的安全风险；医疗设备使用日久，电气绝缘性下降，保护接地电阻超标等问题引起的电气安全风险问题等。

（2）破坏性维修

破坏性维修是指维修人员在设备维修过程中随意改变原来的结构、电路、安全保护系统，造成使用安全风险隐患。很多情况下是维修人员在没有找到设备故障真正原因的情况下，采用切断报警电路、旁路功能组件等办法排除故障的表面现象，而把设备故障的真正原因掩盖了，尽管设备可以开机工作，但造成使用功能的改变及安全性隐患，是设备维修中重要的风险因素。

（3）维修后的风险因素

医疗设备经过维修后，尤其是大修或更换关键部件后，性能指标会产生偏离，一些维修人员没有发现的隐性故障，会造成安全隐患。维修后没有进行必要的安全性能检测，如报警系统失灵，不能保障设备使用安全，是设备使用风险的重要因素。

（4）维修配件使用风险因素

医疗设备中使用的元器件，为保证产品质量，生产厂家是经过安全性能检测的，所以，医疗设备故障维修时，生产厂家会要求使用厂家原厂配件，尤其是关键部件和专有部件。很多医院第三方维修工程师往往使用没有得到厂家认可的代用部件，在性能、整体匹配上没有验证，可以造成性能偏离及安全隐患。

（5）维修人员的安全风险因素

医疗设备维修人员在从事维修工作时存在很多安全隐患。

① 生物危害：没有采用个人安全保护隔离和工具，接触医疗环境中的带有潜在感染的

病原体的医疗设备，造成感染。维修检验设备、离心机、生物安全柜、腹腔镜、呼吸机等医疗设备，没有采用安全保护措施如手套、面具等，接触没有事先消毒、灭菌受污染的表面与设备有关的化学暴露，是造成生物危害的因素。

② 辐射风险：维修有电离辐射的医疗设备时没有采用必要的防护措施，可能造成辐射伤害。

③ 违规操作：维修人员没有按照操作规程，维修时单独带电操作，可能造成触电事故。

④ 维修人员由于没有经过严格培训，不熟悉设备结构、操作，可能造成维修时的意外事件。

三、使用环境风险因素

医疗设备的使用环境关联部门很多，管理十分复杂。与使用环境相关的风险因素包括如下。

1. 供电电源风险因素

（1）市电供电系统的风险因素

所有有源医疗设备均用市电作为能源，供电电源系统涉及医疗设备的正常工作。偏离设备要求供电，将会造成设备损坏，严重时会产生火灾甚至造成人员伤亡。

医疗设备供电系统的风险因素有：供电额定电压、电压波动范围、电压波形范围、电源负荷能力、电源内阻、电源保护措施等。

（2）内置后备电源风险因素

有的医疗设备（如急救、转运设备）配备专用内置后备电源，通常是设备内置可充电电池电源，内置电池电源没有定期充电、定期维护、检测及更换，在使用时无法正常供电，是常见的安全风险因素。每年应维护、检测后置后备电源，必要时定期更换，确保性能完好。

（3）后备电源（UPS）风险因素

有的医疗设备因为临床使用要求，为防止市电供电突然中断，造成安全风险，需要配置不间断电源（UPS）作为后备电源。但使用维护不当，也会产生安全风险。主要有：应急时UPS不能正常启动工作；UPS内置电池维护不当，或没有定期检测、更换，供电能力不足，不能保证 UPS 正常供电的维持时间。不能达到后备电源的要求，造成医疗设备使用中断，影响临床工作的正常开展。

（4）电源接地的风险因素

所有医疗设备供电系统均应设置接地。医疗设备供电接地的风险因素有：接地方式、接地型式及接地阻抗等。医疗设备供电的接地方式分为保护接地、工作接地和等电位连结三种，如果没有根据设备特点和制造商要求正确选择接地，会涉及医疗设备的正常工作和安全保护。如果没有根据制造商要求，设置错误的接地，将会造成医疗设备使用中安全风险，设备不能正常工作，严重时会造成设备损毁，甚至累及到病人和使用人员安全。

2. 使用环境温度、湿度相关安全风险因素

医疗设备工作场所环境温湿度，是保证设备正常使用状态的重要指标。温度"过热或过冷"、湿度偏大会造成医疗设备产生故障、停机，严重时会造成医疗设备损坏，尤其是大型医疗设备、高精度医疗设备机房，有明确的环境温湿度范围和精度要求时。医疗设备环境温、湿度控制系统有专用的空调、除湿机、水冷机组等。

环境温度、湿度风险因素通常有：在设计医疗设备工作场所的温、湿度系统时，没有根据设备特点和制造商要求，达到环境温、湿度指标要求的范围和控制精度，造成医疗设备不能正常工作或出现设备故障；使用专用的空调、除湿机、水冷机组没有定期维护、检测、维修，出现故障可以使设备停机。医疗设备工作场所环境温、湿度实时监控和报警系统，没有定期维护检测，造成温、湿度失控时没有能及时发现，影响设备正常运行。

3. 医疗用水相关的安全风险因素

医院在诊疗活动中很多需要供水，如血液透析治疗用水、口腔科治疗用水、各种湿化水、内镜器械冲（清）洗用水、消毒供应中心（室）的器械（具）冲洗及灭菌用水、外科洗手（卫生洗手）用水和各类消毒剂配制用水，分为一般医疗活动用水和专业医疗设备用水，统称医疗用水。为保障医疗安全，防止医院感染的发生，国家对各种医疗用水都有用水卫生要求、质量检测的方法与检测项目的标准与规范。如果没有按设备特点和制造商供水要求，或者没有符合国家相关医疗用水的供水标准，会影响到医疗设备性能发挥和使用寿命，涉及制剂用水、血透机用水还影响制剂、药品质量和病人治疗安全，甚至可引发群体安全事件。

医疗用水的使用安全风险因素包括：水处理系统没有定期维护；水质的各项指标没有定期检测；医疗用水的存储、输送管路没有定期消毒等。风险因素的分析还可以通过一些感染事件的调查分析，发现许多新的风险因素及隐患。

4. 医用气体供气安全风险因素

医院供气要保障需要气源的医疗设备正常工作，提供必要的设备使用条件，如氧气、正压空气、负压空气、二氧化碳等；同时在病人手术、治疗时也需要气体如氧气、笑气等，这些气体提供各类医疗设备用于临床疾病的诊治，有的本身属于药品管理范畴。同时，这些气体设备和装置大都是高压容器，属于特种设备管理（有的不属于医疗设备）范畴，供气管路上又由医院基建设计、建造；其设备和装置的报警系统管理属于医疗安全管理范畴。很多工作需要医院多个部门协调与配合。所以，相关医用气体供气安全风险因素十分复杂。风险因素主要有如下几种。

（1）医用气体供气质量风险因素

医用气体供气质量造成的风险因素很多，发生概率很高。医用气体有的是作为医疗设备正常工作的驱动源，其压力、流量参数达不到要求会影响设备正常工作，另外一些使用环境，是医用气体质量的风险因素，如呼吸机使用压缩空气要求提供无油、干燥的空气，国家有明确质量标准。如压缩空气的露点温度和含油、含水量，直接影响呼吸机的使用，可能引起呼吸机的损坏。如达不到标准的压缩空气会形成呼吸机内细菌的生存及繁殖，引起院内感染；露点不达标会凝结成液态水，通过管道进入呼吸机，会造成呼吸机损坏；管道内湿度太高易造成管道氧化；供气管路温度在零度以下时可引起结冰，堵塞管道。压缩空气含油指标不达标，可以导致病人吸入后肺部感染，也可以造成设备不能正常工作；氧气浓度没有达到标准影响治疗质量。

同时医用气体又常直接吸入人体，作为治疗的一部分，如医用氧气，如质量不符合药典的要求，可能对病人造成伤害。

（2）使用管理中的风险因素

由于医用气体很多采用集中供气，使用管理在医院由多部门负责，往往由于设备维护管理不规范，安全报警系统失效，造成不正常供气，甚至供气中断，影响全院的医疗活动，会造成很大的医疗风险。压缩空气机组管理人员没有及时排放冷凝水，进入供气管路，最后进入使用中的呼吸机，造成呼吸机的批量损坏。

一些特殊环境用途的用气风险因素。如网络、媒体多次报道医用高压氧舱爆炸事件，其中使用因素不容忽视。单人医用高压氧舱属于氧气加压舱，氧气加压舱内为高纯氧环境。发生爆炸的主要因素是静电引爆。由于单人医用氧舱内加的是纯氧，氧气体积分数为65%～70%，通过洗舱后甚至达到80%以上，如果管理不善，在舱内人体和物体的静电疏导存在安全隐患时，引起舱内氧气静电引爆的风险很高。

在采用氧气集中供气的环境下，医院病区通过设备给医疗设备或病人供氧，由于管路老化，氧气接头密封等问题，没有定期检查及时发现维护，造成氧气泄漏；氧气泄漏达到一定程度，如遇明火会助燃，引发火灾。

（3）医用气体使用中的安全风险因素

① 火灾　在医疗环境中（如手术室）各种医用气体集中，除了氧气还有使用易燃的麻醉剂、清洁剂和消毒剂（酒精），它们能形成爆炸性混合气体，在通风不良的情况下，存在着失火的危险，是发生手术室火灾的重要因素。

② 爆炸　医用气体很多使用高压容器，使用不当会造成爆炸。如违规操作，大瓶充小瓶时爆炸；氧气钢瓶、减压阀没有定期安检，引起钢瓶爆炸；氧气接口有油污，引起爆炸。

③ 使用中连接错误　尤其是使用钢瓶供气时，不同气体钢瓶接口尺寸基本相同，如氧气、二氧化碳、氮气的钢瓶是以不同颜色区分，操作人员在没有分清颜色的情况下，容易发生气体连接错误，造成安全事件。

5. 使用环境的电磁干扰和电磁兼容性风险因素

电磁干扰是医疗设备使用环境中客观存在，无法完全避免的问题。任何一个电磁干扰的发生必须具备三个基本条件：首先应该具有干扰源；其次有传播干扰能量的途径和通道；第三还必须有被干扰对象的响应。电磁干扰源有7类：静电放电、射频辐射、快速瞬变脉冲群、浪涌、射频场感应的传导、工频磁场、电压暂降短时中断和电压变化。

电磁兼容性的风险因素也要从三个方面分析：一是在使用环境中存在哪些使设备产生无法忍受的电磁干扰源；二是分析使用环境中有哪些传播电磁干扰能量的途径和通道；三是分析容易受干扰的敏感医疗设备。同时，还要考虑某些医疗设备既是干扰源也是敏感设备，如B超、CT、MRI等它们具有干扰与被干扰的两重性。

电磁兼容性（EMC）是指设备或系统在其电磁环境中符合要求运行并不对其环境中的任何设备产生无法忍受的电磁干扰的能力。因此，EMC包括两个方面的要求：一方面是指设备在正常运行过程中对所在环境产生的电磁干扰不能超过一定的限值；另一方面是指器具对所在环境中存在的电磁干扰具有一定程度的抗扰度，即电磁敏感性。

医疗设备电磁兼容性的安全风险，可以使受到电磁干扰的医疗设备不能正常使用，其影响直接关系到患者的人身安全；医疗设备的小型化、高灵敏度和智能化，使它们更易受电磁干扰的影响，特别是那些抗干扰能力差（即电磁兼容性差）的诊断仪器，为医生提供了失真的数据、波形及图像等信息，电磁干扰使得医生不能做出正确诊断，必然会影响有效的治疗，甚至危及人的生命。

6. 使用工作场所物理环境的安全风险因素

医疗设备使用的物理环境也称为"治疗环境"。环境的布局、设计影响到医疗设备使用及医疗质量与安全，其风险因素的分析涉及"人因工程"知识范畴，范围十分广泛。

（1）空间与人体限制条件的风险因素

提供病人护理的空间必须足够大，以容纳人和需要使用的医疗设备。就医疗环境来说，如果空间环境太过于狭小压抑，不仅病人和医护人员会感到不适，护理工作受到影响，而且也容易导致更高的出错率，从而对病人和护理人员造成伤害的风险。

工作空间、医疗设备安放布局、尺寸大小、间隙大小以及视觉尺寸等都是影响医疗、护理质量、安全的因素。

（2）自然灾害环境设计风险因素

自然灾害环境中潜在的风险因素有火灾、台风、龙卷风、洪水、地震或其他区域性的灾难，环境设计中如果没有考虑到灾难状况下保护医院中所有病人和工作人员的人身安全的需要，如安全通道、防护设施，灾害发生时会存在很大风险。此外，使用环境还必须考虑灾难之后继续提供医疗服务的重大需要。在发生火灾、核事件、接触了生物或化学制品时，带有急救和重症监护服务功能的紧急医疗机构作为接收、分流和治疗中心等满足应急需求的因素。

（3）老年、伤残人士的使用环境风险因素

医院里的病人，尤其是长期住院的老年、伤残的病人，使用环境应考虑他们的体型、能伸手可触及的距离以及力度等特点；在转运期间或日常生活中需要医护人员的协助等风险因素。医疗设备使用环境不考虑这些特殊要求，可能将老年、伤残病人和医护人员置于极大的风险之中。同时在医疗设备使用物理环境中运用人因/工效学风险分析评价，考虑各种安全因素。

（4）使用环境噪声的风险因素

医疗设备使用环境已经逐渐被噪声污染。手机响铃；对讲系统突然发出的声音；由传呼电铃，遥控监护系统、微泵、呼吸机的各种报警，患者活动监护仪和计算机打印机发出的声音，形成医疗设备使用的噪声环境。医院原来被定位为治疗和安静的环境遭到了严重破坏，噪声污染已经渗透到医疗环境的各个方面。

环境噪声造成的风险有：噪声对于患者来说是一个压力源，过量噪声会导致焦虑感和痛觉的增加，失眠和恢复期的延迟；噪声能够妨碍信息的听觉交流，会对工作人员造成主观压力和烦恼，也可能降低工作效率，分散注意力，影响临床工作的处理；环境噪声会遮掩掉病人监护仪的危险报警声，妨碍交流和引起医疗测量值的误差如呼吸、心率和血压。ICU环境中的声音冲击不仅会影响病人和家属，也会影响医护人员，可能导致心率的加快、紧张和由于照顾病危病人所产生的压力烦恼失控。这些压力条件可能导致工作热情磨灭和消极，影响医护人员的记忆力。

（5）环境光照度与光污染风险因素

光污染的定义是指过量的光辐射对人类生活和生产环境不良影响的现象，包括医院环境下使用的可见光、红外线和紫外线造成的污染。

医疗设备使用环境光造成的风险可以对人员产生直接伤害，影响临床正常工作。风险因素主要有：①缺乏必要防护，医务人员对光辐射安全的认识比较模糊；②医疗环境光照度条件不合适，如不足的灯光条件会引起视觉疲劳；太强的灯光条件会影响某些医疗设备的使用，如对分光光度计、光标式精密天平、影像诊断的显示屏产生有害影响，影响诊断质量。

7. 网络环境下的应用安全风险因素

随着医院信息技术的应用，医疗设备与其他设备（包括其他医疗设备）或信息系统集成，以电子方式交换和共享信息的应用正在不断增加。医疗设备在信息技术网络环境下集成运行已经十分普遍，如影像设备的 PACS 系统、检验设备的 LIS 系统、ICU 的中央监护系统、数字化手术室、复合手术室、直线加速器的计划治疗系统（TPS）等。相关医疗设备信息通常通过信息技术网络（即 IT 网络）进行通讯，而 IT 网络还用于传输临床具有更普遍性质的数据。IT 网络对于临床环境正变得日益重要，需要传输的内容日益多样化，从需要立即传送和响应的患者生命体征信息，到各种检测数据、图像信息、病人诊疗信息，很多信息包含了病人的隐私数据。临床环境中医疗设备在 IT 网络中的集成则是一个较少受到监管的领域。随着医院信息化建设的发展和医疗设备集成化程度的不断提高，越来越多的医疗设备融入了其所在医疗机构的 IT 网络中。与传统医疗设备的所处环境相比，联网医疗设备因其所处网络环境的特殊性而相应的风险也随之产生变化。当联网医疗设备直接或间接地处于网络环境之中时，网络攻击除了勒索、盗取或破坏医疗数据外，还会影响医疗设备的正常运行，从而给医疗机构和病人带来安全风险。目前，国际上已经发布ISO 80001-1 标准（自愿性标准）《集成医疗设备的 IT 网络风险管理应用　第 1 部分：角色、责任与活动》。对应用 IT 网络集成医疗设备的使用风险管理进行了指南。因此，对在网络集成环境下应用的医疗设备安全风险因素的了解已经十分迫切。具体风险因素有以下几个方面。

（1）IT 网络建设中的参与方角色和责任不清的因素

医疗设备集成到 IT 网络中的参与方包括医疗设备制造商、其他（非医疗设备）信息技术供应商、医院内部 IT 部门和医疗设备管理部门、临床使用部门。IT 网络在实现互操作性时，信息的安全性、有效性、可靠性若没有各参与方紧密的系统配合，在数据和系统的运行安全方面会对医疗工作产生影响。网络建立和运行中往往角色和责任不清，对使用 IT 网络的生命周期的风险缺乏考虑，网络构建和运行中缺乏医疗 IT 网络的风险管理责任组织，是造成一些与医疗设备在 IT 网络中的集成相关的潜在风险因素。

（2）IT 网络集成中数据的安全性风险因素

医疗设备在 IT 网络集成应用后，数据的安全性风险因素除了网络中各种医疗设备本身数据安全风险以外，有关网络数据的安全风险因素包括：数据的保密性、完整性、可用性、可控性等。同时还有网络管理上的风险因素，包括隐私数据的管理 eHPI（受保护的医疗信息）；操作系统的访问权限、加密、数据备份；医疗设备输出端口（USB）封闭管理；数据拷贝权限管理等。而对系统操作人员的培训不到位，如临床工作人员没有经过适当培训，也会由于错误操作而可能造成数据丢失、录入错误等风险。

（3）IT 网络集成中网络运行风险因素

IT 网络集成中网络构建已经有很多方式，除了传统有线网络方式以外，各种无线通信传输方式应用发展很快，如 WIFI、蓝牙、Zigbee、电信 4G 网络等，这些无线通信传输方式相对更容易受到其他无线信号的干扰，信号传输不稳定是造成数据丢失的主要风险因素。

物联网技术和云技术应用，是医疗设备 IT 网络集成应用新的风险因素。一般电脑和服务器通常运行着杀毒软件和其他的安全软件，而物联网医疗设备常常缺乏必要的安全措施。美国网络安全公司 TrapX 相关研究发现，存在黑客们把恶意软件植入医疗设备中以窃取医疗信息的案例。通过这种方式，黑客们可以盗窃个人身份信息，在线获取使用药物、耗材的信息并在暗网上销售。这种攻击方式被命名为 MedJack（医疗设备劫持），由于没有影响医疗设备本身的使用，医疗机构对此很难察觉，医疗机构对联网医疗设备的安全管理比较薄弱，这给黑客攻击带来了较大风险。

（4）IT 网络集成中数据的可靠性风险因素

IT 网络集成中数据的可靠性风险因素包括但不限于：将医疗设备与其他设备在同一 IT

网络上结合使用可能导致运行不正确或性能下降（如不兼容或不正确的配置）；将医疗设备软件与其他软件应用程序在同一 IT 网络上结合使用可能导致运行不正确，如影像设备的 PACS 系统可能造成图像传输失真；不同工作站上测量数据（包括窗宽、窗位、CT 值、测量长度、面积等）的差异；LIS 系统病人与标本匹配错误造成安全不良事件；医疗设备的软件、硬件升级后与原网络软件、硬件不匹配也是造成操作数据可靠性风险因素。

（5）IT 网络集成中设备互联的系统构建安全性风险因素

IT 网络集成中设备互联的系统构建中风险因素包括但不限于：IT 网络集成中有医疗设备和非医疗设备一起连接使用，由于医疗设备和非医疗设备的安全标准不同造成的风险，尤其是一些高风险医疗设备，如 CF 设备在连接非医疗设备使用时可能会造成电气安全风险；医疗设备产品在 IT 网络中的集成如缺乏其制造商的支持（如制造商向 IT 网络操作者提供的信息不可用或不充分）；将医疗设备与其他设备在同一 IT 网络上结合使用导致运行不正确或性能下降（如不兼容或不正确的配置）；医疗设备严格变更控制的特征与快速响应网络攻击威胁的需求之间的冲突。

（6）网络攻击的风险因素

医疗设备 IT 网络集成条件下数据交换将使联网医疗设备容易受到来自其所处网络或外部网络中的网络攻击，从而导致医疗设备的系统或工作站感染病毒，损害其正常运行，甚至导致系统瘫痪。更为严重的是，由于数据交换的存在，病毒感染一旦出现，将在所在网络环境快速传播，感染其他医疗设备及服务器等。实现网络攻击的技术风险因素有两种：一是"黑客"利用 IT 技术突破网关限制，直接或间接访问联网医疗设备所在网络服务器进行数据窃取及破坏，或传播网络病毒；二是从网络内部架构中直接进行网络攻击，例如获取有访问权限的 IP 及 MAC 地址后利用 PC 机植入恶意文件等，或者直接利用包括医疗设备和所在网络架构中的各种外设接口进行病毒传播。

（7）信息技术应用相关风险因素

医疗信息技术（HIT）的快速发展和广泛使用，为医疗机构带来了新的挑战，HIT 也存在固有的风险，医疗设备产生大量医疗数据通过 HIT 网络传输，存在新的安全风险因素。很多报道关于使用电子病历（EHRs）及其相关信息技术时所发生的不同形式的安全不良事件[1]。如美国医院评审联合委员收录了从 2010 年 1 月 1 日到 2013 年 6 月 30 日的 120 例与 HIT 相关的警讯事件。120 例警讯事件风险因素的分类，将这些潜在风险因素按发生的频率排序如下：

① 人机界面（33%）——人因工程学和可用性问题导致的相关错误；

② 流程和交流（24%）——与信息技术的沟通支持和团队合作问题有关；

③ 临床决策（23%）——与临床内容或决策支持的设计或数据问题有关；

④ 医院的管理制度、规程和文化（6%）；

⑤ 使用人员（6%）——培训不足及没有遵循既定流程；

⑥ 硬件和软件（6%）——软件设计问题及其他软硬件可靠性问题；

⑦ 外部因素（1%）——厂商技术支持及其他外部问题；

⑧ 系统检测和监控（1%）。

这些因素间的相互作用也可能会给患者带来新的安全问题。例如由于人机界面问题、交流错误、硬件或软件问题、其他因素使数据完整性遭到破坏（不匹配、错误缺失或延时）时可能危害患者安全的风险。

第四节 安全风险分析的信息采集

风险分析中风险信息的来源：有些风险是可以预见的；有些要详细阅读医疗设备使用说明书的风险提示；有些风险的信息需要通过不同渠道采集，包括专业杂志、网络、专业部门的公告、学术会议交流及工作中实际发生的案例等多种方式获得。

一、使用说明书中安全条款和设备安全警告标志

医疗设备使用说明书中都有的安全风险因素提示，如医疗器械使用操作手册相关章节一般都有标明危险（DANGER，WARNING）、警告（CAUTION）、注意（ATTENTION，NOTE）的提示。三种提示的风险级别是不一样的。

⚠危险标志是提醒使用者注意，设备使用中或错误使用可能会引起严重伤亡事件。

⚠警告标志是提醒使用者注意与设备使用或误用有关的可能引起的伤害或问题，如引起设备的功能失效、故障或其他财产的损坏等。

注意是以建议、要求、替代方法或请求等形式提供具体的使用注意事项。

国际标准 IEC/TR 60878—2015、医用电气设备用图形符号、国家标准 GB/T 5465.2—2008 中有各种图形符号，可供学习参考，见图 2-8。

5331
AP型设备
Category AP equipment

用于医用设备。标识AP型设备，与GB 9706.1—2007对该符号应用方法的规定一致。
注：AP=防麻醉。

5332
APG型设备
Category APG equipment

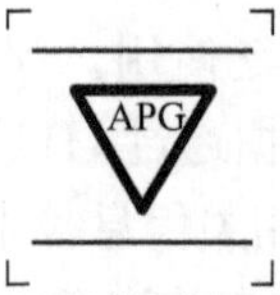

用于医用设备。标识APG型设备，与GB 9706.1—2007对该符号应用方法的规定一致。
注1：AP=防麻醉。
注2：G=气体。

5333
BF型应用部分
Type BF applied part

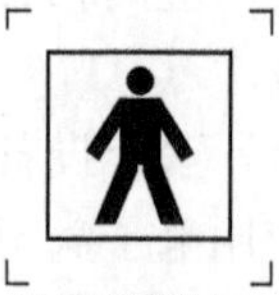

用于医用设备。标识与GB 9706.1—2007一致的BF型应用部分。
注1：B=身体。
注2：F=移动的应用部件。

5334
防除颤的BF型应用部分
Defibrillation-proof type BF applied part

用于医用设备。标识与GB 9706.1—2007一致的防除颤的BF型应用部分。
注1：B=身体。
注2：F=移动的应用部件。

5335
CF型应用部分
Type CF applied part

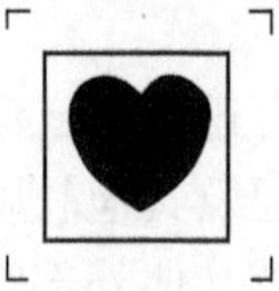

用于医用设备。标识CF型应用部分与GB 9706.1—2007一致。
注1：C=心脏的。
注2：F=移动的应用部件。

5336
防除颤的CF型应用部分
Defibrillation-proof type CF

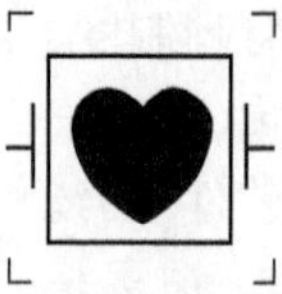

用于医用设备。标识防除颤的CF型应用部分并与GB 9706.1—2007一致。
注1：C=心脏的。
注2：F=移动的应用部件。

图 2-8　图形符号

在医疗设备外壳中也用标签和图表做简略的安全警示标志，图2-9。

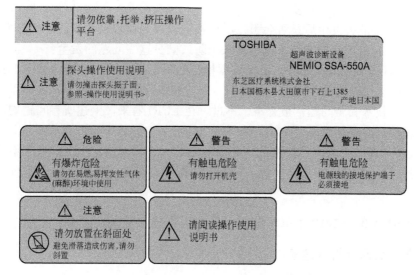

图 2-9　医疗器械使用危险、警告、注意的提示

很多情况下，使用人员没有注意和不了解其含义（见图 2-10），是造成使用安全风险的重要因素。

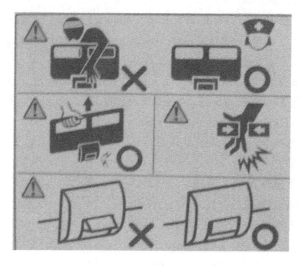

图 2-10　病床使用安全提示

二、ECRI 发布年度十大医疗技术危害信息

从 2007 年起，美国 ECRI 研究院已经连续 12 年在其网站上发布第二年《Top 10 Health Technology Hazards（十大医疗技术危害）》，以提醒医疗机构注重医疗设备的安全性及可能给患者带来的危害。ECRI 为了制定十大技术风险名单，权衡了如下许多风险因素。

① 严重程度：该技术危害的危险程度如何？

② 发生频率：危害发生的可能性有多大？

③ 影响范围：技术应用广泛吗？

④ 危害潜伏性：该危害是否难以确认，或发生后难以修正？该危害在被确认或修正前，是否会造成一系列的差错或问题？

⑤ 关注程度：危害发生后是否会引发媒体报道或成为监管机构或认证机构关注的重点？

⑥ 可预防性：目前是否能够采取措施来预防或减少这一问题的发生？

不过，ECRI 也表示此榜单并非简单依据报告的问题量或其产生的后果严重程度等进行排名。榜单实际上反映的是他们的一种判断，即何种风险需要优先考虑。在医院领导者处理的各种问题中，技术安全问题常被忽略。不过，在 ECRI 看来，上述所有问题均可避免或通过精细化管理使风险降至最小。

ECRI 发布年度《十大医疗技术危害》一般是在每年 10～11 月发布第二年的《十大医疗技术危害》，每年内容有很大的变化，可以作为医疗设备使用安全风险因素分析的重要信息来源。

（一）ECRI 2007～2019 年每年发布《十大医疗技术危害》清单

《2008 年十大医疗技术危害》

1. 警报危害（Alarm Hazards）
2. 电外科手术过程中的烧伤（Burns during Electrosurgery）
3. 磁共振成像过程中的烧伤（Burns during Magnetic Resonance Imaging）
4. 脚轮故障（Caster Failures）
5. 输液泵使用时的编程差错（Infusion Pump Programming Errors）
6. 血压监测仪与静脉输液管路的误连（Misconnection of Blood Pressure Monitors to IV Lines）
7. 针刺伤和其他锐器伤害（Needlesticks and Other Sharps Injuries）
8. CT 辐射剂量超量（Radiation Dose in Computed Tomography）
9. 放射治疗差错（Radiation Therapy Errors）
10. 手术室火灾（Surgical Fires）

《2009 年十大医疗技术危害》

1. 警报危害（Alarm Hazards）
2. 针刺伤和其他锐器伤害（Needlesticks and Other Sharps Injuries）
3. 造影剂注射器的空气栓塞（Air Embolism from Contrast Media Injectors）
4. 遗留器械和未取出的碎片（Retained Devices and Unretrieved Fragments）
5. 手术室火灾（Surgical Fires）
6. 麻醉设备使用前检查不完整带来的麻醉风险（Anesthesia Hazards due to Inadequate Pre-Use Inspection）
7. 显示器误导性显示（Misleading Displays）
8. CT 辐射剂量超量（CT Radiation Dose）
9. 磁共振成像过程中的烧伤（MR Imaging Burns）
10. 纤维光源烧伤（Fiberoptic Light-Source Burns）

《2010 年十大医疗技术危害》

1. 柔性内窥镜的交叉感染（Cross-Contamination from Flexible Endoscopes）

2.警报危害（Alarm Hazards）

3.手术室火灾（Surgical Fires）

4. CT 辐射剂量超量（CT Radiation Dose）

5.遗留器械和未取出的碎片（Retained Devices and Unretrieved Fragments）

6.针刺伤和其他锐器伤害（Needlesticks and Other Sharps Injuries）

7.信息化医疗设备与系统的问题（Problems with Computerized Equipments and Systems）

8.手术吻合器危害（Surgical Stapler Hazards）

9. MR 环境中的磁性铁物体（Ferromagnetic Objects in the MR Environment）

10.纤维光源烧伤（Fiberoptic Light-Source Burns）

《2011 年十大医疗技术危害》

1.化疗过程辐射剂量过量（Radiation Overdose and Other Dose Errors during Radiation Therapy）

2.警报危害（Alarm Hazards）

3.柔性内窥镜交叉感染（Cross-Contamination from Flexible Endoscopes）

4. CT 扫描辐射剂量过高（The High Radiation Dose of CT Scans）

5.数据丢失、系统不匹配及其他医疗信息技术缺陷（Data Loss，System Incompatibilities，and Other Health IT Complications）

6.螺旋式导管连接出错（Luer Misconnections）

7. PCA 镇痛泵镇静剂过量（Oversedation during Use of PCA Infusion Pumps）

8.针刺伤和其他锐器伤害（Needlesticks and Other Sharps Injuries）

9.手术室火灾（Surgical Fires）

10.心脏复苏急救中除颤器失灵（Defibrillator Failures in Emergency Resuscitation Attempts）

《2012 年十大医疗技术危害》

1.警报危害（Alarm Hazards）

2.放射治疗和 CT 的辐射照射危害（Exposure Hazards from Radiation Therapy and CT）

3.输液泵使用过程中的用药管理差错（Medication Administration Errors Using Infusion Pumps）

4.柔性内窥镜交叉感染（Cross-Contamination from Flexible Endoscopes）

5.对医疗设备联网的变更管理重视不足（Inattention to Change Management for Medical Device Connectivity）

6.肠道喂食设备连接差错（Enteral Feeding Misconnections）

7.手术室火灾（Surgical Fires）

8.针刺伤和其他锐器伤害（Needlesticks and Other Sharps Injuries）

9.麻醉设备使用前检查不完整带来的麻醉风险（Anesthesia Hazards due to Incomplete Pre-Use Inspection）

10.家庭医疗设备可用性较差（Poor Usability of Home-Use Medical Devices）

《2013 年十大医疗技术危害》

1. 警报危害（Alarm Hazards）
2. 输液泵使用过程中的用药管理差错（Medication Administration Errors Using Infusion Pumps）
3. 放射诊断造成不必要的辐射照射或放射烧伤（Unnecessary Exposures and Radiation Burns from Diagnostic Radiology Procedures）
4. 电子病历和其他医疗信息系统中的患者数据不匹配（Patient/Data Mismatches in EHRs and Other Health IT Systems）
5. 医疗设备与医疗信息系统间的互操作失效（Interoperability Failures with Medical Devices and Health IT Systems）
6. 空气栓塞危害（Air Embolism Hazards）
7. 使用成人技术时对儿科患者需求的忽视（Inattention to the Needs of Pediatric Patients When Using "Adult" Technologies）
8. 对内镜设备和手术器械的再处理不当（Inadequate Reprocessing of Endoscopic Devices and Surgical Instruments）
9. 智能手机和其他移动设备导致医务人员注意力分散（Caregiver Distractions from Smartphones and Other Mobile Devices）
10. 手术室火灾（Surgical Fires）

《2014 年十大医疗技术危害》

1. 警报危害（Alarm Hazards）
2. 输液泵使用过程中的用药管理差错（Infusion Pump Medication Errors）
3. 患儿接受过多的 CT 辐射照射（CT Radiation Exposures in Pediatric Patients）
4. 电子病历和其他医疗信息系统中数据不完整或不可靠（Data Integrity Failures in EHRs and Other Health IT Systems）
5. 复合手术室中职业辐射危害（Occupational Radiation Hazards in Hybrid ORs）
6. 对内镜设备和手术器械的再处理不当（Inadequate Reprocessing of Endoscopes and Surgical Instruments）
7. 忽视联网设备与系统的变更管理（Neglecting Change Management for Networked Devices and Systems）
8. 患儿使用成人技术时的风险（Risks to Pediatric Patients from "Adult" Technologies）
9. 由于培训不足而造成的机器人手术并发症（Robotic Surgery Complications due to Insufficient Training）
10. 手术时遗留器械和未取出的碎片（Retained Devices and Unretrieved Fragments）

《2015 年十大医疗技术危害》

1. 警报危害：不适当的警报配置策略和实践（Alarm Hazards：Inadequate Alarm Configuration Policies and Practices）

2.数据完整性：电子病历和其他医疗 IT 系统中的数据错误和缺失（Data Integrity：Incorrect or Missing Data in EHRs and Other Health IT Systems）

3.混淆静脉输液线而导致的用药错误（Mix-Up of IV Lines Leading to Misadministration of Drugs and Solutions）

4.内窥镜和手术器械消毒灭菌不当（Inadequate Reprocessing of Endoscopes and Surgical Instruments）

5.由于设置错误或警报疏忽而未被发觉的呼吸机断连（Ventilator Disconnections Not Caught because of Mis-set or Missed Alarms）

6.患者手持设备错误使用和设备故障（Patient-handling Device Use Errors and Device Failures）

7."剂量蔓生"：诊断性辐射照射中未被察觉的变化（"Dose Creep"：Unnoticed Variations in Diagnostic Radiation Exposures）

8.机器人手术：训练不充分而产生的手术并发症（Robotic Surgery：Complications due to Insufficient Training）

9.网络安全：医疗设备和系统的保护不足（Cybersecurity：Insufficient Protections for Medical Devices and Systems）

10.召回和安全警戒管理系统落实不到位（Overwhelmed Recall and Dafety-alert Management Programs）

《2016 年十大医疗技术危害》

1.柔性内窥镜消毒前清洁不彻底可传播致命病原体（Inadequate Cleaning of Flexible Endoscopes before Disinfection Can Spread Deadly Pathogens）

2.警报遗漏可引发致命后果（Missed Alarms Can Have Fatal Consequences）

3.未能有效监控阿片类药物诱发的呼吸抑制可致术后患者脑损伤或死亡（Failure to Effectively Monitor Postoperative Patients for Opioid-Induced Respiratory Depression Can Lead to Brain Injury or Death）

4.遥测患者监控系统监视不足或增加其风险（Inadequate Surveillance of Monitored Patients in a Telemetry Setting May Put Patients at Risk）

5.手术室技术人员培训不足可增加患者受损风险（Insufficient Training of Clinicians on Operating Room Technologies Puts Patients at Increased Risk of Harm）

6.医疗 HIT 系统配置与工作流程不匹配时可出现错误（Errors Arise When HIT Configurations and Facility Workflow Do Not Support Each Other）

7.不安全注射使患者暴露于传染性病原体（Unsafe Injection Practices Expose Patients to Infectious Agents）

8.伽马照相机机械故障可致严重损害或死亡（Gamma Camera Mechanical Failures Can Lead to Serious Injury or Death）

9.重症监护呼吸机操作不当可致可预防性呼吸机相关性肺损伤（Failure to Appropriately Operate Intensive Care Ventilators Can Result in Preventable Ventilator-Induced Lung Injuries）

10. USB 端口误用可造成医疗设备故障（Misuse of USB Ports Can Cause Medical Devices to Malfunction）

《2017 年十大医疗技术危害》

1. 忽略输液泵安全操作步骤可致患者死亡（Infusion Errors Can Be Deadly if Simple Safety Steps Are Overlooked）

2. 复杂的可重复使用的医疗器械清洗不彻底，可致患者感染（Inadequate Cleaning of Complex Reusable Instruments Can Lead to Infections）

3. 呼吸机警报故障导致患者受伤（Missed Ventilator Alarms Can Lead to Patient Harm）

4. 病人使用鸦片类药物时的监护不当所导致的呼吸抑制（Undetected Opioid-Induced Respiratory Depression）

5. 心胸外科手术中使用的变温水箱不妥，或致感染风险（Infection Risks with Heater-Cooler Devices Used in Cardiothoracic Surgery）

6. 医疗设备软件管理缺陷，使得病人及病人数据面临风险（Software Management Gaps Put Patients and Patient Data at Risk）

7. 复合手术室防护不当带来的职业辐射危害（Occupational Radiation Hazards in Hybrid ORs）

8. 智能药柜设置和操作错误，导致药物安全事件（Automated Dispensing Cabinet Setup and Use Errors May Cause Medication Mishaps）

9. 手术缝合器的误用和故障（Surgical Stapler Misuse and Malfunctions）

10. 清洁剂不匹配和清洁保养不当，导致设备故障（Device Failures Caused by Cleaning Products and Practices）

《2018 年十大医疗技术危害》

1. 医疗服务中的勒索软件和其他信息安全威胁可能会危及患者（Ransomware and Other Cybersecurity Threats to Healthcare Delivery Can Endanger Patients）

2. 内镜清洗消毒不彻底使患者暴露于感染的风险之中（Endoscope Reprocessing Failures Continue to Expose Patients to Infection Risk）

3. 床垫及被褥可能被体液和微生物污染物所污染而置患者于感染风险之中（Mattresses and Covers May Be Infected by Body Fluids and Microbiological Contaminants）

4. 次级警报通知设备和系统的错误配置导致警报遗漏（Missed Alarms May Result from Inappropriately Configured Secondary Notification Devices and Systems）

5. 不当清洁可能会导致器械失效、设备故障，并对患者造成潜在伤害（Improper Cleaning May Cause Device Malfunctions，Equipment Failures，and Potential for Patient Injury）

6. 使用高频电刀时电刀笔未加防护的随意放置可能会灼伤患者（Unholstered Electro-surgical Avtive Electrodes Can Lead to Patient Burns）

7. 数字影像设备的不适当使用可能会造成不必要的辐射照射（Inadequate Use of Digital Imaging Tools May Lead to Unnecessary Radiation Exporsure）

8. 未严格使用条码扫描给药系统而使其安全优势难以发挥（Workarounds Can Negate The Safety Advantages of Bar-coded Medication Administration Systems）

9. 医疗设备联网故障导致患者治疗延误或不当照护（Flaws in Medical Device Networking Can Lead to Delayed or Inappropriate Care）

10. 未选用更安全的肠内营养喂养连接器而置患者于风险之中（Slow Adoption of Safer Enteral Feeding Connectors Leaves Patients at Risk）

《2019 年十大医疗技术危害》

1. 黑客可以利用远程访问医院信息系统，破坏医疗保健服务（Hackers Can Exploit Remote Access to Systems，Disrupting Healthcare Operations）

2. "干净"的床垫可以将体液渗透到患者身上（"Clean" Mattresses Can Ooze Body Fluids onto Patients）

3. 尽管人工清点，手术遗留海绵（纱布等异物）仍然是一手术并发症（Retained Sponges Persist as a Surgical Complication Despite Manual Counts）

4. 不正确设置呼吸机警报参数，置患者于缺氧性脑损伤或死亡的风险之中（Improperly Set Ventilator Alarms Put Patients at Risk for Hypoxic Brain Injury or Death）

5. 消毒后的软镜（内窥镜）操作不当会导致患者感染（Mishandling Flexible Endoscopes after Disinfection Can Lead to Patient Infections）

6. 将药物剂量率与流速混淆会导致输液泵给药错误（Confusing Dose Rate with Flow Rate Can Lead to Infusion Pump Medication Errors）

7. 不适的生理监测仪警报个性化设置可能导致警报遗漏（Improper Customization of Physiologic Monitor Alarm Settings May Result in Missed Alarms）

8. 轨道式患者移位系统的伤害风险（Injury Risk from Overhead Patient Lift Systems）

9. 设备清洁液渗入电器组件可能导致设备损坏和火灾（Cleaning Fluid Seeping into Electrical Components Can Lead to Equipment Damage and Fires）

10. 电池充电系统缺陷和充电故障会影响设备正常运行（Flawed Battery Charging Systems and Practices Can Affect Device Operation）

（二）ECRI 连续 12 年发布的《十大医疗技术危害》分析

ECRI 连续 12 年发布的《十大医疗技术危害》按大类的分布为：CE-IT 临床工程信息系统类、警报类、医院感染类、设备类及其他（图 2-11）。

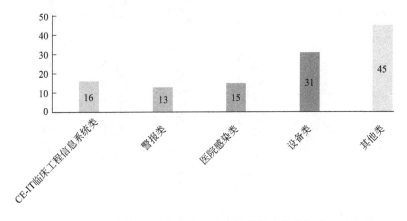

图 2-11　ECRI 连续 12 年发布的《十大医疗技术危害》大类的分布

在 12 年中同一种危害（包括几乎同种）在每年《十大医疗技术危害》中反复出现频率最高的前 6 位是：警报危害 12；放射治疗和 CT 辐射 11；设备、手术器械、内窥镜消毒处理不当和交叉感染 9；手术室火灾 6；输注泵使用出错 6；与 IT 网络集成应用相关的 6。

三、《国家医疗器械不良事件监测年度报告》与《医疗器械不良事件信息通报》的相关信息

医疗器械不良事件是指获准注册或已备案、质量合格的医疗器械，在正常使用情况下发生的，导致或可能导致人体伤害的各种有害事件。根据医疗器械不良事件的危害程度和发生的原因，医疗器械生产企业必要时应当采取召回措施，包括：警示、检查、修理、重新标签、修改说明书、软件升级、替换、收回、销毁等。严格意义上讲医疗器械不良事件是产品质量因素，与错误使用无关，但我国医疗器械不良事件监测是按照"可疑即报"原则收集报告，即为可疑医疗器械不良事件报告，所以在可疑医疗器械不良事件报告分析中，有很大一部分是与使用错误和使用环境因素相关的。

1. 国家医疗器械不良事件监测年度报告

国家食品药品监督管理总局每年都会定期发布《国家医疗器械不良事件监测年度报告》，报告包括医疗器械不良事件报告概况、医疗器械不良事件报告统计分析、医疗器械不良事件报告事件伤害程度情况、全国上报的可疑医疗器械不良事件报告中数量排名前十位的医疗器械、医疗器械不良事件重点监测进展、医疗器械不良事件报告质量评估规定试行情况和医疗器械警戒快讯发布等内容。报告比较全面地反映了我国医疗器械不良事件监测工作情况，信息量很大，是医疗设备使用安全风险分析中采集风险因素的重要信息来源，尤其可以了解风险的发生概率及严重程度。2018 年发布的全国可疑不良事件报告总体情况如下。

（1）2002～2017 年全国可疑不良事件报告数量

2016 年，国家药品不良反应监测中心共收到《可疑医疗器械不良事件报告表》353240 份，比 2015 增长了 10.0%。2017 年，国家药品不良反应监测中心共收到《可疑医疗器械不良事件报告表》376157 份，比 2016 年增长了 6.49%（见图 2-12）。

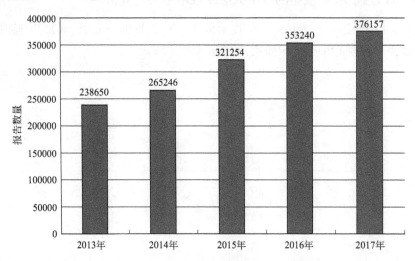

图 2-12　2013～2017 年全国可疑医疗器械不良事件报告数量

（2）死亡及严重伤害可疑不良事件报告数量

2016 年，国家药品不良反应监测中心共收到严重伤害可疑不良事件报告 52331 份，死亡可疑不良事件报告 181 份，共计 52512 份，比 2015 年增长了 11.1%。2016 年死亡及严重

伤害可疑不良事件报告数量占报告总数的比例为 14.9％，比 2015 年增长了 0.2％。2017年，国家药品不良反应监测中心共收到死亡可疑不良事件报告 211 份，严重伤害可疑不良事件报告 57754 份，共计 57965 份，比 2016 年增长了 10.38％（见图 2-13）。

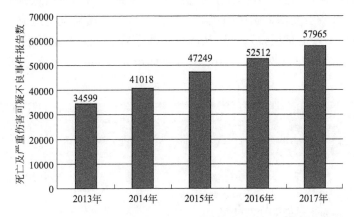

图 2-13　2013～2017 年全国死亡及严重伤害可疑不良事件报告数

如 2016 年，全国上报的可疑医疗器械不良事件报告中，报告数量排名前十位的有源医疗器械分别为病人监护仪、输液泵和注射泵、电子血压计、心电图机、血液透析机、呼吸机、血糖仪、婴儿培养箱、电子体温计和微波治疗机，占总报告数的 8.79％，见表 2-4。

表 2-4　2016 年报告数量排名前十位的有源医疗器械

编号	产品名称	报告数量	占报告总数的百分比
1	病人监护仪	10688	3.03％
2	输液泵和注射泵	6559	1.86％
3	电子血压计	2699	0.76％
4	心电图机	2536	0.72％
5	血液透析机	2508	0.71％
6	呼吸机	1980	0.56％
7	血糖仪	1627	0.46％
8	婴儿培养箱	943	0.27％
9	电子体温计	836	0.24％
10	微波治疗机	667	0.19％
合计		31043	8.79％

2017 年，全国上报的医疗器械不良事件报告中，报告数量排名前十位的有源医疗器械分别为病人监护仪、输液泵和注射泵、心电图机、电子血压计、血液透析机、呼吸机、生化分析仪、特定电磁波治疗机、婴儿培养箱、血糖仪，占总报告数的 9.78％，详见表 2-5。

表 2-5　2017 年报告数量排名前十位的有源医疗器械

编号	产品名称	报告数量	占报告总数的百分比
1	病人监护仪	12917	3.43％
2	输液泵和注射泵	7947	2.11％
3	心电图机	3109	0.83％
4	电子血压计	3105	0.83％
5	血液透析机	2423	0.64％
6	呼吸机	2328	0.62％
7	生化分析仪	1383	0.37％
8	特定电磁波治疗机	1355	0.36％
9	婴儿培养箱	1167	0.31％
10	血糖仪	1063	0.28％
合计		36797	9.78％

2. 医疗器械不良事件信息通报

医疗器械不良事件信息通报是国家药品不良反应监测中心根据收到的某一类医疗器械可疑医疗器械不良事件报告信息，经过统计分析，不定期地发布相关信息通报，提示关注这一类医疗器械使用中可能引发伤害的风险因素，减少不良事件重复发生造成伤害的风险。

《医疗器械不良事件信息通报》可以从国家药品监督管理局药品评价中心、国家药品不良反应监测中心网站查找（网址：http：//www.cdr-adr.org.cn/xxtb_255/ylqxblsjxxtb/），见图2-14。

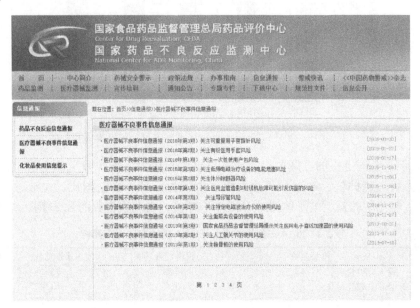

图 2-14　医疗器械不良事件信息通报

详细信息可以在通报内容中得到。以下为 2015 年第 1 期通报关注医用血管造影 X 射线机故障可能引发伤害的风险和 2015 年第 2 期通报关注体外除颤器风险。

医疗器械不良事件信息通报（2015 年第 1 期）
关注医用血管造影 X 射线机故障可能引发伤害的风险

医用血管造影 X 射线机，也称数字减影血管造影机（DSA），是应用电子计算机进行辅助血管成像的 X 射线设备。医用血管造影 X 射线机通过注射造影剂突出显示血管，消除骨与软组织的影像，在临床上用于对患者的全身各部位血管的 X 射线成像，引导介入操作。医用血管造影 X 射线机一般由 X 射线发生装置、机架、导管床、影像系统等组成。

2010 年 1 月 1 日至 2015 年 6 月 30 日，国家药品不良反应监测中心共收到有关医用血管造影 X 射线机（以下称造影机）的可疑医疗器械不良事件 92 例，其中 91 例表现为造影机故障。这些故障主要包括无射线，设备无法启动、死机、自动关机、图像不清晰、图像不能保存、机架臂无法锁死、手术床无法移动等。其中以球管和操作台的故障报告最多，均为 27 例。典型案例如下：

案例 1：在手术过程中血管造影机突然无法透视和曝光，导致患者手术无法继续进行，只好紧急将患者移至另外一台造影机下继续手术。导致手术时间延长，患者出血增多，但生命体征尚稳定。经分析该事件发生原因为球管故障，可能为球管老化所致。

案例 2：在手术过程中血管造影机报警，提示球管过热自动保护，系统在短时间内禁止产生 X 射线，造成在介入手术中诊断图像的短时间中断，导致手术时间延长。经分析该事件发生原因为：机房空调自动关闭，机房过热，造成造影机的机箱温度过高。

因血管造影机主要用于介入手术中提供影像引导，若患者已行穿刺术，且穿刺针、导丝或植入设备正在血管中时，造影机突然发生死机、术中不显示图像等故障，无法提供影像引导，则很可能引起错误操作，对患者造成较大伤害。

为减少不良事件重复发生造成伤害的风险，建议生产企业在产品设计中，增加对易老化、易损耗部件状态的监测，必要时增加报警信息，以便于使用者及时识别；加强对医疗机构的使用培训，包括设备的操作规程、运行环境要求、易损件的使用寿命等。建议医疗机构详细阅读设备使用说明书，熟悉操作规程和使用注意事项，严格按照使用说明书的要求保证设备运行环境。

医疗器械不良事件信息通报（2015 年第 2 期）
关注体外除颤器风险

体外除颤器是通过电极将电脉冲施加于患者的皮肤或暴露的心脏，用来对心脏进行除颤的医用电气设备。其主要由除颤充/放电模块、心电信号/人体阻抗测量模块、充放电控制模块、心电图记录器、电源以及除颤电极板等组成。

2010 年 1 月至 2015 年 3 月，国家药品不良反应监测中心共收到体外除颤器可疑不良事件报告 231 份。主要表现为：心脏除颤功能失效 90 份，占报告总量的 38.96%；监视器或记录器失效或受扰紊乱 52 份，占报告总量的 22.51%。

案例：2015 年 3 月，某医院抢救一名"晕倒"病人，当医护人员到达现场时，患者瞳孔散大，无生命体征。医护人员立即予以心肺复苏抢救，在使用除颤起搏监护仪进行心脏除颤时，蓄电池显示满电但出现除颤障碍，无法进行除颤；接入电源后，仍出现同样故障，无法实施除颤操作。最终患者抢救无效，宣告临床死亡。

初步分析，患者死亡与心脏除颤器失效无直接关系，但不排除由于器械失效导致延误治疗的可能。该器械失效原因为放电电路故障，医院未发现该失效的原因为未按照说明书要求进行高能量放电测试。

体外除颤器作为急救设备，对其进行日常维护极为重要，通过有效的机器自检和手动检测有助于提前发现绝大部分设备故障，及时发现、处理相关风险，可以避免严重伤害，甚至死亡事件的发生。

为减少不良事件重复发生造成伤害的风险，提醒使用单位根据相关国家标准和行业标准，及所使用体外除颤器的随机文件要求，建立并严格执行体外除颤器的日常维护机制；生产企业应考虑除颤器的特殊性（高风险、不常使用），尽量通过"机宜人"的设计使产品易于维护，并且加强关键部件的可靠性设计，以减少设备故障的发生。

四、医疗器械召回信息

医疗器械召回是指医疗器械生产企业按照规定的程序对其已上市销售的某一类别、型号或者批次的存在缺陷的医疗器械产品，采取警示、检查、修理、重新标签、修改并完善说明书、软件更新、替换、收回、销毁等方式进行处理的行为。医疗器械召回信息在医疗设备安全风险分析中是针对医疗设备本身的产品质量风险因素来考虑的，包括设计瑕疵（Design flaws），医疗设备产品硬件、软件的可靠性、可用性问题。国家食品药品监督管理总局第 29 号令发布的《医疗器械召回管理办法》已于 2017 年 5 月 1 日起正式施行。

召回的目的是控制存在缺陷的医疗器械产品，消除医疗器械安全隐患，保证医疗器械的安全、有效，保障人体健康和生命安全。一方面是风险控制的重要手段，同时也是使用安全风险分析的重要信息源。2017年国内发生医疗器械召回就有1238件。

召回分自动召回和责令召回。

主动召回通常是生产企业通过医疗器械不良事件监测系统，收集、记录医疗器械的质量投诉信息和医疗器械不良事件信息，对收集的信息进行分析，对可能存在的缺陷进行调查和评估。确定医疗器械产品存在缺陷的，生产企业立即决定并实施召回，同时向社会发布产品召回信息。主动召回是生产厂家对产品质量和对用户负责的表现。

责令召回是食品药品监督管理部门经过调查评估，认为医疗器械生产企业应当召回存在缺陷的医疗器械产品而未主动召回的，食品药品监督管理部门责令医疗器械生产企业召回医疗器械产品。

根据医疗器械产品缺陷的严重程度，医疗器械召回分为：一级召回、二级召回及三级召回。

一级召回：使用该医疗器械可能或者已经引起严重健康危害的。

二级召回：使用该医疗器械可能或者已经引起暂时的或者可逆的健康危害的。

三级召回：使用该医疗器械引起危害的可能性较小但仍需要召回的。

有关医疗器械召回的信息的可以在相关网页查询。

1. 医疗器械召回信息

国内公开发布的医疗器械召回信息可在国家药品监督管理局网站查询（网址 http://samr.cfda.gov.cn/WS01/CL1129/），见图2-15。

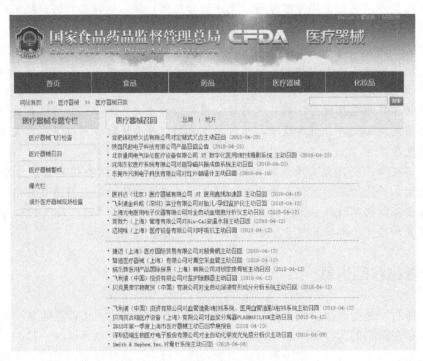

图2-15　医疗器械召回信息网页

例1. 磁共振成像系统三级召回报告

国家药品监督管理局2018年4月2日发布的某医疗系统有限公司因其超导磁共振成像

系统部分磁体中的金属爆破膜组件存在缺陷，故对其生产的超导磁共振成像系统主动召回。召回级别为三级召回。涉及产品的型号、规格及批次等详细信息见《医疗器械召回事件报告表》。

例 2. 呼吸机二级召回报告

国家药品监督管理局 2018 年 4 月 12 日发布的某医疗设备有限公司召回报告，涉及产品因内部数据通信错误可能导致呼吸机安全阀不能自动关闭，造成呼吸机停止送气，该公司对呼吸机主动召回。召回级别为二级。涉及产品的型号、规格有 Servo i；Servo s。

例 3. 全自动血细胞分析仪二级召回报告

国家药品监督管理局 2018 年 4 月 12 日发布上海××医用电子仪器有限公司报告，涉及产品在极其偶然的情况下，由于产品内部通信处理的故障，会出现病人检查结果覆盖的信息错误，上海××医用电子仪器有限公司对全自动血细胞分析仪主动召回。召回级别为二级。涉及产品的型号、规格及批次等详细信息见《医疗器械召回事件报告表》。

2.《医疗器械警戒快讯》

国外发布的医疗器械召回的信息可以在国家食品药品监督管理总局药品评价中心、国家药品不良反应监测中心《医疗器械警戒快讯》查询（网址 http：//www.cdr-adr.org.cn），见图 2-16。

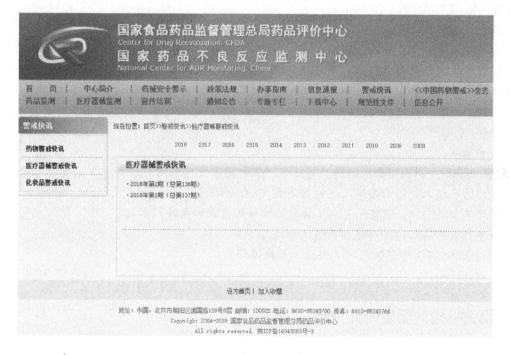

图 2-16 医疗器械警戒快讯

"快讯"内容主要收集美国食品药品监管局（FDA）、英国药物和保健产品管理局（MHRA）、加拿大卫生部（Health Canada）、澳大利亚治疗物品管理局（TGA）等官方网站发布的医疗器械安全、召回信息。对国内上市的进口医疗器械提出警示，提醒医疗机构与用户在使用中引以为戒，从而避免潜在伤害事件发生，有效推动医疗器械安全监测工作的开展。

例如，《医疗器械警戒快讯》2018 年第 2 期发布了 Medtronic 公司植入式心律转复除颤器的召回警示信息。

美国 FDA 发布关于 Medtronic 公司因制造错误阻碍电击传递的风险召回心脏再同步疗法和植入式心律转复除颤器的警示信息

发布日期：2018 年 2 月 26 日

召回级别：美国食品药品监督管理局（FDA）将本召回识别为 I 类召回，是最严重的召回类型。使用这些器械可能造成严重损伤或死亡。

召回产品：Medtronic 心脏再同步疗法除颤器（CRT-Ds）和植入式心律转复除颤器（ICDs）

产品代码：NIK，LWS

制造日期：2013 年 7 月 13 日至 2017 年 8 月 8 日

在美国召回的器械：48 台

器械用途：

植入式心律转复除颤器（ICDs）和心脏再同步疗法除颤器（CRT-Ds）专用于提供缓慢心律起搏和电击或起搏，以阻止危险性快速心律。

ICDs 和 CRT－Ds 都植入在胸上部皮肤下，并连接到引入心脏的绝缘线（称为"导联"）。如果患者心跳太慢（心动过缓）、太快（心动过速）或需要协调治疗心力衰竭，则患者需要一台 ICD 或 CRT-D。

召回原因：

由于制造过程存在缺陷，Medtronic 公司目前正召回一些 ICDs 和 CRT-Ds。此缺陷会导致器械内气体混合物超出规范，并可能会阻碍器械传递用于起搏患者心跳或使心脏骤停患者恢复正常所需的电击。

在对心跳骤停或心跳过慢的患者进行心脏起搏时，延迟或无法传递电击至患者会导致严重受伤和/或死亡。

召回措施：

Medtronic 公司向受影响的用户寄送了《医疗器械紧急召回》通知。本通知要求用户：

考虑为已植入受影响器械之一的患者更换预防性器械。

联系其 Medtronic 销售代表，了解器械保修的条款和条件。

审查该召回通知，并确保相关员工知悉本通知。

Medtronic 将为受影响器械提供附加器械保修。

（美国 FDA 网站）

五、相关机构的调查研究报告

相关机构、学会、协会组织和医院开展在用医疗设备使用质量调查研究和科研，研究报告、课题报告有很多有用的医疗设备风险信息，大数据采集在风险因素分析和概率统计方面有很大帮助。

2009 年 3 月，卫生部医院管理研究所配合贯彻实施《医疗器械临床使用安全管理规范》，组织《在用医疗设备应用质量检测和风险评估》课题研究。在北京、内蒙古、上海、江苏、浙江和湖北六个省市开展医院在用的生命支持和急救类医疗设备使用风险调研，包括呼吸机、除颤器、监护仪、输注泵、婴儿培养箱和高频电刀等，调研发现性能参数检测偏离的情况，存在使用安全风险隐患。

调查发现六省市六种医疗设备性能检测参数偏离率最高的为婴儿培养箱，达 50.72%，其次为呼吸机，为 32.16%（见表 2-6 和图 2-17）。

表 2-6 六种医疗设备性能参数检测偏离情况比较

设备类别	检测台数/台	至少一项偏离数/台	至少一项偏离百分比/%
呼吸机	283	91	32.16
除颤器	250	45	18.00
监护仪	386	120	31.09
输注泵	218	58	26.61
婴儿培养箱	69	35	50.72
高频电刀	54	16	29.63

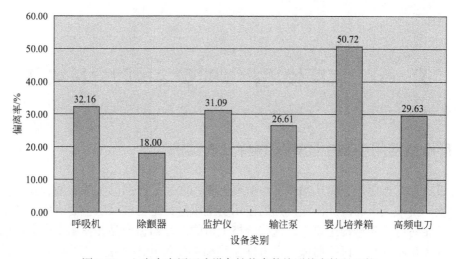

图 2-17 六省市在用医疗设备性能参数检测偏离情况比较

2008 年北京某医院对十类在用医疗设备质量合格率的调查数据。其中呼吸机不合格率 33%，与六省市调查十分接近。

此外，很多国际机构定期通过网络发布医疗设备使用安全风险信息，如美国医疗卫生机构联合认证委员会（TJC）网站（https://www.jointcommission.org）、美国急救医学研究所（ECRI）网站（www.ecri.org）、美国医疗仪器促进协会（AAMI）网站（www.aami.org）等，可以获得很多信息。

（王国宏　谢松城　吴蕴蕴）

第三章

医疗设备使用安全风险分析实例

第一节　临床使用相关的安全风险分析实例

一、医疗设备使用中发生的不良事件分析实例

医疗设备在上市前研究受认知水平和研究对象的限制，产品的实际效果和安全需要实际应用的检验，批准上市的医疗器械产品的使用安全风险只是已经采取控制措施，在现有的认识水平下，相对符合安全使用要求。这些合格上市的医疗器械产品在使用中也会对患者造成伤害事件（不良事件）。《医疗器械不良事件监测和再评价管理办法》（国家市场监督管理总局令第 1 号），要求加强医疗器械不良事件监测和再评价，及时、有效地控制医疗器械上市后风险，保障人体健康和生命安全。医疗器械不良事件监测工作的实质是通过对医疗器械使用过程中出现的可疑不良事件进行搜集、报告、分析和评价，最终对医疗器械采取有效的控制，防止医疗器械严重不良事件的重复发生和蔓延。近几年不良事件上报的案例呈明显上升的趋势，2017 年死亡及严重伤害可疑不良事件报告数占报告总数的比例为 15.41%。所以，对医疗设备使用中发生的不良事件案例分析，是医疗设备安全风险管理的重要内容。以下案例剖析了不良事件对病人的严重伤害。

【案例 3-1】遥控自动钡剂灌肠整复仪因压力失控造成病人肠破裂引发死亡

2005 年，某市级医院放射科给一临床诊断为巨结肠症的婴幼儿作钡剂灌肠造影，使用某厂生产的遥控自动钡剂灌肠整复仪，在检查过程中患者肠道破裂，钡剂进入患者腹腔，马上进行手术抢救，一周后患者抢救无效死亡。由于患者是在使用遥控自动钡剂灌肠整复仪情况下引发的事件，医院作为医疗器械不良事件上报，这是我国开展医疗器械不良事件监测工作以来首起病人死亡的不良事件，国家食品药品监督管理局（SFDA）和药品不良反应监测中心（ADR）十分重视，积极组织调查和专家讨论。

事件原因分析：通过现场对使用设备进行测试，发现实际压力与设置值误差很大，见表 3-1。

表 3-1　遥控自动钡剂灌肠整复仪压力设置值与实测值

设置值/kPa	2	3	4	5	6	8	10	12	14
实测值/kPa	6.5	7.0	9.0	10.0	11.0	13.0	15.0	16.5	18.5

可以发现在设置值较低时误差达 200% 以上，该婴幼儿患者使用值为 3kPa，实际压力达 7.0kPa，应该是造成肠道破裂事件的重要因素，进一步检查发现造成误差的原因为：①由于造影时钡剂返流机内堵塞压力传感器，压力传感器无法正常感知压力，造成压力失控；②整机设计仅使用一个压力传感器，同时作为压力控制和过压报警功能；③整机只有压力设置值显示，无实际工作压力值显示。一旦唯一的压力传感器故障，压力失控，报警系统也不能工作；④造成这次事件的原因是在结构设计上也存在问题，钡剂注射管路与机内压力传感器直接连通，没有设计缓冲，一旦检查病人肠道不通，很容易造成钡剂返流机内堵塞压力传感器；⑤使用说明书过于简单，没有日常使用维护的要求和说明，也没有禁忌症的说明。

这是一例典型的由于设计瑕疵造成的不良事件，国家药品不良反应监测中心根据调查结果，责成生产厂家通告用户关注，改进现有产品，修改使用说明书。事件与使用操作无关，但造成患者伤亡事件的后果对医院的影响很大，值得关注的是使用医疗器械的风险是永远存在的。不良事件监测也帮助生产企业发现问题，可以改进产品质量，降低使用风险。

【案例 3-2】 冷冻治疗仪器件脱落造成患者左眼失明

2011 年，某县级中医院，眼科为一诊断左眼孔源性网脱、高度近视、黄斑裂孔的患者做手术时，医生使用某厂生产的冷冻治疗仪，手术中冷冻治疗仪的冷冻笔探头上的金属帽突然脱落（见图 3-1），制冷用的高压二氧化碳气流将病人整个眼球冲出眼眶，造成视神经、韧带断裂，病人左眼永久失明，是一起严重不良事件。

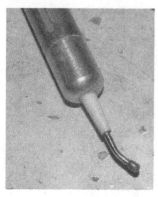 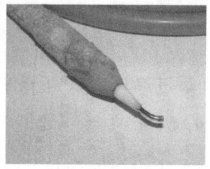

图 3-1　冷冻治疗仪冷冻笔探头上的金属帽脱落（前后对比）

事件分析：事件发生后医院向省医疗器械不良事件监测中心报告不良事件。专家调查发现，这是一起医疗设备使用突发故障引发的可疑不良事件，冷冻笔探头上金属帽脱落原因可能是由于焊接工艺有缺陷，存在安全隐患。省医疗器械不良事件监测中心通告暂停使用该企业同类冷冻治疗仪。上报国家 ADR 中心。最后定性为严重不良事件。事件造成病人左眼致盲，八级伤残，最后诉诸法律。

二、医疗设备使用中发生的使用错误事件分析实例

医疗设备使用错误事件在临床工作中大量存在，与使用相关的风险发生的原因有多种：如未按照预期要求使用设备，设备的使用者与设备预定操作方式不一致，使用者没有合格的操作培训等。医疗设备使用的数量和复杂性在迅速增长，使用错误发生的概率越来越高。研究表明，医疗设备使用所导致的风险频率和范围要远远超过设备本身造成的风险。以下案例说明使用错误发生的风险。

【案例 3-3】 体温测量不准导致治疗延误

2016 年，某医院儿科接诊一个 8 个月大发热婴儿，家属发现婴儿体温很高，护士使用红外式耳温计测量体温，发现体温不到 38℃，没有作住院处理，回家后即发现孩子出现发热性抽搐，马上送专科儿童医院急诊，测量体温达 40℃，立即住院处理。家属质疑原医院体温测量不正确，一定程度上延误了治疗。该医院护士也反映使用的耳温计存在经常测量不准问题，医院没有引起重视，也并未及时寻找原因。

原因分析：红外式耳温计体温测量非常快捷，按下测量键，一般只需 1s 就完成一次测量，无需像传统水银温度计那样长时间等待，所以深受临床欢迎，目前已在各级医院普遍使用。但是这一简单而普遍使用的医疗设备，由于使用不当造成测量误差也十分普遍，错误的体温测量值会给病人带来风险。

很多使用者并不了解红外耳温计的工作原理。红外耳温计通过测量人体鼓膜的热辐射来测定人体体温，测量时一定要对准耳膜，操作不当会影响测量结果；对婴幼儿，因为耳道窄且弯曲，会给测量造成困难。另外红外耳温计配有一次性可更换保洁护套，能杜绝接触式交叉感染，但该医院没有使用原配的护套，而是使用价格低廉的劣质护套，也影响测量的精度，是造成测量误差的原因之一。另外，中耳炎病人由于耳道有液体，也会影响测量结果。

事件分析：这一案例表明医疗设备使用人员了解医疗设备的原理、使用方法、掌握操作技术是降低风险的重要因素。

三、医疗设备使用中发生的警报管理事件分析实例

在当今现代化医疗设备使用环境中，临床医生总是与各式各样带有警报系统的医疗设备打交道，警报系统分三类：第一类是与病人安全相关的报警。为保护病人安全，当病人出现病情变化，监测值不在设定范围内或检测到与病人安全相关状态信息，可以为医生提供听觉和视觉上的警报，提醒医护人员对不安全状况采取预防措施或干预，如呼吸机、病人监护仪、静脉注射泵等；第二类是为保护医疗设备能正常工作的报警，如 CT、DSA 的 X 线球管过热保护报警；第三类是设备故障或工作状态不正常，造成不能正常工作，会影响诊疗工作的正常开展，有的设备会在报警同时自动停止工作。报警方式有：声、光报警；信息显示，如故障代码提示，参数闪烁；自动切断工作状态，待故障排除后重新启动等。

在以"病人为中心"的管理理念指导下，警报管理是医疗安全管理的重要内容，引起广泛的关注。据美国 ECRI 研究院的报告显示，医疗设备报警管理已连续 12 年进入 ECRI 十

大医疗技术危害榜，并连续多年位居榜首。TJC（美国医疗卫生机构评审联合委员会）将医院医疗设备警报/警告管理列为全国病人安全目标。

近几年，美国 FDA 接到了 500 多例与监护仪警报管理相关的病人死亡报告，其中包括 2010 年美国媒体广为报道的"因警报疲劳导致一病人在麻省总医院死亡事件"。在 2010 年呼吸机 2500 多例不良事件报告中，有 1/3 与报警管理有关。美国联合委员会（Joint Commission）报告了 2009 年 1 月到 2012 年 6 月期间 80 例与警报有关的死亡案例。医疗设备使用中的警报管理是安全管理的重要内容之一。

警报管理的风险分析可以分为警报疲劳和警报失效两种。

1. 警报疲劳

警报疲劳（Alert Fatigue）是指医务人员在忙碌的临床医疗护理工作中对医疗设备安全警报变得麻木，从而忽视或未能准确地反应、处理这些警报的现象。警报疲劳一般发生在医院医疗设备、病人高度集中，医护人员工作高度紧张的部门，如 ICU、急诊室。造成警报疲劳的原因是医疗设备警报管理机制造成误报警率及总报警数居高不下。临床医护人员每天接收到的警报信息数目惊人，2014 年美国一家大学医院的研究表明，有 66 张监护病床的成人重症监护室，每月产生了超过两百万次警报，仅声音警报就平均每人每天有 187 次。国外另一家机构根据 ICU 病房当年警报数据统计显示，2014 年 ICU 病房中，警报发生的平均间隔时间为每 42 秒发生一次报警。而临床实践又发现医疗设备产生的警报绝大多数是没有太大的临床意义。某省儿童医院对 NICU 呼吸机警报状况进行调查分析，通过实验采用调查统计表的形式对 SLE5000 呼吸机警报状况进行调查分析，10 天内收集 486 例采样警报信息（但在实际工作中，呼吸机产生的警报信息量远远多于本次采集的警报数量），实验结果显示，存在大量临床无关的警报，包括呼吸机技术警报（假阳性警报）；不能反映患者和呼吸机的真实情况的错误警报（假阴性警报），有 26.84% 的警报数据是无意义警报，真正有临床意义警报仅为 1.91%，表明各种因素引起的无意义警报过多。如警报设置的非标准化也是产生无用警报的主要原因。

总而言之，警报的临床有效性偏低，造成医护人员多次遇到不必要警报（Alarm Fatigue/Alarm Flood）情况下，容易对警报信息产生不信任，削弱他们判断警报的敏感度，临床医生会习惯性地忽视这样的警报，产生警报疲劳，出现听不到、忽略，甚至直接关闭警报的情况。长此以往临床医生在忽视令人讨厌、没有意义的报警的同时，往往也忽视了真正高风险的警报信息，而后者可能带来严重后果，存在明显的患者安全隐患。

警报设置风险在 ECRI 发布《十大医疗技术危害》中提到：警报危害有不适当的警报配置策略和实践；由于设置错误或警报疏忽而未被发觉的呼吸机断连等。

由于警报设置是临床使用人员根据病人状态设置，有很大的随意性，不合理的调节设备报警上、下限范围，一方面会增加临床实际意义不大的频繁报警。如 Johns Hopkins 一项研究表明：将病人监护仪 SpO_2 报警值从 90% 下调至 88%，相关警报下降 50%。另一方面由于设置错误，医务人员不能及时发现病人的安全报警信息，造成伤害事件。

2. 警报失效

警报失效可以分为警报功能失效和错误报警。

（1）设备本身原因、设计中的瑕疵

警报失效可能有医疗设备设计的问题，其安全隐患平时很难发现，在特定的条件下会出现事故风险。

（2）使用错误

使用人员没有按照使用说明书的要求操作、维护，错误关闭警报功能。如呼吸机、麻醉机中氧浓度的检测，报警大多是通过氧电池或称氧气传感器（Oxygen Sensor）实现的，当测量到的氧浓度值与设置的氧浓度值偏差较大时，呼吸机将发出报警提示。但是，氧电池作为一种电化学传感器是有使用寿命的，呼吸机氧电池不正常时会报警：氧浓度过高、过低，或者直接显示重新安装氧电池（REPLACE O2 SENSOR）。氧电池一般使用一两年左右即需更换，属于医用耗材，但由于进口氧电池价格不菲，有的医院临床科室出于节约开支，不更换氧电池而关闭氧浓度监测、警报功能，其实这种做法是属于使用错误和非正常使用，可能会造成病人伤害事件。图3-2 呼吸机氧电池失效，没有更换氧电池而关闭氧浓度监测警报功能，氧浓度设置值50％，而测量显示氧浓度值为0％，呼吸机没有出现报警。在实际调查中发现医院在使用呼吸机时，氧电池失效不更换氧电池而是关闭氧浓度监测、警报功能的情况相当普遍，存在安全隐患。

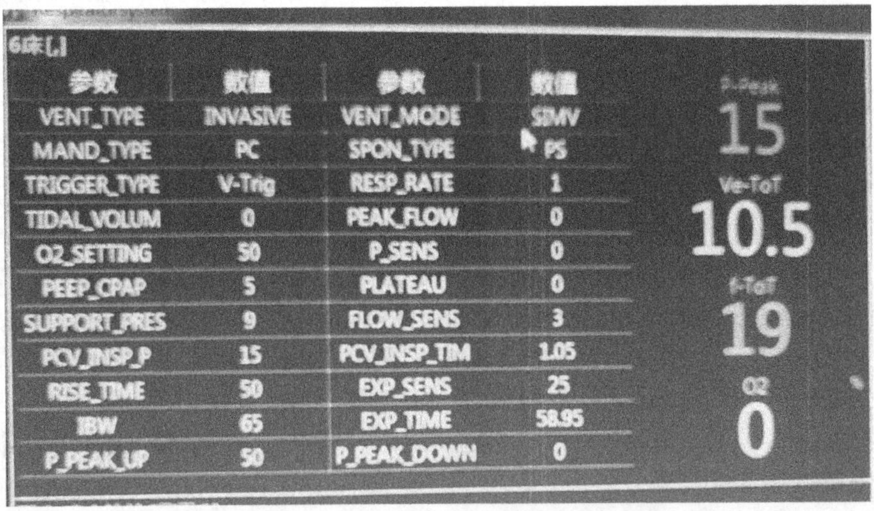

图3-2　呼吸机氧电池失效，没有更换氧电池，氧浓度显示0％

【案例3-4】氧浓度监测报警案例

某医院ICU一台呼吸机，氧浓度设置值为45％，测量值显示在75％～85％之间不稳。当时ICU病人较少，对该机作停机处理。医院工程师没做其他检测仅凭经验判断系氧电池失效。在采购到新的氧电池更换后发现故障依旧，后来对呼吸机作全面检测，发现控制氧气比例的红宝石阀损坏漏气，引起氧浓度值不稳定。如果当时认为氧浓度监测不重要，而盲目关掉氧浓度监测报警功能，继续使用呼吸机，有可能会产生严重的后果。作为医院临床医生、工程师，应正确认识氧浓度检测及氧电池在呼吸机中的重要作用，定期进行相关安全性能检测，保证设备正常运行。

四、医疗设备维护中发生的安全风险分析实例

医疗设备维护包括检测与预防性维护、维修维护，医疗设备使用中的维护是使用安全风险管理的重要内容。医疗设备维护也是临床工程的工作重点，是保障医疗设备正常运行，进

而保障医疗质量与安全的重要环节，与医疗安全质量密切相关。

1. 医疗设备 IPM 相关的安全风险

医疗设备定期检测与预防性维护（Preventive Maintenance，PM）的目的是延长医疗设备使用寿命和减少使用中发生故障的风险，其内容包括定期功能检查、校准、部件更换、润滑、清洁等预定活动，数字化医疗设备还包括软件维护与升级。一直以来，医院普遍存在不重视 PM 工作的状况，根据《中国临床工程发展研究报告（白皮书）》报告，2014 年对全国 155 家医疗机构调研统计结果，全面开展 PM 工作的医院只有 10％，而基本上没有开展 PM 工作的医院占 35.5％，如图 3-3 所示。

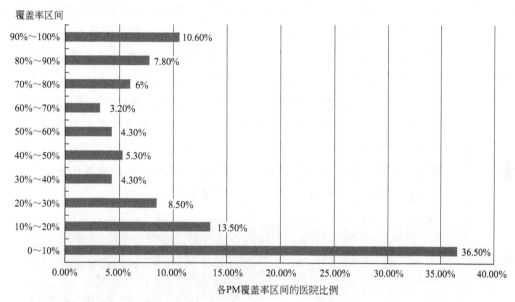

图 3-3 《中国临床工程发展研究报告（白皮书）》中 2014 年全国 155 家医疗机构调研统计结果

由于医疗设备没有定期开展 PM 工作造成的安全事件案例很多，举例如下。

【案例 3-5】呼吸机故障引发纠纷

2013 年，某医院急诊室抢救一名青霉素严重过敏的老年病人，使用呼吸机辅助通气，开机后 10 分钟，呼吸机突发故障，护士采用人工气囊辅助呼吸，医院马上应急调用另一台呼吸机到急诊室，由于两台呼吸机型号不一样，急诊室护士不熟悉另一台呼吸机的使用，耽误病人抢救，结果病人在急诊室抢救无效死亡。尽管医生一再解释，该病人的病情十分严重，正常抢救也不一定成功，病人死亡与呼吸机故障没有直接关系。但家属并不认可，坚持认为病人死亡是呼吸机突发故障造成的，医院有不可推卸的责任，造成一起医患纠纷。

原因分析：维修工程师对故障呼吸机检查发现，故障原因是系统内部管路漏气。该呼吸机使用 8 年以上，由于平时该呼吸机使用频率不高，从来没有进行过预防性维护与检测。本次故障是内部管路老化裂开，没有及时发现更换，造成在病人抢救过程中突发故障。

该事件表明，PM 的缺失是事件的主要原因。当然，护士不熟悉不同型号呼吸机的使用操作，耽误病人抢救，缺乏必要的使用技术培训，也是一个风险因素。

【案例3-6】 医疗设备时钟误差问题引发医疗纠纷

2014年，某市级医院，在做数字成影血管造影（Digital Subtraction Angiography, DSA）介入冠脉造影时，病人突然出现室颤，经医生现场抢救无效死亡，引起医疗纠纷。经医疗事故鉴定委员会鉴定，认为医院在整个医疗过程中不存在医疗过失，病人死亡是一次医疗意外。家属认为医院有不可推卸的责任，通过法律途径解决。当地法院受理该案件，家属委托律师调阅医院病历和各种医疗设备检查、抢救记录，发现医疗设备检查的电子记录的时间与实际临床时间不相符，甚至日期也有错误，认为医院提供的资料不真实，提出质疑。医院面对律师的质疑一时无法应对。最后，法院判定被告方（医院）提供的医疗过程的资料不可信，医院败诉。

原因分析：医院目前普遍实行信息化管理，电子病历、各种医疗设备显示打印的报告都有时间信息，由于医院设备科、信息科在设备维护时基本上没有关注医疗设备和医生工作站上的"时钟"准确性，出现时间偏差，甚至日期偏差。造成不应该出现的错误。

医院医疗设备的时钟误差在各级医院普遍存在，原因是医院设备科、信息科工程师在设备维护时没有对医疗设备、电脑、手表等定期进行日期、时间校正，图3-4(a)所示一台血透机屏幕显示日期与实际日期相差7天，图(b)所示一台监护仪显示时间与实际时间相差近7小时。可见，时钟校准是设备维护的"盲点"。

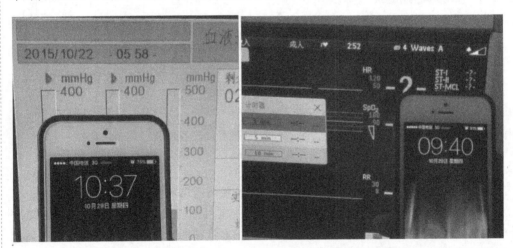

(a) 显示日期偏差7天　　　　　　　　　(b) 显示时间偏差近7小时

(照片来源为医院质控检查现场拍摄)

图 3-4　医疗设备时间显示偏差

2. 破坏性维修的风险

破坏性维修（destructive maintenance）是指维修人员在没有确认设备故障的原因前，错误改变原来的产品结构、电路等，尤其是安全保护相关的结构和电路，如安全报警电路、保护装置（保险管）等。破坏性维修造成的风险往往不能及时发现，危害很大，有关案例很多。

【案例 3-7】 血透机破坏性维修导致事故

某医院血液净化中心发生一起透析病人死亡事件。一位 65 岁男性病人，上机 15 分钟出现胸闷，30 分钟出现气急，两小时后病人出现急性心衰、肺水肿，突然心跳呼吸停止。经抢救无效死亡。

原因分析：发生事件的血透机，在使用前，曾多次出现"反超"报警，但每次维修工程师打开前门后，检查未发现故障，可以正常开机，警报也不出现。反复几次后，工程师在没有找到原因时，认为是设备"误报警"，错误切断报警电路，采用手动 TPM 调节使用。以致在整个事件过程中没有报警。事件发生后，仔细检查发现，造成人为"反超"的原因是透析机透析液回流管路出水管移位，被机座前门卡住，出水管被堵。打开前门后回流管路卡压松开，报警消失（见图 3-5）。当然，值班血透医生过分信赖报警系统，没有及时观察血透病人病情变化也是重要原因。但是，维修工程师在没有找到故障原因的情况下，错误地先切断报警电路，掩盖了故障现象，血透机带病工作是事故的根本原因，这是一起破坏性维修风险的典型案例。

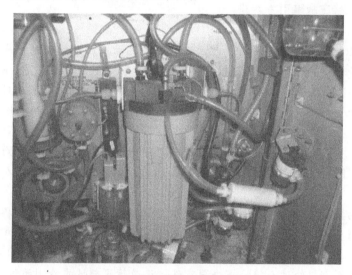

图 3-5　血透机透析液回流管路卡压受阻

【案例 3-8】 擅自更改医疗设备保险管的电流参数，造成安全隐患

某医院一台牙科治疗椅，在工作中出现严重的烧焦味，医生马上停止工作。

原因分析：经工程师仔细排查，发现治疗椅升降时有部分线缆随之升降，由于反复折损，线缆表皮已经破裂。继而在升降到某一位置时，与机架发生短路，出现电线烧焦现象，但发现保险管没有熔断。经调查发现说明书标明驱动电机电路的 24V 保险管是 8 安培（A），现场却发现在用的保险管为 20A，已经大大超出了原有设计值，这显然不是正常范围。进一步了解，该牙科治疗椅经过多次维修，多次烧坏 24V 原配 8A 保险管，每次更换后使用一段时间又烧毁，反复多次。后来一位维修工程师在没有找到故障原因的情况下，自行提高保险管安培数，将保险管容量提至 20A。表面上能正常工作，但却失去保险作用，留下安全隐患。本次事故后维修工程师处理好烧焦线缆的绝缘工作，并更换回原配 8A 保险管。后持续追踪观察，再无烧保险管现象发生。

案例总结：在维修过程中，维修人员擅自调高保险安培数的现象常有发生。这将导致超过额定电流时保险不跳断。严重时引起变压器、电路板及线缆短路发热，烧毁电路，扩大故障范围，甚至会导致火灾事故的发生。擅自调高保险管安培数的做法属于"破坏性维修"。

3. 维修后的安全、性能质量保证的风险

医疗设备在故障维修后，由于维修人员的技术问题、使用的维修配件的质量问题，会出现安全、性能指标达不到要求，经常会发生报警失效、性能参数偏离、部分功能不正常的情况，在使用时影响诊断、治疗质量，甚至发生医疗安全事件。维修后的安全、性能质量保证需要进行质量检测和验收。但是大部分医院和维修单位在医疗设备维修后没有进行质量验收，往往以能够"开机"为标准，没有全面进行功能检查、检测、校正，造成使用安全风险。

【案例 3-9】电动病床故障引发纠纷

2013 年，某医院 ICU 病房一病人心搏骤停，必须在现场立即进行心肺复苏（Cardiopulmonary Resuscitation，CPR）。抢救时，发现电动病床不能回到水平位，医护人员只能在半卧位实施心肺复苏，经过近半小时抢救，病人自主心搏恢复，心肺复苏成功。第二日，病人再次出现心搏骤停，经过全力抢救没有成功，病人死亡。病人家属认为第一天心肺复苏抢救操作不规范，影响病人抢救质量，是造成第二天抢救没有成功病人死亡的直接原因，引起医疗纠纷。

原因分析：从医疗技术分析，CPR 主要通过胸外按压，使心脏和大血管血液产生流动。以维持心、脑等主要器官最低的血液需要量。具体操作中要求将病人仰卧于硬板床上或地上，头部不要高于心脏水平面，以利按压时增加脑部血流。显然，在半卧位实施心肺复苏会影响抢救质量。但是，抢救时电动病床不能回到水平位是设备故障，是造成这一事件的诱因。进一步调查，电动病床的升降、角度改变是通过与病床连接的床边控制器按钮操作的，电动病床不能回到水平位的原因是床边控制器的插座接触不良。而且，该病床在前一天刚刚维修过。维修报告没有任何记录维修后性能检测的信息。

【案例 3-10】CT 检测中发现空间分辨率明显偏低，影响诊断

2000 年某市级医院放射科 CT 室，在上级部门组织的一次 CT 定期质量检查中，发现一台在用 CT 空间分辨率明显偏低。在标准函数重建时，空间分辨率不到 3Lp/cm，没达到国家标准的要求（1998 年国家标准要求 >4.0Lp/cm），一定程度上会影响诊断。

原因分析：工作人员反映，该 CT 刚刚一周前因故障维修更换过球管，维修后发现分辨率明显下降。经过进一步检查，发现球管焦点与准直器、探测器定位明显偏离，造成 X 线束偏离准直。由于 CT 球管更换安装后没有进行球管位置校正，最终影响 CT 空间分辨率。维修后也没有进行必要的性能检测，没有及时发现问题。

类似的案例不少，像 CT 这类设备更换主要部件（如球管、探测器）后，由于安装技术等原因，会产生关键性能指标（如分辨率、CT 值等）的偏差，因此，维修后的性能检测是十分必要的。

【案例3-11】 电子胃镜使用中，操作控制失控，造成病人伤害事件

2015年，某基层医院胃镜室给病人进行胃镜检查，医生操作电子胃镜时进行前端弯曲观察后，发现镜身弯曲部分操作失控，镜身弯曲状态无法恢复原位，造成胃镜无法从病人体内拔出。现场也没有医工人员处理，医生束手无策。最后，采用破坏性处理，切断控制胃镜弯曲的钢丝，才得以解决。病人在检查床上趟了4个小时，造成病人心理、生理的伤害。

原因分析：该电子胃镜在使用前因故障经过一家维修公司修理，维修后医院也没有验收。本次使用前，操作医生也没有对胃镜进行必要的检查，包括操作控制功能检查。原因分析可能是弯曲钢丝内部有漏水，造成生锈，影响弯曲部分正常运动。所以这次事件的发生很可能是维修质量问题造成的。

此类案例比较少见，可能是一起偶发事件，但是由于医疗设备维修后没有进行验收监测，一些电气、机械功能故障没有发现、修复，或者使用不合格的维修配件，造成维修后出现使用故障的案例并不少见。医疗设备维修后没有进行必要的验收检测，存在使用安全的隐患。

4. 维修工作人员的安全

维修工程师在开展医疗设备维修时，其本身也存在很多安全隐患。风险因素包括：不熟悉设备原理，不熟悉故障代码，缺少工作安全防护措施，违反操作规程，工作时带电操作等。

【案例3-12】 深圳某医院发生X线机维修时，工程师工作中意外死亡事件

2016年5月，深圳某医院一台进口数字胃肠X线机发生诊断床不能旋转的故障，医院联系一家第三方维修公司维修，该公司维修工程师在胃肠床下维修设备时，床的头端向下旋转将其压住，被发现时，医院组织紧急抢救，最后抢救无效死亡。

原因分析：该工程师在维修时没有分析故障原因、故障代码，先打开旋转驱动马达外壳、风扇，并错误松开了固定刹车的三个螺栓。同时，工程师在床下维修时没有将床上的立柱、球管、点片架和影像增强器等移动到脚端，使得头端的重力显著增加，从而造成床自动向下旋转将人压住造成死亡事故。

对该事件分析发现，工程师没有经过正规培训，在没有找到故障原因的前提下，采用错误的维修方式，违反操作规程，造成不该发生的事件。

【案例3-13】 血液透析工程师维修现场触电身亡事件

2017年，某医院血液透析维修工程师，因为水处理系统故障，在其他工作人员下班时，一人维修血液透析水处理机，发生触电事件，现场发现工程师倒在地上，地面积水，发现时已经死亡至少10分钟以上。

原因分析：首先该工程师在其他工作人员下班后一人维修，发生意外时没能及时被发现，失去第一时间抢救的机会；工程师在维修过程中带电操作；医院在供电方面设计安装不合理，医院血液透析水处理系统由不同部分组成，不是单一电路供电，工程师维修时仅切断主机一路电源，其他部分供电没有切断，造成带电维修操作，违反操作规程。

工程师维修时没有安全保护，脚穿拖鞋，在地面积水状况下，风险很高，是触电的客观原因。

从该事件分析，医疗设备维修工程师的工作需要规范化的安全风险方面的培训，尤其是带电操作是事故的主要风险因素。

医疗设备维护的另一个固有风险是生物危害。负责维修医疗检验设备的维修人员，接触被血液或其他潜在感染性材料污染的设备，包括生化分析仪、血细胞分析仪、离心机、生物安全柜等，职业性接触感染风险很高。美国职业安全及健康管理局（OSHA）规定血源性致病菌（BBP）的标准于 1992 年 3 月 6 日通过，成为一个联邦法规，该规定的目的是为了限制对血液和其他潜在感染材料的职业性接触。要求普及预防措施和工作实践控制，以减少艾滋病毒、肝炎和其他传染性疾病的接触风险。其中特别提到由于医疗设备的技术人员的工作对象是有可能接触受到污染的医疗仪器，因此他们是职业感染的高危人群。

经调查统计，接触血源性致病菌设备的工作人员，尤其是设备维修人员，感染艾滋病毒、乙肝病毒和其他血液传染的病原体的概率明显偏高。其原因有：没有对接触血源性致病菌设备的工作人员上岗前进行相关安全风险知识培训；不了解感染风险的严重性；缺乏普及性预防感染措施方面的知识；在维护中没有遵守感染控制指南。具体如检验科设备必须在消毒后才能进行检查或修理；如果必须对没有清洁过的设备进行处理，工作人员需要穿戴个人防护用品，例如手套、面罩和长外罩等；工作结束后应该对工作区进行消毒；离开工作场所前以及任何手被明显弄污的情况下，都必须用正确的方式洗手等。

第二节　医疗设备使用环境安全风险分析实例

医疗设备进入医院使用后，由于医疗设备使用条件、应用环境十分复杂，涉及的管理部门多，往往职责不清，应用环境相关的风险因素对医疗设备使用安全风险的影响，在管理中往往被忽视。其实，医疗设备应用环境管理有其特殊性，是医疗设备使用安全风险管理中的特殊环节，甚至直接影响医疗诊断和治疗质量。医疗设备使用环境涉及自然环境方面面对其的影响，包括供电、供水、供气、温度、湿度、洁净度、电磁屏蔽、工作环境、网络环境等。如何科学地对医疗设备使用环境相关的安全风险原因进行分析是医疗设备管理的重要内容。

一、医疗设备供电安全风险分析实例

大多数医疗设备都是电源供电的。根据国家标准 GB 9706.1—2007/IEC 60601-1：1988《医疗电气设备第 1 部分：安全通用要求》，医疗设备尤其是进口设备应适用国家供电电源标准，但是，有特殊电源供电要求的设备，应符合设备安装与使用说明书载明的要求，在设备到货安装前必须准备相应的电源供电环境。医疗设备供电安全风险涉及很多环节。

1. 供电电源电压稳定性

医院供电电源的稳定性有两种情况：电压持续过高或过低；供电电压间隙性跳动。前一种情况随着国家电网的完善，已经比较少见，后一种情况在基层医院比较普遍，由于电压随机跳动，给医疗设备使用带来很大风险，案例很多。

【案例3-14】CT机因供电电压不稳造成故障，引起安全事件

2004年某镇医院购买一台进口单排螺旋CT，安装使用后不到两个月，突然故障停机，而且造成全院电源"跳闸"，影响整个医院的日常工作开展。厂家工程师到现场检查，发现是CT扫描架滑环系统5000V电压的两条滑环间"拉弧"引起短路，见图3-6。一周后，厂家及时更换新的滑环后正常工作。但使用不到一周，有一急诊室送来的危重病人正在CT扫描，中间又突然故障停机，病人不能正常扫描，送回急诊室后，病人死亡。尽管病人死亡与CT检查没有直接因果关系，但病人家属认为医院有不可推卸的责任，而且引发严重的医患纠纷，影响医院的正常工作。同时，检查发现第二次故障仍然是滑环"短路"引起。因为不到三个月时间，两次出现CT滑环拉弧引起短路（见图3-6），医院要求整机退货更换，事件引起国家质检总局的重视，通告这一型号的CT暂停进口，厂家"召回"。

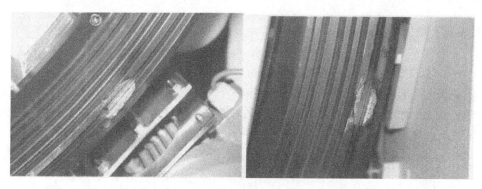

图3-6　CT滑环间拉弧引起短路

原因分析：厂家工程技术人员赴现场进一步检查，查找原因。医院在基建改造，施工的大型机械频繁启动，造成供电电压频繁跳动。另外，为了保证电压稳定，医院配置一台国产机械式调压稳压电源。机械式调压稳压电源对供电电压频繁的变化是不适应的，会造成电路电压出现跳动"尖峰"，是引起滑环间"拉弧"短路的诱因。当然，厂家在产品设计上也有一定"瑕疵"：5000V电压设置在两条相邻的滑环间，在电压异常时会增加"拉弧"引起短路的风险；内部电源保险丝的容量设计也有缺陷。从这个事件可看出，医院供电电源的稳定性在大型医疗设备安装前应该实地监测，进行风险分析。

2. 供电电源负荷容量不足

很多医院在购置大功率耗电的医疗设备时，往往后勤保障部门与医学工程部门之间没有沟通协调，没有考虑到这些设备工作时需要大容量的供电能力相匹配，必须改造原有的供电系统，否则有可能造成设备安装后不能正常工作，或者直接影响质量和临床诊断。

【案例 3-15】 X线拍片机因电压不足无法正常工作

2000 年，某中心卫生院新购置一台进口 500mA X线拍片机，配置 50kW 高压发生器，单相全波整流。安装调试后使用中发现拍片条件设置 100kV、200mA、0.1s，明显曝光不足，提高曝光条件后（如增加到 250mA），曝光反而更加不足，影响临床诊断。

原因分析：工程师现场发现 X线按上面条件曝光时，控制台的电源电压表有明显电压降低（指针回跳），进一步测量供电电源线路内阻达 1.2Ω。因为该机是单相 220V 供电，当 100kV、200mA 条件曝光时，瞬间电流达 90A 以上，该线路的瞬间压降为 90×1.2＝108V，差不多有一半电压在电路压降，是造成曝光不足的根本原因。进一步了解，发现医院规模较小，全院供电变压器容量也只有 40kW，放射科输电线路线径偏小，原先医院使用一台 100mA 的拍片机，突然增加 500mA 50kW 的 X线拍片机，而没有更换变压器和进行线路改造，供电容量明显不足，造成设备不能正常工作。

3. 电源接地问题

医疗器械电源接地有安全标准，不同医疗器械的接地要求也不相同。电源接地问题不仅会造成医疗设备不能正常工作，还会发生病人或操作人员"电击"事件。电源接地问题的原因分为两类：电源安装布线问题和电源插座与设备电源插头不匹配问题。

【案例 3-16】 电源未接地导致仪器不正常

2016 年某三甲医院，新建门诊部搬迁，心电图室发现所有心电图机出现严重干扰，无法正常工作，只能在电池供电状态下工作。

原因分析：医院医学工程部工程师到场检查，使用电气安全分析仪检测，发现房间内所有电源插座都没有连接地线，引起严重电源交流电干扰。图 3-7 所示即为电气安全分析仪显示电源插座没有接地。

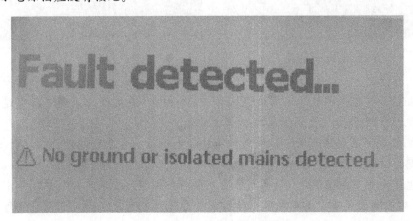

图 3-7　电源插座没有接地显示

检查还发现房间内所有电源插座的接地线都是"串联"的，其中第一个插座的接地端没有拧紧，导致接地不良，造成后面所有插座接地"开路"。工程师把接地端拧紧后，问题解决了。

与该案例中类似的电源布线问题十分普遍，尤其在基层医院，甚至整个医院大楼没有接地，还有的是 ICU 的吊塔上电源插座没有接地，存在很大安全隐患。

2012 年，国家质量监督检验检疫局常规商检中发现多种进口医疗器械存在严重安全质量隐患，可能威胁病人生命，发出"警示通报"。某省医疗设备管理质控中心调查发现，进口医疗设备电源插头不符合国家医疗器械电气安全通用标准，存在使用安全风险。主要是进口医疗设备的插头（尤其是德标）与国内电源插座不匹配，直接用二芯电源插座配合使用，造成电源接地的缺失，如图 3-8 所示。在使用中存在安全隐患。

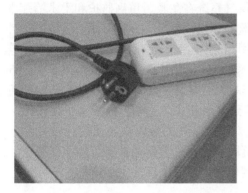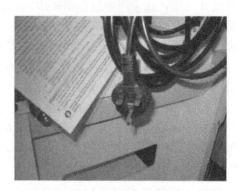

图 3-8 电源插座与设备电源插头不匹配

4. 停电引起的安全风险

停电引起的医疗设备安全风险因素主要有两个方面：一是医疗设备使用过程中因为停电造成诊断、治疗工作的终止，给病人造成伤害，如介入治疗中 DSA 设备在突然停电情况下，治疗无法正常进行，给病人带来很大安全风险；二是医疗设备使用过程中因为突然停电造成医疗设备的损坏。如 CT 扫描中球管在机架中高速旋转，突然停电有可能造成球管损坏或机架故障；医疗设备的计算机系统，如果使用中突然停电还会造成软件故障和数据的丢失。

目前，医院供电系统一般都有双路供电，不会出现长时间停电，但是，外部供电突然中断，双路供电系统恢复供电的转换时间在秒级，足以造成医疗设备停止工作，需要重新启动或出现故障，不能正常工作。另外，如果医院内部因为电路故障造成的停电跳闸，停电时间会更长，影响更大。可以说医院停电事件发生的概率不低，无法事先防范，可以说防不胜防。但是，对医疗设备使用安全风险很大。

2015 年，某市级医院导管室给一病人做冠脉造影，术中，医院供电电路突然停电，半分钟后又恢复供电，但重新来电后发现导管室 DSA 设备出现故障，机架控制失效，显示屏出现"蓝屏"（无图像），造影无法进行，医院仅有一台 DSA 设备，无法换台继续造影，DSA 设备也无法现场维修，医生只能拔出导管，终止手术。尽管病人没有直接造成严重伤害，但是给病人心理造成伤害，价值不菲的导管报废，影响病人诊断，造成医患纠纷。

调查发现，可能是医院基建施工，机械设备用电超负荷，引起医院总电源"跳闸"，医院供电与设备管理往往属于不同部门，医疗设备的供电要求和安全风险在医院供电管理部门没有足够的认知。因此，协调医院各部门的医疗安全是医院质量管理部门的新课题。

二、医用气体使用安全风险分析实例

医院使用的医用气体包括：医用氧气（O_2）；医用压缩空气（Air）、负压吸引（Vac）动力气源；氮气（N_2）；特种气体，如笑气（N_2O）、CO_2、Ar、H_2、He 等气体。由于医用气体一般通过管道系统集中供应，用于病人治疗、诊断、预防或驱动外科手术工具的单一或混合成分气体，在应用中也包括医用真空。供气系统在急救、重病监护和手术治疗中作用十分关键。整个医用气体系统包含气源系统、监测和报警系统、设置有阀门和终端组件等末端设施的完整管道系统。由于不同医用气体使用用途完全不同，使用压力容器，设备连续工作，会带来各种风险。1964～1989 年国际报道医用气体使用风险相关的安全事件：1964 年，英国爱丁堡管道交叉连接，造成 5 人死亡；1969 年，英国格拉斯哥管道气体错误回流，造成 1 人死亡；1975 年，英国伦敦管道交叉连接到麻醉机上，造成病人大脑损伤；1977 年，美国 Norristown 管道交叉连接，造成 300 人意外吸入笑气并造成 5 人死亡；1979 年，意大利帕尔马氧气爆炸造成 19 人死亡；1989 年，英国格拉斯哥重症监护室压缩空气断气，造成 4 个婴儿受影响。我国医用气体使用风险的案例也很多。

1. 氧气瓶爆炸造成的风险

氧气瓶作为高压压力容器，需要定期检测，检测合格才能使用。由于目前大多数医院采用集中供气，氧气瓶作为备用或病人转移时使用，很多情况下未定期检测。另外，氧气灌装时违规操作，大瓶充小瓶时也会引起爆炸。

【案例 3-19】医用氧气瓶爆炸事件

2018 年 1 月，某大学附属医院新医疗区急诊科监护室床旁 1 个 6L 小型医用氧气瓶突然爆炸。此次意外事件导致 1 名患者、1 名医生、2 名护士和 1 名护工共 5 人不同程度受伤。

调查发现现场医用氧气瓶整体爆炸成碎片。初步判断，氧气瓶使用时间太久，没有定期检测。图 3-9 所示为氧气瓶整体爆炸后状态。

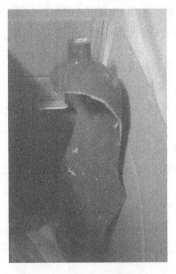

图 3-9　氧气钢瓶爆炸

2. 气体供应中断，压力、流量不足或低浓度造成的风险

氧气和压缩空气已被用于呼吸机，参与病人的治疗，一旦这些气体供应中断，就会导致呼吸机、麻醉机不能工作，对相关病人造成伤害。氧气减压阀故障会导致呼吸机报警；分子筛制氧机氧浓度低于90%会导致呼吸机、麻醉机报警，影响手术与治疗。

3. 医用压缩空气含水、含油、含尘造成的风险

中央供气系统空气湿度过大，甚至有冷凝水析出，会影响呼吸机、麻醉机的正常工作，带来造成的设备"宕机"不能工作，带来极大的医疗风险。因为中央供气系统空气被压缩后需经过冷干机处理，如果冷干机故障，处理效果不理想，或未处理好的压缩空气直接送入供气管道内，含有大量水分的压缩空气通过管道时不断生成冷凝水，如果日常保养、检查缺失，含有大量液态水的压缩空气一旦进入设备内部，将造成严重后果，带来很大风险。

【案例 3-20】 冷干机故障导致仪器损坏

2009年，某医院ICU呼吸机频繁出现故障，表现为传感器电路板及多个流量传感器损坏等，经济损失高达3万余元。经调查发现是空气压缩机系统的冷干机因故障无法排除系统中的水分，导致送出的压缩空气中含大量的水，在呼吸机自身的过滤器溢满后，含大量水分的空气进入到呼吸机内，造成以上现象。

2016年7月某医院NICU出现50%的呼吸机突然"宕机"不能工作，突发事件严重影响正常医疗工作开展。经检查发现近10台呼吸机内部同时进水，造成呼吸机"宕机"，大部分呼吸机关键部件如流量传感器和流量阀损坏。事件不但给临床带来极大的医疗风险，也造成了十几万的维修费用。

原因分析：呼吸机使用高压气源集中供气，呼吸机同时进水肯定是管路问题，将通往NICU的压缩空气分支管道直接排气检查，现场发现压缩空气管路中有大量的水流出，如图3-10所示。调查发现压缩空气机组两台冷干机发生故障无法工作，没有达到除水的效果。产生大量冷凝水，管理人员也没有定期检查排放，造成压缩空气管路进水。

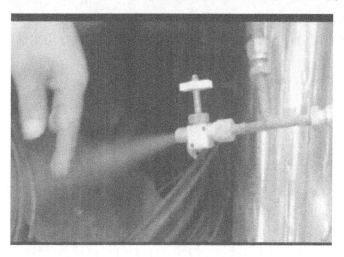

图 3-10　压缩空气管路中有大量的水喷出

医用压缩空气中含有油的风险：部分医院使用的医用空气压缩机未选择无油压缩机，而是选择油润式压缩机，又没有按照医用气体工程规范要求设计合理的后处理系统，致使系统

排气处压缩空气含油指标不符合规定。

油能堵塞呼吸机或麻醉机，导致昂贵的维修费用。患者如长时间吸入含油空气，易得肺炎；油和管道内的杂质发生摩擦会引起呼吸机、麻醉机爆炸。

同样，医用压缩空气中的含尘风险也普遍存在，气流带来的尘埃粒子进入医疗设备，可以引起精密控制器件损坏，如案例3-21。

【案例3-21】 尘埃损伤仪器

2008年，某医院ICU呼吸机的红宝石阀接连损坏，更换全新的配件费用高昂，给医院造成了数万元损失。经过医院技术人员排查，是压缩空气系统和液氧传输管道内存在杂质，导致红宝石被高速气流带来的尘埃粒子击伤，无法再精确测量压力。该医院就此进行PDCA持续改进，定期对集中供气传输管道内的滤网进行清洗与更换，类似故障未再出现。

4. 气源连接错误造成的风险

医用气体的集中供气接口和气口尺寸存在区别，一般不会出现连接错误，但在钢瓶供气时，尽管钢瓶都有统一的颜色区别，由于钢瓶气体减压阀尺寸没有区别，很容易出现连接错误，造成医疗安全事故。如某医院病人术后吸氧，实际吸入了笑气死亡；某医院手术麻醉氧气连接错误，病人吸入纯氮气死亡。近年来，国内12个城市33起呼吸机相关死亡事件中，气源问题有8起，占比22％。

三、医疗用水使用安全风险分析实例

医疗用水（medical water）是指医疗机构从事诊疗活动时使用的各种水。通常是与医疗设备使用相关，如血液透析治疗用反渗水、口腔科治疗台用水、ICU（呼吸机湿化装置）和婴儿室（暖箱雾化器）使用的无菌水、内镜器械冲（清）洗用水、消毒供应中心（室）的器械（具）冲洗及灭菌用水等。由于医院许多医疗设备及设施使用的医疗用水，在管理和使用过程中存在许多安全隐患，容易引起局部的医院感染暴发，医疗用水的使用安全风险不容忽视。

1. 血液透析治疗用水的安全风险

透析用水（hemodialysis water）是指通过了水处理系统处理、进入血液透析设备的水。近年来血液透析病人医院感染严重事件不断出现，有调查数据显示透析用水监测合格率仅有74％。透析用水与透析治疗安全风险密切相关。透析用水的安全风险除了水处理设备以外，水的储存和输送管道的二次污染也密切相关。造成透析用水使用安全风险的原因有：对透析用水的微生物、内毒素、化学污染物没有进行定期检测，造成透析用水微生物和内毒素超标；没有定期对透析用水输送管路进行消毒，管路中的接头、盲端、旁路和水龙头都可导致细菌潜留；早期一些医院使用透析用水储水罐（现已不建议使用），没有定期排空和消毒，储水罐的出水端也没有安装膜式过滤器。另外，部分医院自行配制透析用水，风险更大。

【案例3-22】 血液透析群体事件

2015年，某县级中医院血液透析中心出现30多例透析病人持续低烧，医院感染科介入调查，初步发现原因是透析用水内毒素超标，血液透析机入口端测量内毒素＞3.5EU/mL，我国《血液透析及相关治疗用水》（YY 0572—2015）标准规定，透析用水内毒素＜0.25EU/mL，可见这是一起院内感染事件。为了寻找内毒素超标原因，医院找相关公司更换水处理设备的主要部件，仍然没有解决问题，最后发现是透析用水输送管道，由于长期没有消毒，导致细菌潜留，产生内毒素。医院对管路进行消毒处理后，水质达到要求。

原因分析：该医院透析中心有21台血透机，但全院没有一名临床工程师，设备维护由操作护士兼任，由于没有专门的培训，对透析用水的质量监控不了解，没有定期检测内毒素指标，更不了解透析用水输送管路需要定期消毒，才造成这起安全事件。

2.牙科诊疗用水安全风险

牙科诊疗用水（dental treatment water）一般是牙科综合治疗台自带水路消毒装置，应按照生产厂家使用说明进行定期消毒。但是，医院很少有专人负责牙科综合治疗台水路质量管理。口腔综合治疗台水路细菌污染最初报道可追溯到20世纪60年代，70年代和80年代陆续有报道，90年代和2000年后出现大量报道，21世纪以后开始持续出现生物膜污染的报道。根据相关资料，我国2014年对187家医院口腔科及其他基层口腔诊所牙科诊疗用水质量调查，结果见表3-2。2015年对上海市医疗机构口腔诊疗用水消毒质量进行的监测，合格率仅为61.69％。口腔综合治疗台发生水路污染概率很高，口腔综合治疗台水路污染原因有内部水路管腔狭窄，水流缓慢；防回吸装置失效；水路加热系统（≥20℃细菌繁殖加速）、储水瓶受到污染。

表3-2　口腔综合治疗台不同部位采样的水质量检测结果

采样部位	检测水样数	合格水样数	合格率/％	P25	P75
水源水	228	192	84.21	＜1	20.5
管道水	187	156	83.42	＜1	28.5
漱口水	1676	1127	67.24	＜1	427.5
冲洗水	1676	1102	65.75	＜1	492.5
手机喷水	1663	881	52.97	＜1	970.0
储水罐水	738	421	57.05	＜1	680.0

四、电磁干扰环境对医疗设备使用的安全风险分析实例

医院医疗设备使用环境的电磁干扰因素越来越复杂，电磁干扰环境对医疗设备使用的安全风险分析要从两个方面来考虑：一个是分析产生电磁干扰的"干扰源"；二是评价易受干扰的敏感医疗设备。

产生电磁干扰的干扰源分自然干扰源和内部干扰源，在医疗设备使用环境中各种能产生电磁波的用电设备都是电磁干扰源，电磁干扰无处不在，只是干扰强度不同而已。外部环境中的干扰源包括高压供电设备、变压器、输电线的交流50Hz的电磁干扰，手机、广播、电视、通讯基站、WIFI、蓝牙通讯设备等的高频干扰源；内部干扰源包括医院使用的各种产生电磁干扰的医疗设备，如高频电刀、理疗设备中的高频、中频、微波治疗仪等；X线设备、CT、DSA、MRI、B超；无线传输的病人监护设备等；它们在使用中都会对外发射各种不同频率的电磁波，成为干扰源。

容易受干扰的敏感医疗设备是使用时容易受到电磁干扰从而影响正常工作，包括：生物电生理的检测设备，如心电、脑电、肌电、神经电生理设备；一些生命支持的医疗设备，如埋藏式起搏器；无线遥控、遥测设备。还有许多医疗设备既是干扰源，也是容易受干扰的敏感设备，如：B超、CT、MRI等，它们具有干扰与被干扰的两重性，有的还会相互干扰。

电磁干扰对医疗设备使用的影响，一个重要指标是电磁兼容性（EMC）。电磁兼容性是指设备或系统在其电磁环境中正常运行并不对其环境中的任何设备产生无法忍受的电磁干扰的能力。电磁兼容包括电磁干扰（EMI）和电磁敏感度（EMS）两部分。医疗设备使用环境应该符合设备制造商对电磁兼容性要求；医疗设备使用环境设计时应考虑电磁干扰因素，采取有效措施防范。同样，在新的信息系统上线使用前，尤其是在无线环境下使用的系统，也应经过现场环境测试，排除电磁干扰后再使用，否则可能引起数据传输错误，影响传输速度或丢包。

【案例 3-23】 手术室无线遥控电动手术床突然失控

2008 年 10 月，某县级市医院手术室，使用中的无线遥控电动手术床，手术刚刚结束，突然该手术床失控，呈坍塌状态（见图 3-11）。幸好手术病人刚刚撤离，没有造成病人伤害事故。如果手术中出现上述情况，肯定会对病人造成伤害，甚至危及生命。医院一方面通知厂家到场处理，同时作为医疗器械可疑不良事件上报国家 ADR 中心。经了解，国内医院使用同一产品、型号的无线遥控电动手术床也发生过类似事件，引起 ADR 中心关注，ADR 中心发出通告，要求生产厂家找出原因。

原因分析：厂家工程师实地调研，初步认为是该手术床使用中受到"电磁干扰"，怀疑无线遥控部分发射的无线电频率与环境干扰源的频率接近，造成信号频率干扰，手术床失控。现场勘察，医院手术室不远处，有一个电信"小灵通"基站；医院内也使用其他有发射无线电信号的通信设备如无线对讲设备等。厂家工程师整体更换手术床的无线遥控部分，更换无线遥控的工作频率。经一段时间使用观察，没有再出现类似事件。

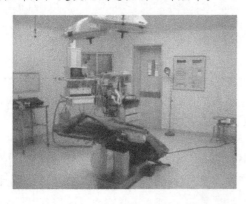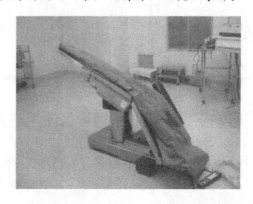

图 3-11　手术室无线遥控电动手术床坍塌现场

回顾分析：事件发生后调查发现医院对医疗设备的电磁干扰环境使用风险认识明显不足，尤其是医院各种通信设备、存在明显电磁干扰的医疗设备以及对电磁干扰敏感的医疗设备的安全风险知识不足，是发生这类事件的主要原因。生产厂家对这一类设备的安装使用环境，可能发生的不良事件也缺乏电磁干扰因素的考虑，从而未采取有效防范措施。

五、工作场所环境布局的安全风险分析实例

医疗设备使用工作环境空间设计和设备安放（医疗器械、设备、工作站等）是提高人与医疗设备配合度与改善病人护理环境的主要内容。医疗设备使用周边环境的设计布局可以造成以下风险。

① 工作空间风险　就医疗工作来说，如果空间环境过于狭小压抑，不仅病人和医护人员会感到不适，护理工作受到影响，而且也容易导致更高的出错率，对病人和护理人员造成伤害。

② 医疗设备安放布局风险　医疗设备不能在工作场地内的合适、方便的位置安装、移动，就很有可能不能被有效地、可靠地使用；影响临床工作的开展。

③ 环境设计风险　没有从人因工程和人体工学考虑工作场所的空间尺寸、工作间隙以及视觉效果等因素；环境布局设计没有充分考虑人流、物流、医疗功能布局和医院的长远发展需要，如设备增加等，不能满足医疗设备的临床使用要求，从而为患者提供安全诊疗的服务。

【案例3-24】设计不合理致使核磁共振设备不能正常工作

2017年8月，某市人民医院新院区引进一台1.5T核磁共振（MRI），安装调试阶段发现信号干扰很大，图像质量无法达标，无法投入正常使用，也影响医院新院区正常开业。

原因分析：经过厂家技术人员和安装工程师的检测排查后发现，核磁共振机房与医院1600kV变压器的高压配电间相隔只有10米距离，供电变压器的高压、大功率产生的交流电磁场信号对核磁共振设备的梯度场、射频信号产生干扰，导致其无法正常运行。

根本原因是医院和建筑设计院选择设计核磁共振机房定位时，没考虑到周围的环境对MRI设备的影响。最后，设计院只能重新设计，将1600kV变压器的高配机房进行移位，与核磁共振机房距离大于20米，MRI才调试成功。医院工程施工也给医院带来经济损失。

核磁共振设备的工作特点决定了它本身会发射电磁场，干扰其他医疗设备运行，同时接收核磁共振的射频又非常弱，对外部电磁场干扰十分敏感，需要采用由铜板或铜网制成的屏蔽，同时，安装说明规定周边仍不能有强电磁场干扰。所以MRI设备安装场地的选址在设计阶段需要医院、生产厂家与设计院反复沟通，并仔细阅读设备制造商的安装指南手册和咨询相关问题。在核磁共振选址时候要充分考虑到，周边不能有高压线、大功率变压器、信号发射塔等强电磁场设备。

六、集成 IT 网络环境下的使用安全风险分析实例

目前，医院集成医疗设备的网络系统主要有如下两种情况：一种是由某个医疗设备生产商集成的医疗设备及非医疗设备，相连在同一个IT网络中，或者由某个医疗设备生产商集成的医疗设备和非医疗设备；另一种是通过第三方IT网络开发商（包括医院）与另外不同

医疗设备生产商生产的医疗设备和非医疗设备，以及其他的非医疗设备和应用单元相连在一个 IT 网络中实现信息存储、传输，应用实例有：PACS、RIS、LIS 系统的应用以及和 HIS/电子病历的集成；手术/麻醉、ICU 临床信息管理系统在多种医疗设备和电子病历之间医疗数据交流，如监护仪、呼吸机、输注泵、血糖仪、麻醉机等；心电信息系统，门诊/病房心电采集、网络传输；数字化手术室；远程医疗。第二种情况下如果 IT 网络开发商与不同医疗设备生产商沟通不充分，可能造成系统之间不支持、不匹配，信息传输出问题，最终造成信息不完整、不可靠。这方面发生的案例不少。2013～2016 年 ECRI 发布《十大医疗技术危害》中就连续发布有关 IT 网络信息安全问题："电子病历和其他医疗信息系统中的患者数据不匹配"；"EHR 和其他医疗信息系统中的数据不完整或不可靠"；"EHR 和其他医疗 IT 系统中的数据错误和缺失"；"医疗 IT 系统配置与工作流程不支持时可出现错误"。美国 FDA 报告：2008～2009 年，有 260 例与医疗信息技术相关的不良事件，其中 44 例涉及病人伤害、6 例涉及病人死亡。报告的不良事件可分为四类：

① 操作错误；

② 遗漏或传输错误；

③ 数据分析错误；

④ 不同设备制造商之间的应用软件与系统不兼容。

下面通过实际案例分析医疗设备集成 IT 网络的信息传输风险问题。

【案例 3-25】 LIS 系统数据传输错误，可能导致病人安全不良事件

2007 年，某医院病区早晨按时送检住院病人血液标本，上午 10 时病区责任护士在护士工作站通过检验科 LIS/HIS 系统传输病人检验报告时，发现某一病人化验结果血钾指标偏低，只有 2.57mmol/L，（血钾正常值为 3.5～5.5mmol/L），主管医生开出医嘱补钾治疗，静脉滴注氯化钾。下午 1 时，检验科送达的病人检验报告发现该病人血钾指标正常，4.1mmol/L，病区责任护士感到问题严重，因为过度补钾可引起高钾血症，高钾血症有很大风险，可能在没有或症状很轻时而骤然致心脏停搏。幸亏开出医嘱还没有执行，才没有发生意外。

病区护士长马上与检验科、信息中心联系，发现两份报告病人姓名、年龄、病区床号完全相同，唯一不同的是标本号不一样，最后确认后一份报告是正确的。护士反映以前也发生过类似情况，由于两份报告的检验指标都是正常范围，没有引起充分注意。

原因分析：由于事件是随机的，无法重复，医院信息中心与 LIS 开发商技术人员一起讨论，初步认为可能是 LIS 软件存在 Bug，因为医院有几台自动生化分析仪同时工作，向 LIS 系统同时传输数据时，可能造成数据匹配错误，发生病人标本串号。

检验科配置的各种检验设备生产厂家、型号十分复杂，数据存储、传输的类型、设备的系统及软件版本、IP 地址以及医疗设备制造商提供的随机文件等每家医院都不相同，在集成到 LIS 系统时 IT 供应商需要全面了解这些信息，还有医疗设备的更新、软件升级会有很多变化，很可能造成 LIS 系统不支持、工作流程不匹配。IT 系统的构建需要提供和连接 IT 网络中医疗设备的各参与方进行合作。

医疗设备集成 IT 网络后设备的工作环境发生变化，在安全性方面也增加了新的风险。如美国 ECRI 研究院发布的 2018 年《十大医疗技术危害》的第 1 条就是"医疗服务中的勒

索病毒和其他信息安全威胁可能会危及患者安全"。网络攻击发生的概率近几年逐渐上升，国内外均有相关报道，如2017年英国医院遭受"勒索病毒"攻击，因为英国部分医院的信息系统仍使用WINDOWSXP系统，该系统自2014年4月后微软便不再更新发布新的系统补丁，造成英国部分医院成为此次网络攻击的重灾区。由于医院HIS系统与外网存在数据交换（如电子病例的共享、挂号系统、医保等），医院很多医疗设备集中的科室在集成IT网络后，管理上没有落实责任，出现病毒感染问题。从理论上分析，若内部网络系统与外部网络实现物理隔离，网络攻击和通过感染病毒的可能性相对比较小，但是管理不落实还是可能出现病毒感染，造成设备不能正常工作，如普遍存在的USB接口使用管理问题。下面通过实际案例分析医疗设备集成IT网络的网络攻击和病毒感染风险问题。

【案例3-26】医院直线加速器联网病毒感染，造成设备不能正常工作

2010年某省级肿瘤医院，医院部分直线加速器不能启动，影响医院正常开展治疗工作。厂家工程师诊断是系统感染病毒所致，需要重新安装系统软件。医院几台直线加速器与治疗计划系统（TPS）连接组成医院内部的局域网，同时又与医院HIS系统连接，传输数据。这次事件中感染病毒的是使用Windows系统的几台设备，而使用UNICS系统的设备没有影响。病毒类型初步判断为"维京病毒"，一般Windows系统计算机都可以安装杀毒软件，但直线加速器的操作系统厂家不允许安装杀毒软件，否则会影响系统正常工作。同时，病毒是通过网络感染，可能隐藏在网络的非Windows系统部分，即使已感染病毒的几台设备系统软件重新安装，病毒也有可能重新感染系统，唯一办法只有对所有设备的系统软件重新安装，这样给医院治疗工作的连续开展造成了严重影响。

原因分析：由于医院加速器网络相当庞大，共五台不同厂家、型号的直线加速器，TPS系统有供医院物理师设计治疗计划的十几台工作站，是由不同厂家的医疗设备网络集成，使用人员也十分复杂，同时与HIS系统还有接口，任何环节都可以引起病毒感染。但医院内部的局域网受外部攻击的可能性很小，很大可能是由于在管理上问题部分设备USB接口没有封闭，病毒感染的途径有可能是工作人员使用U盘引起的，包括设备维修工程师使用的U盘。医院放疗科没有开展针对医疗设备集成IT网络的风险管理，包括明确责任方和责任人。医疗设备集成IT网络的风险管理是医院安全质量管理的新课题，本案例也说明医疗设备集成IT网络风险管理的重要性。

【案例3-27】网络攻击案例

2017年12月杭州某医院遭受网络攻击，"勒索病毒"入侵导致众多连接院内PACS服务器的影像设备工作站无法开机，严重影响医院日常工作。

原因分析：①某些APP在挂号支付时会与内网服务器进行数据交换，此"勒索病毒"可能随着某些数据文件进入内网中；②在网络维护时，可能会有部分PC机通过授权IP连入内网服务器，病毒会随之直接侵入或通过载体文件进入内网（例如来自于信息系统供应商的PC机进行网络调试时）；③病毒也可能是通过相关设备未禁用的U盘或光驱在连入内网计算机时侵入。USB端口访问不受控可能导致安全漏洞，使患者数据和医疗机构系统面临风险。

建议：医疗机构需要制定和实施医疗设备USB端口的合理应用策略。

第三节　生命支持、影像设备使用安全风险分析实例

一、电气安全风险分析实例

1."电击"风险

电气安全最引人关注的风险是"电击"。医疗设备使用中的"电击"事件可造成医疗过程失败；对患者、使用人员、维护人员造成伤害乃至死亡。电击产生的生理效应可从刺痛到严重烧伤和触电。电击可分为强电击和微电击。强电击是描述电流在人体体表作用的专有名词，人体组织对 $50\sim60\,Hz$ 频率范围内的交流电非常敏感。图 3-12 显示电流从一个皮肤接触点到另一个地方时，不同电流强度对人体可能产生的不同反映和影响。强电击也称"宏电击"，它可以对患者、设备使用和维护人员产生安全风险，尤其对于电易感患者具有更大的影响。微电击是描述电流直接对心脏作用的专有名词，如在心脏介入治疗中，导管可能被放置到与医疗设备相连接的患者的心脏内。因为人体皮肤是大电阻，而身体内部的组织、器官，如血液及肌肉是小电阻。实验表明，当导体与心脏直接接触时，低至 $20\,\mu A$ 的电流都可以引起心室颤动。

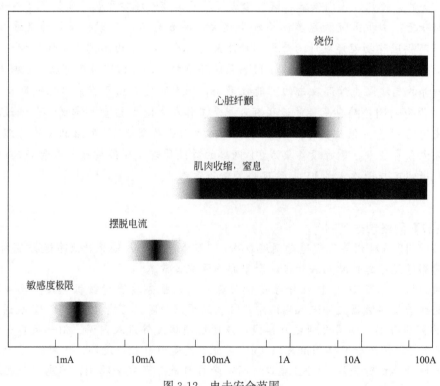

图 3-12　电击安全范围

电击风险因素主要是医疗设备缺乏定期维护与检测，如没有确认机壳和电源插头的接地是否良好；没有及时发现电源线是否有磨损或电线暴露的情况；损坏的电源线没有立即更

换等。

【案例 3-28】 病人在接受物理治疗时被"电击"，引发医疗纠纷。

2011 年，某医院一病人接受物理治疗时，接触到治疗设备机壳突然被"电击"，尽管没有造成严重伤害，但是造成心理影响，表述很多不适症状，家属要求医院给说法。

原因分析：当时医院医工人员到场检测，发现该物理治疗仪外壳没有接地，机壳对地电压达 100V，同时发现设备没有直接接在墙上的电源插座，而是通过接线板通电，测量接线板发现接地线开路。出现机壳对地电压达 100V 的原因是一般医疗设备为了防止电磁干扰，在电源输入带有高频滤波电路，对地连接两个滤波电容，当设备接地断开时，由于电容分压产生 1/2 市电电压（100V 左右），由于电容很小，漏电流不至于造成人员伤害，但对于电敏感的患者会产生"电击"感觉，或由于他们受治疗的原因，对危害就更加敏感。

医疗设备的接地问题包括供电电源的接地问题相当普遍，在设备预防性维护中需要对电气安全的检测特别关注。在国家 GB/T 17995—1999 标准《管理、医疗、护理人员安全使用医用电气设备导则》中特别提到："使用医用电气设备时，必须牢记下述各点：避免使用外接线和多点转换器（接线板），一定要安装足够的输出插座。要及时换损坏的插座、插头和导线。"

2. 电气安全对医学工程人员的风险

电气安全对医学工程人员会构成重大风险。医学工程技术人员不仅在设备维修时面临电气危害，在检测医疗设备的电气安全时也存在这种危险。

（1）**维修带电操作的风险** 维修带电操作可能是对维修人员造成伤害的重要因素。如检修医疗设备时，在带电状态下打开设备外罩，会引起更多的电气危险。很多医疗设备在机壳贴有不能带电操作的警告提示，要求一定要先切断设备的供电。并且要求维修人员所有的首饰，如手表和戒指等，在打开设备封盖前都必须摘除，以避免和带电部件的意外接触。在修理过程中，如果可以，应该进行尽量不带电的测试，如测试一个通电的电路，可能使测试导线造成无意的短路，造成电路零件的损坏。医疗设备中有好多带有高压、大容量的充电电容，即使设备已经断电一段时间，电容也可能仍然储存着一部分电能，也会造成电击风险。在测试有问题的设备时，电气安全分析仪应插入到合适的接地插座中，以防止触电的危险。

线电压用在导联隔离（浮地）测试中，只能用特殊的测试设备来进行，测试设备必须经过专门设计，确保其施加在患者导联上的电压是安全的。在隔离测试中不要接触导联，因为这可能会导致触电。电气安全测试需要对故障进行模拟，在做这类测试时应特别注意安全。电气安全测试应在性能测试之前进行。

（2）**静电电击的风险** 人体在干燥的环境里所穿的化纤衣服经过人体运动摩擦后，会产生电压很高的静电，维修医疗设备时需要从底座上拿下电路板，要注意在电路板和任何可能造成短路的物件间放一层绝缘物体，电位器的调节应该用绝缘工具进行。处理敏感元件时，即使是少量的静电也可能对元件造成损坏，当人体接触集成电路时，人身上的静电电压会通过电路泄放，击穿电子元件，造成电路失效。为了克服静电造成的损失，操作人员必须戴上防静电腕带，腕带使用导电材料制成，它的一端连接有导线，导线另一端接地，这样人体所产生的静电就通过防静电腕带，泄放到大地，起到保护电子元器件不受损害的作用（见图 3-13）。

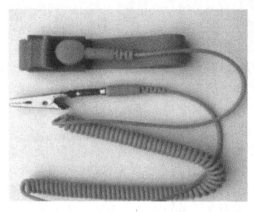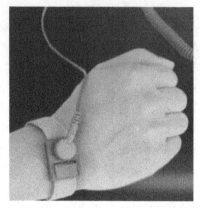

图 3-13　防静电腕带

二、监护仪使用安全风险分析实例

多参数监护仪临床应用的主要作用是对病人生命体征的各项指标进行长时间连续的监测，为临床提供病人病情变化发展预期的可靠依据，在 ICU 的中央监护、手术室的麻醉监护中使用越来越广泛。根据资料分析，多参数监护仪临床使用中存在较多的风险点。国家药品监督管理局 2015～2017 年连续三年发布的"国家医疗器械不良事件监测年度报告"的统计数据表明，多参数监护仪的不良事件数量位列全国有源类医疗器械不良事件报告首位，见表 3-3。可见其风险发生的概率很高，但是没有引起严重伤害和死亡事件的报告。

监护仪使用安全风险主要有三个因素，使用操作因素、维护因素和环境因素。

表 3-3　全国有源类医疗器械不良事件报告数量与排名

年度不良事件	报告数量	占报告总数百分比	有源类报告数量排名
2015	6827	2.13%	第一名
2016	10688	3.03%	第一名
2017	12917	3.43%	第一名

1. 使用操作因素

（1）仪器操作要求和患者特殊状况

医护人员对病人监护仪的操作不熟悉、对工作原理不了解、未按照使用说明书的要求操作，是造成使用风险的主要因素。

下面以无创血压测量为例分析。研究表明无创血压测量偏差大的发生比例很高，临床也普遍反映病人监护仪无创血压测量值经常出现偏差，影响临床诊疗。分析影响血压测量准确性的因素有以下几种。

① 袖带的相对尺寸与袖带放置的位置　使用说明书提示，血压测量准确度取决于使用适当尺寸的袖带（见图 3-14）。AHA 推荐不同年龄、身高、肥胖度的人选择不同尺寸的袖带（见图 3-15），袖带充气部分的宽度应为臂围的 40%，而充气部分的长度应能围绕手臂周长的 80%～100%。袖带软管的匹配也是容易忽视的问题。

② 连接呼吸机机械通气时血压测量的影响　ICU 病人连接呼吸机机械通气十分普遍，在病人连接呼吸机机械通气时血压测量也会受到影响。从图 3-16 可以看出机械通气时血压

和脉搏的变化，会影响测量的准确性。

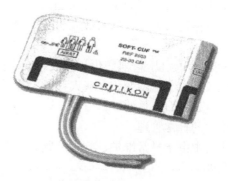

注意：准确度取决于
使用适当尺寸的袖带
➤将袖带连接到空气软管
警告：使用适当的软管和
袖带的组合是强制性规定，
必须遵循。对软管作任
何改变都将限制NIBP参数
在新生儿和成人测量模式
之间进行转换
CRITIKON

图 3-14　监护仪使用风险提示

袖口名称	臂围/cm	袖带宽度/cm	袖带长度/cm
新生儿	5～7.5	3	5
婴儿	7.5～13	5	8
儿童	13～20	8	13
成人小号	17～26	11	17
成人	24～26	13	24
成人大号	32～42	17	32
大腿	42～50	20	42

图 3-15　AHA 推荐袖带的尺寸

Pa
SPmax SPref SPmin
Δup
SPV
Paw
Δdown
End-expiratory pause
ΔPP=100×(PPmax−PPmin)/[(PPmax+PPmin)/2]
Pa
PPmax
PPmin

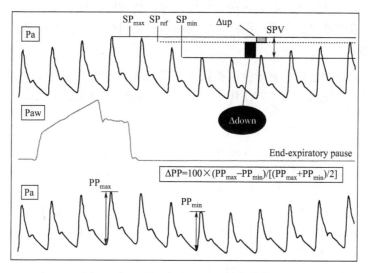

图 3-16　机械通气时血压和脉搏的变化

③ 心律失常，病人脉压差太小，过高或过低的心率病人血压测量引起的误差　病人监护仪无创血压测量采用振荡法，收缩压、舒张压是通过软件公式计算得到的。心律失常病人在监护仪无创血压测量时，会延长检测时间，重复测量，如超过测量时间，会提示检测失败，或者出现测量误差。病人脉压差太小时，监护仪可能只显示平均压，没有显示收缩压、

舒张压。尽管现在技术在不断改进，但使用说明书还会提示使用者注意。

④ 休克，低血压、低体温病人的测量误差　监护仪使用说明书提示，收缩压小于60mmHg，使用振荡法无创血压计无法测量，建议重症病人如休克、低血压等应改用有创测压法。

⑤ 测压期间病人血压急剧变化、病人移动、颤抖、痉挛造成的测量误差　在 ICU、急诊室经常发生病人血压急剧变化，病人移动、颤抖、痉挛非常普遍，在上述情况下，病人监护仪的测量误差是显而易见的。

（2）使用中的日常管理

监护仪使用中由于日常维护、管理问题对病人造成伤害的安全风险，根据不良事件报告分析有以下几种。

① 贴片电极或者其他传感器对病人的损害。各种多参数监护仪的心电导联、血压袖带、血氧探头等附件与病人身体进行长时间的连接使用，可能会对人体产生一定的损害，包括：监护仪粘贴电极部位皮肤过敏和损伤、血压袖带导致的胳膊疼痛或静脉坏死、血氧探头过紧导致的表皮损伤等。

② 患者医院内感染风险。目前临床上使用监护仪的患者越来越多，监护仪也会受到分泌物污染而医疗单位常常忽视了监护仪使用后的清洁消毒，致使多参数散监护仪外部配件，如 ECG 导联、SpO2 传感器、NIBP 袖套、体温探头等被污染，从而导致患者被细菌和病毒感染。

③ 患者睡眠剥夺。重症病房的特殊环境和各种监护仪器的使用和仪器发出的声音，病人会感到紧张、焦虑，无法维护正常的生理和心理活动，患者没有完整的睡眠周期。

2. 维护因素

监护仪在使用中日常维护不及时，会出现耗材损坏而没有及时发现，如病人导联线损坏、无创血压测量袖带漏气、血氧测量探头老化等，造成监护仪不能正常工作。或在维护中更换使用不匹配或质量差的非原厂配件，造成测量误差超标或工作不稳定。

3. 环境因素

环境中电子设备的电磁也会干扰监护仪的正常使用，比较常见的如手术室麻醉监护仪，高频电刀会干扰它并使之无法正常工作，这时就需要使用有特殊抗干扰设计的麻醉监护仪。

【案例 3-29】 使用不匹配的血氧饱和度探头引起错误报警

2011 年某县级医院，使用一台进口多参数病人监护仪，因为原配的血氧饱和度探头损坏，不能检测病人的血氧饱和度，医院工程师更换一新的血氧探头（非原厂配件）后功能恢复。但使用中病人的血氧饱和度频繁报警，引起医务人员关注。但同一病人使用同一型号的另一台监护仪，没有出现报警现象。血氧饱和度测试表明，参数相差很大（>25%），当时怀疑新血氧探头有问题。后来经过检测，发现新的血氧探头与多参数病人监护仪不匹配，引起错误报警。

原因分析：血氧饱和度探头是通过光电转换原理进行血氧饱和度检测，光电转换特性曲线必须与监护仪匹配，才能保证参数的准确性。所以，监护仪原厂使用的血氧探头是经过匹配校正的。医院随便使用一种不明特性曲线的血氧饱和度探头，是造成测量误差并报警的根本原因。因为价格因素，医院采购市场上一些低价、劣质探头，使用前又没有经过性能检测，会造成安全隐患。

三、呼吸机使用安全风险分析实例

呼吸机是利用机械装置，移动空气进出肺部实现机械通气，为生理上无法呼吸或者呼吸功能不足的病人提供呼吸支持。大多数呼吸机使用正压力向肺部供气。这种设备常由以下部分组成：呼吸回路、控制系统、监视器、报警装置和气源。气源或为内部的空气压缩机，或为外部与压缩气体瓶或医院集中供气口的连接。呼吸机作为一种生命支持的医疗设备，临床应用风险很高。《医疗器械分类规则》（2015版）中呼吸机为高风险医疗器械，对其"安全性、有效性"必须严格控制。

呼吸机的使用安全风险包括以下几个因素。

1. 呼吸机本身的质量因素

在呼吸机研发及生产过程中，经常会有一些风险或临床使用中一些特殊情况考虑不到，或一些元器件的可靠性等问题造成产品有瑕疵，这类错误在产品上市前没有发现，但可能导致临床使用过程中发生危险。例如，某一进口品牌呼吸机，在使用过程中发现经常发生压力报警，还造成呼吸机运行过程中停机，有可能给临床使用病人带来伤害。但实际检测发现压力没有异常，属于错误报警。这给病人及医护人员均带来了极大困惑和压力。这类误报警通常是因为使用的器件有问题，比如压力传感器的质量问题，在短期的生产测试过程中很难发现，只有在长期临床使用过程中才会发现。因为该器件的质量问题导致了医疗器械不良事件，最终生产厂家对该品牌该型号产品全球召回。

2. 使用问题

（1）使用操作不当

有关呼吸机使用因素的风险有很多报道，2002年美国医疗卫生评审联合委员会审核了此前长期使用呼吸机造成死亡和伤害的23个案例（19例死亡，4例昏迷），与呼吸机警报有关的占65％；与呼吸机管路有关的占52％，源于气道导管脱落的占26％，小部分是因为呼吸机管路连接不正确或呼吸机相关设置错误。美国急救医学研究所（ECRI）发布的《2016年十大医疗技术危害》中指出，重症监护呼吸机操作不当，会导致可预防的呼吸机相关性肺损伤。比如使用错误的通气模式及参数设置，造成病人通气不足，本来可以快速脱机的病人反而造成氧饱和度急剧下降，且氧饱和度无法达到正常水平而导致病人病情转危，给病人带来很大的痛苦。

【案例3-30】ICU护士忘记开启呼吸机致重症病人死亡的医疗事故

2015年10月，香港某医院公布一宗严重医疗事故，该医院一名58岁男病人被转送到ICU治疗，数小时后神志不清，自主呼吸困难，医生为他气管插管接驳呼吸机以辅助呼吸，其后因为需要调整气管插管的配件，护士关上呼吸机并重新接驳，但该护士却忘记重新开启呼吸机。约一分钟后，病人心跳停顿，ICU医生立即为他进行急救，病人恢复心跳，继续在ICU病房留医。同日早上，病人一度恢复意识但情况反复，并于晚上10时左右最终不治离世。专家分析：当病人需要使用呼吸机时，代表病人本身不能自行呼吸，这次事故中，护士忘记开启呼吸机约一分钟，属"致命的错失"。"当氧气有一分钟的时间未能送抵心脏，可致心脏衰竭，对脑部及肝脏也会造成严重的损伤。"

这是一起因管理不善，护士使用操作流程不当引起的医疗事故。操作人员没有按既定程序指引使用呼吸机，没有密切留意呼吸机的使用状态。

（2）警报麻痹与故障

2014 年调查的 283 台呼吸机，报警功能参数中至少有一项没有达到要求的为 52 台，占 18.37％。其中不符合要求比例最大的为氧浓度上/下限报警，占 16.25％，其次为气源报警，占 11.31％（见表 3-4）。

表 3-4　呼吸机报警功能检测结果

检测项目	符合要求/台	不符合要求/台	数据缺失/台	不符合要求百分比/％
安全报警系统通用要求	241	2	40	0.71
气源报警	249	32	2	11.31
窒息报警	279	1	3	0.35
气道压力上/下限报警	244	3	36	1.06
每分钟通气量上/下限报警	265	1	17	0.35
电源报警	242	2	39	0.71
病人回路脱落报警	283	0	0	0.00
氧浓度上/下限报警	219	46	18	16.25
病人回路过压保护功能	280	1	2	0.35
按键功能检查（含键盘锁）	251	1	31	0.35

呼吸机警报有效性偏低，存在大量无意义警报，会导致医护人员警报敏感度降低，对警报信息不信任，削弱他们判断警报的敏感度、降低护理质量。

【案例 3-31】呼吸机警报故障造成 ICU 病人死亡事件

2004 年某县级医院 ICU 病房，晚上发现一重诊病人缺氧引起死亡，值班护士没有发现呼吸机报警。

原因分析：该医院因为 ICU 病房改造，临时设置 ICU 病房，没有集中供氧，使用氧气钢瓶供气，因为钢瓶氧气耗尽造成供氧中断。按理 ICU 有多重报警功能，但这一案例中出现多道报警"防线"失守。第一，使用的呼吸机已经 8 年以上，型号基本接近淘汰，而且多年没有维护、检测，检查发现气源报警功能失效；第二，用于氧浓度检测的氧电池失效没有更换，而是关闭了氧浓度报警功能；第三，病人出现生命危险时，病人监护仪的生命体征信息也应该报警，但是，值班护士可能为了安静，把监护仪的报警声音调到了最低，没能在第一时间发现处理；直到交接班才发现病人已经死亡。这是一例典型的符合"瑞士奶酪理论"安全事件。分析错误的发生来源于一连串失误，事件发生是突破所有相关的防御机制，存在系统性的原因。

（3）维护问题

呼吸机日常维护时引发的安全事件十分常见，如呼吸机相关性肺炎（Ventilator Associated Pneumonia，VAP）是机械通气过程中极易发生的，给病人带来很多的烦恼和危害。其中有很多与呼吸机的日常维护相关，例如细菌过滤器及湿化器没有按照要求进行消毒或更换，造成细菌过滤器及湿化器变成了致病源，并导致病人的反复感染，延误病情甚至造成死亡，所以正确使用并更换过滤器是呼吸机防止相关性肺炎发生非常重要的手段及风险控制点。

缺乏定期检测校正造成呼吸机性能指标偏离，是普遍存在的风险。2011 年六省市"生命支持与急救用医疗设备临床使用状况"调查分析报告显示，调查的 283 台呼吸机，机械通气性能测试参数中至少有一项偏离标准的为 91 台，占 32.16％，其中偏离率最大的参数为吸入氧浓度的最大输出误差，比例占 26.27％，其次为潮气量最大输出误差，比例占 21.79％。大部分是缺乏定期检测和预防性维护造成的。表 3-5 为呼吸机机械通气性能参数偏差的检测结果。

表 3-5　呼吸机机械通气性能参数偏差检测结果

检测项目		最大允差	总台数	符合标准台数	偏离标准台数	数据缺失台数	偏离率/％	$\bar{x}+s$
潮气量	最大输出误差	±15％	283	219	61	3	21.79	11.33±9.56
	最大示值误差	±15％	283	246	31	6	11.19	7.93±9.47
强制通气频率	最大输出误差	±5％	283	266	16	1	5.67	1.46±6.81
	最大示值误差	±5％	283	261	18	4	6.45	1.27±3.97
吸呼比	最大输出误差	±15％	283	205	40	38	16.33	8.22±8.35
吸入氧浓度	最大输出误差	±6	283	174	62	47	26.27	4.49±4.33
	最大示值误差	±6	283	148	4	131	2.63	1.67±1.85
吸气压力水平	最大输出误差	±10％	283	212	24	47	10.17	9.72±11.20
	最大示值误差	±10％	283	221	36	26	14.01	7.41±9.90
呼气末正压	最大输出误差	±2	283	255	21	7	7.61	0.97±1.03
	最大示值误差	±2	283	261	5	17	1.88	0.53±0.70

四、除颤仪使用安全风险分析实例

除颤仪（Defibrillator）是一种普遍配置的医疗急救设备，医院主要用于抢救心脏骤停患者，在最佳救治时间"黄金 4 分钟"内，通过心肺复苏术（胸外按压为主）和电击除颤方法，使心脏恢复正常运作。在心肌出现心室颤动时的抢救，其作用是通过胸壁对心脏施以强电流脉冲，高电能制止个别心肌纤维的自主律动，使心脏自然起搏机制恢复，消除心室颤动，恢复窦性心律，使患者恢复心脏功能。心脏骤停后如得不到即刻及时地抢救复苏，4～6min 后会造成患者脑和其他人体重要器官组织的不可逆损害，由于抢救的速度决定病人的生命。除颤器应始终保持良好性能，方能在紧急状态下随时能实施紧急电击除颤。同时，准确使用除颤仪也是病人抢救成功的关键。除颤仪使用安全风险因素有以下方面。

1. 使用问题

医护人员对除颤仪使用培训明显不足，在一次对 41 家医院急诊室医护人员随机进行的除颤仪操作使用考核中，发现存在以下问题，有 22％不完全了解设备的原理，有 24％以上的使用人员不熟悉设备的操作流程，有 17％人员有错误操作，14.6％人员使用错误（见图3-17）。主要问题是使用培训内容过于简单，尤其对一些使用安全风险问题没有重点提示；培训人员面太窄，尤其缺乏在人员轮岗、新员工上岗前的急救设备的培训。

另外，近年来国内在人员聚集区，如购物中心、机场、车站、饭店、体育馆、学校等处及紧急医疗服务场所，配置了自动除颤器（AED），有调查研究显示，我国的急救、心肺复苏、AED使用培训普及率不足1%，与发达国家（美国25%的普及率、瑞典45%的普及率）相比，显然是不足的。

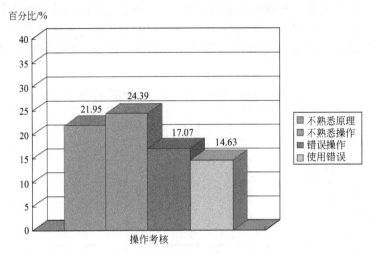

图 3-17　41 家医院急诊室人员除颤仪操作使用考核

【案例 3-32】 除颤仪错误使用

2004 年，某省一次质控检查中，41 家医院中发现有 7 家医院急诊室的除颤仪操作人员把超声耦合剂当作导电胶使用（见图 3-18）。这是典型的错误使用案例，会造成安全隐患。

风险分析：超声耦合剂与导电胶是两种完全不同的物质。在急救除颤时，为了保证电击能量最大可能传递到心脏，防止放电回路的能量损失，需要在电极板上涂上导电胶，降低电极板与皮肤的接触电阻，达到最佳除颤效果，导电胶成分是导电材料。超声检查时为了防止超声探头与皮肤之间存在空气间隙，影响图像质量，需要涂上超声耦合剂，它不是导电材料。除颤仪用超声耦合剂当作导电胶使用，不能降低电极板与皮肤的接触电阻，反而可能增加接触电阻，在除颤放电时会造成放电回路的能量损失，影响除颤效果，还容易造成皮肤烧伤。

问题发生的概率不低，却没有引起重视，甚至 2016 年该省的医疗设备使用质量检查中，还发现多家医院把超声耦合剂当作导电胶使用。

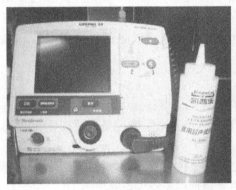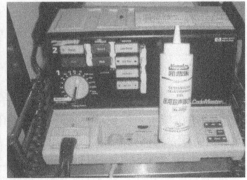

图 3-18　除颤仪操作者在用超声耦合剂当作导电胶使用

2. 维护问题

除颤仪维护问题是使用安全风险的主要因素，2011 年六省市生命支持与急救设备临床使用现状调查统计，调查的 250 台除颤器中，性能参数测试至少有一项偏离的为 45 台，占 18.00％，偏离率最大的项为除颤释放能量的最大测量误差，占 13.14％（见图 3-19）。

调查发现参数偏离很多是因电池的容量不足和电池使用寿命过期没有更换引起的，而且没有被使用人员发现。它带来的主要风险是会造成病人急救时不能正常放电，无法进行除颤；或者放电能量达不到除颤效果，病人除颤抢救不成功。

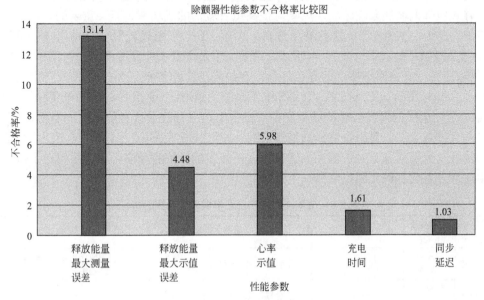

图 3-19　除颤仪性能参数不合格统计

主要原因是缺乏正常的维护，没有开展预防性维护和检测，如没有按照使用说明书要求定期进行能量放电测试、电池的容量测试或电池的定期更换。因为除颤器仅仅在病人抢救时使用，使用频率很低，很多医院在管理上缺乏定期的维护。只有蓄电池充电充足，方能在紧急状态下随时电击除颤。电池的使用寿命会影响释放能量的误差以及充电时间。

【案例 3-33】 除颤仪现场故障

2015 年，某医院抢救一名"晕倒"病人，当医护人员到达现场时，患者瞳孔散大，无生命体征。医护人员立即予以心肺复苏抢救，在使用除颤起搏监护仪进行心脏起搏时，蓄电池显示满电但无法放电，出现除颤故障，无法进行除颤；接入交流电源后，仍出现同样故障，无法实施除颤操作。最终患者抢救无效，宣告临床死亡。

原因分析：虽然无法肯定患者死亡与心脏除颤器失效有直接关系，但不能排除由于除颤器失效导致延误抢救治疗的可能。该器械失效原因为放电电路故障，医院未及时发现该除颤器失效的原因是未按照使用说明书要求定期进行能量放电测试。

五、输注泵使用安全风险分析实例

输液泵和注射泵简称"输注泵"，是医院急诊、急救和临床治疗护理的常见医疗设备之一，主要通过静脉、硬脑膜外或皮下向病人连续地输注液体药物，进行有控制的精确液体输注。这些泵为蠕动泵、容积泵结构，重复地压缩特定量液体进入一个暗盒或注射器驱动装置，以推进输液。可调设置能够控制输入的流速与流量。使用中具有声音及视觉警报，提醒用户流量的变化或故障的发生。大多数输液泵包含记忆功能，能记录剂量设置和警报。输注泵凭借能够精确控制药液的输注速度、准确计算患者体内液体的进出量、监测给药过程、改善护理质量等优势，同时有助于减轻医护工作强度，提高安全性、准确性和工作效率，并提高护理水平，已得到临床的广泛认可和应用。目前，输注泵的临床使用率极高，但在其临床使用过程中，总会出现不泵药、漏液、输注剂量不准确、输注速度过快或过慢等诸多问题，因此，有效地降低输注泵临床应用风险对提高患者救治的成功率是至关重要的。

ECRI 发布《2017 年十大医疗技术危害》中第 1 条"忽略输液泵安全操作步骤可致患者死亡"，美国 FDA 在 2001～2016 年期间发布的关于最严重医疗器械产品的召回事件公告中，有 67 例输注泵一级召回事件，即存在危险或有缺陷的医疗器械可能造成病人严重的健康问题或死亡。根据我国国家 SFDA 医疗器械不良事件监测年度报告统计分析数据，2016～2017 年，全国上报的可疑医疗器械不良事件报告中，报告数量排名前十位的有源医疗器械，输注泵一直排名第二。对患者造成的伤害情况，主要表现为感染、输液速度不正常造成输液不足和输液过量等问题。对于输注泵输液速度不正常的原因有很多，表 3-6 列出了微量注射泵产生速率误差的各种原因。

表 3-6 微量注射泵产生速率误差的原因分析

序号	发生概率	速率变快还是慢	能产生多少误差	速率不准原因	解决办法
1	经常	变慢或变快	10%以上	注射器品牌选择出现错误	现场确认后，选择正确的注射器编号
2	经常	变慢或变快	5%左右	注射器厂家的注射器不均匀	需专业人员检查
3	偶尔	变慢	100%	没有按启动键	现场确认后，重新启动（一般有报警提醒）
4	偶尔	变慢	20%以上	产品使用时间年限长，导致开合螺母磨损或部件安装松动，导致传动出现问题	需专业人员检查
5	偶尔	没有影响	0%（但在没有注射完毕报警前，就注射完毕）	注射器没有夹在机壳注射器安装槽内	现场确认后，重新卡槽
6	偶尔	变慢	10%	操作人员事先进行限制量设置，注射到该限制量后，进入 KVO 速率（0.5min/h），到时不能按原来设置速率进行注射	现场确认后，重新设置或取消限制量（一般有限制量报警提醒）
7	极少	变慢	30%以上	产品内部传动机构发生故障或出现出错报警，导致停机或间隙性运行	需专业人员检查
8	极少	变慢或变快	30%以上	针筒识别出现错误	需专业人员检查处理
9	极少	变慢或变快	50%以上	产生电磁干扰，导致速率变化（随机）	需专业人员或权威机构鉴定
备注	微量注射泵注射误差，一般在±2%以内				

注：以上资料由杭州泽硕医疗科技有限公司提供。

1. 设备本身原因

设备本身原因有硬件失效（故障）和软件故障。硬件失效（故障）中，大多由于产品的可靠性不高（部件脱落、材料断裂等）；本身的电气组件故障引起。软件故障主要表现形式有：显示错误代码，触发输注泵无规律报警；发生通信错误或通信丢失，导致冻结屏幕或意外停机；错误导致泵给出不正确的输注速度值等。

> **【案例 3-34】注射泵注射速度严重失常**
>
> 2018 年某三级医院 ICU 病区，使用某公司的注射泵给病人进行胰岛素注射，设置速度 5mL/h，结果发现 20mL 在 1h 就注射完了，是设置速度的 4 倍。使用人员排除操作失误，医院工程师对该注射泵进行检查，没有发现问题，故障不可重复，检测精度在合格范围。
>
> 原因分析：出现这种大范围的注射速度变快故障比较少见，但也有其他医院使用同一品牌的设备出现类似故障，可能原因：一种可能是设备电磁兼容性问题，目前医院的使用环境电磁干扰十分复杂，尤其像 ICU 的应用环境，如果设备抗干扰能力较差，很容易干扰设备导致工作异常，造成误操作。另一种可能是注射泵内部控制软件有"瑕疵"，在某种特定条件下出现控制异常。这些问题需专业人员或权威机构鉴定后确认。

2. 使用错误风险

（1）输液泵编程参数错误

ECRI 发布的《2019 年十大医疗技术危害》中"将药物剂量率与流速混淆会导致输液泵给药错误"排第 6 位。编程参数输入错误有相关的伤害和死亡事件报道，特别是将输液泵预设置的药物流速错误输入为药物剂量，反之亦然。药物剂量率定义是单位时间进入患者的药物量，并以"质量/小时"表示，如 mg/h 或 g/h，而输液泵流速定义是单位时间进入患者的流体量，并以"体积/小时"表示，如 mL/h。虽然剂量和流速都包含在药物处方中，但如果药物处方中的信息顺序与输液泵预设参数的顺序不匹配，则更有可能发生混淆。调查发现，这种错误在现场编程中相对频繁地发生（虽然这些错误通常没有报告），这些风险影响的程度可以是相对轻微的（例如，可以根据需要尽快注入抗生素），也可能是灾难性的（例如阿片类药物过度注射会造成死亡）。

（2）错误使用匹配

输注泵使用错误最常见的是注射器或输液管路品牌选择匹配错误，造成输液精度误差超标。输注泵必须使用匹配的注射器或输液管路，才能达到理想的流量精度。现在输注泵使用说明都有不同品牌注射器或输液管路的匹配设置表，输注泵使用前要求选择设置使用匹配的注射器或输液管路参数。个别医院可能为了节约成本，尤其是进口输注泵往往随便使用一种国产注射器或输液管路。这种使用不匹配是输注泵流量检测精度偏差大的主要原因。进口输注泵使用未知品牌的国产注射器或输液管路必须经过校正，选择相匹配的固定品牌，同样，国产品牌输注泵流量精度也决定使用相匹配的注射器或输液管路。因此，在考虑选择使用什么样的注射器或输液管路，在成本与临床可接受的输注泵流量精度之间，需要进行风险评估。

六、高频电刀使用安全风险分析实例

高频电刀也称为电外科设备（ESU），是一种取代机械手术刀进行组织切割的电外科器械。根据医用物理学的原理，当高频电流通过人体组织时，由于每一振荡的电脉冲时间极短，离子很难引起迁移，仅仅在富有黏滞性的体液中振动，因摩擦而生热。高频电刀就是利用高频能量发生器，把低频电压、电流转变成频率为 0.3~5MHz、电压在千伏以上的高频交流电，通过机体的这种热效应达到切割和凝血作用。多功能高频电刀具有纯切、混切、单极电凝、电灼、双极电凝等功能。目前电外科技术的发展与应用，各种型号的高频电刀对各种功能下功率波形、电压、电流能达到自动调节，以及程序化控制；具有各种安全指标的自检和故障的检测及报警指示。因而大大提高了设备本身的安全性和可靠性，简化了医生的操作过程。

随着医疗技术的发展和临床提出的要求，以高频电刀为主体的复合型电外科手术设备也有了相应的发展，即所谓"电外科能量平台"，集成氩气刀、超声手术系统、电切内窥镜治疗系统、血管闭合系统等电外科设备，在临床中都取得了显著的效果。

高频电刀已经是外科手术必不可少的医疗设备，但使用中的安全风险问题也十分突出。2018 年 ECRI 公布十大医疗技术危害中电外科手术过程中的烧伤列为第二名，手术室火灾的原因很多与高频电刀使用相关。有人认为电外科设备是手术室中使用风险最高的医疗设备。

高频电刀使用安全风险可以分为以下几种。

1. 设备本身质量问题风险分析

高频电刀本身必须具有十分完善而可靠的安全保障体系，这是保证病人和医护人员安全的最基本的条件。因此，高频电刀在出厂前应对主要性能指标逐台逐项，甚至多次重复地进行严格测试和检查。使用者应使用高频电刀专用检测设备进行到货验收检测及使用后定期的性能检测，以确保电刀的各项安全性能指标始终保持在国际电工学会和 1995 年 5 月发布的我国有关高频电刀的标准（即 IEC601-2-2、GB9706.4 和 GB9706.1）规定范围内。

高频电刀的一些主要质量性能指标会影响高频电刀的使用安全。

（1）高频漏电流

高频漏电流是指电刀两输出电极对地的辐射电流，对手术毫无作用但可造成病员的灼伤和环境污染。高频漏电流必须低于 150mA。

（2）输出悬浮性能

即高频电刀的高频高压输出部分对机壳（大地）和电源（市电）应严格隔离。各输出端口（电极）对地和电源，不仅绝缘电阻要很大（>100MΩ），而且在接上应用部分之后，对地分布电容要足够小（<100pF），还得经受得起约 6000V 交流试验电压的考验。高频电刀输出一旦悬浮不良，高、低频漏电流将迅速增大，过大的高频、低频漏电流将对病人产生灼伤或严重刺激，甚至危及生命。

（3）接地电阻

电刀的金属机壳应可靠接地，即电源的地线应真正接地，且与机器接地点之间的连接电阻应小于 0.2Ω（连电源电缆接地线在内），以防机壳和保护接地点悬空而带电，造成电击危险和机内对外界的高频辐射。

（4）输出功率的稳定性

输出功率应随设定值的增加而增加，随设定值的下降而下降。调节设定时不能产生不希望的功率变化而造成危险。额定负载下的输出应与设定值对应，功率偏差应≤20%。不同负载下的全功率和半功率曲线与规定值偏差也应≤20%，在电源电压波动和负载变化时，输出功率仍应在规定范围内；电源复通或启动复通时，任何设定下的输出不得增大 20% 以上。过大功率突然加到患者身上造成安全风险。

（5）声光报警与提示功能

高频电刀应具有声光报警和切断输出的功能。如中性电极（极板）断线或阻抗过大时，防止断点或大阻抗点产生功耗引起灼伤或着火；电切、电凝功能启动时，应有清晰的声光提示，以提醒操作者注意。

2. 使用风险

（1）灼伤

高频电刀使用灼伤分两类，一类为极板灼伤；另一类为非极板灼伤。

① 极板灼伤　极板灼伤主要发生在负极板部位，因为高频电刀大部分是单极模式，该电路由高频电刀内的高频发生器、病人极板、接连导线和电极组成。在大多数应用中，电流通过有效导线和电极穿过病人，再由病人极板及导线返回高频电刀的发生器。为了使高频电流能经人体返回设备，单极电刀必须配备一个大面积的分散电极，将返回电流密度降低到 $0.02A/cm^2$ 这一安全界限之内（按最大功率达到极限值 400W 2A 计算），才能保证病员贴放极板的部位不产生过热，避免灼伤。通过计算，电刀负极板的最小面积为 $100cm^2$，这是极板面积的最低限值，手术中必须始终保证有 $100cm^2$ 以上的极板面积与病人皮肤紧密而均匀地接触。如果手术病人发生移位，与极板的接触面积明显减小、电极板与患者皮肤粘贴不当（接触电阻过高）、脱落等，就可能出现极板灼伤的危险。

> **【案例 3-35】** 高频电刀负极板灼伤
>
> 　　2010 年某医院手术室，一男性患者在硬膜外麻下行双股骨干切开髓内钉、钢板螺钉取出术。术前由巡回护士安置负极板，当时护士为了避开皮肤消毒区域和硬膜外导管，就将负极板纵向粘贴在患者右侧腰部，术中常规使用电刀。手术结束后发现患者贴负极板部位皮肤有两处灼伤，面积分别为 1cm×2cm、1cm×1cm，深度为Ⅲ度。立即告知手术医生，即予行切痂，清创缝合，7 天后拆线，伤口Ⅰ期愈合。
>
> 　　原因分析：高频电刀工作时，刀头流入人体的密集电流分散引出人体，通过负极板再回到高频电刀内，以形成完整的回路。当负极板与人体体表连接平贴时，整个负极板面能均匀而全面地紧贴病人体表，连接界面面积越大，则流经负极板与人体连接界面的电流密度越小，其电流热效应也越弱，对病人越安全。反之，则热效应越强，负极板温升就越高。此时其热效应与电刀刀笔相同，将对病人形成灼伤，负极板粘贴部位的选择除了应选择干燥清洁的皮肤外，还应注意粘贴区域的体表应该平坦，无生理凹凸界面，使负极板的整个面积可靠地紧贴患者皮肤，且要尽可能地靠近手术区域和或紧贴于患者肌肉丰满处。尤其在使用大功率手术前，必须进一步检查负极板接触情况。本案例因为巡回护士为了避开皮肤消毒区域和硬膜外导管，将负极板纵向粘贴在患者右侧腰部，由于腰部曲线关系，导致负极板的整个面积未完全贴紧患者皮肤，从而对患者造成局部点状的灼伤。

② 非极板灼伤　灼伤位置主要不在极板部位，这样的灼伤统称为非极板灼伤。非极板灼伤主要因电刀外系统包括极板、刀头及其连接电缆和病员肌体等的外系统安置使用不当引起，特别是病人肌体上出现多点接地形成高频电流的异常通道的旁路灼伤（"接地分流"）；另外，电刀高频辐射使病人肌体携带或接触非接地金属体，引起高频电磁感应，产生热效应，也会导致灼伤。

a.旁路灼伤（接地分流）　电刀在手术时，病人肌体被用作高频电刀的负载，其上直接作用着高频电刀输出的高频高压电、电流，由于现在的高频电刀基本上是 CF 型设备，采用全悬浮式结构，它的输出部分完全悬浮，外系统（包括极板、刀头、连接电缆及病人肌体）

手术中发生一点（处）接地是没有什么危险的，不会构成异常的高频电流通道。但是当极板以外特别是病人肌体被两个或多个短接点（主要是接地点）构成异常高频通路时，不同电位的两接地点就流通可观的高频电流。尤其是病人接触直接接地（或置于地上）的金属物件和设备。另外，高频接地不仅可通过小电阻实现，而且可通过较大电容来形成高频通路，如人体过分接近这种金属和设备（如金属手术床、支架等），因为这可形成相当大的电容，同样可流通较大的高频电流。此外，消毒液、冲洗液、病人体液等液体也会使患者与金属或地产生连接，造成高频分流而出现灼伤可能，两个或多个接地点构成高频通路后的风险最大。接地分流是非极板灼伤的主要因素。

b. 高频辐射　高频电刀是高频大功率医疗设备，工作时必须产生高频电流，主频率（基波）应在0.3~5MHz之间（全悬浮式电刀一般在0.4~0.8MHz之间）。发生器功率达到400W，工作时会产生强大的高频电磁场。手术时，如果病人身体携带和接触金属体时，虽然这些金属体并未接地，不会产生高频接地分流现象，但是高频电刀输出会产生高频电磁场，高频通路中的金属物体会产生电磁感应，特别是能量较大（高频辐射严重的电刀），在接触点如病人携带（包括金属植入物、支架）或接触金属体的面积较大部位，会集中高频电磁场产生涡流发热，发生病人灼伤，工作人员无意触碰也会产生高频刺激甚至灼伤。因此要求手术病人也不得携带或接触非接地金属体，特别是手术高频电流通道区域。高频电磁场也会干扰心脏起搏器，使之工作不正常，甚至停搏。高频辐射造成的非极板灼伤可能不仅是体表，很可能发出在体内。

（2）引起手术室火灾

手术室火灾经常出现在媒体的新闻报道中，2008~2013美国ECRI发布十大医疗技术危害中手术室火灾每年都名列其中。据统计，美国每年会发生550~600起手术室火灾，高频电刀是引起手术室火灾的重要原因之一。由于电刀手术中会产生火花、弧光，易燃易爆物遇到火花、弧光会发生燃烧或爆炸，手术室中往往有易燃易爆气体、液体或其他物质，如用乙醇对皮肤进行消毒时，由于患者术区皮肤乙醇液体过多、未干或手术单有洒落的乙醇，当启用电刀时可引起燃烧，尤其是在手术单所形成的封闭腔隙中，酒精的挥发和氧气浓度的增大可形成一种极易燃烧的混合物，只要有火源就能燃烧，严重者可引起爆炸（见图3-20）。

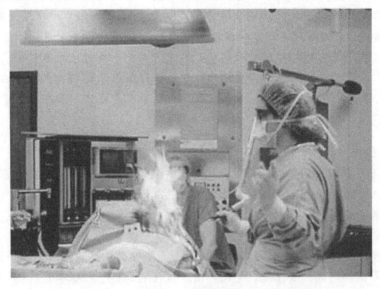

图3-20　手术室火灾

（3）病人体内植有金属物体时的风险

如果病人体内植有金属物体（钢环、钢钉、钢板、心脏起搏器等）时，使用电刀时高频电流通道有金属植入物，会产生高频涡流加热植入物而烫伤病人组织（内部），尤其在单极状态下使用时。高频电流会对植入心脏的起搏电极（金属）产生涡流，发热造成心肌烧伤；高频电流还会干扰心脏起搏器，造成错误感知，使之工作不正常，引起病人室颤甚至停搏。所以，带有心脏起搏器的病人一般不能使用高频电刀，如一定要使用高频电刀，则必须按起搏器的使用说明书规定，采取必要而有效的预防措施。

（4）切口脂肪液化

高频电刀可能会使切口脂肪液化，其发生机制可能是由于电刀所产生的高温造成皮下脂肪组织的浅表性烧伤及部分脂肪细胞因热损伤发生变性。除了病人本身因为体型肥胖、糖尿病、营养不良等因素外，在使用中电刀能量输出调节过高、过热造成组织炭化也是原因之一。切口脂肪液化可以造成病人伤口延迟愈合、继发感染，增加病人痛苦。

（5）对手术环境中监护设备的影响

高频电刀使用过程中，会对手术环境中使用的监护设备产生干扰，尤其造成 ECG 波形严重漂移，影响术中监护设备的正常使用。产生的原因有：①高频电刀使用过程产生高频高压电流，在监护电极的通道与手术电流通道（从刀头到极板）接近时，产生干扰；②高频电刀使用时瞬间放电产生的大电流冲击，通过电源回路产生干扰，对术中监护设备产生影响；③高频漏电流的干扰。会通过心电电极进入监护仪，造成心电信号的干扰失真，影响术中监护仪的正常工作。

（6）使用中对环境的污染风险

现代手术室电外科设备广泛应用，高频电刀手术中由于高温使细胞中蛋白质及其他有机物燃烧，产生大量含有水蒸气的烟雾。烟雾中含有许多有害的化学成分、活性病毒、活性细胞、非活性颗粒、可诱发突变的物质等，国外研究表明，手术烟雾中含有 600 种以上的化学成分。其中含量最高的化学成分有碳氢化合物、腈类、脂肪酸、酚类等，其中 CO 与丙烯腈最受关注。其他含量较少但因为是剧毒物质同样备受关注的化学成分有氰化氢、甲醛和苯等。手术室工作人员长期接触有害的烟雾，身体健康受到极大潜在的威胁。

其主要风险有：①烟雾暴露对人呼吸道及肺的影响，电刀手术产生的烟雾粒子浓度可达 $3 \times 10^8 / m^3$ 以上，且 95% 为粒径小于 $5\mu m$ 的气溶胶，气溶胶颗粒物在人体呼吸器官内沉积分布与其粒子大小有关，较大的粒子沉积在较大的呼吸道内。粒径 $1 \sim 5\mu m$ 的粒子可直接侵入肺泡。大量研究已表明，若是长期过量吸入上述气体，可引起头痛、头晕、流泪、恶心、咳嗽、气管炎、哮喘及潜在的长期影响。②有害化学物质的风险。CO 的浓度若是超过人体所能承受的最大浓度（2%），就会出现头痛、头昏、恶心、心律失常等症状，若是本身还合并有冠脉疾患，症状会更为严重；丙烯腈是一种无色的挥发性液体，易被皮肤和肺吸收，并通过释放氰化物对人体造成危害。③潜在的病毒传染源。研究发现手术中 ESU 及超声刀都能将完整的组织细胞和血液组分汽化。研究证实这些汽化的细胞仍具有活性，使用的能量越低，每次使用的时间越短，手术烟雾中存在活性细胞的概率就越大。

手术烟雾问题在国外越来越受到重视，我国 2012 年卫生部颁布《医院空气净化管理规范 WS/T 368—2012》，指出手术室可选用安装带空气净化消毒装置的集中通风、空调系统，达到净化手术室空气的目的。临床需要全面认识手术烟雾的危害和防范，加强对手术室烟雾的风险重视程度，同时手术室通风设备应符合相关标准规定。

七、血液透析设备使用安全风险分析实例

血液透析（hemodialysis，HD）简称血透，俗称人工肾。它通过将体内血液引流至体外，经由无数根空心纤维组成的透析器，血液与含机体浓度相似的电解质溶液（透析液）在一根根空心纤维内外，利用半透膜的特性，通过弥散、对流和超滤原理将体内各种有害以及多余的代谢废物和过多的水分移出体外，达到净化血液、纠正水电解质及酸碱平衡的目的。血液透析技术发展很快，临床应用范围越来越广，除了应用于慢性肾衰替代治疗外，还广泛应用于不同原因引起的急性肾衰、多器官功能衰竭、严重外伤、急性坏死性胰腺炎、高钾血症、高钠血症、急性酒精中毒等。对减轻患者症状，延长生存期均有一定意义。

血液透析设备主要包括血液透析机和与血透治疗相关的水处理系统。

血液透析机从结构上，由体外循环装置（血路系统）、透析液供给装置（液路系统）和监测报警装置三部分组成（见图 3-21）。也可以将血液透析机分为控制执行部分和监测部分。其中，体外循环装置实现血液的体外循环及血路部分各参数的控制和监护，一般包括血泵、肝素泵、动静脉压力传感器、空气探测器等部件；透析液供给装置则实现透析液的配比、输送作用，提供透析治疗所需要的透析液流量和离子浓度，一般由除气加热装置、透析液配比和输送装置、超滤装置组成。监测报警装置实现血路系统和水路系统中各种参数的监测和报警功能，以确保透析治疗的安全。

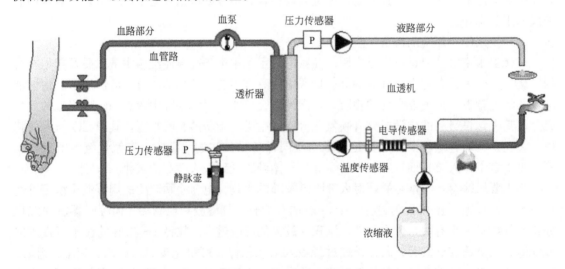

图 3-21　血液透析原理

血液透析设备的使用安全风险主要包括以下几个方面：一是使用因素，即血液透析机及水处理设备由于使用管理、操作、维护问题引发的风险；二是血液透析机及水处理系统本身的质量和设计因素引发的风险；三是设备使用的环境因素引发的风险。具体分析时，血液透析机与水处理系统的风险分析有不同的因素，需分别分析。

1. 血液透析机使用风险案例

血液透析机对使用操作人员（血透护士）的专业要求非常高，护士不仅需要掌握常规的透析护理知识和技术，还需要熟练掌握各种型号血透机的操作方法、透析过程中机器相关的报警处理、透析治疗参数的调整、透析治疗过程中各种突发情况的处理、机器的消毒维护、

透析用水的质量管理等。

（1）使用错误

血透护士的工作涵盖了临床护理、设备操作、设备基础保养、质量控制等一系列内容，在工作中与血透机的关联度非常高，操作不规范存在风险隐患。

【案例 3-36】透析机负超滤

2008 年，某市一家三级医院上报不良事件，有 4 台同一型号血液透析机 5 例病人在使用过程中，上机开始 15 分钟后，机器报警，提示负超滤状态，显示超滤量分别为—0.15L、—0.5L。部分病人反映呼吸困难、恐惧感以及胸部疼痛，个别病人自诉有濒死感，可能危及生命。操作人员决定运行冲洗程序，并且在仍然有血液循环的情况下断开透析液管路。冲洗完毕后将患者重新连接到机器，机器运转良好，未发生患者严重伤害。医院作为濒临不良事件上报国家 ADR 中心，引起重视。

原因分析：①该型号血透机某些版本的超滤单元前置放大器板可能引发通道 2 信号丢失的隐患；②可能是由于培训不到位以及非中文用户界面导致操作人员在预冲和开始阶段的操作错误。由于操作时透析器预冲不充分而导致开始治疗时透析液腔有空气，小气泡团经过超滤单元，从而导致不能准确测定透析液流量；③在设定治疗参数前，超滤已被激活。在所有设置的初始警报限值被确认之前未设定治疗参数，将引发大量不同的报警事件。

原因分析中第一条是产品的"瑕疵"，后两条属于使用操作不规范。

（2）院内感染

血液透析病人院内感染乙肝、丙肝事件发生概率很高，案例很多。2009 年 11 月，某省一县级医院血透病人发生感染丙肝事件，19 名血透病人在医院治疗期间感染丙肝病毒，累计感染率达到 32.76％；另外一家区医院进行血液透析治疗的 77 名患者中，39 人丙肝抗体阳性，其中，15 例初步确诊为院内感染。该省卫生厅还通报，某县的医疗机构也发现血透病人感染丙肝情况。

2010 年 3 月，某自治区妇幼保健院对患者进行血液透析治疗时致使 11 人感染丙肝事件。

2010 年，某市卫生局调查透析患者大面积感染丙肝事件。

2013 年 1 月，一家市级医院发生透析病人多人感染丙肝事件。

在血透治疗过程中病人感染丙肝已经超越了个例，成为亟待关注和重视的公共卫生事件。

血液透析机使用管理是院内感染的主要原因，如使用失效的材料或一次性用品的重复使用；设备消毒和人员操作不规范等。

（3）警报风险

血液透析机有完善的安全报警系统，不仅有动、静脉压报警，空气报警，电导率报警，流量、温度报警，还有漏血报警。出现任何一个报警，仪器都会停止正常的透析工作，切换至透析液旁路状态，从而保证患者的安全。如漏血传感器是透析机的重要组成部分，当透析液中有气泡、透析器破膜以及有血液溢出时，会及时触发报警并进入透析旁路模式，以保证治疗过程中患者的安全。

医护人员需特别注意透析治疗过程中机器的各类警示和警报，如血路压力报警、空气报警、漏血报警、跨膜压报警、流量报警、电导率报警、温度报警、超滤报警及其他设备故障报警，对反复发生的设备故障或报警应及时告知设备技术人员。

2. 本身质量和设计因素引发的风险

血液透析机中对透析治疗安全影响较大的关键部件有血泵、动静脉压、空气探测器、离子浓度、流量、温度、超滤、漏血等检测系统，由于血液透析治疗的高风险性，加之设备的连续工作时间较长，通常处于超负荷运转状态，元器件老化加剧，因此对血透机的质量可靠性、稳定性和完好率提出了很高的要求。另外，透析耗材如透析器，透析管路的质量、匹配性也是引发血液透析安全风险的一个重要因素。

（1）血泵风险

血泵是体外循环的动力装置。泵管依靠血泵的转动，带动血液流动。血泵滚轮和泵壳体的间隙叫做泵管间隙，泵管与两个血泵滚轮之间的密封区域形成血液腔。血泵引发的治疗风险主要是泵管间隙异常和血泵转速异常。泵管间隙过小会导致血泵转动阻力增加，破坏血液中的红细胞。间隙过大会导致血液腔的密闭出现问题，也可使血流量远低于设定值，进而影响透析效果。血泵转速异常主要由两方面引起：一是血泵电机老化、故障或血泵转头与电机耦合不良；二是使用的泵管内径与设定值不一致，可能导致严重的转速误差。

（2）动静脉压监测风险

动静脉压监测是血液透析机体外循环监测的重要内容，若无法监测到真实的压力，就无法及时发现临床风险。动脉压是指血液由血管通路引出至血泵前的血管通路中所测得的压力，其临床意义在于通过动脉压力变化来评估实际血流速率以及血管通路的情况，及时发现流量（或血管通路）问题，减少对血管壁损伤。静脉压是指血液从透析器流出，回输至患者体内的血管通路中所测得的压力，用于监测血管通路静脉回路的压力变化（见图 3-22）。

引起动静脉压监测风险的主要原因是压力传感器测压不准、压力传感器（保护罩）堵塞及压力传感器保护罩连接泄漏。其中，密闭不严及漏气会使静脉壶血液面上升而堵塞压力传感器，对管路脱落、异常扭曲、打折，动静脉穿刺针意外滑脱、透析器或静脉壶凝血、血管通路阻塞等血路异常无法提供监控保护。穿刺针滑脱致使病人失血，透析器或静脉壶凝血可能带来严重后果，甚至导致病人死亡。

（3）空气探测器风险

血液透析机的空气监测系统通常采用超声波探测方式，在静脉血液管路的两侧分别装上超声波发射器和接收器来捕捉经过静脉管路的气泡，防止体外循环管路内的空气进入患者体内。其灵敏度通常为：血流量<100mL/min 时 0.02mL；血流量≥100mL/min 时 0.05mL。血路监测部分最重要的就是空气监测。影响空气监测的因素主要有血路管安装位置不妥、透析器内部除气不足、动脉穿刺针位置欠佳等。此外，空气探测器灵敏度过高或故障会导致透析中频繁空气报警，血路部分保护停机。空气探测器引发的风险是空气进入血液中引起病人空气栓塞，可导致死亡。需要注意的是：管路中有凝血块时超声波探测会受到干扰，失去监测能力。

（4）电导离子浓度监测风险

透析液是电解质浓度与人体血浆相近的溶液。透析液由血透机内部的容量调配系统进行配制。目前广泛使用碳酸氢盐透析模式，由浓缩液（A 液＋B 液）＋RO 水，按照一定比例混合而成，透析液成分包含了碳酸氢盐、钠、钾、镁、钙、葡萄糖等（见表 3-7）。只有质量合格的透析用水、浓缩液和正常工作的血透机才能确保透析液的电解质成分与医疗处方一

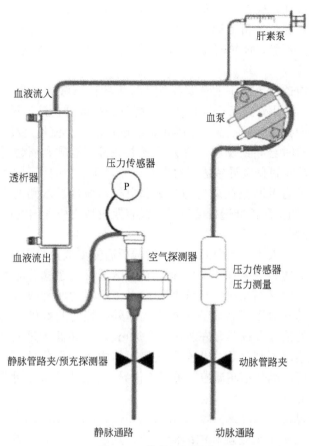

肝素泵

血液流入

血泵

透析器

压力传感器

P

血液流出

空气探测器

压力传感器
压力测量

静脉管路夹/预充探测器

动脉管路夹

静脉通路

动脉通路

图 3-22　体外循环部分

致。电导率是测量导体导电能力的参数，应用在血透机上透析液就是导体，通过机器内部的电导率传感器间接测量透析液的离子浓度。引发透析液离子浓度风险的因素有很多：浓缩液质量问题、配比不正确、透析流量不稳定、电导传感器灵敏度漂移及显示误差、浓缩液配方设置错误等，可能导致透析病人口渴、血压升高或降低、头痛、恶心等体内酸碱失衡症状，严重时导致病人死亡。电导离子浓度风险涉及设备故障、操作不当、耗材质量、设备维护等多个环节。其中，电导传感器灵敏度漂移潜在的危险性较大，因为该装置最后决定透析液是否流入透析器进行溶质交换，如果把不合格的透析液没有旁路却通过了透析器，对病人是非常危险的。

表 3-7　碳酸氢盐透析液成分及浓度

成分	浓度/(mmol/L)	成分	浓度/(mmol/L)
钠	135～145	醋酸根	2～4
钾	0～4	碳酸氢根	30～40
钙	1.25～1.75	葡萄糖	0～5.5
镁	0.5～0.75	二氧化碳分压/mmHg	40～110
氯	100～115	pH	7.1～7.3

（5）温度控制风险

透析液温度正常范围应严格控制在 35～39℃之间，用温度传感器来控制使之保持恒定，其误差不大于 0.5℃。温度异常会直接引起血液过冷或过热。温度过低，将引起病人体温下降而发生寒颤；温度过高，病人会有发高烧的症状，如温度超过 45℃ 以上会引起病人急性溶血，直接导致死亡。影响透析液温度的因素主要有进水温度超过允许范围（10～30℃）、供水不足或透析液流量不稳，加热器损坏、温度传感器工作点漂移或损坏。

（6）流量控制风险

透析液流量是血液透析治疗中的重要参数。常规的透析液流量为 500mL/min，可以根据不同体重、不同病情等因素进行个性化选择，降低或提高透析液流量。流量过高、过低或不稳会导致透析过程中机器频繁报警，中断正常的透析治疗。流量过高可导致透析失衡，特别在使用高通量透析器时会导致反超，使透析液中平时不能顺利通过透析膜的物质进入血液，产生不良反应。流量过低会导致透析效果不充分，血液中的代谢废物清除效果差。流量控制失常的因素有：没有及时更换老化的泵头和电机；血透机水路的消毒清洗不到位（脱钙，除蛋白）；没有定期检测校准透析液流量；没有及时清洗机器内的过滤器。

（7）超滤控制风险

超滤的作用是排除病人体内多余的水分，使透析后体重减少量与预期值一致。它的准确与否直接关系到病人的透析效果和生命安全。血液透析机的超滤功能由容量控制原理来实现，每种机器都有自己的平衡系统，最终实现进出透析器的新鲜透析液和废液的量是相等的，而病人体内多余的水分则通过超滤装置排出体外。超滤的准确性对病人的影响非常明显，是需要精确控制的治疗参数，允许误差为 ±30mL/h。超滤量过大会导致病人血压突然下降所致的循环功能衰竭；超滤量过小会导致病人体内多余水分排不掉，直接影响透析效果。超滤控制风险主要原因包括超滤控制单元工作异常、流量异常、水路系统泄漏或管道弯折、水路中其他元件异常。

（8）致热源相关风险

致热源风险主要来源于水处理和浓缩液系统，其原因是微生物污染（细菌和内毒素）。血液透析机自身问题导致的致热源污染较少见。但血透机作为透析液配制和输送的最终环节，需要确保最终进入透析器透析液的微生物指标符合要求。为每台血透机安装细菌过滤器是十分必要的，是最后的安全屏障。尤其目前的透析治疗中，由于高通量透析器的广泛使用和血液透析滤过（HDF），在提高清除率和透析效果的同时，也更容易使透析液中的有害物质进入人体血液，对病人造成伤害。

（9）透析器风险

透析器是血液透析的主要耗材。透析器俗称人工肾，有空心纤维型、盘管型及平板型 3 种。最常用的是空心纤维型，由 1 万～1.5 万根空心纤维组成，空心纤维的壁即透析膜，具半透膜性质。血液透析时血液流入每根空心纤维内，而透析液在每根空心纤维外流过，血液的流动方向与透析液流动方向相反，通过半透膜原理清除毒物，通过超滤及渗透清除水分。

透析器的风险主要是透析器破膜引起漏血，透析过程中如发出漏血报警，即提示有可能发生透析器破膜。血液漏于膜外则会发生病人热源反应，引起感染。透析器破膜主要原因是重复使用次数过多，压力过大，也有透析器本身质量问题或由于出厂保存不当引起。

八、婴儿培养箱使用安全风险分析实例

婴儿培养箱（infant incubator）是为早产儿、低体重儿、病危儿、新生儿提供一个类似母体子宫培养环境的设备，适用于婴儿体温复苏、输液、抢救、住院观察等场合。通过控制和监测培养箱内的温度、湿度等，为婴儿提供空气洁净、温湿度适宜的成长环境。婴儿培养

箱是综合性医院以及儿童医院、妇产科医院的重要医疗仪器。现代的婴儿培养箱不但在功能上日趋完善，可以控制和监测培养箱内的温度、湿度、氧浓度等条件，也提供各种附加功能，比如称重、X光拍片、升降功能等。由于婴儿特别是早产儿自身的抵抗能力微弱，体温调节功能很不成熟，这就要求培养箱具有安全、稳定的性能，使得婴儿有更多的能量用于生长，有利于婴儿的健康，婴儿培养箱对使用安全性有极高要求，它的使用安全与婴儿的人身安全直接相关，是一种高风险医疗设备。在日常使用中，婴儿培养箱相关的不良事件常有报道，据国家食品药品监督管理总局统计，在2017年全国上报的可疑医疗器械不良事件报告中，婴儿培养箱报告数量排名在数年中一直在前十位，自2002年至2011年10月之间，有关婴儿培养箱的可疑医疗器械不良事件报告332份，主要表现为温度失控、通风系统故障、皮疹、划伤等，其中温度失控167例、通风系统故障50例，两项约占65%。2016年有关婴儿培养箱的可疑医疗器械不良事件报告上升到943份，2017年达到1167份，数量逐年上升。

婴儿培养箱的安全风险主要有以下几点。

1. 设备固有风险

（1）设计中的物理安全性

噪声是婴儿培养箱的重要性能指标。噪声过高极易引起箱内婴儿不适，严重时可造成烦躁，甚至耳聋。美国儿科学会（AAP）指出，新生儿重症监护室（NICU）中的噪声可能会损伤新生儿的耳蜗，因为构成胎儿内耳一部分的耳蜗从孕妇妊娠第20周起开始成长发育，其成熟过程在婴儿出生后30多天时间时仍在继续进行。在此期间内的胎儿或新生儿的内耳耳蜗正处于成长阶段，极易遭受低频率噪声的损害，使脑的部分区域受损，影响早产儿听觉的正常发育，并严重影响大脑的发育，甚至导致患儿智力低下。

噪声过高很大原因是产品本身的"瑕疵"，产品使用的风机噪声过高；另外也因使用频率过高，使用年份过长，又缺乏定期检测和预防性维护，造成婴儿培养箱噪声过高。

【案例3-37】

某医院NICU科室，婴儿培养箱里的婴儿一段时间监护过后，发现听力有所下降。经检查发现培养箱内的风扇有异响，噪声超过标准，实际测量噪声超过85dB（正常不应超过60dB），对婴儿听力造成影响。

原因分析：婴儿培养箱都具有温度和湿度控制功能，加热管加热空气和蒸发水汽都经过散热风扇作用，均匀到达保暖罩内，达到温度和湿度均匀性控制。由于该婴儿培养箱使用年限较长，有电机老化、散热风扇松动、电机位置偏移、减震垫硬化等现象，同时又没有进行定期检测和预防性维护，导致婴儿培养箱运转过程中噪声超标。

（2）设备故障引起警报失灵

婴儿培养箱需要有一个可靠的故障报警系统，实现对电源、箱温、肤温以及风道是否畅通的监测，如果任何一项指标超出允许范围，均应有声光报警，提示医护人员注意。当医护人员发现培养箱报警时应立即终止使用该培养箱，将婴儿移至安全场所，以保证婴儿的安全。一旦设备报警失灵，会带来很大安全风险。

① 断电报警失灵 当供电电源发生故障时，应启动断电报警。断电报警的意义在于当发生小范围不易察觉的停电现象时提示护理人员作出响应。如果断电报警失灵，当上述情况发生时，可能造成箱内婴儿冻伤，甚至死亡（国内曾有此类报道）。

② 超温报警失灵　在超温报警失灵的情况下，一旦温控调节能力下降，温度上升过高过快时，极易灼伤箱内婴儿，严重时可直接导致死亡。现在的婴儿培养箱温控都带有独立的超温报警传感器，一旦箱温超过38℃（大多数产品的默认缺省值），直接切断加温电路并报警提示维修。使用肤温控制模式时要尤为关注，应经常巡视，防止肤温传感器放置错误或未紧贴婴儿体表引起的保温箱加热过度以及固定胶带过紧导致的婴儿皮肤损伤。

③ 实际箱温与设置值不符包括温控失灵　实际箱温与设置值不符会影响治疗效果，并造成箱内婴儿不适，严重时甚至影响生命安全。

④ 风机报警　风机故障时发出报警，风机是培养箱内空气循环的动力，出现故障会导致热循环停止，培养箱内局部过热。空气对流过快也会引起箱内婴儿的不适，因此应对婴儿培养箱内气流进行定期检测。

⑤ 皮肤温度传感器报警　在肤温控制模式下，肤温传感器内部电路故障或连接不好时，此报警启动。

传感器脱落报警。在肤温控制模式下，肤温传感器不在正确的放置位置时，此报警启动。

⑥ 电气安全　如机壳漏电流过大、肤温探头过热对婴儿的灼伤等。

2. 使用风险

（1）感染、过敏风险

婴儿培养箱由于需要湿化、循环空气引入、清洁培养箱使用清洁剂等，可能对婴儿造成感染、过敏风险。一项新生儿培养箱中空气平均菌落数与使用天数关系的研究表明，病房空气中的微生物可以通过操作窗影响培养箱内空气微生物的含量；其次患儿的喂养、排泄、家属及工作人员的手等也可使培养箱空气中微生物含量增多。资料表明，足月儿放入培养箱中第5天起，早产儿放入培养箱中第7天起，箱中细菌数量均大于世界卫生组织推荐的空气细菌含量标准（Ⅲ类，一般细菌数普通病房为200～500cfu/m³）。因此对培养箱内空气定期进行细菌学监测和进行必要的消毒有重要的临床意义，应根据培养箱内空气中的监测结果更换培养箱或者对原培养箱进行消毒后再用。对病房空气要定期消毒、定期清洁和消毒婴儿培养箱，定期更换空气过滤器。婴儿培养箱的清洁剂和清洁方法可造成婴儿过敏风险，清洗人员必须十分认真仔细地关注制造商推荐的清洁剂和清洁方法，加强婴儿培养箱空气培养监测工作。

【案例 3-38】 新生儿室培养箱内感染

2009年3月，据中央电视台晚间新闻报道，北京市儿童医院陆续接收了某市一家县妇幼保健院转来的6名重症患儿。由于患儿病情危重，截至3月22日，5名患儿已经死亡，另外1名病情稳定。6名患儿均在该县妇幼保健院新生儿室培养箱内治疗。该死亡事件调查初步结果是由于新生儿室管理混乱并存在重大医疗缺陷。

专家组认为该妇幼保健院的新生儿培养箱污染严重，清洁消毒不严；该院新生儿吸氧所用的湿化瓶没有更换，消毒液浓度也不合格；该院医务人员严重缺乏医院感染防控相关知识。

（2）箱内输氧浓度监测的风险

培养箱中的婴儿输氧时如果不使用氧监护仪，就直接把氧源接到婴儿给氧面罩，结果可能出现由于缺乏氧浓度监测，过低的氧浓度可造成婴儿缺氧，过高的氧浓度则会造成婴儿氧中毒，损伤婴儿大脑，造成痴呆、失明等疾患。20 世纪 40 年代末 50 年代初，医生们就发现，因婴儿培养箱内使用高浓度氧，婴儿的晶状体后纤维组织增生症（Retrolental Fibroplasia，RLF）导致婴儿失明的病例增加。研究证实，RLF 和培养箱内随意使用氧气治疗相关，由于近年来早产儿的晶状体后纤维增生症即目前称为早产儿视网膜病变（Retinopathy of Prematurity，ROP）的发生率趋高，主要是由于早产儿视网膜本身发育不完全，高浓度氧刺激视网膜组织，会干扰其血管正常发育。因此应加强应用婴儿培养箱时输氧治疗的管理及 ROP 监测。

（3）使用操作的风险。

婴儿培养箱使用中应经常检查脚轮是否稳固和完整，婴儿室门窗是否密封、锁紧等。美国 FDA 制造商与用户机构设备使用（MAUDE）数据库中的一篇评论披露，在 2002～2005 年间，发生婴儿从培养箱中跌落的事故有 26 起，所幸没有造成死亡，但有 5 例头颅骨折。在此类事故中，大多数是因为护理人员忘了关闭或者没有正确锁紧培养箱的出入口而造成的。还有个别情况是因没能正确进行出入门紧锁机械的维护保养造成的。

九、放射设备使用安全风险分析实例

放射设备的共同特点是通过放射线完成诊断、治疗，存在 X 射线电离辐射对人健康伤害的风险，是放射影像设备的固有因素，医疗辐照是 X 射线被发现后最早获得实际应用的领域，也是目前人类所受到的最大的人工电离辐射来源。特别是诊断 X 射线影像设备，所产生的世界人口年均有效剂量占人工辐射源总年均有效剂量的 95% 以上。放射线通过物质时，受物质原子、分子库仑电场力的影响，与物质发生一系列的相互作用，这种相互作用亦称射线的物理效应，是人们进行射线探测、防护和利用射线进行疾病诊治的基础。

1. 电离辐射对健康的危害

（1）电离辐射损伤的机理及其敏感性

电离辐射作用于机体的过程中，各种粒子的能量直接作用于生物分子，引起生物分子的电离和激发，使蛋白链断裂、RNA 或 DNA 链断裂、酶类失活，破坏了机体具有生命功能的物质，辐射敏感性是指生物体、组织、细胞、细胞内含物或生物分子在一定剂量的射线影响下，在形态上和机能上发生相应变化的程度。人体各组织或器官的辐射敏感性大致分为高、中、低及不敏感四类。生物系统辐射敏感性与 DNA 的含量有一定关系。生物进化程度越高，有机体组织结构越复杂，其辐射敏感性越高。辐射敏感性高多见于：多细胞生物发生初期、细胞分裂旺盛的器官及分裂期细胞。

高度敏感组织有：淋巴组织、骨髓组织、性腺、胚胎组织等；中度敏感组织有：感觉器官（角膜、晶状体）皮肤上皮等；低度敏感组织有：中枢神经系统、内分泌腺等；不敏感组织有：肌肉组织、软骨及骨组织等。

（2）电离辐射生物效应分类

电离辐射生物效应泛指电离辐射对受到照射的人和其他所有生物的组织和器官出现功能或结构的改变。从轻到重，可称为变化、损伤、损害和危害。

根据出现辐射生物效应个体的不同，分为躯体效应和遗传效应。躯体效应指受照射的个体身上出现的辐射效应，而遗传效应是指受照射者后代身上出现的辐射效应。

根据辐射效应和照射剂量的关系，分为确定性效应与随机性效应。辐射剂量-效应依赖关系是研究辐射效应的基础。

确定性效应：组织或器官受到超过一定剂量的照射会导致细胞因子的释放和细胞丢失，关键细胞群的辐射损伤超过一定量并持续一定时间，就会有临床表现的生物效应。2011 年 ICRP 发表声明，改称组织反应。其特点是存在剂量阈值的一种辐射效应，超过阈值时，效应的严重程度随剂量增加而加重；小于 100mGy 的照射，无论是单次急性照射还是慢性小剂量照射均不能引起组织反应。如急性放射病、放射性白内障和放射性皮肤损伤等。

随机性效应：起源于单个细胞损伤的生物效应。其特点是不存在剂量阈值的辐射效应（在辐射防护感兴趣的低剂量范围内），随机性效应有两大类，第一类辐射致癌，发生在体细胞内并可能在受照者体内诱发癌症，致癌的发生概率与受照剂量成正比，而严重程度与剂量无关；第二类遗传效应，发生在生殖组织细胞内，并可引起那些受照者后代的遗传疾患。

随机性效应是 X 射线和 γ 射线低剂量率、小剂量照射对人群的主要危害。

低剂量辐射的兴奋效应：就人体照射而言，低剂量辐射（Low Dose Radiation，LDR）指剂量在 0.2Gy 以内的低传能线密度辐射或 0.05Gy 以内的高传能线密度辐射，同时剂量率在 0.05Gy/min 以内（实际研究中主要关注照射剂量范围）。大量研究证实，LDR 可产生抗氧化剂，防止和移去 DNA 损伤，减少突变，可诱导产生抗氧化剂和修复酶减少染色体畸变或癌的危险，可诱导或激活 DNA 修复功能免疫反应、抗肿瘤防御系统和解毒机制形式适应性反应。

2. 放射线的危害风险因素——电离辐射剂量

放射生物效应取决于剂量，放射线的危害风险程度用电离辐射剂量来衡量，电离辐射剂量有很多表达方式。

（1）照射量

照射量是表示射线空间分布的辐射剂量，即离放射源一定距离的物质受照射线的多少，以 X 射线或 γ 射线在空气中全部停留下来所产生的电荷量来表示。国际制单位是库仑/千克（C/kg），旧制单位是伦琴（R），1R 表示 X 射线或 γ 射线在 1kg 的空气中全部能量被转换成电能所产生的电荷量为 2.58×10^{-4}C。照射量除了与放射源的活性大小有关外，还与被照物体与放射源的相对位置有关。离放射源越远，受照的照射量越小。

（2）吸收剂量

吸收剂量为单位质量的受照物质吸收射线的平均能量。国际制单位是戈瑞（Gy），1Gy＝1J/kg，1Gy 表示 1kg 受射线照射物质吸收射线的能量为 1J，旧制单位是拉德（rad），1rad 等于 0.01J/kg，即 1Gy＝100rad。吸收剂量难以直接测量，一般是通过测定照射量来求得。在放射性核素治疗和放射治疗决定靶区处方剂量都以吸收剂量计算。戈瑞（Gy）单位比较大，实际使用 mGy。

（3）比释动能

比释动能为非带电粒子与物质相互作用时，将多少能量传递给所产生的带电粒子的物理量。国际制单位是 Gy，1Gy 表示由非带电粒子在该点的 1kg 物质中传递给次级带电粒子（如电子）的初始动能的总和为 1J。

吸收剂量与比释动能的关系极为密切。非带电粒子与物质相互作用可视为两个阶段，首先非带电粒子将能量传递给产生的次级带电粒子（比释动能为此时的能量值），其次是次级带电粒子通过电离、激发等过程将能量沉积在物质中（吸收剂量为此时的能量值）。

（4）剂量当量

剂量当量是指组织或器官中某点处的吸收剂量、辐射品质因数和其他修正因数的乘积，其中品质因数是基于组织中沿带电粒子轨迹的电离密度，是描述辐射生物效能的因数。它是国际辐射单位与测量单位委员会所使用的一个量。国际制单位是希沃特（Sv）。

（5）当量剂量 H

由于不同放射医疗设备产生的辐射照射不同，在生物效能上有差异，故引入辐射权重因子，吸收剂量与对应辐射权重因子之积就是当量剂量，单位为 Sv 或 mSv［旧制单位是雷姆（rem），1Sv＝100rem］。

$$H = \sum WR \times DTR$$

其中，WR 为辐射权重因子；DTR 为吸收剂量。辐射权重因子 WR 见表 3-8。

表 3-8　辐射权重因子 WR

辐射线种类	X 射线、γ 射线、β 粒子	α 粒子、裂变碎片	中子(<10keV)	中子(10～100keV)	中子(100keV～2MeV)
辐射权重因子	1	20	5	10	20

（6）有效剂量 E

为了建立辐射剂量与辐射危害之间的关系，除了考虑不同种类的辐射照射所产生的生物效应的差异外，对同一种辐射还需要考虑器官和组织对辐射照射的敏感性。为此，引入组织权重因子，用它和组织的当量剂量加权求和为有效剂量 E，国际制单位为 Sv 或 mSv。

$$E = \sum H \times WT$$

其中，WT 为组织权重因子。

（7）待积剂量

待积剂量用于估算放射性核素摄入体内后所产生的内照射剂量的大小，它是待积当量剂量和待积有效剂量的通称，反映出内照射与外照射危害之间的巨大差异。对于外照射只需远离即可，而放射性核素一旦进入人体，产生的内照射一直伴随至其充分衰变和排出，甚至会终身照射。国际制单位是 Sv。

（8）集体剂量

集体剂量是群体所受的总辐射剂量的一种表示，定义为受某一辐射源照射的群体的成员数与他们所受的平均辐射剂量的乘积，是在线性无阈模式基础上建立起来的群体所受辐射总剂量，并不是简单的平均个人剂量与总人数的乘积。线性无阈模式是为了便于对随机性效应危害的管理而做出的谨慎假设。集体剂量主要出于辐射防护最优化的目的，不能作为流行病学研究工具来评估辐射危害。国际制单位是 Sv。

3. 放射设备使用的风险分析

（1）放射诊断设备的使用风险

大多数一般放射诊断（如 X 射线摄影、CR、DR 或胸部透视），医技人员和病人的受照辐射剂量较小，因此，在正常情况下不会出现可觉察的组织反应（确定性效应）。但是，由于受照人群广，集体剂量高，对潜在性的危害不可忽视，特别是孕妇和儿童要特别警惕，尽可能防止一些较高剂量的诊断程序（如钡餐透视、钡灌肠及一些特殊检查等）。胎儿和婴幼儿受到较高剂量的全身照射，从而增加潜在致癌风险的发生率。目前，一般放射诊疗设备使用辐射风险最高的有介入放射、核医学设备（如 PET/CT）、放射治疗设备。

① CT 检查的辐射风险　CT 图像清晰、成像速度快、适用范围广，使用普及率很高，具有其他检查不可替代的作用。近几年，CT 的应用发展十分迅速，2015 年我国 CT 机总装机量增长至 2.05 万台左右，随着装机量的增长，我国每百万人口 CT 机拥有量从 2008 年的 6.7 台增加到目前的 14.9 台。CT 扫描检查日益增加，病人的受照剂量风险值得重视。在各

类放射学检查中，CT检查的频率约占5%，而其集体剂量的贡献竟高达34%，说明CT检查使受检者接受的有效剂量比一般诊断检查高得多（见表3-9～表3-11）。目前多层螺旋CT（MSCT）广泛应用。医生可以在更短的时间内获得更多高质量的图像，基本上已经取代单层CT。清晰的图像和病变的良好显示更加剧了临床对放射诊断的依赖，导致CT的使用有上升的趋势。尽管MSCT扫描时间缩短，但扫描层面越来越薄，达到一定分辨率所需的射线剂量必然有所增加，近几年CT采集和剂量降低技术已取得突飞猛进的进步，但不同CT扫描剂量比较和监测仍然较困难。

表 3-9　CT和一般放射诊断所致病人有效剂量的比较

CT检查	有效剂量/mSv	放射摄影	有效剂量/mSv
头部	2	骨骼	0.07
胸部	8	胸部 PA	0.02
腹部	10～20	腹部	1
骨盆	10～20	骨盆	0.7
		钡餐透视	1.5
		钡灌肠	7.0

注：胸部CT检查的有效剂量是胸部摄影有效剂量的400倍（8/0.02）；心脏CT的有效剂量为10～25mSv，是胸部摄影的500～1250倍（10/0.02～25/0.02）。

表 3-10　成年人CT检查所致辐射敏感器官的典型吸收剂量/mGy

CT检查部位	眼晶状体	甲状腺	乳腺	子宫	卵巢	睾丸
头部	50	1.9	0.03	★	★	★
颈椎	0.62	44	0.09	★	★	★
胸椎	0.04	0.46	28	0.02	0.02	★
胸部	0.14	2.3	21	0.06	0.08	★
腹部	★	0.05	0.72	8	8	0.7
腰椎	★	0.01	0.13	2.4	2.7	0.06
骨盆	★	★	0.03	26	23	1.7

注：★表示剂量<0.005mGy。

表 3-11　CT检查所致非靶器官的吸收剂量

CT检查部位	照射野内对辐射敏感的非靶器官[①]	非靶器官的受照剂量/mGy
脑部CT检查	眼晶状体	50
颈椎CT检查	甲状腺	44
胸部CT检查	乳腺	30～50
盆骨CT检查	性腺（子宫与卵巢）	子宫26，卵巢23

① 非靶器官是指与CT检查目的无关的器官，但它们也都处在照射野范围之内，无法避免接受照射。而这些辐射敏感器官所接受的不必要的照射，都属于高剂量照射，可导致这些器官的致癌风险增加。

注：表3-9～表3-11的资料均取自ICRP第87号出版物演示文稿。

② CT检查的致癌风险　美国的研究推测，美国2007年CT检查约7200万人次，约使未来癌症病例数增加29万例，癌症诱发率约为CT检查人数的万分之四。根据普遍认可的

剂量与癌症死亡率的关系，约 2000 次 CT 扫描会有 1 人患癌（有的资料报道为 1000 次）。美国科学院（BEIR）Ⅶ报告书指出：儿童受照致癌风险是成人的 3～4 倍，女孩是男孩的 2 倍。美国一些 X 光专家警告说，接受 CT 检查的人们患癌的危险性并不比暴露在核爆炸辐射区的危险性小。美国学者指出，对第二次世界大战后日本原爆幸存者调查显示，接受了小剂量辐射（平均 40mSv）的亚组中，癌症危险已经显著增加。

美国哈佛大学的学者报道了 31462 例患者在过去 22 年内共接受了 190712 次 CT 扫描后结果分析，其中约 39％的患者接受 5 次以上（3％），甚至有的多达 22 次（5％）与 38 次（1％）的 CT 扫描。总体来说，15％的患者累积辐射剂量超过 100mSv，相当于 1000 次胸部 X 射线检查的剂量。4％的患者剂量超过 250mSv，1％的患者超过 399mSv。调查中 7％的患者癌症风险比美国平均水平增加 1％，对于接受剂量最大的 315 例患者，其癌症风险比美国平均水平增加 12％。

美国研究显示，20 岁的女性因 1 次标准心脏 CT 而增加的癌症危险比 80 岁的男性高十倍，肺易受伤害，妇女乳腺最敏感。

（2）CT 过度检查风险

CT 检查的剂量相对较高，医疗风险较大。但是，如果是正当照射，给患者带来的医疗利益就会大于其潜在危害。因此，无须过虑。反之，如果是滥用和过度 CT 扫描检查，就会对受检者有害无益。当今，在 CT 检查频率日益快速增长的同时，滥用或过度 CT 检查的现象比较严重。国外专家指出，目前所做的 CT 检查有大约 1/3 从医学上讲是不必要的。我国的现实情况说明，非正当的 CT 检查与发达国家相比可能更为普遍。2008 年某省医学影像质控中心对全省二级以上医院的调查发现，滥用 CT 检查的现象普遍存在，主要表现在以下几个方面：医生与病人均不知 CT 检查的受照剂量和医疗风险，例如有报道称某中医院 1 天之内给病人连做 10 次 CT 的恶性事件；CT 检查随意增强扫描。这不仅会成倍增加病人受照剂量和辐射风险，而且还增加了由增强剂可能导致过敏反应的风险和病人的经济负担。这也是对病人有害无益的一种过度医疗。

【案例 3-39】CT 过度检查

2006 年，一女性病人住院多次接受 CT 检查，在住院 15 天内做了 4 次脑部 CT 灌注；2 次脑部 CTA。在第一次脑部 CT 灌注检查后 37 天，出现头发带状缺失的暂时性脱发，持续 51 天（见图 3-25）。

原因分析：脑部 CT 灌注检查放射剂量是比较高的，可以达 40mSv，如果患者在同一时期接受过多灌注检查，医疗照射出现皮肤的确定性效应可能性很大。这个病例在接受了多次 CT 检查期间，还进行过两次脑部血管造影。因此，患者在同一时期接受过多灌注检查，确定性效应发生就不能被忽略。

医生和病人不知道 CT 检查的危害和后果，盲目进行 CT 检查。有统计数字显示，应用 CT 检查的人数甚至超过了常规 X 射线检查人数。由于对应用 CT 检查的适应证和正当性认识不清，对病人的防护意识淡漠，很多医院对儿童、少女和育龄妇女等最易受到伤害、易于诱发癌症的人群的 CT 检查的隐患没有引起重视，有些医院还发生过给病人一天或近期做几次、身体多个部位 CT 扫描的事件。

CT 检查的医疗风险已引起国外医学界的普遍关注。医生尽可能采用非辐射手段（如磁共振、超声技术等）低剂量的一般 X 射线诊断来取代不必要的 CT 检查，并从医保制度上加以限制非正当的 CT 扫描。

（3）CT 辐射剂量风险

在过去 20 年间，全世界 CT 检查频率增长超过 10 倍，由此而来的受检者接受的总辐射剂量也相应增加，CT 医疗照射有可能成为各类医疗照射所致集体剂量的最大来源，但是放射人员对辐射剂量的风险明显认识不足，有调查表明：在我国，有 16.8% 的专业技术人员表示不知道有剂量限值标准；70.0% 的职业放射人员不能够回答什么叫随机性效应和确定性效应。CT 操作者的参数设置会直接造成辐射剂量风险。CT 扫描参数设置有 kV、mA、层厚、螺距、扫描范围等，设置的参数决定 CT 扫描剂量。据文献报道，在 CT 检查中，不改变扫描条件，儿童患者接受有效辐射剂量比成人高得多，头颈部 CT 检查可以较成人高 2.5 倍。这说明相同条件下进行 CT 检查时被检体越小，其受到的辐射剂量越高。因此，在临床工作中更应警惕儿童 CT 检查时受到较高辐射剂量的问题。但是很多医院儿童 CT 检查仍在沿用成人标准，辐射剂量成为影响儿童健康的潜在因素之一。

CT 扫描参数设定后，在 CT 控制台显示屏会显示 CT 剂量值：CT 剂量指数（$CTDI_{vol}$，mGy）、多层扫描平均剂量（MSAD，mGy）、剂量长度乘积（DLP）等，国家对 CT 使用的剂量有规定，我国 GB 18871—2001 标准对典型成年患者 CT 检查的剂量指导水平（见表 3-12）和国际标准 IAEA，Safety Series No. 115 相同。

表 3-12　成年患者 CT 检查的剂量指导水平

检查部位	多层扫描 CT 平均剂量（MSAD）/mGy
头部	50
腰椎	35
腹部	25

2018 年新的卫生行业标准《X 射线计算机断层摄影成年人诊断参考水平》（WS/T 637—2018），给出了详细的成年人的常规 CT 扫描中常见检查项目辐射剂量的诊断参考水平（见表 3-13）。在临床实践中，发现患者的剂量经常显著超过相应的诊断参考水平。很多医院 CT 扫描的技师不关注控制台显示屏显示的 CT 剂量值，有的为了追求图像清晰度，提高扫描参数值，在质控检查中发现很多医院 CT 设置的扫描参数大于国家剂量指导值的两倍以上，在基层医院尤其严重；有的医院使用成人的扫描条件扫描儿童病人。

表 3-13　成年患者常见 CT 检查项目的辐射剂量和诊断参考水平

检查项目	25% 位数		50% 位数		75% 位数	
	$CTDI_{vol}$/mGy	DLP/mGy·cm	$CTDI_{vol}$/mGy	DLP/mGy·cm	$CTDI_{vol}$/mGy	DLP/mGy·cm
头颅	40	550	d50	690	60	860
鼻窦	15	170	25	330	40	520
颈部	10	260	15	370	25	590
胸部	6	200	8	300	15	470
腹部	10	330	15	500	20	790
盆腔	10	320	15	480	20	700
腰椎（逐层）	15	70	25	130	35	200
腰椎（螺旋）	12	290	15	410	25	580

检查项目	25％位数		50％位数		75％位数	
	$CTDI_{vol}$/mGy	DLP/mGy·cm	$CTDI_{vol}$/mGy	DLP/mGy·cm	$CTDI_{vol}$/mGy	DLP/mGy·cm
尿路造影	10	870	15	1780	20	2620
冠脉CTA（前瞻）	15	210	25	360	40	600
冠脉CTA（回顾）	30	490	45	750	60	1030
颅脑CTA	15	420	20	710	40	1390
颈部CTA	10	390	15	690	30	1130
胸腹CTA	10	450	15	870	20	1440

注：CTA为CT angiography（CT血管造影）的缩写。

说明：数据的25％位数，即异常低剂量的提示水平；数据的50％位数，即可能达到水平；数据的75％位数，即诊断参考水平。

【案例3-40】使用成人扫描剂量用于儿童扫描

2011年某省级儿童医院门诊医生接诊基层医院转诊儿童病人，病人随带CT胶片。接诊医生发现病人随带CT片视觉效果比本院CT片明显好，门诊医生把情况反映到医院放射科，放射科医生没有找到原因，联系CT生产厂家技术人员，最后发现病人随带CT片设置的扫描剂量是省级儿童医院的2.5倍。

原因分析：基层医院很多放射技师对CT放射剂量的概念模糊，不知道CT检查的剂量指导水平标准；对设置的扫描条件、参数从来不作调整，成年和儿童，瘦人与胖人采用相同的CT扫描技术条件；部分厂家技术培训时，为了达到更好的视觉效果，提高设置条件，培训结束后医院一直使用高剂量条件，造成误导。在CT放射诊断工作中，应掌握以获得可接受的图像质量或足够的诊断信息为主要目的，采用诊断参考水平，辅助管理患者的辐射剂量，使辐射剂量与临床诊断目的相匹配。

（4）介入放射学的医疗风险

随着介入放射学近年来的迅速发展，越来越多的未经放射安全或放射生物方面适当培训的临床医师开始应用比较复杂而具有较高技能的介入放射学（X射线透视指导下）技术，从而增加了介入放射学的医疗风险。介入放射学也是一种高辐射剂量、高医疗风险的医疗照射。鉴于介入操作的特点是医师必须在X射线指导下近台较长时间的操作，致使其医疗风险同时涉及操作者和病人。介入操作者使用操作与辐射剂量关系很大，表3-14是张翼等对介入诊疗程序中患者辐射剂量的调查研究，共统计了10种介入诊疗程序共198例患者的剂量参数。

表3-14 十种介入诊疗操作所致病人的受照剂量

介入程序类型	总例数	最高皮肤剂量/mGy			有效剂量/mSv		
		均值	最小值	最大值	均值	最小值	最大值
脑血管造影术	50	391.5	152.8	1096.2	6.4	4.46	12.2
脑血管栓塞术	15	506.0	281.3	1822.0	20.1	6.1	41.2
肝动脉灌注化疗术	35	523.3	104.2	1838.8	70.0	7.5	184.7
肝动脉栓塞化疗术	35	676.2	128.5	2128.6	76.1	5.8	220.5
支气管动脉灌注化疗术	10	84.3	31.8	252.8	27.3	3.3	66.0

介入程序类型	总例数	最高皮肤剂量/mGy			有效剂量/mSv		
		均值	最小值	最大值	均值	最小值	最大值
经皮肝穿胆道支架置入术	10	195.7	48.7	472.9	8.6	3.2	17.5
椎体成型术	9	405.6	63.2	768.3	13.0	5.6	41.5
下腔静脉滤器植入术	13	881.5	101.5	2176.7	34.9	14.6	88.1
下肢血管造影术	11	32.5	13.9	136.9	5.7	3.3	18.0
股骨头介入融通术	10	219.2	66.1	388.6	33.0	4.0	63.3

注：本表引自张翼等.10 种介入诊疗程序中患者辐射剂量的调查. 中华放射医学与防护杂志，2011，31（4）：29.

① 介入医师及相关操作人员风险　介入医师及相关操作人员是当今医用辐射中接受辐射剂量最高的一个职业照射体，有些人接近或超过了年剂量限值。根据《电离辐射防护与辐射源安全基本标准》（GB 18871—2002）规定，应对任何工作人员的职业照射水平进行控制，使之不超过下述限值。

• 由审管部门决定的连续 5 年的年平均有效剂量（但不可作任何追溯性平均），20mSv；
• 任何一年中的有效剂量，50mSv；
• 眼晶体的年当量剂量，150mSv；
• 四肢（手和足）或皮肤的年当量剂量，500mSv。

临床上已观察到介入医师及相关操作人员受到损伤（例如白内障、周围血白细胞降低和染色体畸变率增高等）的病例，有的不得不放弃工作而改行。

【案例 3-41】介入医师放射伤害

2009 年，某市级医院从事介入医师团队，发现有四名介入放射医生染色体畸变，占整个介入医师团队人数的 60%，初步认定与从事介入放射职业有关。

原因分析：介入放射医生放射性损伤主要原因是工作环境在 X 线透射状态下近台较长时间的操作，长时间接触 X 线，虽然工作时采用必要的防护措施，但是操作人员，尤其是主刀医生，手和头颈部皮肤接受放射剂量最大；介入操作医生的操作习惯差异很大，部分操作医生在操作时往往习惯将束光器开到最大，脚闸开关一直工作在透视状态，甚至到机器过时间报警才放开脚闸开关。统计数据发现介入诊疗过程中累计透视时间范围为 2.1~80.9min，差异性很大。在同一环境下，操作人员与病人同时接受放射线的伤害，与累计透视时间成正比。

② 病人放射剂量风险　病人放射剂量与介入医师及操作人员相关，在一些介入操作中，病人皮肤剂量可以接近某些癌症分次放射治疗的剂量水平。病人受到高辐射剂量导致皮肤、眼睛（例如皮肤红斑、白内障、永久性脱发以发生放射性皮肤坏死等）放射性损伤的报道，从 20 世纪 90 年代早期开始而逐渐增加。而且这些报道出现仅是出现放射性损伤的一小部分，因为放射性损伤通常会在病人出院后数日到数月后才会出现。而我国尚未建立起对介入病人随访及发现病人放射损伤的报告制度。

对接受介入诊疗的病人，除了上述皮肤的确定性辐射效应外，还会增加年轻病人将来罹患癌症的潜在风险。ICRP 第 85 号报告中指出，要注意存活病人可能出现的远期效应主要是辐射致癌。特别是接受大剂量辐射介入治疗的儿童和青壮年，如果其原发病得到治愈，很多病人生存期限较长，介入治疗受照的器官可以在后期出现癌变。如果患儿骨受到照射，几年后可能会患白血病，或者因颈、胸部受到照射而出现乳腺癌或甲状腺癌。

4. 放射治疗设备的使用风险

放射治疗设备包括钴 60 治疗机、直线加速器、γ 刀、质子刀、中子刀等，主要应用于肿瘤治疗。放射治疗设备的使用风险主要是放射治疗病人接受的辐射剂量超标。一般是放射治疗设备故障和操作失误引起，发生的概率不是很高，但造成的后果（给病人的伤害）往往很严重。放射治疗设备是高风险医疗设备。

【**案例 3-42**】放射治疗设备钴 60 治疗机放射源脱落导致过量治疗

某市医院的钴 60 治疗机发生故障不能运转，翌日请人检修，修理结束后转动机头时，听到一个响声（可能是钴 60 源掉落在机头射线出口处的过滤板上），但机器运转正常，误认为已经修好，未经输出剂量测试，即按原来操作程序继续对病人进行治疗。受照病人诉说治疗反应特别严重，但并未引起操作人员的重视。直至 17 天后，该室工作人员为了检查钴 60 治疗机的机头，在卸下机头螺丝钉取下过滤板时，发现一金属圆柱体落地，确认是该机的钴 60 源。

事故后果：该事故造成 21 名恶性肿瘤病人受到多次超出治疗剂量的意外照射。照射面积超出了肿瘤部位，使病人受到了以局部为主的多次全身不均匀的大剂量照射，导致 2 人发生了重度骨髓型急性放射病，7 人中度急性放射病，6 人轻度急性放射病，5 人急性放射反应。另外，造成 IV 度放射性皮肤烧伤 2 例，III 度 4 例，II 度 6 例。另有 10 名医务人员也受到程度不同的放射损伤。照射事故还加速了病人肿瘤的发展、转移和病情恶化，其中两名病人于受照后 10 天左右先后死亡。这次事故造成了不良的社会影响，医院也付出了相当大的代价。

原因分析：事故的直接原因是钴 60 治疗机发生故障后，未找专业人员检修；修理结束后转动机头时，听到异常响声但未引起重视，只是试机运转正常，误认为已经修好，在没有经过输出剂量测试的情况下，即按原来操作程序继续对病人进行治疗。事故的根本原因是该单位辐射安全管理不严格，规章制度建立不完善，未按设备检修维护制度、操作规程等规章进行检修、测试和日常检查；人员缺乏安全意识，发现异常没有表示怀疑和以谨慎的态度对待，麻痹大意。

【**案例 3-43**】违章操作医用加速器致人员受照事故

某省某肿瘤防治研究所放射科技师违章操作，切断加速器的剂量联锁装置，采用手动模式用电子束治疗病人，致使 25 名病人（其中肿瘤患者 21 人，非肿瘤患者 4 人）受到超剂量照射。病人在受到照射过程中，多人反映照射部位皮肤有灼热感和痛感，甚至大声喊"吃不消"，但工作人员却误以为强迫体位或照射筒压迫所致，以致使本可以按操作常规从电视观察中就能及时发现的问题得不到解决，终于酿成重大责任事故。

事故处理：事故后，受害人联合向中央反映受害情况，要求关心他们的病情。该省人民检察院提出公诉，经过法院审理，认定这是一起重大责任事故，主要责任人和直接责任人判刑。

事故后果：受到过量照射的病人，照射部位的皮肤、器官、内脏、神经、肌肉甚至骨骼等均遭受不同严重程度的放射损伤。如出现即感乏力、局部皮肤潮红灼痛、发麻，进食困难、恶心，少数还引起了骨坏死、上肢瘫痪、神经疼痛、肌肉萎缩等症状。事故导致了病人多器官组织损伤，加速了病人死亡进程或致终身残疾。为处理此事故，事故单位花费了巨大的经济代价，一度干扰了相关单位的正常工作，造成了很坏的社会影响。

原因分析：事故的直接原因是操作设备的医生违章操作，切断加速器的剂量联锁装置，致使病人受到超剂量照射。事故的根本原因是辐射工作人员核安全文化淡漠，缺乏安全意识，未落实操作规程等制度，未按作业程序进行照射治疗，麻痹大意，没有谨慎的工作态度。

十、MRI 设备使用安全风险分析实例

磁共振成像（MRI）技术于 20 世纪 70 年代末期开始兴起，与 X 线摄影及 CT 检查比较，MRI 无 X 射线产生的电离辐射，普遍认为是一种安全的影像检查方法，也是目前临床上普遍应用的影像检查手段。事实上，在 MRI 使用环境中存在着许多潜在风险，可能对受检者、陪同家属、医护人员及其他出现在 MRI 场地中的工作人员（如保安、保洁员等）造成伤害，但其很多固有的风险却鲜为人知。2005 年，美国急救医学研究所（ECRI）医学物理专家 Jason Launders，利用 FDA 的制造商与用户设备数据库（MAUDE）进行了一项长达 10 年的独立研究，分析了 389 例 MRI 相关伤害事件，其中 9 例死亡：3 例与起搏器故障有关；2 例胰岛素泵故障有关，其余 4 例是由于体内植入物干扰、抛射伤害、发生在驱动 MRI 系统期间低温窒息事故。389 例中 70% 以上是烫伤，10% 抛射伤害，10% 是"包括体内植入物失控及其他事故"，还有 4% 是声损伤，4% 与火相关和 2% 与体内发热相关。目前，国内对 MRI 安全风险问题已经比较关注，中华医学会放射学分会质量管理与安全管理学组、磁共振成像学组专家在参考国内外 MRI 安全标准及相关文献的基础上，结合我国的实际情况制订了 MRI 安全管理中国专家共识，旨在提高 MRI 安全管理的意识，提升 MRI 安全管理的水平。

MRI 的使用中存在的风险从其工作原理分析。磁共振成像（MRI）系统主要组成部分有：产生静磁场的磁体，临床使用 MRI 系统磁场强度通常从 0.2T 到 3T，科研用的可以到 7T；用于扫描对象的空间编码和图像重建的梯度场系统；用于发生质子共振获得人体的磁共振信号的射频脉冲系统。MRI 系统的使用中的风险因素主要与这三部分相关。

1. 磁场风险

MRI 磁体有很高的磁场强度，能吸引一切铁磁性物体。当有铁磁性的物体，如钢笔、轮椅、氧气罐等被带入 MRI 高磁场区域内，就可能出现"导弹效应"或称为抛射伤害，即高磁场区域内各种铁磁性物体以直线路程高速飞奔向磁体，砸中、切割直线上的一切物体。

【案例 3-44】磁体吸住轮椅

2014 年 12 月某中医院，医院使用的是 1.5T 超导磁共振。病区卫生员用轮椅推病人做 MRI 检查，直接将病人用轮椅推进磁体机房，开始没有任何感觉，当把病人扶下轮椅准备上床，突然轮椅直接飞向磁体，被牢牢吸在磁体中间，无法拉开。幸好病人没有进扫描架，没有造成人员受伤。但在轮椅从磁体拆除过程造成磁体扫描架损坏（见图 3-23）。

原因分析：医院工作人员错误认为 MRI 室的高磁场只是在扫描病人时才出现，其实，磁共振系统的高磁场是一直存在的。用轮椅推病人进入磁体机房时，一开始由于病人体重及离开磁体较远时，没有感觉而已。一旦病人离开轮椅又靠近磁体时，轮椅直接飞向磁体。另外，医院 MRI 机房没有设置铁磁物体探测系统。

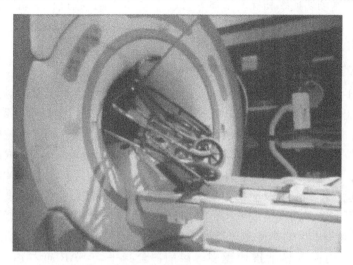

图 3-23 轮椅直接飞向磁体，被牢牢吸在磁体中间

MRI 抛射伤害风险发生概率也很高。对美国 100 台磁共振系统安全性调查显示，有 20％的 MRI 设备发生过抛射伤害。2005 年，美国急救医学研究所（ECRI）独立研究分析了 389 例 MRI 相关伤害事件，10％为抛射伤害，其中 1 例死亡。国内每年也有相关报道。引起抛射伤害的根本原因是病人和工作人员将一些铁磁性物体带入 MRI 磁体机房，常见的铁磁性物体见表 3-15。

表 3-15 常见的铁磁性物体

胸导管	拖把	弹片
轮床、轮椅	指甲刀和指甲锉	灭火器(非专用)
发夹	氧气瓶	钢鞋
助听器	脉搏血氧仪	听诊器
身份牌	心脏起搏器	剪刀
钥匙	磁卡	订书钉
医用气瓶	眼镜	工具
金属硬币(铁磁性)	回形针	吸尘器
手机	钢笔	手表
胰岛素泵	静脉输液泵	假肢

病人体内有铁磁性植入物，可能造成失效、移位、脱落导致的伤害，例如：动脉瘤夹、关节内固定装置、药物输注装置等。

2. 梯度场的风险因素

磁共振采用空间三维梯度磁场。梯度磁场是一种时变场，根据法拉第电磁感应定律，变化的磁场在导体中将产生感应电动势，从而产生电流。由于梯度场的快速切换，将产生导电组织的感应电流，人体组织作为导体，当穿过它的磁通量发生变化时同样会产生电流。梯度场的感应电流是其生物效应的主要基础。MRI 时变梯度场引发外周神经刺激已经被证实，一般的神经肌肉刺激症状没有明显伤害，只有不适及痛性周围神经肌肉刺激症状才是必须避免的。另外，在解剖或功能敏感区（如大脑、心肌层或心外膜）植入或残留有金属导线的患者行 MRI 检查时风险很高，尤其是使用快速序列，如平面回波序列（可能用于扩散加权成像、功能成像、灌注加权成像、MR 血管成像等）扫描时。在对高风险受检者成像时，应设置尽可能低的梯度磁场切换率和梯度场强等参数，并对扫描过程进行密切监控。另外，梯度场与噪声有关，不同扫描序列产生的噪声水平不同。近年来，MRI在降低噪声方面在不断改进，应用降噪技术，噪声风险因素明显降低。

3. 射频系统的风险因素

射频脉冲用于产生磁共振信号，同时使组织吸收射频能量。射频脉冲对人体的生物效应主要表现为射频能量吸收的致热效应，人体组织吸收特定频率的能量可导致组织温度升高。射频能量吸收率：人体单位体重在单位时间内所吸收的射频能量，即：单位体重沉积了多少能量。其计量单位为 W/kg，用特异吸收率（specific absorption rate，SAR）表示。射频热效应影响因素有：脉冲序列的类型、体重和体型。温度升高程度与射频脉冲的持续时间、能量沉积速率、环境温度和湿度及受检者的体温调节系统状态有关。对于温度调节能力下降的病人，体温升高可能会对病人造成危害，如高热昏迷病人、肥胖或排汗机能下降等患者不宜行MRI检查。射频所产生的热量也与射频功率有关，相同条件下，MRI场强越高，激励脉冲射频功率越大，受检者热量累积越多。目前，全身平均SAR推荐值应该在 0.4W/kg以下。

另外，在MRI扫描过程中，MRI孔中的所有导电材料会产生感应电压和感应电流。感应电流在导电材料的电阻损耗会导致该材料发热。当热量累积到一定程度就可能对人体组织造成灼伤。决定感应电压或感应电流大小的众多变量中，最重要的变量是导电环路的直径大小。直径越大，可能引起的感应电压或电流越大，对相邻或毗连的组织产生热损伤的可能性越大。

MRI相关的介入手术（如MRI引导聚焦超声、MRI引导下活检等）逐渐增多。在此过程中，可能需要患者长期停留在MRI环境中并接受反复扫描，发生灼伤的风险更高，应当引起重视。

其他与使用相关的风险因素：MRI检查时病人被置于MRI检查设备内狭长的空间中，少数患者会产生恐惧和不适感，个别甚至躺在检查床上被推入检查磁体内时会因恐惧而不能耐受，出现害怕，心情烦躁，胸闷不适，不能坚持而退出检查，这就是幽闭恐惧症。还有，由于病人在磁共振扫描期间不能得到很好的照顾而造成伤害或并发症，如对处于镇静或麻醉状态的病人进行MRI检测，扫描时护理人员必须离开磁场区域，失去看护的病人氧气袋或输液泵有可能滑脱。所以需要对病人进行视频监控，及时发现病人可能的风险。

（谢松城　楼晓敏　沈水珍　郑　焜　汪　佶　姬　慧）

第四章
医疗设备使用安全风险评估

第一节　医疗设备使用风险评估基本概念

一、风险评估的定义

风险评估（Risk Assessment）是指将估计的风险和给定的风险准则进行比较，以决定风险和/或其大小是否可接受或可容忍的过程。

正确的风险评估有助于组织对风险控制的决策。

二、使用安全风险评估

医疗设备使用安全风险评估是对在用医疗设备使用风险分析已估计到的每个危害的风险因素和发生概率对临床诊断、治疗的安全、有效性的影响程度的评估，并对可能发生的危害的识别和量化，从而决定风险管理的优先级别和采取风险控制的措施。

医疗设备风险评估是一个前瞻性的过程，生产企业在产品上市前必须进行风险评估，根据行业标准 YY/T 0136—2008/ISO 14971：2007《医疗器械风险管理对医疗器械的应用》的有关要求，主要包括医疗器械预期用途和与安全性有关特征的判定、危害的判定、估计每个危害处的风险；对每个已判定的危害处境，评价和决定是否需要降低风险，决定风险级别。国家对医疗器械实行分级管理，就是根据风险评估的结果。对医疗设备使用中安全的风险评估又增加新内容，在使用环境下新的风险因素，发生安全（不良）事件，可能是生产上市的风险评估没有发现的，有必要对安全（不良）事件发生后（但没有结束），该事件会造成什么样的危害的可能性或后果的严重性的评估，会改变原先评估的结果。医疗设备使用安全风险评估又是一个"个性化"过程。同类型的医疗设备，由于使用频率、使用人员、使用环境的差异，不同医疗机构对医疗设备使用获得性伤害的衡量存在很大差异，造成不同医疗机构风险评估结果会不一样。同时风险评估必须有可靠依据，根据工作经验不断更新，风险评估工作应根据这些更新资料采取适当措施实现风险等级更新是十分必要的。所以，医疗设备临床使用风险评估工作是医院管理者和医学工程技术人员的一个新的课题。

第二节 安全风险评估方法

一、安全风险评估方法分类

风险评估方法有定性评估和定量评估两类。

1. 定性风险评估

定性风险评估是指那些通过观察、调查与分析，并借助评价人员经验、专业标准和判断等能对风险进行定性评估的方式。它具有方便、有效的优点。主要方法有：观察法、调查了解法、逻辑分析法、类似估计法等。但定性风险评估人为、主观因素影响比较大，适合评估一些无法定量分析的风险。

2. 定量风险评估

由于风险的概念由两个要素组成，即损害发生概率和损害后果严重性的组合，需要一些定量的数据。定量风险评估是建立在风险分析的数据基础上的。对医疗设备使用风险进行定量评估，要准确估计失效风险概率的数值，因此，在选择进行定量的风险评估方式时，需要考虑获取合适的数据。

若无法取得合适的数据时，也可以采用定性方法完成风险评估。实际应用时，也有两种方法结合的半定量风险评估。

二、使用风险评估基本要素与准则

1. 风险评估的要素

因为风险是两个要素的结合，因此评估风险既要估计损害的发生概率，又要估计损害的严重度。主要考虑的要素如下：

① 初始事件或环境；

② 可能导致危害处境发生的事件序列；

③ 此种处境产生的概率；

④ 危害处境导致损害的概率；

⑤ 可能导致的损害的性质和程度。

根据评估的实际情况，在风险评估过程中可能只需考虑某些要素。例如，当损害程度很微小或发生概率无法估计时，可以仅在初始危害和可能导致危害处境的范围内进行考察。

2. 风险可接受准则

医疗设备使用风险分析中发现的各种风险因素，在风险评估过程中估计发生概率和损害的严重度后，重要的原则是判定是否需要有风险控制的手段进行干预。如果这些风险对于医疗设备使用受益者（病人）或者临床医疗认为可以接受，就没有必要采取风险控制措施。如果风险不可接受，则需进一步采取措施，直至风险降低到可接受水平。判定风险可接受的主要根据如下：

① 根据相关的标准（行业标准、国家标准、国际标准）；
② 和已在使用中的医疗设备明显的风险水平进行比较；
③ 临床使用评价资料，特别是对于新技术或新的预期用途；
④ 充分考虑医疗设备使用受益者对于风险的感知度。

3. 剩余风险评价

剩余风险是指那些运用了风险控制和风险管理技术后而留下来不能完全去除的风险。对于任何剩余风险都应使用风险可接受准则进行再评价。在医疗设备的使用风险评估中，剩余风险评估有其特征，某一些医疗设备的风险是不能完全去除的，如放射诊断、治疗设备的电离辐射风险，剩余风险存在往往是必然的。风险控制的目标是剩余风险可以接受。

剩余风险评价结果的三种情况：

① 剩余风险可以接受；
② 剩余风险不可接受，需进一步采取措施，直至降低到可接受水平；
③ 剩余风险因素需要进一步分析。

医疗设备使用风险控制后，剩余风险的评价是检查风险管理计划合理性的重要依据，需要具有医疗专业知识、经验的临床医护人员、临床工程技术人员和相应权限的管理人员来进行。

三、风险评估的方法

1. 风险优先等级评估方法

应从安全性、重要性、使用频率和故障率四类指标来评估风险的优先等级（见表 4-1）。

表 4-1　风险优先等级评估方法

类别	程度	等级	说明
安全性(S)	高	3	仪器发生故障时,肯定对医生和病人造成危害
	中	2	仪器发生故障时,有可能对医生和病人造成危害
	低	1	仪器发生故障时,不会对医生和病人造成危害
重要性(I)	高	3	仪器在诊断治疗中很重要
	中	2	仪器在诊断治疗中比较重要
	低	1	仪器在诊断治疗中重要性一般
使用性(U)	高	3	仪器平均每月工作 60h 以上
	中	2	仪器平均每月工作 60h 以下,15h 以上
	低	1	仪器平均每月工作 15h 以下
故障率(F)	高	3	仪器 1 年内发生故障在 3 次以上
	中	2	仪器 1 年内发生故障在 2～3 次
	低	1	仪器 1 年内发生故障在 1 次以下

2. 半定量矩阵方法

矩阵方法风险评估分别对概率和严重度进行分析。例如对损害发生概率可以简单定性为：高，很可能发生、经常发生、频繁发生；中，发生，但不频繁；低，不太可能发生、稀少、罕见。为了便于描述医疗设备的潜在损害，对损害严重度可以简单分类为：严重，致死、功能或结构丧失；中等，可恢复的，或较小的损害；可忽略，不会引起损害或损害很轻微。将两者结合，得到一个衍生的风险矩阵，将损害概率和严重度两两组合的结果依次填入矩阵。

矩阵方法即应用风险可接受准则的方法。

风险危害程度可分为五级：①灾难性，死亡；②危重的，危及生命；③严重的，住院或延长治疗时间；④较小的，可恢复的轻微伤害、潜在伤；⑤可忽略的，不会引起损害或损害很轻微。

发生概率也可分为五级，即经常、有时、偶然、很少、非常少。

将风险危害程度和发生概率结合，得到一个衍生的风险矩阵，将发生概率和严重程度两两组合的结果依次填入矩阵（见图 4-1），风险评价结果是：风险不可接受、需采取风险控制措施和风险可接受（可忽略）。

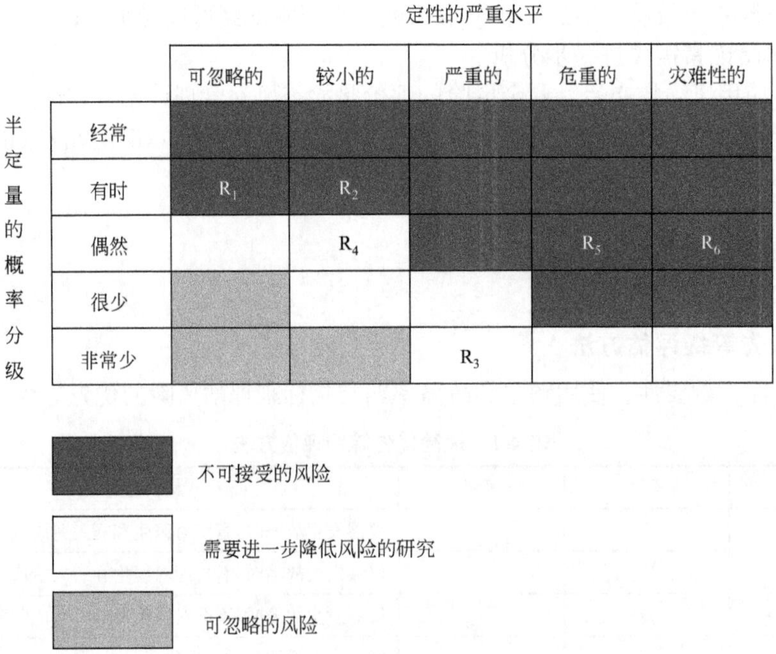

定性的严重水平

半定量的概率分级		可忽略的	较小的	严重的	危重的	灾难性的
	经常					
	有时	R_1	R_2			
	偶然		R_4		R_5	R_6
	很少					
	非常少			R_3		

- 不可接受的风险
- 需要进一步降低风险的研究
- 可忽略的风险

图 4-1　半定量风险评价矩阵

3. 综合风险评价方法

风险综合评价的方法中，最常用、最简单的方法是通过各种发现因素的数据、调查结果包括专业人员的经验，决定不同风险因素的权重和发生概率，进而获得整体风险程度的评价。其步骤主要包括如下几步：

① 建立风险评估表，将所有重要风险因素列入表中；
② 判断风险权重；
③ 确定每个风险发生概率。如采用 1~5 标度，分别表示可能性很小、较小、中等、较大、很大，代表 5 种程度；
④ 计算每个风险因素的等级；
⑤ 最后将风险评估表中全部风险因素的等级分值相加，得出整个项目的综合风险等级。

医疗设备使用风险综合评价的方法，目前比较常用的有下列几种。

（1）ISO 14971：2000 医疗器械风险评估

ISO 14971：2000 标准介绍了一些综合评价风险的指导性原则，依据这些原则可以把医疗设备的风险划分为：设备属性、物理风险、设备特性、安全措施、致死状态和使用频度六个方面，根据对临床影响程度的不同，每个方面又可分为若干类型，并根据经验给出各种类型的量化分值。

① 设备属性　设备属性是指设备使用目的，可分为表 4-2 中的七个方面，同时给出风险经验分值。

② 物理风险　物理风险指一旦设备发生故障可能导致的结果，分为表 4-3 中的六个方面。

表 4-2　设备属性风险经验值评估

使用目的	风险值	设备举例
用于生命支持	12 分	如呼吸机、心肺机
用于治疗	6 分	如电刀、输液泵、腔镜
用于监护	5 分	如多功能监护仪
用于诊断	3 分	如心电图机、B 超机
与患者直接接触	2 分	如 X 线机、CT 机和 MRI 机
与患者无接触	1 分	如紫外灯、无影灯、护士站设备
与患者和医疗无关	0 分	如空调机、计算机、电风扇、微波炉

表 4-3　物理风险经验值

导致结果	风险值	设备举例
死亡	12 分	如呼吸机、起搏器
伤害	6 分	如血管造影机
治疗差错	3 分	如手术显微镜、监护仪
不舒适感	2 分	如电动床
延误诊疗	1 分	如 X 线机、B 超机、心电图机
不发生任何问题	0 分	如实验室单纯用于研究的设备

③ 设备特性　设备特性主要指设备的电器特性，如电子类设备、机械类设备、有活动部件、有需定期更换的部件、存在系统性关联停机、需定期清洁等特性，同一台设备可有多项选择，每选中一项增加 2 分，最高不超过 12 分。如有明显的使用人员干预，则需总分里扣除 2 分。

④ 安全措施　安全措施是指医疗设备设计的安全保护和报警功能的情况，包括九项：患者状态报警、设备故障报警、声光报警、故障代码显示、连续的后续测试、机械安全保护、连续操作或超时操作警告、开机自检和手动自检。每缺少一项少累计 1 分，最高为 9 分。

⑤ 致死状态　致死状态指由设备故障可能引起的致死是直接的，还是间接的。如果是直接的为 5 分；间接的为 3 分；不可能发生为 0 分。

⑥ 使用频度　使用频度高为 5 分；使用频度较高为 4 分；使用频度低为 2 分；使用频

度很低为 0 分。

依据上述评估方法，把某类设备在六个方面可能获得的得分值相累加，对一些常见医疗设备进行初步风险评估，根据风险的程度不同可以制定出一个量化的评分标准，如风险值高于 40 分的为高风险医疗设备，如呼吸机、麻醉机、除颤器、监护仪、加速器、起搏器、高频电刀、体外循环机、血透机、高压消毒锅等；风险值为 20～40 分的为中风险医疗设备，如复苏器、导管机、各种影像诊断设备、非电生理类监护设备、生化与临检类设备等；风险值在 20 分以下的为低风险医疗设备，如无影灯、手术床和实验室非诊断类仪器以及计算机等。

依据此评分标准可以综合计算出某类或某台设备的风险值（Risk Level，RL）。最后，将医疗设备分为高风险、中度风险、低风险以及无风险 4 个等级，然后进行分层次管理。

（2）ECRI 风险评估方法

ECRI 风险评估比较简单，将医疗设备分为高、中、低三个风险级别，依据是伤害风险和对患者康复的影响（见表 4-4）。

表 4-4　ECRI 风险评估的三个风险级别

风险级别	描　　述
高	生命支持、关键复苏、重症监护以及其他发生故障或误用时会对患者或医护人员造成严重伤害的设备
中	在误用、故障或缺失(如不能工作时无替代品可用)的情况下,会对患者造成显著影响,但不会引起直接严重伤害的设备,如许多诊断类仪器
低	故障或误用不会造成严重伤害的设备

（3）Vermont 大学医疗设备临床使用综合风险评估方法

国际上比较流行的量化风险值的综合风险评分系统还有很多。例如美国 Vermont 大学的 Tobey Clark 教授设计开发的基于风险的评估系统主要内容是：①通过维护策略工作表，使用书面标准来评估、识别与医疗设备相关的风险级别；②衡量风险的标准分为五类：设备的临床功能、风险程度（有形风险）、问题避免概率、事故历史记录和监管部门或制造商的要求。尤其对生命支持急救类医疗设备需要进行特别的确认，并列入最优先级。

衡量风险的标准说明如下。

① 设备的临床功能　用来表示设备使用时对患者的介入程度。在该类别中，级别最低的是不与患者接触的设备，例如检查灯；级别最高的是用于生命支持、急救用途的医疗设备，例如呼吸机、麻醉机、除颤仪。

② 风险程度（有形风险）　用来表示设备发生故障导致风险的评估。在该类别中，最低级别的风险是设备故障仅会造成使用不便，但并不会造成病人实际的伤害，例如耳镜，医生可以很容易地找到替代的设备，对患者的治疗几乎没有影响。最高级别的故障是会导致患者或使用者的严重损伤，甚至死亡，例如呼吸机、除颤仪。这种类型的设备故障对患者具有严重的负面影响，甚至危及病人生命安全。

③ 问题避免概率　是基于医疗设备维修与维护的历史数据获得的。在该类别中，最低级别的是检测和 PM 对设备可靠性没有影响，最高级别的是通过检测、预防性维护可以避免一般的设备故障和发现安全隐患。这个类别还有一个额外的级别，即按照监管机构特定的或制造商的要求进行的预防性维护或检测。

④ 事故历史　是基于历史记录数据获得的。此类别标准只有两个评分级别，每个级别的回答只分"是"和"否"。如果一个设备曾经发生过导致患者受伤害的事故的历史记录，

如高频电刀，曾经多次发生病人伤害事件，该设备的评分则较高。否则，该设备的评分较低。事故历史信息的获得包括医疗器械不良事件报告、召回信息等，也可以在自己工作中发生的事件历史记录。

⑤ 制造商/管理部门的特殊要求　其回答也只分"是"和"否"。如果设备确实有维护或测试的特殊要求，则该设备评分高，否则该设备的评分较低。

最后，对每个类别都进行评分，评分表的每个类别的评分进行累计求和，最后得到该设备总分值即为该设备类型的风险系数得分，分值越高，风险程度越大（见表4-5）。

表4-5　医疗设备综合风险评估评分

评分标准（每个类别选择一个分数）	权重	分数
设备的临床功能		
不接触患者	1	
设备可能直接接触患者,但是并不起关键作用	2	
设备用于患者疾病诊断或直接监护	3	
设备用于直接为患者提供治疗	4	
设备用于生命支持和急救	5	
风险程度		
设备故障不会导致风险	1	
设备故障导致低风险	2	
设备故障会导致治疗失误、诊断错误或对患者监护失效	3	
设备故障可能导致患者或使用者的严重损伤乃至死亡	4	
问题避免概率		
维护或检查对设备可靠性没有影响	1	
常见设备故障类型是不可预计的或者不是非常容易预计的	2	
当常见设备故障类型不是非常明确时,通过 PM 能得到提示的	3	
常见设备故障类型是可以预计的并且可以通过预防性维护避免	4	
有特定的规定或制造商要求进行的预防性维护或测试	5	
事故历史		
没有显著的事故历史	1	
存在显著的事故历史	2	
制造商/管理部门的特殊要求		
没有要求	1	
有独立于数值评级体系的测试要求	2	
总分：		

总分在13分以上的设备被定义为每半年进行一次IPM工作测试。

总分在9～12分的设备被定义为每年进行一次IPM工作测试。

总分在8分以下的设备不需要进行年度IPM工作测试（或者可以进行两年一度的测试，或者就不需要定期测试，其频率取决于临床应用的情况）。

麻醉机推荐每年进行三次IPM工作测试。

一些血液运送设备，例如血库冰箱，根据美国血库协会（AABB）或美国病理学家协会（CAP）的规定，可能需要每年接受四次测试。

下面表 4-6 是基于综合风险的评分方法的例子。

表 4-6 基于综合风险的评分结果示例

设备类型	临床功能	风险程度	问题避免概率	事故历史	制造商/管理部门的要求	总分	测试频率衡量风险的标准
呼吸机	5	4	4	2	2	17	半年
高频电刀	4	4	2	2	1	13	半年
输液泵	4	3	2	2	1	12	一年
血氧饱和度仪	3	3	2	1	1	10	一年
检查台	2	2	2	1	1	8	两年

综合风险级别的评估可以用来指导风险控制工作开展，根据风险分值不同，风险控制的等级也不一样，这样量化的结果便于医院临床医学工程部门采取相应的安全风险控制措施。如协助制定医疗设备预防性维护、检测的方案和周期；也可以用来指导设备维护使用人员培训方案的制定，包括新设备使用人员上岗培训。所有医疗设备都应在交付使用前或用于患者之前进行风险评估。

第三节 安全风险评估的评价依据

医疗设备风险评估工作是一项复杂的任务，决定权重和分值需要有评价依据，评价依据可以是定性或定量的。评价数据的真实性、可靠性是关键。如医疗设备在使用中出现失效风险，有随机失效和人为失效两种。在多数情况下，随机失效的统计概率是可以确定的，可以给出失效概率的数值；而使用环节人为失效属于系统性失效，准确估计系统性失效风险的概率是困难的。在综合风险评分方法中，有些指标分值只能定性评估，有些指标可以有定量、半定量评估依据。

一、定性风险评估依据

综合风险评分方法中有些指标只能是定性分析评估。借助医护人员、临床工程师的工作经验以及相关专业专家意见等作为依据，对风险进行定性评估，如设备的临床功能、风险程度评估等。也可以根据国家法规、标准规定的风险级别作为评价依据。

如我国《医疗器械监督管理条例》（国务院令第 680 号）规定对医疗器械按照风险程度实行分类管理。医疗器械产品注册根据风险分类为三类：

第一类是风险程度低，实行常规管理可以保证其安全、有效的医疗器械；

第二类是具有中度风险，需要严格控制管理以保证其安全、有效的医疗器械；

第三类是具有较高风险，需要采取特别措施严格控制管理以保证其安全、有效的医疗器械。

评价医疗设备风险程度，应当考虑医疗设备的预期目的、结构特征、使用方法等因素。

二、定量/半定量风险评估依据

定量或半定量风险评分方法中评价依据是以数据为基础，具体依据如下。

① 通过权威结果发布的数据、公告及统计结果基础上作为评估依据，如 ECRI 连续 12 年发布的《十大医疗技术危害》的统计数据中，在每年同一种危害（包括几乎同种）反复出现频率最高的前 6 位，见表 4-7。

表 4-7 ECRI 连续 12 年发布的《十大医疗技术危害》的统计

危害	警报危害	放射治疗和 CT 辐射	器械、内镜消毒处理不当和感染	手术室火灾	输注泵使用出错	IT 网络集成应用相关
出现频率	12	11	9	6	6	6

又如国家食品药监督管理局发布 2017 年医疗器械不良事件监测年度报告的统计数据中，不良事件报告数量排名前十位的有源医疗器械分别为：病人监护仪；输液泵和注射泵；心电图机；电子血压计；血液透析机；呼吸机；生化分析仪；特定电磁波治疗机；婴儿培养箱；血糖仪。

历史事件可以统计收集的不良事件数据或者医疗器械召回公告，以及本单位、本地区安全不良事件报告综合统计数据及结合发生事件的严重程度。本书在第二章第四节也介绍安全风险信息的来源。这些数据可以作为定量和半定量风险评估的基本数据。在收集数据基础上，可以建立加权的数学模型，计算得到风险值，作为风险评估的客观依据。

② 利用医院内部医疗设备信息化管理系统，建立规范化的记录文档。由设备使用、管理相关人员定时录入各类设备日常维护、设备使用中失效事件记录、设备管理人员定时 IPM 记录、维修记录，对设备使用中各项性能技术指标进行记录。并利用这些数据进行分析，建立技术档案，可得出许多的风险评估有用的信息。使用记录的内容应包括：设备名称、规格型号、开机时间、使用前后相关参数值、检测是否合格、病人基本情况或样本数据、消耗材料使用情况等。维修记录内容应包括：设备名称、规格型号、维修日期、维修人员、是否为故障（非故障注明报修原因）、故障表现、故障原因（人为因素、环境因素、设备本身可靠性因素）、排除方法、停机时间、更换零件记录、维修前后相关性能参数值、维修后检测是否合格等。

③ 利用有关主管部门、学术团体和研究机构系统调研收集医疗设备使用的风险数据，如设备硬件失效数据以及人为因素数据等，可以为风险管理向定量风险评估发展积累必需的数据和资料。

第四节　风险评估的示例

本节是美国 Vermont 大学 Tobey Clark 教授设计开发的风险评估系统对医院常用的生命支持和急救设备的风险评估的实例，可供参考。

1. 多参数病人监护仪风险评估示例（见表 4-8）

表 4-8　多参数病人监护仪风险评估示例表

标准(每个分类选择一个分数)	权重	分数
临床功能		
不接触患者	1	
设备可能直接接触患者但不起关键作用	2	
设备用于患者疾病诊断或直接监护	3	3
设备用于直接为患者提供治疗	4	
设备用于生命支持	5	
风险程度(有形风险)		
设备故障不会造成风险	1	
设备故障会导致低风险	2	
设备故障会导致治疗失误,诊断错误或对患者的状态监测失效	3	3
设备故障会导致患者或使用者的严重损伤乃至死亡	4	
问题避免概率		
维护或检查不会影响设备的可靠性	1	
常见设备故障类型是不可预计的或者不是非常容易预计的	2	2
常见设备故障类型不易预计,但设备历史记录表明技术指标测试中经常检测到的问题	3	
常见设备故障类型可以预计并且可通过预防性维护避免	4	
需要特殊规定或制造商的要求来指示预防性维护或测试	5	
事故历史		
没有显著的事故历史	1	1
存在显著的事故历史	2	
生产厂商/管理部门的特殊要求		
没有要求	1	1
有独立于数值评级制度的测试要求	2	
总分		10
分类:每年进行　0　0.5　1　2　3　4次测试		1

结论：建议性能测试频率为每年一次。

2. 呼吸机风险评估示例（见表 4-9）

表 4-9　呼吸机风险评估示例表

标准(每个分类选择一个分数)	权重	分数
临床功能		
不接触患者	1	
设备可能直接接触患者但不起关键作用	2	
设备用于患者疾病诊断或直接监护	3	
设备用于直接为患者提供治疗	4	
设备用于生命支持	5	5

标准(每个分类选择一个分数)	权重	分数
风险程度		
设备故障不会造成风险	1	
设备故障会导致低风险	2	
设备故障会导致治疗失误,诊断错误或对患者的状态监测失效	3	
设备故障会导致患者或使用者的严重损伤乃至死亡	4	4
问题避免概率		
维护或检查不会影响设备的可靠性	1	
常见设备故障类型是不可预计的或者不是非常容易预计的	2	
常见设备故障类型不易预计,但设备历史记录表明技术指标测试中经常检测到的问题	3	
常见设备故障类型可以预计并且可通过预防性维护避免	4	4
需要特殊规定或制造商的要求来指示预防性维护或测试	5	
事故历史		
没有显著的事故历史	1	
存在显著的事故历史	2	2
生产厂商/管理部门的特殊要求		
没有要求	1	
有独立于数值评级制度的测试要求	2	2
总分		17
分类:每年进行 0 0.5 1 2 3 4次测试		2

结论：建议性能测试频率为每半年一次。

3. 除颤器风险评估示例（见表4-10）

表4-10　除颤器风险评估示例表

标准(每个分类选择一个分数)	权重	分数
临床功能		
不接触患者	1	
设备可能直接接触患者但不起关键作用	2	
设备用于患者疾病诊断或直接监护	3	
设备用于直接为患者提供治疗	4	4
设备用于生命支持	5	
风险程度		
设备故障不会造成风险	1	
设备故障会导致低风险	2	
设备故障会导致治疗失误、诊断错误或对患者的状态监护失效	3	
设备故障会导致患者或使用者的严重损伤乃至死亡	4	4
问题避免概率		
维护或检查不会影响设备的可靠性	1	

标准(每个分类选择一个分数)	权重	分数
常见设备故障类型是不可预计的或者不是非常容易预计的	2	2
常见设备故障类型不易预计,但设备历史记录表明性能指标测试中经常检测到的问题	3	
常见设备故障类型可以预计并且可通过预防性维护避免	4	
需要特殊规定或制造商的要求来指示预防性维护或测试	5	
事故历史		
没有显著的事故历史	1	
存在显著的事故历史	2	2
生产厂商/管理部门的特殊要求		
没有要求	1	1
有独立于数值评级制度的测试要求	2	
总分		13
分类:每年进行 0 0.5 1 2 3 4次测试		2

结论:建议性能测试频率为每半年一次。

4. 输注泵风险评估示例 (见表 4-11)

表 4-11 输注泵风险评估示例表

标准(每个分类选择一个分数)	权重	分数
临床功能		
不接触患者	1	
设备可能直接接触患者但不起关键作用	2	
设备用于患者疾病诊断或直接监护	3	
设备用于直接为患者提供治疗	4	4
设备用于生命支持	5	
风险程度		
设备故障不会造成风险	1	
设备故障会导致低风险	2	
设备故障会导致治疗失误,诊断错误或对患者的状态监测失效	3	3
设备故障会导致患者或使用者的严重损伤乃至死亡	4	
问题避免概率		
维护或检查不会影响设备的可靠性	1	
常见设备故障类型是不可预计的或者不是非常容易预计的	2	2
常见设备故障类型不易预计,但设备历史记录表明技术指标测试中经常检测到的问题	3	
常见设备故障类型可以预计并且可通过预防性维护避免	4	
需要特殊规定或制造商的要求来指示预防性维护或测试	5	
事故历史		
没有显著的事故历史	1	
存在显著的事故历史	2	2

标准（每个分类选择一个分数）	权重	分数
生产厂商/管理部门的特殊要求		
没有要求	1	1
有独立于数值评级制度的测试要求	2	
总分		12
分类：每年进行　0　0.5　1　2　3　4次测试		1

结论：建议输注泵 PM 性能测试频率为每年一次。

5. 高频电刀风险评估示例（见表4-12）

表 4-12　高频电刀风险评估示例表

标准（每个分类选择一个分数）	权重	分数
临床功能		
不接触患者	1	
设备可能直接接触患者但不起关键作用	2	
设备用于患者疾病诊断或直接监护	3	
设备用于直接为患者提供治疗	4	4
设备用于生命支持	5	
风险程度		
设备故障不会造成风险	1	
设备故障会导致低风险	2	
设备故障会导致治疗失误、诊断错误或对患者的状态监护失效	3	
设备故障会导致患者或使用者的严重损伤乃至死亡	4	4
问题避免概率		
维护或检查不会影响设备的可靠性	1	
常见设备故障类型是不可预计的或者不是非常容易预计的	2	2
常见设备故障类型不易预计，但设备历史记录表明性能指标测试中经常检测到的问题	3	
常见设备故障类型可以预计并且可通过预防性维护避免	4	
具体的规则或制造商的要求决定了预防性维修或测试	5	
事故历史		
没有显著的事故历史	1	
存在显著的事故历史	2	2
生产厂商/管理部门的特殊要求		
没有要求	1	1
有独立于数值评级制度的测试要求	2	
总分		13
分类：每年进行　0　0.5　1　2　3　4次测试		2

结论：建议性能测试频率为每半年一次。

6. 血液透析机风险评估示例（见表4-13）

表4-13　血液透析机风险评估示例表

标准（每个分类选择一个分数）	权重	分数
临床功能		
不接触患者	1	
设备可能直接接触患者但不起关键作用	2	
设备用于患者疾病诊断或直接监护	3	
设备用于直接为患者提供治疗	4	4
设备用于生命支持	5	
风险程度		
设备故障不会造成风险	1	
设备故障会导致低风险	2	
设备故障会导致治疗失误，诊断错误或对患者的状态监测失效	3	
设备故障会导致患者或使用者的严重损伤乃至死亡	4	4
问题避免概率		
维护或检查不会影响设备的可靠性	1	
常见设备故障类型是不可预计的或者不是非常容易预计的	2	
常见设备故障类型不易预计，但设备历史记录表明技术指标测试中经常检测到的问题	3	
常见设备故障类型可以预计并且可通过预防性维护避免	4	
需要特殊规定或制造商的要求来指示预防性维护或测试	5	5
事故历史		
没有显著的事故历史	1	
存在显著的事故历史	2	2
生产厂商/管理部门的特殊要求		
没有要求	1	
有独立于数值评级制度的测试要求	2	2
总分		17
分类：每年进行　0　0.5　1　2　3　4次测试		2

结论：建议血液透析机PM性能测试频率为每年二次。

7. 婴儿培养箱风险评估示例（见表4-14）

表4-14　婴儿培养箱风险评估示例

标准（每个分类选择一个分数）	权重	分数
临床功能		
不接触患者	1	
设备可能直接接触患者但不起关键作用	2	
设备用于患者疾病诊断或直接监护	3	
设备用于直接为患者提供治疗	4	4
设备用于生命支持	5	

标准(每个分类选择一个分数)	权重	分数
风险程度		
设备故障不会造成风险	1	
设备故障会导致低风险	2	
设备故障会导致治疗失误,诊断错误或对患者的状态监测失效	3	
设备故障会导致患者或使用者的严重损伤乃至死亡	4	4
问题避免概率		
维护或检查不会影响设备的可靠性	1	
常见设备故障类型是不可预计的或者不是非常容易预计的	2	2
常见设备故障类型不易预计,但设备历史记录表明技术指标测试中经常检测到的问题	3	
常见设备故障类型可以预计并且可通过预防性维护避免	4	
需要特殊规定或制造商的要求来指示预防性维护或测试	5	
事故历史		
没有显著的事故历史	1	1
存在显著的事故历史	2	
生产厂商/管理部门的特殊要求		
没有要求	1	1
有独立于数值评级制度的测试要求	2	
总分		12
分类:每年进行 0 0.5 1 2 3 4次测试		1

结论:建议性能测试频率为每年一次。

(刘锦初 管青华 谢松城)

第五章
医疗设备使用安全风险控制

风险控制指的是"作出决策并实施措施，以便降低风险或把风险维持在规定水平的过程"。医疗设备使用风险控制是风险管理的关键内容，相关的法律法规有明确要求，主要是根据医疗设备使用的潜在风险，开展有效的活动控制风险的发生，降低风险造成的危害。

第一节　与临床使用相关的安全风险控制

一、管理机构与职责

医院医疗设备临床使用风险控制的管理机构是医院医疗器械管理委员会，在医疗设备使用安全风险管理中，负责监督、指导高风险医疗器械的临床使用与安全管理；组织开展医疗器械使用安全管理，监测识别使用安全风险，分析、评估使用安全事件，并提供咨询与指导；对医务人员进行有关医疗器械法律、法规、规章、制度和合理使用的知识培训，向患者宣传安全使用医疗器械的知识。

二、制定使用操作规程（指南）与风险管理指南

1. 使用操作规程制定

国家相关法规规定：医疗机构及医务人员临床使用医疗器械，应当按照诊疗规范及操作指南、医疗器械使用说明书等，遵守医疗器械适用范围、禁忌证、主要风险、关键性能指标及注意事项。

制定操作规程并认真落实是医疗设备风险控制的重要内容。操作规程是规范使用人员对医疗设备使用的重要文件。医疗设备使用科室在安装验收完成后，正式投入使用之前，应根据医疗设备使用操作说明书、维修手册、临床使用风险分析、临床使用要求制订操作规程，明确基本的操作步骤和正确的使用方法。操作规程的内容不但要有设备的规范化操作流程，还要有注意事项、安全风险、适用范围、操作禁忌等。大型设备要落实岗位责任制，专人使

用，专人保管。医院临床医学工程部门应协助使用科室一起制定医疗设备操作规程。在操作规程制定后，临床医学工程部门应组织使用操作人员学习，掌握每项规程的内容，使用人员必须严格按照操作规程操作。操作人员应严格执行操作常规，按说明书、操作规程和技术要求使用医疗设备，以降低操作失误，降低使用风险。首次制定的操作规程试运行一个月以上，然后统一报医疗设备管理部门审核、存档。对于固定使用场地的设备、操作规程应张贴（悬挂）于使用场地；对于移动使用的设备应以书面形式保存在随时可以看到的适当位置。操作使用人员必须严格考核，按照操作规程操作。操作规程具体应包括以下内容。

① 操作中的注意事项、安全风险提示、适用证或应用范围、禁忌证、开机前的检查程序。

② 对病人准备或标本的处理的注意事项，必要的防护措施。

③ 基本操作程序。

④ 关机程序。

⑤ 日常维护保养内容。

⑥ 对医疗设备发生意外或可能产生的不良事件的处置措施。

如有必要，对操作规程进行定期修订，其修订流程和要求应与初订时相同，由设备管理部门对前段流程一起作废并全部收回存档。

2. 使用风险管理指南制定

制定医疗设备使用风险管理指南，提高器械的使用安全性。首先应针对高风险医疗设备制定风险管理指南，可以在较短的时间之内取得最好的安全效果，如生命支持类医疗设备的风险管理指南；其次制定危害严重程度比较高的医疗设备；最后，制定其他医疗设备具体风险管理指南。指南的制订可在实践中不断反馈修改和逐步细化，实现提高医疗器械使用安全的目的。

风险管理指南的内容可根据风险分析、评估的结果推荐使用。指南的实施可以参考国外经验，分为 A、B、C 三个级别：A 级为强烈推荐采用；B 级为希望采用；C 级为建议采用，但尚缺乏足够的推荐依据或建议作为将来备用，以提高可行性和可操作性。

医疗器械使用风险管理指南国外已有先例，日本 2004 年 10 月日本消化器内视镜学会（Japan Gastroenterological Endoscope Society）制定的"消化内镜风险管理手册"，旨在提高内镜诊疗质量，降低内镜使用风险；而英国，即使是一些相对来说技术含量比较低、结构较简单的医疗器械，也制定有相应的安全使用公告。如英国卫生部（Department of Health）的药物和保健产品监管署（Medicines and Healthcare Products Regulatory Agency），2006年 11 月，针对病床护栏使用的安全性问题发布的"病床护栏安全使用公告（Device Bulletin—Safe Use of Bed Rails）"，规范操作程序，包括专门的安全操作指南。

制定医疗器械使用风险管理指南，规定详细而可操作的管理程序，指导医院通过预防的手段，来解决一些常见的、共性的而又可以预见的医疗设备使用安全性问题具有重要意义。同时需要在医护人员、临床工程人员中宣传医疗设备使用风险管理概念，增强医院医疗设备使用风险意识。

三、使用人员安全风险管理培训与资质认证

1. 使用风险管理培训

医疗机构要组织临床使用管理的继续教育、培训与考核，开展医疗器械使用范围、质量

控制、操作规程、效果评价等培训。组织相关领域专家或医疗设备生产厂家的专家到医院讲座、培训，针对设备管理人员、临床使用人员、临床工程技术人员分别进行不同侧重点内容的讲座。讲解医疗设备使用风险管理概念，增强医院医疗设备使用风险意识应作为一个长期的项目来执行，把风险意识建立在医院医疗设备使用人员的知识体系中。将包括医疗设备使用风险管理活动在内的医疗风险管理培训活动的开展作为医院医疗质量考核指标之一，也作为医疗设备生产厂家售后服务的重要内容。

管理培训分几个层次：上岗前培训、继续教育培训和针对具体使用设备的专项培训。

2. 考核与资质认证

在完成风险管理培训的基础上，需要通过考核或资质认证。目前由于医疗设备涉及临床的学科十分广泛，医疗设备临床使用人员的考核资质认证一般与临床科室相关，如放射影像科室的技师，放疗的物理师，但很多医疗设备科室和临床工程人员没有相关考核或资质认证。目前有关部门已经关注医院临床工程人员的考核或资质认证。另外，有关的协会、学会、医疗设备生产企业也举办各种培训班，继续教育班，通过考核，颁发证书。

四、医疗设备使用安全应急管理

医疗机构应当依据国家有关规定建立医疗器械应急保障机制，保证突发事件的应急救治需求，有效控制风险。应急管理是风险控制的重要环节。具体工作有：制定应急预案、按照应急预案制定处置流程、设立急救设备调配中心、定期进行应急演练等。

1. 应急预案制定

安全风险控制的有效措施之一是制定应急预案，尤其是急救及生命支持类医疗设备的应用安全风险控制，由于急救及生命支持类医疗设备在使用中如出现突发故障，通常不能或不容许现场修复，因此使用风险程度很高，可能对病人安全造成危害，甚至威胁其生命，在这种情况下应根据医疗设备的不同类型制订相应的应急预案与保障模式。内容如下：

① 医疗设备出现故障时对病人采取的安全措施。

② 采取应急保障模式，即医疗设备出现故障时启动或调用备用设备。对于急救及生命支持系统应保证有应急备用设备或可以临时调用的同类或同种设备。

③ 临时停电引起设备不能正常工作时的应急措施。如配置一定功率的不间断电源，手工替代医疗设备的应急使用。

④ 某些医疗设备使用时可能造成病人的意外伤害或副作用，应采取应急保护措施，如紧急安全开关、急救药品等。

表5-1为医疗设备使用风险管理应急预案范例。

表5-1 ××医院医疗设备紧急调配应急预案

文件编号	制定单位	名称	页数/总页数	1/1
	临床工程部	医疗设备紧急调配应急预案	版本	

1. 目的：保障我院医疗工作中发生突发事件(包括突发医疗设备故障)时，仍能及时恢复临床诊疗工作正常运行，特制订本应急预案。
2. 范围：全院。
3. 权责：
在发生突发事件时，临床科室人员需及时遵照本条例通知相关部门。

在发生突发事件时,医疗设备管理保障部门(临床工程部)需及时启动应急预案。

4.定义:本流程所称突发事件引起使用科室医疗设备临时短缺,是指由于突发事件引起大批病人入院诊疗,需要大批量的医疗器械(包括医疗设备和医用耗材),或突发医疗设备故障造成科室医疗器械的临时短缺,医生暂时没法开展正常医疗活动,从而会造成不可预测的医疗后果。

5.作业内容

5.1 应急预案领导小组

姓名	电话	职务

5.2 备机中心应急调配供应

5.2.1 如发生突发事件,临床科室急需医疗设备、医用耗材时,请拨打临床工程部备机中心或库房。值班电话:×××××××××××;固定电话:××××-××××××××。

5.2.2 应急小组相关成员 10 分钟内(晚间 30 分钟内)把临床工程部备机中心备货及库房备货医用耗材及时送至医疗事件现场。

5.2.3 如备机中心没有备用设备或库房医用耗材备货不足,需第一时间通知相关供应商,敦促供应商及时送货,同时启动院内调配。

5.3 院内调配:发生突发事件时,临床工程部协助临床科室查询院内是否有所急需的相同医疗器械,如有可在院内紧急调配。

5.3.1 任何科室在遵行轻重缓急的原则下不得违背应急调配预案（可能尽快调配的科室顺序原则可先后拨打 ICU——脑外重症——外科监护——大血管监护——急诊监护——各病区）。

5.3.2 院内调配可由医院行政总值班、医疗总值班、临床医学工程部负责,也可由使用科室直接拨打联系。在使用完成后经临床工程部相关人员检查确认正常后归还原使用科室。

5.4 备选方案:在上述方案都无效的情况下,由临床工程部联系附近医院进行借调。

6.注意事项:为保证在发生突发事件时,各部门能够及时、协调、有效地完成工作,医院每年至少进行一次医疗器械应急演习。

7.相关文件:无。

8.使用表单:无。

9.使用单位:全院。

10.医疗器械应急供应流程图

2. 应急管理流程与实施

应急管理流程如图 5-1 所示。

3. 应急替代和调配

国家相关法规规定,医疗机构应当制定生命支持医疗器械和重要的相关医疗器械故障紧急替代流程,配备必要的替代设备设施,并对急救的医疗器械实行专管专用,保证临床急救工作正常开展。保障急救及生命支持类医疗设备应急替代和调配的有效办法是建立急救设备调配供应中心,统一进行调配。

急救及生命支持类设备集中的科室是 ICU、急诊、手术室,但是几乎所有临床科室、病区都有抢救危重病人的可能性;但大部分科室使用急救设备的概率较低,统一调配可提高急救设备的利用率和完好率。一般来说,急救设备调配供应中心常规配置急救设备:心电监护仪、呼吸机、微量注射泵、血压监护仪、除颤仪。其中各类设备的配置推荐数量可以是全院同类设备总数量的 1/4 以上,既保障各临床科室日常情况下的设备故障紧急替代和需求调配,又能充分发挥急救设备供应中心的调配作用。急救设备调配供应中心可以由医院医学工程部门负责管理,包括定期维护、检测、维修,确保设备完好并处于"待用"状态。

4. 应急演练

应急反应能力的形成需要通过模拟演练的方式进行培养,根据等级医院评审以及 JCI 认证等要求,应急预案需要每年进行演练并根据演练的情况进行分析与改进。

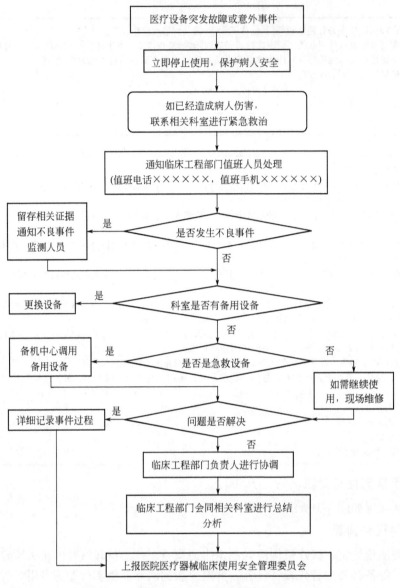

图 5-1 应急管理流程

应急演练最重要的目的是让相关岗位的人员熟悉自身在意外事件发生过程中应尽的职责和处置方法。应急演练流程因尽量将所有可能发生的事件包含在内，以确保真正事件发生时能切实发挥作用。

应急演练分单科室演练和全院性应急演练。在模拟场景如突发事件或在病人急救、诊疗中医疗设备突发故障或突然停电、停水、停气情况下的应急措施。

五、特殊医疗设备使用中相关的风险控制措施

为了保障病人安全，一些特殊的医疗设备需要采取不同的安全风险管理措施，如放射设备、磁共振成像（MRI）设备等。放射设备的使用风险控制在第七章详细描述。本节以MRI设备为例说明安全风险控制措施。

1. MRI 使用警告提示

MRI 设备在磁体周边存在高磁场，根据风险分析，在使用中可能对病人和无关人员造成伤害，在工作场所通道、入口处必须有明确的警告标志与提示，警告哪类人员不能靠近或禁止入内，提醒进入操作区的注意事项，以及可能造成的危害，保障病人和无关人员的安全。图 5-2 为 MRI 警告标记。

2. 磁共振金属安检门

MRI 金属物抛射伤害风险发生概率很高，在磁共振室门口安装金属物安检门，病人进入磁共振室前先通过金属物安检门，检测病人是否有带有磁性的金属物件进入 MRI 室，这是防止磁性金属对病人伤害和对磁共振设备造成损害的风险控制措施。图 5-3 所示为磁共振金属安检门。

3. 无磁轮椅车

病人金属轮椅在 MRI 检查室造成抛射伤害

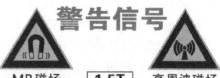

图 5-2　MRI 警告标记

风险发生案例很多，为了防止此类事件发生，MRI 室应配置 MRI 专用无磁轮椅车，以防范风险的发生。图 5-4 为医院使用的磁共振专用无磁轮椅。

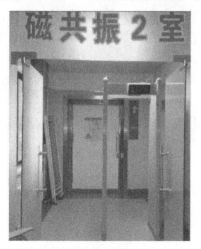

图 5-3　磁共振金属安检门

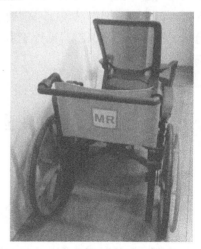

图 5-4　磁共振专用无磁轮椅

第二节　与临床工程相关的安全风险控制

医院临床工程部门是开展风险控制的主要技术部门，根据相关法规规定二级以上医院的医学工程部门应当配备与功能、任务、规模相适应的医学工程及其他专业技术人员、设备和设施，以完成医疗设备使用维护的技术保障工作。

医疗设备使用维护是医疗设备使用风险控制的重要手段。世界卫生组织（WHO）把医疗设备维护工作分为两大类：检测与预防性维护（Inspection and Preventive Maintenance，IPM）和维修维护（Corrective Maintenance，CM）。国家卫键委《医疗器械临床使用管理办法》也规定医疗机构要监测医疗器械的实时运行状态，对维护与维修的全部过程进行记录，医学工程部门应当定期对医疗器械整体维护情况作分析评价。

一、医疗设备检测与预防性维护

检测与预防性维护包括了确保医疗设备功能正常和防止使用中断、故障或失效的所有预定的活动，其中检测（Inspection）是验证医疗设备相关的性能和安全性的过程，检测包括使用前安全和技术性能测试、验收检测、状态检测与稳定性检测、维修后的安全性能检测，检测工作可作为独立的活动，也与预防性维护（Preventive Maintenance，PM）协同开展。预防性维护指的是可以延长医疗设备使用寿命和预防使用中故障发生的（如校准、部件更换、润滑、清洁等）预定活动。数字化医疗设备还包括软件维护与升级。维修维护指的是医疗设备发生故障后，恢复设备性能、安全、功能的完整性过程，通常称为维修、事后维修、故障维修。

我国《医疗器械监督管理条例》和《医疗器械使用质量监督管理办法》规定：医疗器械使用单位应当建立医疗器械维护维修管理制度。对需要定期检查、检验、校准、保养、维护的医疗器械，应当按照产品说明书的要求进行检查、检验、校准、保养、维护并记录，及时进行分析、评估，确保医疗器械处于良好状态。医疗设备使用维护保障已经进入法制化管理的范畴。

（一）IPM 维护保障的分级管理

检测与预防性维护工作开展按不同工作内容、工作频率实现分级管理，落实不同的工作责任人。

（1）一级维护（C级维护）

工作内容：清洁消毒；外观检查；开机检查（含自检）；并作工作记录。

工作责任人：临床使用科室设备使用管理人员。

（2）二级维护（B级维护）

工作内容：按照医疗设备使用维修手册要求或PM计划的内容，开展预防性维护；按要求定期对设备内部的部件清洁、除尘、润滑等，定期更换易损、易耗的部件；进行功能检测；电气安全检测；并作工作记录。

工作责任人：医院、厂家、第三方服务机构工程师。

（3）三级维护（A级维护）

工作内容：在二级维护工作基础上，按不同医疗设备要求进行性能检测及校正，并作工作记录。

工作责任人：医院、厂家、第三方服务机构工程师。

（二）检测

1. 验收检测、状态检测与稳定性检测

（1）验收检测

验收检测是对到货安装完成后，还没有投入使用的医疗设备进行的一种性能测试。用来验证设备的安全性各项性能是否得到使用要求。卫生部《医疗器械临床使用安全管理规范》第二十三条规定：医疗机构应当制定医疗器械安装、验收（包括商务、技术、临床）使用中的管理制度与技术规范。本节验收检测是指医疗设备到货安装后在正式投入使用前所进行的相应测试，以鉴定医疗设备各项技术性能、功能指标是否达到医疗设备制造商声明的技术指标和相应标书的技术指标（以两者中指标好的参数为准），属于技术验收。为了充分了解设备的性能、功能，大型设备的验收检测可以在安装调试完成后试运行一段时间后进行。

验收检测应严格依据规程进行。各项技术指标内容、测试方法的检测，应依次达到：

① 订货合同中或投标商投标文件中承诺的各项技术性能、功能指标；

② 国家食品药品监督管理总局制定的产品标准；

③ 国家市场监督管理总局的有关技术标准规程；

④ 卫生部规定的有关技术标准；

⑤ 国家商检法规定的有关标准。

在验收检测时，医疗设备供应商代表、使用单位的使用人员与工程技术人员均应到场参加。对于大型医疗设备的验收检测，还可以由生产厂家与有资质的检测机构人员参与。检测合格后，才能正式投入使用。

对验收检测中技术性能不达标的情况，应与供应商联系解决，必要时可通过商检索赔方式处理，直到达到要求的技术性能指标。

验收检测的结果应记录，验收检测记录。验收检测的结果应由参加检测人员、使用科室人员、设备供应商代表共同签字，并作为技术档案保存。

根据验收检测的各项技术性能指标，建立质量技术指标数据库，作为以后状态检测、稳定性检测与质量控制工作的基准数据。

CT 验收检测报告的范本见表 5-2。

表 5-2　CT 验收检测报告范本

CT 验收检测报告

受检单位：_____　　安装日期：_____年_____月_____日

设备名称：_____　　验收日期：_____年_____月_____日

设备名称：_____　　型号_____

设备编号：_____

序号	检测项目	生产厂家要求指标	实测指标	评审结果
1	受检剂量	mGy（中心）	mGy	
		mGy（边缘）	mGy	
2	水的 CT 值	0≤±____ HU（中心）	HU	
3	水的 CT 值均匀性	≤±____ HU	HU	
4	噪声	≤_____%	%	

序号	检测项目	生产厂家要求指标		实测指标	评审结果
5	空气分辨率	SD：≤_____ mm		mm	
		HR：_____ mm		mm	
6	低对比分辨率	%：≤_____ mm		mm	
		%：≤_____ mm		mm	
7	CT值的线性				
8	层厚	≥8mm 时：≤±15%		%	
		<8mm 时：≤±30%		%	
		≤2mm 时：≤±50%		%	
9	诊视床步进精度	≤_____ mm		mm	
10	光标定位精度	≤_____ mm		mm	

备注：_____

评审人员：_____评审日期：_____

（2）状态检测

状态检测是指医疗设备使用一段时间后对设备主要技术指标进行的全面测试；目的是确保医疗设备始终处于最佳性能状态，及时发现医疗设备性能的变化程度。它是医疗设备应用质量保证中非常重要的一个措施。

状态检测的周期在符合国家有关法律法规，如卫生部对大型医疗设备应用质量管理的规定等的前提下，可以根据预防性维护的周期执行（详见预防性维护章节相关内容）。

状态检测主要是对机器的主要性能指标进行检测。如呼吸机的潮气量、吸呼比、流量等；监护仪的心率、血压、血氧饱和度等。为了使每次测试的结果具有可比性，要求保持每次测试条件的一致性。此外，在检测方法上，应尽可能地科学合理，并规定每一项可接受的允许偏差范围及操作步骤，如果超出应加以注明。状态检测的项目比验收检测的项目相对要少。

大型设备状态检测的测试项目及指标合格的标准应根据：卫生部对大型医用设备状态检测的项目与标准要求、国家市场监督管理总局规定的有关质量检测规程的标准要求、医疗卫生行政部门规定的指导标准、生产厂商技术文件中说明的要求由设备使用质量管理部门制定。

状态检测的结果应记入医疗设备应用技术档案中，作为医疗设备质量控制的主要内容。

大型设备状态检测的技术指标分为主要指标与一般指标，检测结果判定为"不合格"的依据为：凡有一项主要指标不合格者，其结论即为"不合格"；凡一般指标超出允许偏离最大范围的项数达到标准规定的最高项数的，其结论即为"不合格"。

在状态检测中出现单项一般指标不合格，而未判定整机性能不合格的，应及时调整，医疗设备可继续使用，但应提醒使用者注意偏离的技术指标对临床诊断可能造成的影响。

对于状态检测评审为整机"不合格"的医疗设备，应停止使用，并在规定时限内调整修复，经过复测评审合格后方能使用。

（3）稳定性检测

稳定性检测指为了确定使用中的医疗设备性能相对于其初始状态的变化是否符合质量控制标准而进行的检测。

稳定性检测的检测项目比状态检测要少，检测频率较高，只用来确定系统的性能相对初始状态有没有发生超出容许范围的变化，如 CT 的水模密度值的检测等。稳定性检测结果用该参数的基线值及控制范围来评价，一般由医疗设备使用科室技术人员或指定工程人员完成。

稳定性检测的项目内容可根据卫生部大型医用设备应用质量检测规定、上级卫生行政管理部门的质量管理规定，并参照医疗设备生产厂家在技术文件中有关质量保证中的相关内容。

稳定性检测是一项日常的质量控制工作，指对使用中的有关指标进行监控。稳定性检测的周期比状态检测短，其检测周期根据卫生部大型医用设备应用质量检测规定的周期、上级卫生行政管理部门有关质量管理的规定及设备生产厂家在使用手册中要求的周期而定。

应根据每台设备的验收检测、每一次状态检测和稳定性检测的结果数据建立质控数据库；根据每次测试结果的每项指标，形成该设备的动态质量控制曲线。

对于各类检测中不合格的技术指标，应提示有关方面及时进行检修。关键质量指标不合格的，应停机检修，采取校正措施并明确完成此工作的责任人。

动态质控曲线可以预测医疗设备的使用寿命，是设备报损报废的科学依据，医疗设备一旦引发医疗纠纷，可以作为医疗事故处理中的重要依据。

各种质量检测要由专人负责监督整个计划实施，并给予其解决问题的权利。负责人应全面掌握测试的技术细节并参与定期比较结果的评估工作。具体测试人员必须对设备熟悉并经专业培训，大型医疗设备的验收、状态检测，应持有医疗设备应用质量检测人员资格证。几种性能检测比较见表 5-3。

表 5-3 几种性能检测比较

项目	验收检测	状态检测	稳定性检测
目的	验收技术性能是否达到生产厂商承诺达到的指标	检测性能指标是否达到应用要求	检测性能指标的稳定性
特点	测量由厂方提供技术指标的关键参数	用户或相关标准要求的技术参数	主要技术参数，相对检测
方法	按厂方技术文件中提供的测试方法、参数测量	按相关标准规定的方法、参数测量	按规定的项目参数测量
参加检测部门	生产厂、使用单位或第三方检测部门	保修机构、使用单位或第三方检测部门	使用单位、保修机构
检测时间	第一次投入使用前或改装后	按计划定期检测或出现不稳定状态时	按计划定期检测或维修后

2. 在用医疗设备使用前的功能测试

《医疗器械使用质量监督管理办法》第十三条规定，医疗器械使用单位应当建立医疗器械使用前质量检查制度，在使用医疗器械前，应当按照产品说明书的有关要求进行检查。对于一些生命支持类医疗设备，如呼吸机、麻醉机、除颤仪等，如果发生故障会导致病人立即死亡。为了最大限度地降低使用风险，这一类医疗设备在每次使用前需要进行功能测试。测试内容主要是设备的各项功能和安全报警功能是否正常。这种操作可以由临床操作人员或驻科室的临床工程师对医疗设备进行的性能检查。检查相对比较简单，不需要使用工具或测试设备。目前很多医疗设备带有自检功能，自动完成。使用前的功能测试结果应该有书面或电子格式记录保存。

3. 维修后的安全性能检测

医疗设备维修维护后，重新投入使用之前，需要进行安全、性能检测，以确保设备的正常运行。维修后的医疗设备安全性能检测，应根据相关标准进行必要的测试和验证，包括进行电气安全和性能指标的测试和验证。如按照国家标准《医用电气设备　医用电气设备周期性测试和修理后测试》（YY/T 0841—2011），在维修后进行电气安全检测；大型医用设备如CT 设备"大修"更换关键部件，如更换球管、探测器等。要按照国家标准 GB 17589—2011《X 射线计算机断层摄影装置质量保证检测规范》重新做状态检测，发现性能质量指标不合格项目需重新修理，直至检测合格。计量设备故障或在计量检定中发现有不合格和部分项目不合格的，在维修后必须重新计量检定，直至达到规定的指标后才能进入正常使用。对于急救或生命支持类高风险医疗设备，除技术性能指标要求达到标准以外，还需要检验设备的各种安全警报功能是否正常工作。对维修后部分功能未恢复正常而临床又急需使用的，应提示操作人员对设备功能使用的限制，或就可能对临床应用产生影响的结果给予说明。

维修后性能检测的结果应该有书面或电子格式记录保存。维修后的安全、性能检测属于稳定性检测范畴。

4. 计量检测

医疗设备中有一部分属于计量器具，根据《中华人民共和国计量法》（以下简称计量法）规定对计量器具实施管理。医院计量检测的对象是法制管理范围内的计量器具。认真执行《计量法》，规范计量器具使用管理，也是医疗设备使用安全风险管理的重要内容。

计量检测工作可以分为计量检定、计量校准和计量确认。

① 计量检定是指查明和确认计量器具是否符合法定要求的程序，它包括检查、加标记和（或）出具检定证书。计量检定又分为强制检定与非强制检定。强制检定是指由政府计量行政主管部门所属的法定计量检定机构或授权的计量检定机构对列入国家强制检定目录的工作计量器具，实行定点定期检定；非强制检定可以由计量器具使用单位自己或委托具有社会公用计量标准或授权的计量检定机构，依法进行的一种检定。计量检定后的结果可以分合格、准用、限用、禁用。必须在计量器具上粘贴计量结果标记。按计量器具检定所确认的结果，用不同颜色加以区别。计量标记由计量检定人员填写发放，每台计量器具都应有计量标记。

② 计量校准是指在规定条件下，为确定测量仪器设备或测量系统所指示的量值，或实物量具或参考物质所代表的量值，与对应的由标准所复现的量值之间关系的一组操作。校准结果既可给出被测量的计量器具的示值，又可确定示值的修正值。校准结果可以记录在校准证书或校准报告中。

③ 计量确认是指为确保测量设备处于满足预期使用要求的状态所需要的一组操作。计量确认一般包括：首先是核准，必要的调整和修理，随后的再校准，以及所要求的封印和标记。

5. 检测设备

医疗设备的性能与安全性定期进行监测，并需要配备专业的检测设备，通常包括：

① 电气安全分析仪；

② 多生理参数模拟器（心电、血压、血氧浓度等）；

③ 除颤/起搏分析仪；

④ 高频电刀分析仪；

⑤ 气流分析仪；

⑥ 输注泵分析仪；

⑦ 婴儿培养箱分析仪；

⑧ 血透机检测仪；

⑨ X 线多功能测试仪；

⑩ 辐射巡检仪；

⑪ CT 剂量/性能检测模体；

⑫ MRI 性能检测模体。

（三）预防性维护

预防性维护是周期性地对医疗设备进行一系列科学的维护工作，是医疗设备使用工作中的核心内容之一，确保医疗设备使用安全、有效并处于最佳工作状态。

《医疗器械使用质量监督管理办法》第十五条规定，"对需要定期检查、检验、校准、保养、维护的医疗器械，应当按照产品说明书的要求进行检查、检验、校准、保养、维护并记录，及时进行分析、评估，确保医疗器械处于良好状态。"

预防性维护方案的内容与程序、技术与方法、时间间隔或频率，可根据风险评估结果、产品使用说明书要求或按照相关规范，医疗机构按实际情况制订。预防性维护的任务包括检查设备功能是否正常以及更换易耗零件、润滑和调整。

PM 的作用有：确保在用医疗设备处于安全、最佳工作状态，有效降低使用风险；减少故障次数，减少维修工作量，减少导致设备停机时间，起到防患于未然的效果；延长设备使用寿命，降低维修成本。沟通技术人员与医护人员的联系，及时纠正一些错误操作。及时收集医疗设备使用的反馈信息，提高选购医疗设备的可靠性及实用性。

1. PM 管理系统的建立

PM 管理系统的建立是能否有效地开展 PM 工作、实现其积极意义的关键。每个医疗机构应将医疗设备台账（电子台账或普通账册）中的每一台医疗设备依据一定的风险评估原则进行评估并判定其风险等级，若为高、中、低风险，则需要制定 PM 计划，若为极低风险，则无须进行定期的预防性维护工作。PM 是技术性极强的工作，应制定科学合理的 PM 方案，不能流于形式，甚至危害设备的正常使用及寿命。临床工程技术人员应根据医疗设备的具体情况，参考厂家说明书及有关技术资料，制定不同类型医疗设备预防性维护计划、确定 PM 工作详细步骤及测试方法，这也是建立 PM 系统最关键的一步。有了 PM 计划之后就要按照该计划对纳入维护清单中的医疗设备进行周期性的预防

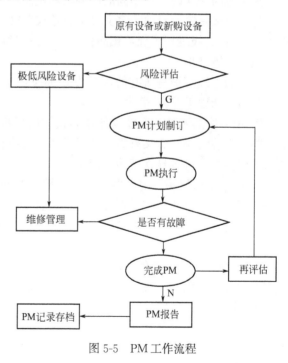

图 5-5　PM 工作流程

性维护工作并做好 PM 记录，对 PM 中发现的故障及时进行维修和校正，并做好相关的记录保存。逐步建立利用已经获得的数据定期对 PM 系统进行有效性评估，建设一个经济、高效的 PM 体系（见图 5-5）。

PM 结果尤其是各种性能指标、安全检查的数据，应记录并列入设备技术管理档案。

2. PM 的周期

预防性维护周期可以通过风险评估结果确定的设备风险等级分类来决定（见表5-4）。

表 5-4　风险等级对设备分类来决定预防性维护周期

风险分值	风险等级	描述	举例	典型的检查周期
3	高风险（Ⅲ）	生命支持设备	除颤仪、呼吸机、临时起搏器、内囊反搏泵	半年一次
2	中等风险（Ⅱ）	复杂的监护、诊断、治疗设备	监护仪、注射泵、心电图机	半年/一年
1	低风险（Ⅰ）	使用线电压的辅助性护理、治疗设备	立式单头无影灯	一年/两年
0	极低风险	不用电的康复器材，低电压或用电池驱动的设备	检眼镜、咽喉镜、姿势矫正镜	不做定期检查，损坏了进行维修

但表5-3只是一个典型的检查周期，实际操作中将结合故障情况及重要程度及厂家的建议设定，如：血液透析机是每月进行一次基本性能的检测，病房卫生间的病人呼叫铃每三个月检查一次。另外，也可以按照医疗设备使用维修手册的建议，确定PM周期。

3. PM 工作内容

实际工作中PM的同时包括IPM工作内容。即预防性维护时需检查、维护调整、检测的项目和步骤。医疗设备的种类很多，它们的功能、原理、结构和电路各不相同。因此，不同医疗设备的PM内容是不同的，要根据生产厂提供的技术资料中有关PM的内容、设备的工作特点等来确定。目前很多文献资料建议PM工作内容分三级执行，分别为：一级维护为检查/巡检；二级维护为保养预防性维护；三级维护为性能检测检查。

（1）一级维护

设备的一级维护是所有的医疗设备都应该进行的检查。它主要包括外观检查及操作检查，具体包括以下几方面。

① 设备清洁消毒　医疗设备在病人使用后进行必要的清洗、消毒，检查外部单元的清洁，防止环境污染和交叉感染；如果设备表面有血迹或其他液体溅出的痕迹，设备应按照制造商的清洁指导进行日常清洁与消毒。

② 检查主机机箱、显示器、机架、推车及其组件　检查装置的外观状况，确保塑料外壳完好无损，而且所有配件都无缺损，并且安装稳固。检查设备外部是否存在裂缝，检查机架和机箱的安全，检查脚轮的情况，并确保它们能够正常转动，并且旋转的方式适当，并检查刹车的状态。

③ 检查控制开关工作状况　确保所有开关、按钮、旋钮和其他控制器件的可操作性，检查薄膜开关表面有无破损，验证旋钮的旋转方向与控制面板上的标识一致。

④ 检查设备、计量、PM标签和警示标记　确保所有的设备标签、警告标签或其他的标签清晰，可以很容易地阅读；检查标签，确保其没有覆盖其他任何警示、警告标签或其他设备信息。

⑤ 检查外部接口、管路和软管　检查所有外部接口、管路和软管的情况，确保它们没有被压迫或拗折。检查连接状态，确定接口连接紧密，没有漏气。

⑥ 检查电源线、导联线、电缆、充电器　检查电源线外观状态，查看是否存在电线折断、外露、老化、绝缘失效等情况。检查插头的外观状态，查看是否存在插头弯曲或松动的情况。检查导联线、电缆的外观状态，查看是否存在电线外皮磨损、外露，接头松动或弯曲

的情况。确保连接处清洁，且无腐蚀或阻塞物如胶或头发等。

⑦ 检查过滤器和通风口清洁状况：确保过滤器和通风口都是无尘的，且无其他阻塞物。特别注意冷却风扇的通风口。清洁或必要情况下更换过滤网。

⑧ 开机检查各医疗设备上的指示灯、LED 和显示器在日间有足够的显示亮度、状态是否正常；日期、时间显示（如果有时钟显示）是否正确。

一级维护也包含巡检工作，通常巡检有几种方式：①一些处于备用状态的生命支持、急救设备，如除颤仪、麻醉机、应急备机中心备用的呼吸机、监护仪、高频电刀等；救护车设备，要确保这些设备处于应急备用状态，一般可以通过设备自检功能来完成检查。如除颤仪要求每天完成一次自检，自检通过并打印或保存电子记录。麻醉机在每次手术前执行自检；呼吸机在每个病人上机前要通过自检。②另一种形式日常使用的医疗设备，由医院临床工程师对分管的设备进行定期的巡查，巡查工作周期一般为 1～2 个月，项目、内容要简单，主要是：了解设备使用状况，包括使用中是否出现异常；检查使用、保管是否规范，包括备品、备件是否齐全，有否在使用有效期内。

巡检工作可以由使用人员完成，也可以由分管设备的临床工程师完成。完成后要有记录，并由使用科室设备管理人员签字，归档保存。

（2）二级维护保养——预防性维护

二级保养预防性维护主要内容如下。

① 配件、易耗品更换与保养　保养过程中，对已达到使用寿命及性能下降、不符合要求的元器件或使用说明书中规定要定期更换的配件进行及时更换，排除设备明显的和潜在的各种安全隐患；机内使用的可充电电池的工作状况应进行检查，检测电池容量，并在必要时或者定期更换电池，在充电不足的情况要督促有关人员进行定期充电；特种电池的检查与更换，如电路板内部的锂电池、呼吸机氧电池的检查与更换。

② 内部检查、保养　打开机壳，对设备内部进行清洁。如呼吸机清洗空气过滤器、细菌过滤器及有关管路。

③ 机械安全检查　检查机架、脚轮是否牢固，机械运转是否正常；各连接部件有无松动、脱落或破裂等迹象。对必要的机械部分添加润滑油，包括电机、齿轮、轴承、脚轮和其他移动装置组件。必要时更换部件。

④ 电气安全检查　检查各种引线、插头、连接器等有无破损；接地线是否牢靠，测量接地线电阻，指标超标时对设备的电源插头、插座进行清洁，防止接头氧化，引起接触电阻不良；检测漏电电流（患者漏电电流、机壳漏电电流、接地漏电电流、患者导联漏电电流）是否在允许限度内。

⑤ 基本功能测试　通过调节、设置各个开关和按钮，进入各功能设置，以检查设备的基本功能是否正常；通过模拟测试，检查设备各项报警功能是否正常，包括参数设置范围报警、故障代码显示、声光报警、机械安全保护、过载报警等；开机自检或手动自检是否通过。

（3）三级维护

三级维护主要是性能检测，使用各种测试设备、标准品等对设备主要技术性能指标进行的测试，以保证所用的设备运作在制造商的技术指标范围之内，并且达到国家相关的标准要求。若发现设备的技术指标有偏差，可根据说明书的要求进行必要的校正和调整，并重新进行检测直至符合要求；若发现主要指标偏离太大，无法校正，应及时进行维修，实在无法维修就应申请报废处理。三级维护周期可以按风险评估的结果或生产厂家建议的维护周期。

（4）PM 的工作合理性评估

评价 PM 工作的合理性，包括 PM 频率、内容。经过对 PM 反馈信息综合分析，研究现行计划的 PM 频率是否太高亦太低，内容是否应该做出调整。一般而言，医疗设备一年一次 PM，对于如呼吸机等生命支持类设备或生产厂家对 PM 有特殊要求的，PM 频率可高些。评价 PM 频率是否合理，可参照如表 5-5。

表 5-5　PM 工作合理性评价

过高	有效	过低
PM 时仪器总是良好,定标无需调整	PM 时需要略微调整但不影响仪器使用	PM 时总要调整、定标,否则影响仪器的使用效果
PM 时仪器无需清洁,部件连接、旋钮紧固,无需润滑等	需要一些清洁润滑和紧固工作	许多部件很脏,需要较多时间清洁、润滑或紧固
	用户对仪器的操作没有抱怨	用户经常抱怨仪器的使用和性能
	仪器维修次数未增多	维修次数增加或与未执行 PM 前相比未减少

一种比较客观的评估方法是对每一次平时的维修和预防性维护进行分析，并设置标志归类，如人为故障（包括不适当的临床应用和不当使用等）、与 PM 有关的故障（是指通过 PM 能够避免的故障。如更换管道、更换阀芯等）、环境故障等。然后根据这些积累的数据再结合表 5-4 的原则进行量化。如：某类机器一年内有 10%（该指标可根据各医院的实际情况而定）的机器出现与 PM 有关的故障就应该调整该类机器的 PM 周期。

对 PM 反馈的信息分析评估包括：现行 PM 是否合理，是否起到降低维修成本、减少故障率的作用。若无，应检查 PM 方法是否得当，是否有忽略的部分。例如，许多多参数监护仪内的可充电电池需周期性维护，如果维护不当，电介质泄漏可导致许多不同类型的故障；若 PM 程序没有包括对电池的检查，时间长了，虽做了 PM 仍应有许多故障发生。对 PM 结果中不正常的情况，进行维修的同时对故障原因进行分析统计再反过来改进我们 PM 计划的内容。

（5）PM 工作的记录

三级 PM 工作必须有原始记录，不同的医疗设备记录内容、表格也不完全相同，下面以除颤仪为例说明，见表 5-6～表 5-8。

表 5-6　一级维护/巡检记录（样本）

除颤监护仪一级维护检查/巡检记录		
检查项目	内容	是否执行
外观检查	1.设备固定资产标识、PM 标识、状态标识等标识应清晰完整	
	2.附件齐全(电源线、病人导联线、电极板等),且无影响其电气性能的机械损伤(如电源线、心电导联线绝缘层脱落等)	
	3.除颤电极板应表面光洁,无影响正常工作的毛刺及过多的腐蚀斑点,必要时清洁极板	
	4.其他辅助用品,如导电膏、一次性电极片等是否配置,并且在使用有效期内	
开机检查	1.检查开关工作是否正常。电源线插入一个电源插座时,AC 电源指示灯能亮,拔掉电源线后,AC 电源指示灯应熄灭,电池供电指示灯应亮	
	2.除颤仪充放电检查,是否能正常充放电使用,打印一次放电记录并保留记录	

检查项目	内容	是否执行
开机检查	3.如有记录打印功能,检查打印机是否正常,打印卷纸是否需要更换	
	4.检查除颤仪是否一直在充电状态,检查蓄电池电量,使用电池供电操作时保证电池电量≥75%	
清洁消毒	使用人员已按要求定期使用湿软巾和消毒剂进行除颤手柄、除颤电极板和电缆的清洁	

表 5-7　二级维护-保养预防性维护记录表（样本）

除颤监护仪二级维护保养预防性维护检查表		
检查项目	内容	是否符合
开机检查	1.启动除颤仪自检功能:根据原厂规定执行相应的自检流程,是否有报错信息	
	2.操作检查同步、非同步放电功能是否正常;声光报警检查	
	3.检查显示时间或记录纸上印有的时间日期是否与当前时间一致,如有误差,则进行校正	
	4.检查除颤仪蓄电池容量,设置最高能量时检测充电时间≤10s,建议每24个月更换一次电池	
原厂特定预防性维护	根据原厂设备技术手册,完成该型号的定期预防性维护	
电气安全检查	每半年进行一次电气安全检测并记录	

表 5-8　三级维护-性能检测记录表（样本）

除颤监护仪三级维护-性能检测记录表					
外观检查	□符合　□不符合		不符合情况说明:		
释放能量(J)允许误差15%或4J（取最大值）	标称值	测量值	误差	标称值	能量偏离情况判断
	10			100	
	30			200	□不符合
	50			300	
充电时间	1min内充放电次数(≥3)		□正常　□不正常		□正常 □不正常
心电拾取	□有电极板心电拾取功能　□无		是否符合要求		□符合 □不符合
同步模式	□有同步触发功能　□无同步触发功能		延迟时间:≤60ms		□不符合
心率示值	设定值	30(28~32)	60(57~63)	100(95~105)	心率测试结果
	测量值				□不符合
声光报警	□正常　□不正常		报警限检查	□符合　□不符合	□不符合
偏离情况记录					
设备检测评估结果					
检测执行人		检测时间		后续行动—修复/报废	
预计修复时间		实际修复时间		修复执行人	

　　每次 PM 工作后,应该将 PM 的结果数据进行整理,形成 PM 报告单,如表 5-9 为某医院高场超导 MRI 预防性维护（PM）报告的电子版参考样本。PM 报告单应该存档,要求保存 5 年以上。

表 5-9　高场超导 MRI 预防性维护（PM）报告（电子报告）

高场超导 MRI 保养(PM)核心指标

医院名称	××市第一医院	PⅡ年度	2016
设备编号	57706981	本年度第几次 PⅡ	3
产品厂家	Philips	PⅡ日期	2016-09-24
磁场强度	1.5T	PⅡ完成单位	飞利浦
产品型号	Achieva 1.5T	PⅡ完成人	××
安装时间	2013 年		
保养综述：	1. CDAS 数据处理系统滤网、病人辅助通讯箱滤网、病人通风系统滤网较脏,所有滤网清洗干净 2.系统日志保存过多,影响硬盘存储空间,已正常清除并处理每个硬盘的冗余垃圾文件		

指标参数中文名称	指标参数英文名称	检测方式	实测参数数值	正常参数范围
系统环境指标				
设备间室内温度	Technical Room Temp.	系统自动记录于 G:\site\	21.4	15~24℃
扫描间室内温度	Exam Room Temp.	系统自动记录于 G:\site\	22.0	18~22℃
设备间室内湿度	Technical Room Humidity	系统自动记录于 G:\site\	57.0	30%~70%
扫描间室内湿度	Exam Room Humidity	系统自动记录于 G:\site\	57.2	40%~70%
输入电压	Input Voltage	使用真有效值万用表交流电压挡分别测试 MDU 配电箱内三组输入线电压	387.9V	400V±20%
冷却系统指标				
液氦读数	LHe level	系统自动记录于 G:\site\	64%	大于 30%
次级水冷回水压力/流量	Water Pressure	分别查看梯度线圈及梯度放大器水路压力表	na	1.5~2.0bar
氦压机氦气压力	Compressor GHe Pressure	关闭氦压机并查看压力表	285	275~285psi
系统质量指标				
系统中心频率	Central Frequency	进行 F0 Determination 测试,记录中心频率	63885184	63854200~63908200Hz
体线圈信噪比	QBC SNR	使用 QHC 进行 PIQT 测试,记录 QA3 第一回波 SN(B)	65.69	大于 60dB
射频曲线偏差率	RF Max. Amplitude Deviation	进行 Max kW calibration Body coil 测试,记录 HIGH TX demand dev.	−1.41	−4~4
磁场均匀度(45cm)	Rad 10% in QA3	使用 QHC 进行 PIQT 测试,记录 QA3 Rad 10%	94.73	大于 90
磁场均匀度(10cm)	Rad 10% in QA1	使用 QHC 进行 PIQT 测试,记录 QA1 Rad 10%	76.53	大于 61
噪声回波率	QPI	进行 QBC Sweep spike 测试,记录 QPI 值	0	小于 2
信号均匀度	FFU	使用 QHC 进行 PIQT 测试,记录 QA1 C-10/C+10	71.82	大于 45%
射频功率检测	PMU	进行 RF-AMP PMU test,记录 HIGH avg pmu trip 及 HIGH peak pmu trip	50;2450	HIGH avg pmu trip: 35~71 HIGH peak pmu trip: 1760~3530

系统质量指标				
计算机数据库容量	Local Database Capacity	通过 Administration 界面查看数据库剩余容量	70%	大于 10%
系统安全因素				
紧急失超开关功能	ERDU button	进行 ERDU Magnet On field 测试	通过	Pass/Fail
病床紧急中止开关功能	PATSUP STOP button	测试检查床 stop 按钮	通过	Pass/Fail
失超管是否有水	water in quench tube?	检查失超管排水孔	通过	Pass/Fail
磁体塔台是否有冰霜	ice/frost on turret?	检查磁体维护塔	通过	Pass/Fail

注：本表格式为上海市医疗设备器械质控中心的 MRI 保养维护核心指标 1.0 版，数据由飞利浦公司提供。

（6）IPM 工作标记

每次 IPM 工作完成后，建议在执行 IPM 工作设备上粘贴 IPM 标记。记录本次 IPM 工作时间和到期进行下一次 IPM 工作时间。图 5-6 为 IPM 工作标记样本。

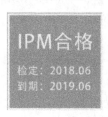

图 5-6　IPM 工作标记样本

二、维修维护

维修维护（CM）指的是在用医疗设备发现存在故障的情况下，恢复设备性能、安全、功能的完整性过程，通常称为维修、事后维修和故障维修。

1. 维修信息采集

维修维护工作是医院临床工程部门的重要工作内容，也是医疗设备使用安全风险控制的重要环节。维修过程产生的大量信息可以进一步反馈作为风险分析、评估的信息来源，也是评价风险控制工作的客观指标。维修中信息需要有完整的记录，内容如下。

（1）工作性质

医疗设备维修维护工作分自主维修和外修两大类。

① 自主维修指医疗设备使用单位临床工程师自行对医院医疗设备进行维修维护，包括医院集团、医联体内部的维修服务。自主维修首先要保证医院有一定数量的医院工程技术人员，将器械总值与工程师人数配比提高到合理的水平。

② 外修指非医疗设备使用单位承担负责的维修维护工作，一般由生产厂家或外包专业公司完成。医院考虑的是完成设备维修任务以及维护成本控制在医院可接受的范围，以解决医院维护维修人员数量不足、素质不高的问题。外修一般分为如下几种。

a. 保修期内维修，指故障设备在质保期内，由生产厂家负责提供维修服务。

b. 保修期外厂家合同维修。保修期外与厂家签订维修合同，由厂方提供维修维护服务。

c. 第三方合同/托管维修。指医院与有资质的第三方服务公司签订维修合同，或者医院维修服务工作委托第三方公司整体托管，提供维护、维修服务。

d.临时叫修，指保修期外没有与生产厂家或第三方服务公司签订维修合同，出现故障临时叫厂方或第三方服务公司工程师提供付费维修服务。

e.送修，一些无法在使用现场维护维修的医疗设备，要送厂家指定地点维修。

（2）维修工作分类

① 故障维修　指使用科室在设备使用中出现故障后的维修。

② 检测后维修　指在进行计量检测、质量检测后，发现设备的安全、性能、功能不合格，需要进行必要的维修。

③ 预防性维修　指在进行日常巡检、PM工作中发现设备在安全、性能指标方面存在安全隐患，经过校准仍无法恢复正常，需要进行必要的维修。

（3）故障现象

故障现象是医疗设备发生故障的表现方式，可以分为如下几种。

① 故障停机指设备出现故障无法开机工作。

② 部分功能失灵指设备能正常开机，但一部分功能失效无法工作，尤其是多功能、多模块组成的医疗设备，如多功能监护仪中"心电、血氧"功能正常，但"无创血压检测"无法工作。

③ 附件损坏，指主机功能正常，但部分附件损坏，不能正常使用。如超声探头、血氧饱和探头、心电导联线等损坏。

④ 不规则或偶发故障指一些无规则或偶尔出现的故障，故障可能要观察很久才出现。如偶尔出现死机、报警功能时好时坏等情况。

⑤ 性能指标偏离指各种检测中发现技术指标偏离已超出规定允许范围，影响临床诊断治疗要求。如呼吸机的潮气量实际值与设置值偏离。

（4）故障原因分类

故障原因分类指在维修中，对医学装备出现故障的原因进行判断、分类。故障原因分为：人为因素、设备自然故障及外界环境因素三类。

① 人为故障指使用操作人员因使用操作错误、设置错误、没有按时校正或日常保养不当引起的设备不能正常工作。

② 设备故障指设备使用中由于内部电子、机械、光学等部件，因长时间使用后，器件寿命或老化造成的设备故障。同时也包括报警功能、软件功能故障。

③ 外界环境因素指排除设备本身质量或使用操作问题以外的外界因素造成的故障，包括电源问题，如突然停电、电压过高、过低、波动过大、电源内阻和接地等问题；环境温度问题，工作环境温度超过设备容许范围；湿度问题，湿度超过设备容许范围；气源问题，气压、流量不符合要求，气源质量异常；水源问题，压力、流量不符合设备要求，水压波动等；电磁干扰及自然灾害等外界因素造成的设备故障。

（5）维修工作内容

① 修理　指对损坏部件或电路板不是整体更换，而是采用修理或更换元器件的维修方式修复。如更换部件与电路板，指维修中采用整体部件更换或电路板维修（板级维修）；更换附件，指更换损坏的设备附件。

② 调试与校正　指对非部件损坏引起的，可通过重新调试或校正，部分的偏离即可解决的故障，如CT的水模校正、呼吸机潮气量校准。

③ 维护、保养　由于使用人员缺少日常维护保养引起的故障。如设备没有及时充电；

通风部分没有及时清洁、除尘，造成散热不良出现"热保护"等。仅仅需对设备管路、光路、机械部分进行防尘、加润滑油等维护保养工作。

④ 重新设置或安装软件　指设备系统软件、操作控制软件因各种原因引起出错或因存储介质部分损坏引起软件不能正常工作或启动；也包括系统感染"病毒"，需进行软件重新设置、"杀毒"和系统重新安装，以恢复设备的正常工作。

⑤ 排除外界因素　指对因外界水、电、气、温度、湿度及特殊环境等要求引起设备不能正常工作时，找出引起故障原因进行排除，包括：水，压力、流量、纯度；电，电压、电流、电源内阻、外接不间断电源；气，气体压力、流量、气体纯度（如氧气浓度）、压缩空气（含水、含油、含尘）、气体报警设备等。

温度，空调、散热、加热、温控故障；湿度，去湿、加湿机故障；特殊环境要求，外界电磁干扰、噪声干扰、振动。

⑥ 其他　指以上各项内容以外的工作内容。

（6）维修结果

设备维修后状态指设备维修后的状况，包括工作恢复正常，可以供临床使用；基本功能恢复正常，但需进一步修理；无法自行完成，需外送修理；无法修复。

维修起止时间指维修人员接到故障报修到设备修复投入正常使用的全部时间，也是故障停机时间。配件等待时间指维修中因配件提供的时间造成维修等待时间。维修时间指维修中用于故障判定、维修配件更换、调整和恢复设备正常工作的时间总和（不包括配件等待时间）。

（7）维修后质量认定

维修后医疗设备需要进行质量检测验收。

（8）维修记录与格式

维修记录可以用纸质报告单记录，在实现信息化管理的情况下，也可以在移动终端和工作站直接登录，自动生成维修报告电子版。表 5-10 为纸质维修记录格式，图 5-7 和图 5-8 为电子版维修记录录入格式和自动生成维修报告。

表 5-10　维修记录格式（纸质报告样本）
医疗设备维修报告单

维修工作单号：　　　　　　　　　　　　　　　　　　　日期：　　年　　月　　日

一、设备基本信息			
设备名称		设备编号	
型号规格		出厂编号	
品牌		生产厂家	
使用科室		电话	
启用日期	年　　月　　日	送修时间	年　　月　　日

二、维修内容	
工作性质	1.□自主维修 2.□外修：□质保期内维修；□厂家维修合同；□第三方合同/托管维修； 　　□临时叫修；□送修
工作分类	□故障维修；□预防性维修；□计量、检测后维修

二、维修内容

故障现象	□故障停机；□部分功能失效；□附件损坏；□不规则或偶发故障； □性能指标偏离；□开机后死机；□其他
故障原因	1. 人为因素：□操作不当；□校正失调；□保养不当 2. 设备故障：□电源损坏；□保险丝熔断；□内部电路损坏； 　　□机械传动部分损坏；□电机损坏；□记录器损坏；□显示器损坏； 　　□附件损坏；□电池失效；□软件损坏 3. 外界环境因素：□电源；□温度；□湿度；□气源；□水源；□电磁干扰
维修工作内容	□修理；□更换部件；□电路板更换；□附件更换；□调试与校正； □维护、清洁、加油；□软件重新设置或安装；□排除外界因素；□其他

三、维修配件信息

维修配件名称	型号规格（备件号）	数量	单价	合计（元）

四、维修结果

维修后 状态	□工作正常；□基本功能正常；□需进一步修理；□需外送修理 □无法修复□其他					
维修时间周期	开始 结束	月　　日 月　　日	配件等 待时间	天	实际维修 时间	小时
费用总计	维修费		材料费		合计	
备注						
维修人 签字			验收人 签字			

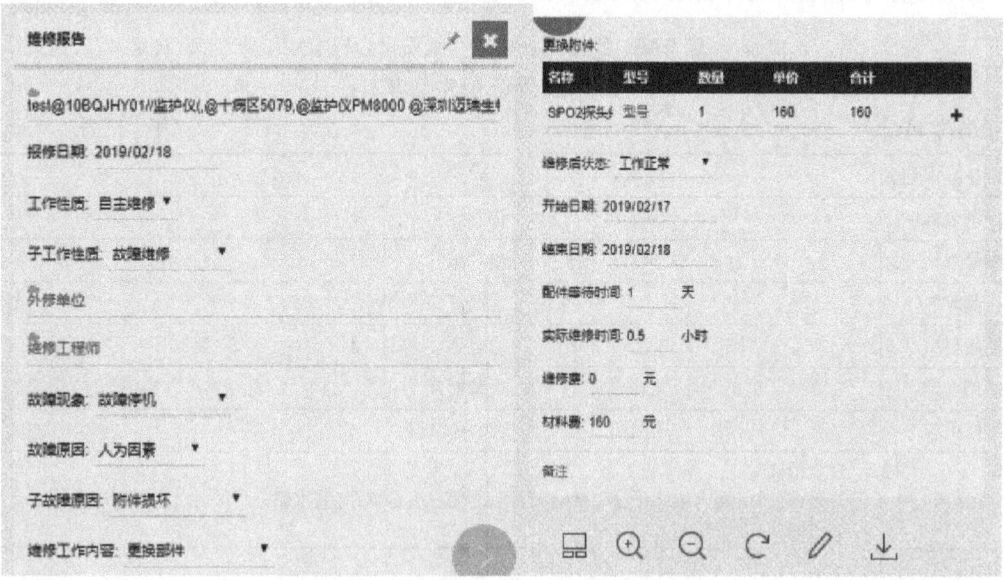

图 5-7　维修记录电子录入界面

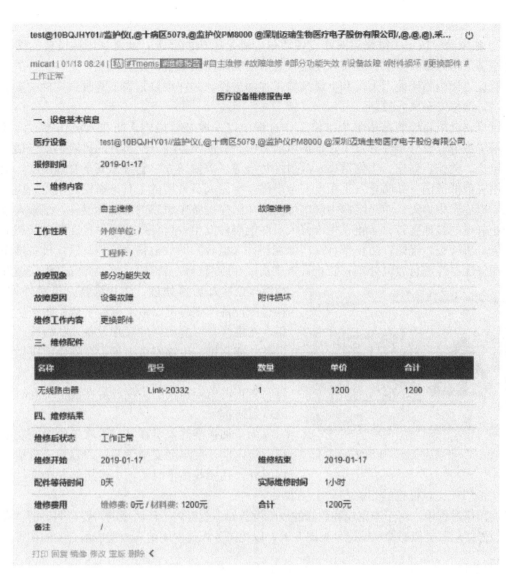

图 5-8　系统自动生成维修电子报告

2. 维修工作的风险控制

（1）维修后质量认定

医疗设备维修后可能存在二次风险。从风险分析资料可以认定，维修后的医疗设备由于维修人员的技术水平、工作责任心以及所谓的"破坏性维修"，会对临床使用造成安全隐患，维修后质量认定是风险控制的必要步骤。医疗设备维修后的质量认定有两个方面的措施。

① 安全、性能检测　如按照国家标准 YY/T 0841—2011《医用电气设备　医用电气设备周期性测试和修理后测试》，在维修后进行电气安全检测，发现性能质量指标仍不合格需重新维修，直至检测合格；计量设备故障或在计量检定中发现有不合格和部分项目不合格的，维修后必须重新计量检定，确认达到规定的指标后才能进入正常使用。

对于急救或生命支持的高风险医疗设备，除技术性能指标要求达到标准以外，还需要检查设备的各种安全警报功能、安全保护功能是否正常工作。对维修后部分功能未恢复正常而临床又急需使用的，应提示操作人员对设备功能使用的限制，或就可能对临床应用产生影响的结果给予说明。

② 临床治疗认定　维修后医疗设备质量应满足临床的要求，如医学影像设备的图像质量是否满足临床诊断要求。在实际使用状态下由临床使用人员认定。

验证工作由临床使用人员和上级维修工程师进行，并在维修报告上验收人一栏中签字。

（2）维修安全风险控制

维修安全风险控制是指整个维修工作过程中，采取必要措施，防止人员伤害、设备损坏、环境污染等意外事件的发生。根据风险分析，可能发生的安全事件的风险因素包括：火灾、电击、烫伤、划伤、生物污染、放射性污染等。需要建立一套维修安全管理制度，把风险控制在最低范围。如防止发生用电安全事件，维修人员常用的工具电烙铁，用完后应及时断电，以免发生火灾；防止维修中静电可能损坏医疗设备中敏感的电路元器件，维修人员要戴防止静电的接地腕带；防止发生维修人员触电事件发生，设备维修时尽量在断电状态下打开外壳，再检查、维修；防止带有高压储能器件（电容）的放电伤害事件，医疗设备维修前对高压储能器件进行放电处理；防止人员烫伤，在维修蒸汽消毒锅、更换光源灯泡应做好防烫措施或冷却后再处理；防止维修人员意外划伤，在拆修设备外壳时可以戴上棉纱手套；防止生物污染，在维修有可能污染的医疗设备，如检验、生化设备、离心机、生物安全柜等，在维修前应做好清洁消毒工作，必要时戴一次性手套，维修后洗手消毒；防止电离辐射伤害，在放射性设备维修时应注意放射防护等。

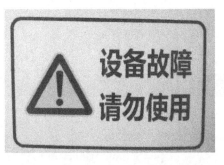

图 5-9　设备故障暂停使用警示标记

为了加强维修人员在日常维修工作中的安全意识，应定期开展年度安全学习，内容除了包括上述内容外，还要收集平时工作中经历的安全事件、政府相关部门和文献报道的相关安全注意事项。

在维修过程中，对于未完成和待修的故障设备如不能拖离工作区域的，要有明显的"设备故障暂停使用"类似的警示标记（见图5-9），以免医务人员误用给病人造成不必要的伤害。

第三节　与使用环境相关的安全风险控制

国家相关法规规定：医疗机构应当遵照国家有关医疗器械标准与规程、技术指南等，确保系统环境电源、温湿度、辐射防护、磁场屏蔽、光照亮度等因素与医疗器械相适应，定期对医疗器械使用环境进行测试、评估和维护。

医疗设备使用环境相关的安全风险控制应考虑两个方面：①医疗器械使用是否对使用环境影响敏感以及对医疗设备的相应保障措施。应当考虑的因素包括：设备在使用环境中对能源（电、水、气、汽）、温度、湿度、振动、泄漏、光线、洁净度、噪声、制冷供热变化和电磁干扰的敏感性及保障措施。②医疗设备是否对使用外界环境造成影响以及对外界环境的保障措施。应当考虑的因素包括：对其他设备使用环境造成的影响、有毒有害物质的散发，以及辐射、噪声、电磁干扰的产生等。

一、使用能源（电、水、气、汽）的风险控制

1. 医疗设备的供电保障

医疗设备大都采用市电作为能源，正确选择供电系统是保障医疗设备的正常工作，防止偏离设备供电要求，避免造成设备损坏或产生火灾，甚至造成人员伤亡等风险的关键。

正确选择设备供电，应考虑以下参数：额定电压、电压波动范围、电压波形范围、电源内阻抗、电源保护措施、设备内部电源等。医疗设备的额定电压、电压波动范围、电压波形范围、电源内阻抗应按制造商要求，同时应参考 GB 9706.1—2007/IEC 60601-1:2005《医疗电气设备第1部分：安全通用要求》及特殊设备安全专用的国家标准执行。医疗设备的电源保护措施应按制造商要求设置，同时应符合 GB 16895.21—2004/IEC 60364-4-41:2001，IDT《建筑物电气装置第4-41部分：安全防护-电击防护》国家标准。

医疗设备的专用后备电源，每年应请有专业资质的检测单位检测，确保性能完好。

（1）额定电压保障

电源供电额定电压要求：手持式设备：应不超过 250V；额定输入功率至 4kV·A 的设备，单相交流不超过 250V 或直流，三相交流不超过 500V。

（2）电压波动范围

① 电压波动不超过额定电压的 ±10%，超过−10% 而时间短于 1s 的瞬间波动除外，例如 X 射线发生器或类似设备的工作所引起的不规则时间内的波动。

② 系统的任何导线之间或任何导线与地之间，没有超出名义值＋10% 的电压。

（3）电压波形范围

① 电压波形应是正弦波，且构成实质上是对称电源系统的多相电源；

② 名义值小于等于 100Hz 的频率误差不超过 1Hz，名义值在 100～1000Hz 时的频率误差不大于名义值的 1%。

（4）电源内阻

电源内阻尤其在大功率设备使用时，会产生线路压降，影响设备正常工作，所以，根据医疗设备工作的功率要求，应该有足够低的内阻抗（应符合专用标准规定或制造商使用说明规定）。

（5）电源保护措施

应符合 GB 16895.21—2004/IEC 60364-4-41:2001，IDT《建筑物电气装置第4-41部分：安全防护-电击防护》的规定。

（6）内部供电电源

内部供电电源是指保证设备独立工作的单位内部供电电源如自备发电设备、UPS 等。应符合设备制造商的规定。

（7）医疗设备供电的接地

所有使用市电的医疗设备均应设置接地。正确选择接地涉及医疗设备的正常工作和安全保护。错误的接地，将会造成设备非正常工作，严重时会累及人员安全和造成设备损坏。

正确选择设备供电接地应考虑以下参数：接地方式、接地型式、接地阻抗。医疗设备的接地方式分为保护接地、工作接地和等电位连接三种，如何选择应根据设备特点和制造商要求。

所有使用市电的医疗设备均应设置保护接地，某些设备还应设置工作接地或等电位连

接。接地型式有多种，常用的有 TN 系统、TT 系统和 IT 系统三种，其中 TN 系统又分为 TN-S 系统、TN-C 系统和 TN-C-S 系统三种，故医疗设备的接地型式有五种，如何选择应根据制造商要求设置，同时应符合 GB 9706.1—2007/IEC 60601-1:1988《医疗电气设备第 1 部分：安全通用要求》、GB 14050—2008《系统接地的型式及安全技术要求》标准要求。

大型医疗设备的供电接地性能状况，每年应请有专业资质的检测单位检测，确保性能完好。

2. 医疗设备供水保障

正确选择医疗设备供水，关系到设备性能发挥和使用寿命，涉及检验科用水、实验室用水、口腔科用水、手术室用水、供应室及内镜中心用水、制剂室用水、血透室用水等，还关系到药品质量和病人治疗安全。

医疗设备供水分为一般医疗设备用水和专业医疗设备用水。在选择供水时应按设备特点和制造商要求，同时应符合国家相关标准。

（1）一般医疗设备用水　参照 CJ/T 206—2005《城市供水水质标准》和 GB 50015—2003（2009 版）《建筑给水排水设计规范》的要求执行。

（2）专业医疗设备用水　参照标准如下。

① 牙科治疗机用水　应按专业标准 YY/T 0630—2008/ISO 7494-2:2003《牙科学 牙科治疗机 第 2 部分：供水与供气》的要求执行。

② 血液透析机用水　应按专业标准 YY 0572—2015《血液透析和相关治疗用水》的要求执行。

③ 实验室及检验科设备用水　应按国家标准 GB/T 6682—2008《分析实验室用水规格和试验方法》和 GB 6682—2008《中国国家实验室用水标准》的要求执行。

④ 制剂设备用水　应按 2015 版《中华人民共和国药典》中的"纯化水"要求执行。

⑤ 供应室及内镜中心设备用水　应按专业标准《WS 310.1—2016 医院消毒供应中心第 1 部分：管理规范》、《WS 310.2—2016 医院消毒供应中心第 2 部分：清洗消毒及灭菌技术操作规范》、《软式内镜清洗消毒技术规范 WS 507—2016》的要求执行。

⑥ 手术室冲洗设备用水　应按专业标准 GB 50333—2013《医院纯水手术部建筑技术规范》的要求执行。

专业医疗设备用水的质量状况，每年应请有专业资质的检测单位检测，确保水质符合标准要求。各科室用水标准的主要指标分别见表 5-11～表 5-16。

表 5-11　YY 0572—2015 血透用水标准主要指标

项目	最高允许浓度/(mg/L)	项目	最高允许浓度/(mg/L)
钙(Calcium)	≤2	砷、铅、银(Arsenic,Lead,Silver)各项	≤0.005
镁(Magnesium)	≤4	铝(Aluminum)	≤0.01
钠(Sodium)	≤70	镉(Cadmium)	≤0.001
钾(Potassium)	≤8	汞(Mercury)	≤0.0002
氟化物(Fluoride)	≤0.2	铬(Chromium)	≤0.014
余氯(Chioride)	≤0.5	硒(Selenium)	≤0.09
硝酸盐(Nitrate)	≤2	氯胺/(mg/L)	≤0.1
硫酸盐(Sulfate)	≤100	细菌/(cfu/mL)	≤100
铜、钡、锌、锡(Copper,Barium,Zinc,Tin)各项	≤0.1	内毒素	≤0.25EU/mL
		软化水硬度	≤17ppm

表 5-12　生化分析实验室用水标准（GB 6682—2008）

项目	指标	项目	指标
臭和味	无异味、异臭	铜(Cu)/(mg/L)	≤1.0
肉眼可见物	不得检出	氰化物/(mg/L)	≤0.002
理化指标		挥发性酚(以苯酚计)/(mg/L)	≤0.002
pH 值	5.0～7.0	三氯甲烷/(mg/L)	≤0.02
电导率(25℃±1℃)/(μS/cm)	≤10	游离氯(Cl⁻)/(mg/L)	≤0.005
高锰酸钾耗氧量(O_2)/(mg/L)	≤1.0	仅限于蒸馏水	
氯化物(Cl⁻)/(mg/L)	≤6.0	微生物指标	
亚硝酸盐(NO_2^-)/(mg/L)	≤0.002	菌落总数/(cfu/mL)	≤20
四氯化碳/(mg/L)	≤0.001	大肠菌群/(MPN/100mL)	≤3
铅(Pb)/(mg/L)	≤0.01	致病菌(系指肠道致病菌和致病性球菌)	不得检出
总砷(As)/(mg/L)	≤0.01	霉菌,酵母菌/(cfu/mL)	不得检出

表 5-13　冲洗用水标准（用于手术洗手用水）

项目	美国标准值/(mg/L)	项目	美国标准值/(mg/L)
浊度(Turbidity)	≤0.5°	砷(Arsenic)	≤0.04
色度(Colour)	≤15°	硒(Selenium)	≤0.01
臭味(Oder-Threshold)	≤3units	汞(Mercury)	≤0.002
铁(Iron)	≤0.3	铬(Chromium)	≤0.005
锰(Manganese)	≤0.05	镉(Cadmium)	≤0.01
铜(Copper)	≤1.0	铅(Lead)	≤0.05
锌(Zinc)	≤1.0	细菌(Bacteria Counts)	≤50cfu/mL
阴离子成分洗涤剂(Foaming Agents)	≤0.3	总固体含量	≤0.3
氟化物(Fluoride)	≤1.0	Total Dissolved Solids(TDS)	≤500

表 5-14　锅炉软化水水质标准（GB 1576—2008）

区分	额定蒸汽压力/MPa		P≤1.0		1.0<P≤1.6		1.6<P≤2.5		2.5<P≤3.8	
	补给水类型		软化水	除盐水	软化水	除盐水	软化水	除盐水	软化水	除盐水
给水	浊度/FTU		≤5.0	≤2.0	≤5.0	≤2.0	≤5.0	≤2.0	≤5.0	≤2.0
	硬度/(mmol/L)		≤0.030	≤0.030	≤0.030	≤0.030	≤0.030	≤0.030	≤5.0×10⁻³	≤5.0×10⁻³
	pH 值(25℃)		7.0～9.0	8.0～9.5	7.0～9.0	8.0～9.5	7.0～9.0	8.0～9.5	7.5～9.0	8.0～9.5
	溶解氧/(mg/L)		≤0.10	≤0.10	≤0.050	≤0.050	≤0.050	≤0.050	≤0.050	≤0.050
	油/(mg/L)		≤2.0	≤2.0	≤2.0	≤2.0	≤2.0	≤2.0	≤2.0	≤2.0
	全铁/(mg/L)		≤0.30	≤0.30	≤0.30	≤0.30	≤0.30	≤0.10	≤0.10	≤0.10
	电导率(25℃)/(μS/cm)		—	—	≤5.5×10²	≤1.1×10²	≤5.0×10²	≤1.0×10²	≤3.5×10²	≤80.0
锅水	全碱度/(mmol/L)	无过热器	6.0～26.0	≤10.0	6.0～24.0	≤10.0	6.0～16.0	≤8.0	≤12.0	≤4.0
		有过热器	—	—	≤14.0	≤10.0	≤12.0	≤8.0	≤12.0	≤4.0

锅水	指标名称									
锅水	酚酞碱度/(mmol/L)	无过热器	4.0~18.0	≤6.0	4.0~16.0	≤6.0	4.0~12.0	≤5.0	≤10.0	≤3.0
		有过热器	—	—	≤10.0	≤6.0	≤8.0	≤5.0	≤10.0	≤3.0
	pH值(25℃)		10.0~12.0	10.0~12.0	10.0~12.0	10.0~12.0	10.0~12.0	10.0~12.0	9.0~12.0	9.0~11.0
	溶解固形物/(mg/L)	无过热器	≤4.0×10³	≤4.0×10³	≤3.5×10³	≤3.5×10³	≤3.0×10³	≤3.0×10³	≤2.5×10³	≤2.5×10³
		有过热器	—	—	≤3.0×10³	≤3.0×10³	≤2.5×10³	≤2.5×10³	≤2.0×10³	≤2.0×10³
	磷酸根/(mg/L)				10.0~30.0	10.0~30.0	10.0~30.0	10.0~30.0	5.0~20.0	5.0~20.0
	亚硫酸根/(mg/L)				10.0~30.0	10.0~30.0	10.0~30.0	10.0~30.0	5.0~10.0	5.0~10.0
	相对碱度		<0.20	<0.20	<0.20	<0.20	<0.20	<0.20	<0.20	<0.20

表 5-15 软式内镜清洗水水质标准（WS 507—2016）

指标名称	指标	指标名称	指标
蒸发残留	≤10mg/L	导电性（在 20℃）	≤15μS/cm
二氧化硅（SiO_2）	≤1mg/L	pH 值（酸碱性）	5~7
铁	≤0.2mg/L	颜色	无色 清晰 无杂质
铅	≤0.05mg/L		
除了铁、镉、铅之外的微量重金属	≤0.1mg/L		
氯化物（Cl^-）	≤2mg/L	硬度（碱土）	≤0.02mmol/L
磷酸盐（P_2O_5）	≤0.5mg/L	细菌	≤10cfu/100mL

表 5-16 清洗机用水标准（WS 310.1—2016）

项目	指标	项目	指标
蒸发残余物	≤10mg/kg	Pb	0.05mg/kg
SiO_2	≤1mg/kg	电导率	≤5μS/cm
Fe	≤1mg/kg	pH 值	5~7
Cd	≤0.005mg/kg	硬度	≤0.02mmol/L

3. 供气系统的安全风险管理

医院集中供气涉及的气体有氧气、压缩空气（正压）、医用真空（负压）、二氧化碳、笑气、医用氮气等，这些气体直接用于或辅助临床疾病的诊治，其中氧气属于药品管理范畴。同时，这些气体制造设备和装置又属于特种设备管理范畴，设备和装置的报警系统属于二类医疗设备管理范畴。

医用气体系统又称为生命支持系统，用于维系危重病人的生命、减少病人的痛苦、促进病人康复、改善医疗环境、驱动多种医疗器械工具等，具有非常重要的作用。其使用及管理应符合《中华人民共和国药典》（2015 版）、《中华人民共和国安全生产法》、《特种设备安全监察条例》、《医疗器械监督管理条例》、《气瓶安全监察条例》、《医用及航空呼吸用氧》（GB 8982—2009）、《医用气体工程规范》（GB 50571—2012）、《医用气体管道系统终端》（YY 0801.1—2010）、《用于医用气体管道系统的氧气浓缩器供气系统》（YY 1468—2016）及

《医院医用气体运行管理》（WS 435—2013）等国家法律法规要求。

（1）医用气体质量要求

为了控制使用风险，医用气体要严格控制质量指标，以医用压缩空气为例说明，表 5-17 为医用压缩空气质量监控要求。

表 5-17　医用压缩空气质量监控要求

质量监控项目	油/(mg/m³)	水/(mg/m³)	CO/(mg/m³)	CO₂/(mg/m³)	NO;NO₂/(mg/m³)	SO₂/(mg/m³)	颗粒物	气味
医疗空气	≤0.1	≤575（标态露点）	≤5	≤900（≤500）	≤2	≤1	2级	无

医用压缩空气机组的质量保证如下。

① 医用压缩空气工作压力：400kPa（＋100kPa，－80kPa）；总流量按"医院总用量/分钟"计算。

② 医用压缩空气机组必须有一台备用机，当单台机故障时，备用机应能满足使用流量。

③ 医用压缩空气机组内任何部件发生单一故障维修时，系统应能连续供气。

④ 机组应设有防倒流装置，能自动阻止压缩气体回流至停止运行的压缩机。

⑤ 医用压缩空气机组设置多级过滤器，系统的过滤精度不应低于 $0.01\mu m$ 且效率应大于99%，过滤系统的末级应设置细菌过滤器，满足系统设计流量。每个医疗空气过滤器应设有滤芯寿命监视措施。

⑥ 医用压缩空气机组气源出口应安装总阀门，并在输送气体总管的进气口设置取样口。

⑦ 电气控制系统应满足以下要求：

a. 气源机组中的每台设备应能逐台自动投入运行，断电恢复后压缩机应能自动启动；

b. 每台压缩机应设独立的电源开关及控制回路，控制回路应确保某一台压缩机故障停机时不影响其他压缩机的运行；

c. 医疗空气机组控制面板应设有每台压缩机的运行指示；机组内应有运行时间指示。

⑧ 供应源应设置空气干燥机一用一备，在一台干燥机更换或故障时，备用空气干燥机应满足医院总流量要求。

⑨ 控制器设有手动、自动、停止选择。

⑩ 医用压缩空气机组的供电应同时接入医院应急备用电源。

⑪ 医用压缩空气压缩机组本地与远传报警与显示

a. 配远程监视系统，在值班室设置报警面板，能显示机组实时运行的压力数值，当系统出现故障或压力低时能就地和远传声光报警。

b. 当一台机组出现故障时备用机组自动启动并报警；高温及电机过载跳机报警、备用运行时报警、环境温度、控制电路板故障报警，进气管道堵塞时报警，

c. 具备露点、一氧化碳报警功能。

d. 压缩机运行顺序显示（显示正在运行及下一台要运行的压缩机）、运行状况显示（压力、环境温度、露点、一氧化碳）；干燥机控制（露点再生、时间再生、停机）显示；每台压缩机的运行时间、报警及停机显示。

e. 露点温度、一氧化碳浓度及过滤器寿命显示。

f. 所有报警和显示内容均可远程监测。

（2）医院集中供气系统的风险管理措施

① 将医院集中供气系统纳入特种设备管理范畴。

医院应成立特种设备管理领导部门，集中供气系统应在该组织管理下运作。

集中供气系统的设备属特种设备内的压力容器和压力管道。在施工及投入使用前，应向当地质量技术监督部门申报、检测和注册，经获取使用证后方可投入正常使用。

② 属于特种设备的部件及计量设备按照特种设备管理要求定期检测，其他集中供气系统的设备及附件也要安排定期检测。

集中供气系统的设备及附件（安全阀、压力表），应定期向当地质量技术监督部门申请年检，以保障本系统的安全可靠。

③ 工作人员需获得上岗证。管理和操作集中供气系统的工作人员，应定期向当地质量技术监督部门申请培训，并获得相应的特种设备压力容器作业上岗证。无证及持失效证件的工作人员严禁从事管理和操作集中供气工作。

④ 建立各项规章制度。医院集中供气部门应建立各项规章制度，并上墙悬挂；集中供气系统的设备的使用证和操作人员上岗证应上墙悬挂备查；制定集中供气系统的应急预案，并定期进行演练；建立 24 小时值班制度，定时抄录系统各项参数，并留档备查；配置系统主要参数报警装置。报警装置位置应有人 24 小时值班，有条件应配置计算机 24 小时实时记录及远程报警装置。

二、使用环境的保障

1. 医疗设备的环境温度、湿度保障

医疗设备工作场所环境温湿度，是设备使用状态的重要指标。温度"过热或过冷"、湿度偏大会造成医疗设备产生故障，严重时会造成医疗设备损坏，尤其是大功率、高电压类设备。

一般医疗设备工作场所环境温湿度的要求是：①环境温度范围 10～40℃；②相对湿度范围 30%～75%；③具有良好的通风条件，无有害或易燃气体。重要的医疗设备使用工作场所应配置温湿度计进行实时监控。

在设计医疗设备工作场所暖通和通风系统时，应根据设备特点和制造商要求选择环境温湿度指标，同时应符合 GB 9706.1—2007/IEC 60601-1：1988《医疗电气设备第 1 部分：安全通用要求》、GB/T 4797.1—2005《电工电子产品自然环境条件温度和湿度》国家标准。

用于医疗设备工作场所实时监控的温湿度计，每年应请有专业资质的检测单位检测。确保监测有效并符合《计量法》要求。

2. 有危害的生物环境对医疗设备的损害防范

对于有危害的生物环境主要指霉菌、昆虫与动物对医疗设备使用风险控制。防止霉菌、昆虫、动物在生命活动或特定条件下，对医疗设备造成损害，如常见的咬断电线、腐蚀线路板、高压击穿等。

防止有害生物的侵害，在机房设计和设备安装时应考虑设防，同时可参考国家标准 GB/T 4797.3—2014《电工电子产品自然环境条件　生物》的要求执行。

3. 尘、沙、盐雾对医疗设备的影响防范

近年来，由于大气环境恶劣，如沙尘暴的侵害。加之沿海和岛屿地区，盐雾气候次数较多，所以应重视尘、沙、盐雾对医疗设备影响的防范。

防止尘、沙、盐雾的侵害，首先在机房设计和设备安装时应考虑设防，同时可参考国家

标准 GB/T 4797.6—2013《电工电子产品自然环境条件 尘、沙、盐雾》的要求执行。

4. 海拔与大气压对医疗设备的使用影响防范

高海拔地区或低海拔地区使用医疗设备，应该考虑到大气压不同而影响设备的正常使用。应充分考虑海拔高低影响医疗设备的风险因素：

① 容器内部受压而破裂造成气体和液体从容器的密封垫泄漏；

② 电极间的击穿电压降低，因而导致设备运行失灵；

③ 设备的散热效率降低，影响冷却效果，致使温度升高等故障。

在高海拔地区（海拔 1000m 以上）或低海拔（海平面以下）地区使用医疗设备应选择适合该地区使用的产品，选择时可参考国家标准 GB/T 4797.2—2017《电工电子产品自然环境条件 第 2 部分：海拔与气压、水深与水压》的要求执行。

5. 噪声（声污染）对医疗设备的影响风险防范

医疗设备使用人员应充分了解环境噪声对医疗设备使用的影响，如听力计、声阻抗等某些医疗设备在使用时需采用特定的隔音工作环境，减少外围的噪声影响此类设备的正常工作。

克服噪声（声污染）对医疗设备的影响，应根据设备特点或制造商要求，选择设备机房要求，同时应符合国家标准 GB 18083—2000《以噪声污染为主的工业企业卫生防护距离标准》的要求。

6. 环境照明的风险控制

环境照明是医疗设备使用环境的另一方面，应考虑医院的环境照明会影响工作人员对医疗设备操作产生的风险因素，在环境设计时应充分考虑环境亮度要求，表 5-18 是北美建筑协会与北美照明工程协会（美国）对医院环境下最低平均亮度的建议（Sanders and McCormick，1993；IESNA，1995；AIA and FGI，2001）。

表 5-18　医疗卫生环境照明推荐数据表

环境级别	背景光线照度	目标光线照度
病房	300/30	750/75
护士站(白天)	300/30	500/50
药物制备室	100/10	500/50
检查室	300/30	1000/100
手术室	300～500/30～50	10000～20000/1000～2000
走廊(活动时间)	300/30	
走廊(睡觉时间)	100/10	

医疗建筑目前越来越多地使用 LED 照明，针对这个趋势，《医疗建筑 LED 照明技术规范》（T/ZALI_0003—2018）应运而生，可供医疗机构照明参考。

分光光度计、光标式精密天平等医疗设备在使用时需防止过度光线对其产生有害影响。此类设备在机房设计和设备安装时应考虑光污染的设防。

7. 自然灾害风险防范

医疗设备环境中应考虑台风、龙卷风、洪水、地震或其他区域性的灾难潜在的风险防范，设备使用环境设计中应考虑保护医疗机构中所有病人和工作人员的人身安全及医疗设备安全的需要。

环境设计中考虑到灾难状况下保护医院中所有病人和工作人员的人身安全的需要，如安全通道、防护设施。此外，使用环境还必须考虑灾难之后继续提供医疗服务的需要。在发生火灾、核事件、接触了生物或化学制品时，带有急救和重症监护服务功能的紧急医疗机构作为接收、分流和治疗中心等满足应急需求的因素。

考虑当地地理环境气候影响，可能会遭受区域性自然灾害侵害，如沿海地区的台风、大江河口的洪水、山川洼地的泥石流、地震等自然灾害频发地区。医疗设备在上述环境使用时设计上应考虑这些影响因素，如：

① 室外固定的医疗设备使用环境应考虑到抗台风和暴雨的能力；

② 底层（包含地下层）固定安装的医疗设备环境设计应考虑抗洪水和泥石流的影响。

8. 工作环境布局与使用风险控制

考虑医疗设备使用环境布局的风险因素，在工作环境布局的设计时应考虑以下问题：工作空间、医疗设备安放布局、尺寸大小、工作间隙大小以及视觉尺寸等。在工作环境布局的设计时应根据厂方提供的要求，结合实际情况做好环境布局的设计，控制使用安全风险，以保证使用安全与质量。事先必须考虑的因素如下。

① 工作空间应考虑机房设备布局、面积、尺寸和高度、工作间隙大小以及视觉尺寸等；候诊面积、病人流量及输送通道等。

② 机房的平整度要求、承重能力（包括地面与吊架顶）要求。

③ 特种设备的要求如放射线防护、电磁屏蔽、空气净化要求。

④ 需布设地缆或固定地脚装置的医疗设备，应设计好安装位置图，地缆沟的尺寸、走向及位置。

⑤ 考虑设备使用采光、照明要求，如采用何种灯光、亮度大小、灯光布局等。

⑥ 网络环境使用与其他设备联网或数据远程传输时，环境布局应事先考虑布置网络线路、端口数量及其位置与考虑传输速率等。

⑦ 医疗器械（有源设备）一般会干扰邻近设备或受其他设备干扰。因此，为工作场所选择位置时，应考虑设备技术要求中电磁兼容性参数，保证与相邻设备之间的最小距离大于规定要求。

医疗设备安装使用环境布局设计时还需遵循的几项具体原则。

① 重要性原则　这一原则表明重要的医疗设备应该被优先放置在合适的位置。重要性是指这一设备对于达到临床使用最终目标的重要程度。

② 使用频率原则　这一原则表明使用频率高的医疗设备应该被优先放置在合适的位置。如使用频繁的计算机键盘操作输入设备应当放置在便利工作人员操作的位置。

③ 功能性原则　功能性原则是依据医疗设备使用功能而考虑的安装布局原则。因此，中央监护台应该与护士站在一起；中央静脉导管安装设备与无菌区供应存储共同组成特定的线路布局设计等。

④ 使用顺序原则　在各种医疗设备的组合使用中，使用次序或者关系模式经常出现于执行某些临床医疗任务的过程中。应当根据工作流程，安排医疗设备的适当位置，使得它们能被更加安全、方便地使用。

三、集成医疗设备的 IT 网络风险控制

1. 遵循相关法规标准要求

集成医疗设备的 IT 网络风险控制是一个新的课题，虽然国内医疗 IT 网络发展较快，

但起步较晚。集成医疗设备 IT 网络系统应用目前和欧美发达国家相比仍处于起步发展阶段，医疗设备融合信息技术风险管理所涉及的相关法律法规、标准和规范比较欠缺，因此可以参考借鉴欧美发达国家的一些标准和实践，医疗设备融合信息技术的风险管理及网络安全的相关法规与标准如下。

（1）ISO 80001 自愿性标准（"医疗设备集成 IT 网络的风险管理应用"）主要包括两方面内容。

① 定义角色、职责和活动，以及针对医疗设备融合医疗机构信息网络时所应采取的风险管理行动，其目的在于确保医疗设备联网的安全性、有效性及医疗数据和系统安全。

② 相关技术报告，主要涵盖安全需求、风险和控制的公开与通信指南、无线网络应用指南等。

（2）HIPAA（Health Insurance Portability and Accountability Act，健康保险可携带和责任法案），其两条主要条款，即隐私条款（The Privacy Rules）和数据安全条款（The Security Rules）分别制定了 PHI 私密性的标准和定义了数据安全的保护措施，并对违反者明确处罚条款。

（3）HITECH（Health Information Technology for Economic and Clinical Health，卫生信息技术促进经济和临床医疗法案），涉及的内容如下：

① BA（Business Associates，业务关联方）即技术提供、应用、维护各相关方均被明确要求遵守 HIPAA；

② 随着在 CE（Covered Entities，实体单位，包括医疗机构、医疗保险机构）和 BA 中出现疏忽案例的增长趋势，执行（处罚）力度在 HIPAA 法案基础上进一步加强；

③ CE 和 BA 要主动报告未加密保护的 PHI 泄漏。

（4）MDS^2（Manufacturer Disclosore Statement for Medical Device Security，关于医疗设备安全的制造商披露申明），包括设备描述、隐私数据的管理、管理保障、物理保障和技术保障等。其核心在于能够为医疗机构评估供应商提供的医疗设备，在融合信息系统网络中有关传输的医疗数据的安全性及系统的稳定性，并为复查保留相关安全数据。

（5）美国 FDA 以及中国 CFDA 近年来就联网医疗设备的部署和应用提出了一些纲领性的要求和规定，主要强调医疗设备制造商应重视并担当起联网医疗设备安全的主要责任，同时对一些具体的操作事项进行了指南。如 FDA 要求医疗设备制造商及时协同医疗机构应对网络安全；FDA 的质量系统条例中要求医疗设备制造商校正或预防质量问题，包括网络安全相关补丁的及时应用；医疗设备制造商应该在不影响设备安全性、有效性的前提下，对提升网络安全的软件变更在安装和升级前进行验证和确认；就医疗设备制造商设备相关软件出于网络安全考虑的改变或升级，但不影响设备功能和性能的软件补丁，FDA 通常不进行审核。

（6）《中华人民共和国网络安全法》于 2017 年 6 月 1 日起实施，为保障网络安全，维护网络空间主权和国家安全、社会公共利益，保护公民、法人和其他组织的合法权益，促进经济社会信息化健康发展，确立了上位法，也为各行业包括医疗行业及联网医疗设备细化的网络安全管理条例的制定提供了指南。

2. 集成医疗设备的 IT 网络风险控制的措施

（1）落实管理职能

① 落实医疗 IT 网络风险管理的责任　ISO 80001 标准提出：集成医疗设备的 IT 网络的风险管理应由责任组织全面负责。责任组织应为涵盖规划、设计、安装、设备连接、配

置、使用/操作、维护和设备报废的医疗 IT 网络风险管理过程的所有者，需要对其进行的有关医疗设备在 IT 网络中的集成风险管理负责。由于医院具体的运行管理机制不同，集成医疗设备的 IT 网络如 PACS、LIS 的管理有的由网络集成商负责管理，有的由医院信息部门负责。临床医学工程与 IT 融合，临床工程师和信息技术工程师合作的网络集成医疗设备管理模式正在迅速发展。

医院临床医学工程部门通过和信息技术部门合作就集成医疗设备的 IT 网络风险管理是大势所趋。责任部门提出集成医疗设备的 IT 网络风险控制措施，实施所选的风险控制措施（制度），验证并记录在医疗 IT 网络风险管理文档中。建立并维护支持医疗 IT 网络的医疗设备与所有网络组成部分（软件和硬件）之间接口的风险管理所必需的网络文件。对于集成网络医疗设备的管理需明确其型号、数量和安装使用地点。除此之外，在 CMMS（信息化维护管理系统）中整合相关数据，主要包括：集成网络医疗设备的配置情况、缺省设置、IP 和 MAC 地址、工作站（或系统）及软件版本号、所传输的医疗数据的存储及传输类型、医疗设备生产厂商提供的 MDS[2]（Manufacturer Disclosure Statement for Medical Device Security，关于医疗设备安全的制造商披露申明）等。

② 业务关联方责任落实　集成医疗设备的 IT 网络的关键性能并非由单一医疗设备制造商负责实现，提供和连接 IT 网络中医疗设备的各参与方（医疗设备制造商、其他设备供应商、IT 网络开发商或医院信息部门）需要进行合作。在集成网络医疗设备的安装验收过程中需向该医疗设备的生产商或代理商要求提供其能够安全接入本医疗机构 IT 网络所需的相关文件，应包括以下信息：明确的用途、网络配置及要求、网络的技术特性及联网相关指导。IT 供应商在医疗设备联网时需向医疗机构明确相关信息，包括推荐网络配置、兼容性、网络运行时的特殊性和网络安全的相关要求。IT 供应商还需提供包括网络测试标准和协议、已知的可能错误模式、网络系统可靠性的统计资料以及其他与网络运行相关的必要数据在内的有关信息。可通过责任组织与医疗设备制造商、IT 供应商之间的责任协议书来确定和分享所需的文件。

（2）应急预案的建立

集成医疗设备的 IT 网络发生安全事件，可能会影响医院的正常运行，需要高效的应急预案响应，信息工程师和临床工程师能够第一时间到达现场了解并处理状况。信息工程师与临床工程师此时需积极配合并相互合作，现场评估判断网络与医疗设备受损情况后在必要时阻断网络服务器的数据交换以及现场联网医疗设备的网络连接（如拔掉网线）。以"病人第一"为原则，应尽可能地优先服务病人特别是危重病人的诊断和治疗。当现场评估时可以优先关注和受损设备同系统的医疗设备，若受损医疗设备为单一设备时，可结合临床科室根据诊疗需求，在硬件正常的情况下考虑工作站的系统重装，然后将数据备份导入该设备，使其诊疗功能恢复正常。

（3）IT 网络环境风险控制

医疗机构集成医疗设备 IT 网络也面临网络环境的安全风险。国家 2017 年已经颁布《中华人民共和国网络安全法》，自 2017 年 6 月 1 日起施行。医疗机构集成医疗设备的 IT 网络系统承载了大量重要的医疗数据，病人隐私信息。如何确保网络安全，保障数据的可用性、完整性和保密性。医疗机构如何对医疗设备 IT 网络环境风险控制做好技术管理，具体风险控制的重要内容包括如下方面。

防止网络攻击，首先应与外部网络实现安全的物理隔离或逻辑隔离，在信息系统的建设时配置两套服务器，铺设网络线路时采用两套线路分开布置，并使用各自的交换机，或者在一套线路的条件下，采用隔离网闸技术与加装物理隔离卡等也能够使得内部网不直接或间接地连接外网，实现安全的物理隔离或逻辑隔离。医疗机构信息系统的网络安全防护包括相关网络服务设备和终端的常规维护、病毒的查杀，对于所采用的系统软件需及时关注相关软件生产商关于系统安全漏洞的披露和相关补丁的发布，尽可能做到及时更新。由于医疗机构信息系统与外网存在数据交换（如电子病例的共享、挂号系统、医保系统等），为了加强医疗机构网络系统的安全防护，除了实现内外网的物理隔离外，可统筹安排网段分割、虚拟路由等技术，也可以通过布置前置机、配置防火墙和网闸达到不必要信息与文件的筛选与过滤。

临床医学工程与信息技术部门在联网医疗设备的安装验收时务必考虑到网络安全问题，网络环境风险控制可以参考以下措施：①严格控制联网医疗设备的 USB 接口的使用权限，必要时安装 U 盘禁用补丁；②联网医疗设备工作站的自带光驱可适当考虑是否拆除；③通过 IP 与 MAC 地址的绑定避免 IP 被盗用，于管理平台中登记以便控制和管理；④联网医疗设备工作站上杀毒软件的安装与病毒库的及时更新；⑤系统补丁的及时安装；⑥做好相应的数据备份，以备不时之需。

四、医疗设备的电磁兼容性风险控制

1. 医疗设备电磁兼容性风险控制技术

医疗设备使用中电磁干扰造成的风险控制要从三个方面入手：控制干扰源的电磁辐射；抑制电磁干扰的传播途径；增加敏感设备的抗干扰能力（电磁兼容性）。三个要素中只要缺少一个要素，对电磁干扰的风险控制就无法实现。

医疗设备使用环节更多的是考虑系统间电磁兼容性的风险问题，如何降低系统间的电磁兼容性造成的安全风险，可以通过屏蔽、接地和滤波等技术来实现。

（1）屏蔽技术

其作用是防止静电和其他辐射。系统间的屏蔽是对两个空间区域进行金属隔离，以控制电场、磁场和电磁波由一个区域对另一区域感应和辐射，其目的是隔断电磁场的耦合途径。它有两个方面：一是将敏感设备或系统用屏蔽体包围起来，防止受外界磁场的干扰；另一方面是将干扰源屏蔽起来，防止干扰磁场向外扩散，影响其他无线设备或人体。对干扰源和敏感电器进行屏蔽，是利用屏蔽体阻止高频电磁场在空间传播的原理，减少系统间电磁感应的影响，有效提高电磁兼容性能。屏蔽体对来自外部或内部的电磁波场有着吸收能量（涡流损耗）、反射能量（电磁波在屏蔽体上的反射）和抵消能量（电磁感应在屏蔽层上产生反向电磁场，抵消部分干扰电磁波）的作用，达到减弱干扰的功能。当电磁场频率较低时，吸收损耗较小，屏蔽作用以反射损耗为主，采用高导磁材料作屏蔽层，使磁力线限制在屏蔽体内，防止向外扩散。当干扰电磁场频率较高时，吸收损耗随频率上升而增加，反射损耗随频率上升而下降，宜采用导电良好的金属材料作屏蔽层，利用高频干扰电磁场，在屏蔽金属内产生的涡流，形成对外来电磁波的抵消作用。屏蔽体较厚或相对磁导率较大，则屏蔽效能较强，但屏蔽体也不可能无限加厚，为了增强屏蔽效果，可采用双层屏蔽法。影响屏蔽效果的主要因素为缝隙通风空洞、电源线、信号线等，为达到良好的屏蔽效果，要求每条缝隙都应该是电磁密封的，实践上采用增加缝隙深度，减小缝隙长度，在缝隙中混入导电衬垫或涂上导电涂料等都是十分有效的方法。通风洞孔也是屏蔽效果好坏的关键点，为提高通风孔洞的屏蔽效能，我们在机械结构上采取措施，比如采用圆形孔洞、减小孔洞面积，孔洞上覆盖金属丝网，采用屏蔽电缆作信号线和电源线，或在输入输出端口上增加滤波器等方式，达到提高屏蔽效果的目的。

（2）接地技术

最初接地技术的引入是为了防止电力或电子等设备遭雷击而采取的保护性措施，目的是把雷电产生的雷击电流通过避雷针引入大地，从而起到保护建筑物的作用。同时，接地也是保护人身安全的一种有效手段，当某种原因引起的相线（如电线绝缘不良、线路老化等）和设备外壳碰触时，设备的外壳就会有危险电压产生，由此生成的故障电流就会流经 PE 线到大地，从而起到保护作用。

随着电子通信和其他数字领域的发展，在接地系统中只考虑防雷和安全已远远不能满足要求了。比如在通信系统中，大量设备之间信号的互连要求各设备都要有一个"基准地"作为信号的参考地。而且随着电子设备的复杂化，信号频率越来越高，因此，在接地设计中，信号之间的互扰等电磁兼容性问题必须给予特别关注，否则，接地不当就会严重影响系统运行的可靠性和稳定性。最近，高频信号的信号回流技术中也引入了"地"的概念。

电路的信号返回通路，使流经该地线的各电路信号电流互不影响，信号接地的主要目的是为了抑制电磁干扰，是以电磁兼容性为目标的接地方式，包括：①屏蔽接地，为了防止电路由于寄生电容存在产生干扰、电路辐射电场或对外界电场敏感，必须进行必要的隔离和屏蔽，这些屏蔽的金属必须接地；②滤波器接地，滤波器中一般包含信号线和电源线接地的旁路电容，当滤波器不接地时，这些电容就处于悬浮状态，起不到旁路作用；③噪声干扰抑制，对内部噪声和外部干扰的控制需要设备或系统上许多点与地相连，从而为干扰信号提供"最低阻抗"通道；④电位参考地，电路之间信号要正确传输需有一个公共电位参考点，这个公共电位参考点就是地，所以互相连接的电路必须接地。信号接地方式有四类，它们是将所有电路按信号特性分类分别接地，形成四个独立接地系统，每个"地"子系统采用不同接地方式。

第一类，敏感信号和小信号地线系统，这些电路工作电平低，信号幅度弱，容易受电磁干扰失效或降级，其地线应避免混杂于其他电路中。

第二类，不敏感信号和大信号地线系统，这些电路中工作电流大，地线系统电流也大，需与小信号电路的地线分开，否则将通过地线的耦合作用对小信号电路造成干扰。

第三类，干扰源设备的地线系统，这类设备工作时产生火花或冲击电流等，往往对电子电路产生严重干扰，除要采用屏蔽隔离技术外，地线需与电子电路分开设置。

第四类，金属构件为防止发生人身触电事故，外界电磁场的干扰及摩擦产生静电等需将机壳接地。

同类电路中，根据接地点连接方式不同，又分为单点接地，适用于低频（1MHz 和公共接地面尺寸小的情况，可有限避免点之间的地阻干扰）；多点接地，对于高频（>10MHz）和公共接地面尺寸大的情况，单点和多点混合接地：适用于频率在 1～10MHz 悬浮接地，可以防止机箱上的干扰电流直接耦合到信号电路，但是容易出现静电累积，当电荷达到一定程度后，会产生静电放电，变压器和光电耦合器就是典型的浮地。

（3）滤波技术

滤波是将信号中特定波段频率滤除的操作，是抑制和防止干扰的一项重要措施。根据观察某一随机过程的结果，对另一与之有关的随机过程进行估计的概率理论与方法。滤波一词起源于通信理论，它是从含有干扰的接收信号中提取有用信号的一种技术。"接收信号"相当于被观测的随机过程，"有用信号"相当于被估计的随机过程。例如用雷达跟踪飞机，测得的飞机位置的数据中，含有测量误差及其他随机干扰，如何利用这些数据尽可能准确地估计出飞机在每一时刻的位置、速度、加速度等，并预测飞机未来的位置，就是一个滤波与预测问题。这类问题在电子技术、航天科学、控制工程及其他科学技术部门中都是大量存在的。历史上最早考虑的是维纳滤波，后来 R. E. 卡尔曼和 R. S. 布西于 20 世纪 60 年代提出了卡尔曼滤波。现对一般的非线性滤波问题的研究相当活跃。

2. 医疗设备电磁干扰、电磁兼容性风险控制的管理措施

① 医院的医疗安全管理委员会制定适合本院的管理政策与流程，保证医学工程/移动服务供应商/IT 部门的配合；设备、设施安装相互协调，保证电磁干扰在电磁兼容性的允许范围内。

② 重视对操作的医护人员、采购、维修人员进行必要的电磁兼容（EMC）知识的学习培训，按照使用现场的电磁环境选购符合 EMC 要求的产品，并正确地按设备使用说明书或技术说明书进行环境设计、安装、操作。

③ 提高工程师的素质，承担对医护人员电磁兼容性知识教育的任务；及时保养、PM，及时更新设备；发现电磁干扰事件影响医疗设备正常使用，要及时查找、排除并申报。

④ 在 ICU 及其附近慎用物理治疗设备（大功率射频设备）；某些区域限制无线通讯设备的使用，或者保证安全距离＞1m。

⑤ 安装无线网络（LAN/WIFI），减少移动网络的使用，加装分布式天线 DAS，使手机的输出功率降至 20～30mW，禁止敏感环境无线对讲机的使用。

⑥ 使用 UPS 电源，隔离通过电源回路产生的脉冲干扰。

第四节　医疗设备使用安全、不良事件处理

一、医疗设备在使用中的安全事件与不良事件

医疗设备在临床使用中会产生对患者的伤害事件，造成医疗风险。正确处理"事件"，降低和消除医疗设备使用中伤害事件发生的概率是安全风险控制的重要内容。"事件"根据不同原因分为安全事件和不良事件，有两种不同范畴的定义。

医疗器械使用安全事件，是指医疗机构及其医务人员在医疗活动中，由于医疗器械使用行为等原因，造成患者死亡、残疾、器官组织损伤导致功能障碍等明显的人身损害事件。医疗器械不良事件，是指已上市的医疗器械，在正常使用情况下发生的，导致或者可能导致人体伤害的各种有害事件。

两者的后果都是造成患者的伤害，产生医疗风险，但产生的原因不同。使用安全事件与使用行为相关，而医疗器械不良事件是正常使用情况下发生的，属于医疗器械本身的因素。两类"事件"的处理报告途径也不同，卫生健康主管部门关注重点是使用安全事件，患者安全；不良事件是药监部门监管的重点。在实际工作中要事先区分两类"事件"其实存在一定困难，一是因为对于具体"事件"的原因可能是综合的，同时有使用行为因素，也有设备本身存在"瑕疵"。另外，由于"事件"收集、分析是回顾性的，现场调查造成事件的原因，由于各种因素，没有真实反映事件的真相，造成错误判断。所以，"事件"处理采用"可疑即报"原则。

二、医疗设备使用安全事件处理

医疗机构对医疗设备使用安全事件的处理应当按照国家有关规定对使用安全事件进行收集、分析、评价及控制。具体处理流程如下。

1. 遵循可疑即报的原则，及时报告

发生或者发现医疗器械使用安全事件或者可疑医疗器械使用安全事件的，医疗机构及其医务人员应当立即采取有效措施，避免或者减轻对患者身体健康造成损害，防止损害扩大。应当即时对医疗器械现场实物进行封存，并按照规定向所在地县级卫生健康主管部门报告。

若发生因医疗器械使用行为或者医疗器械使用行为可疑导致患者严重损害或者死亡的，医疗机构应当在 24 小时内上报所在地县级卫生健康主管部门，必要时可以越级上报。

2. 发生"事件"的产品封存

事件发生原因未查清前，医疗机构应当对发生使用安全事件的医疗器械同批次同规格型号的库存产品，暂缓使用，对剩余产品进行登记封存。当地卫生健康主管部门应当及时核查并上报上级行政部门，通知本行政区域内其他医疗机构对同批次同规格型号的库存产品，暂缓使用，对剩余产品进行登记封存，并通报同级药品监督管理部门。

3. 现场调查

各级卫生健康主管部门获知医疗机构医疗器械使用行为可疑导致严重伤害或者死亡的，应当进行现场调查，并将结果逐级上报上级卫生健康主管部门，同时将调查结果及时报送国家卫生健康委。对全国范围内影响较大并造成严重后果的医疗机构医疗器械使用安全事件，由国家卫生健康委组织开展相关调查工作。

4. 风险警示和通报

地方各级卫生健康主管部门在调查结果明确前，应当根据使用安全事件影响大小采取相应措施，对于影响较大的，可以进行风险性提示；对于可疑导致严重伤害或者死亡的，应当暂停辖区内同批次同规格型号的医疗器械的使用，以有效降低风险，并通报同级药品监督管理部门。经调查不属于医疗器械使用行为问题的，卫生健康主管部门应当移交同级药品监督管理部门作为医疗器械不良事件处理。

三、医疗器械不良事件监测

2018 年 8 月，国家市场监督管理总局和国家卫生健康委员会正式发布《医疗器械不良事件监测和再评价管理办法》（国家市场监督管理总局令第一号），于 2019 年 1 月 1 日起施行，为医疗器械不良事件监测工作的全面开展提供了法规依据。

医疗器械不良事件监测工作的主要目的：①获得医疗器械安全性的信息；②防止类似伤害事件的再次发生。从不同的层面可以达到下列目的：可以减少或者避免同类医疗器械不良事件的重复发生，降低患者、医务人员和其他人员使用医疗器械的风险，保障医疗质量。所以，医疗器械不良事件监测是安全风险控制的重要内容。在可疑医疗器械不良事件的分析中发现，会造成病人伤害的因素是非常复杂的，如果管理得当，很多实际产生的伤害事件可能大大减少，医院开展医疗器械不良事件的监测应该纳入医院安全风险管理体系。

（一）医疗器械不良事件监测的发展过程

我国医疗器械不良事件监测工作的发展历史：

① 1999年，《医疗器械监督管理条例》正式颁布前已经开始医疗器械不良事件监测工作的探讨。

② 2001年，在国家药品评价中心设置医疗器械监测处。

③ 2002年，开展重点产品的监测试点工作，全国3个省、4家医院、4个产品作为试点进行监测。

④ 2004年，出台《关于印发医疗器械不良事件监测试点工作总结和医疗器械不良事件监测近期工作安排及相关技术要求的通知》（国食药监械482号），在全国范围内开展医疗器械不良事件监测。

⑤ 2008年12月，卫生部和国家食品药品监督管理局以规范性文件的形式发布《医疗器械不良事件监测和再评价管理办法（试行）》。

⑥ 2018年8月，国家市场监督管理总局和国家卫生健康委员会已经正式发布《医疗器械不良事件监测和再评价管理办法》（国家市场监督管理总局令第一号）。

（二）医疗器械不良事件定义

医疗器械不良事件，是指已上市的医疗器械，在正常使用情况下发生的，导致或者可能导致人体伤害的各种有害事件。

伤害事件分一般伤害与严重伤害，严重伤害的含义是指下列情况之一：

① 危及生命；

② 导致机体功能的永久性伤害或机体结构永久性损伤；

③ 必须采取医疗措施才能避免的永久性伤害或损伤。

（三）医疗器械不良事件监测

医疗器械不良事件监测，是指对医疗器械不良事件的收集、报告、调查、分析、评价和控制的过程。

不良事件监测管理体系结构如下：

① 国家药品监督管理局指定的监测机构（以下简称国家监测机构）负责对收集到的医疗器械不良事件信息进行统一管理，并向相关监测机构、持有人、经营企业或者使用单位反馈医疗器械不良事件监测相关信息以及对不良事件报告评价的复核；

② 省级监测机构对本行政区域内注册或者备案的医疗器械的不良事件报告进行综合分析，对发现的风险提出监管措施建议以及对不良事件报告评价的审核；

③ 市级监测机构对收到医疗器械不良事件报告的真实性、完整性和准确性进行审核，并实时反馈给相关持有人。

（四）不良事件报告

1. 报告的原则

① 基本原则　造成患者、使用者或其他人员死亡、严重伤害的事件已经发生，并且可能与使用的医疗器械有关。需要按可疑医疗器械不良事件报告。

② 濒临事件原则　有些事件当时并未造成人员伤害，但临床医务人员根据自己的临床

经验认为再次发生同类事件时会造成患者、使用者死亡或严重伤害，则也需要报告。

③ 可疑即报原则　伤害事件在不清楚是否属于医疗器械不良事件时，按可疑医疗器械不良事件报告，报告事件可以是与使用医疗器械有关的事件，也可以是不能排除与使用医疗器械有关事件。

2. 不良事件报告信息系统与用户角色

国家药品监督管理局对医疗器械不良事件建立专门的信息管理系统（见图 5-10），网址：http：//maers. adrs. org. cn。用户可以通过注册成为国家医疗器械不良事件监测信息系统用户。

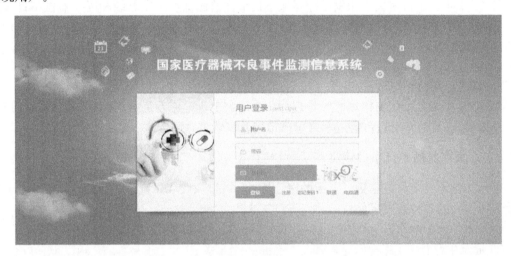

图 5-10　医疗器械不良事件监测信息系统界面

信息系统涉及用户角色包括：①医疗器械上市许可持有人（简称持有人），是指医疗器械注册证书和医疗器械备案凭证的持有人，即医疗器械注册人和备案人，主要是生产企业；②"使用单位用户"；③"经营企业用户"；④"区县级监测机构业务人员""市级监测机构业务人员（事发地）"；⑤省级监测机构业务人员（所在地）；⑥国家级监测机构业务人员六类业务角色。其中，持有人用户拥有"个例上报（境内/境外）"、"报告评价"、"补充资料"、"报告浏览"功能模块。使用单位用户拥有"个例上报"、"报告浏览"功能模块。经营企业用户拥有"个例上报"、"报告浏览"功能模块。区县级监测机构业务人员拥有"报告浏览"功能模块。市级监测机构业务人员拥有"报告审核"、"报告浏览"功能模块。省级监测机构业务人员拥有"报告评价审核"、"报告浏览"功能模块。国家级监测机构业务人员拥有"报告评价复核"、"报告浏览"功能模块。系统用户，报告不良事件相关信息（见图 5-11）。

3. 用户注册

医疗器械持有人、经营企业和二级以上医疗机构应当注册成为国家医疗器械不良事件监测信息系统用户，主动维护其用户信息，报告医疗器械不良事件。

国家医疗器械不良事件监测信息系统网址：http：//maers. adrs. org. cn

医疗器械不良事件监测信息系统不同用户有不同进入路径，这里主要介绍使用单位进入在线报告用户注册界面需输入的相关信息（见图 5-12）。

医疗器械经营企业、使用单位发现或者获知可疑医疗器械不良事件的，应当及时告知持有人，并通过国家医疗器械不良事件监测信息系统报告。暂不具备在线报告条件的，应当通过纸质报表向所在地县级以上监测机构报告，由监测机构代为在线报告。

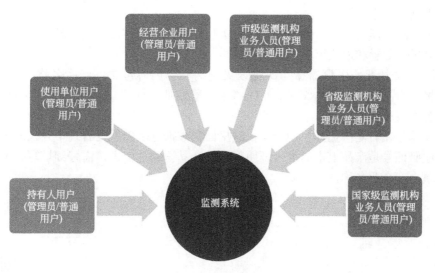

图 5-11　信息系统用户角色

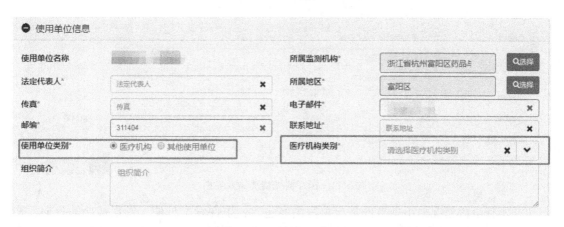

图 5-12　医疗器械不良事件报告使用单位用户注册界面

（1）系统登录

医疗器械不良事件报告用户需上网进入医疗器械不良事件监测信息系统界面，输入用户名、密码，进入报告输入界面（图 5-13）。

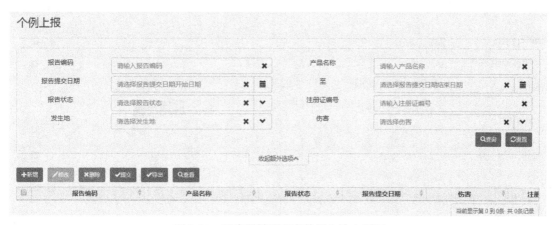

图 5-13　医疗器械不良事件报告输入界面

（2）不良事件报告填写

使用单位医疗器械不良事件报告内容由医疗器械情况、不良事件情况、使用情况、事件初步原因分析与处置和形式审核5部分组成。

① 医疗器械情况　医疗器械情况输入见图5-14。内容包含：产品名称、注册证编号、型号、规格、产品批号、产品编号、UDI（医疗器械唯一标识）、生产日期、有效期至、上市许可持有人名称。

注册证编号在右侧"选择"中选择，这里面的数据是基础数据管理中录入的医疗器械产品数据。注册证号是产品上市的准入证明，也是产品识别的依据，需仔细填写。上市许可持有人名称填生产企业名称。

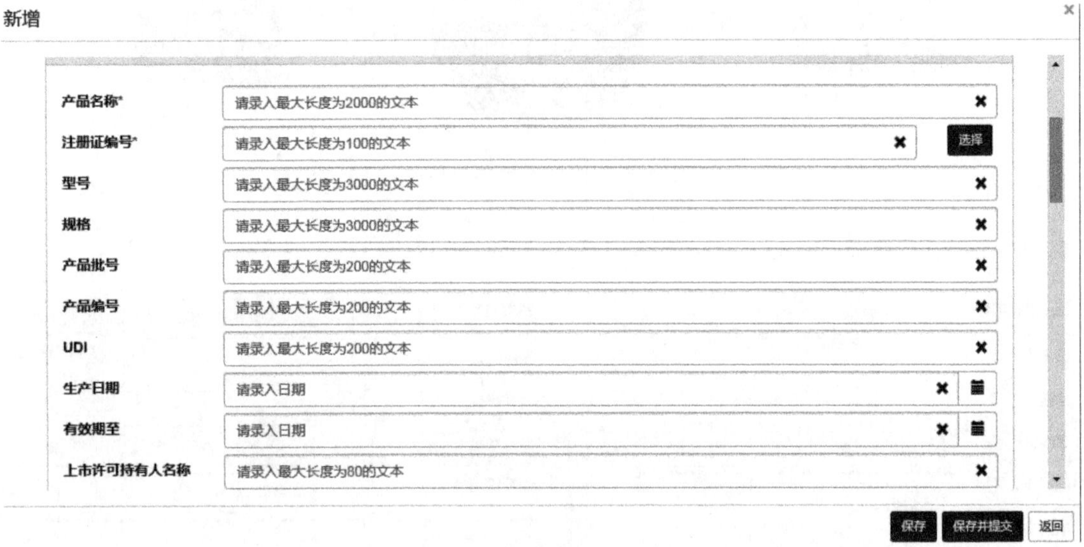

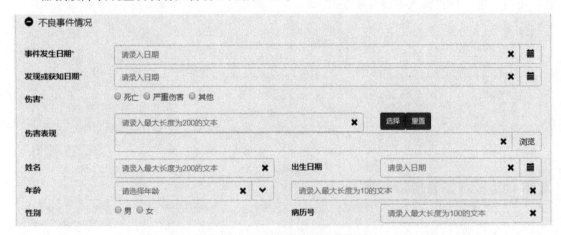

图5-14　医疗器械情况输入界面

② 不良事件情况　不良事件情况填写内容包含：事件发生日期、发现或获知日期、伤害（死亡、严重伤害及其他）、伤害表现、姓名、出生日期、年龄、性别、病历号、既往病史、器械故障表现。

伤害表现和器械故障表现，目前没有规范术语，故可直接填写。

器械故障表现应明确有无警告，见图5-15。

图5-15　不良事件情况输入界面

③ 使用情况　使用情况填写内容包含：预期治疗疾病或作用、器械使用日期、使用场所、使用过程、合并用药/械情况说明（见图 5-16）。

预期治疗疾病或作用：是指涉及不良事件的医疗器械用于治疗的疾病，例如：心瓣膜用于治疗二尖瓣狭窄；血管内支架用于治疗急性心肌梗死；角膜塑形镜用于矫正屈光不正。

使用场所：医疗器械的具体使用场所，是在医疗机构、家庭、其他，其他可填具体场所名称。

使用过程报告中的事件陈述，至少应包括使用医疗器械的目的与依据；医疗器械使用情况；预期效果应该怎样；出现了什么样的非预期结果；对患者造成什么影响；采取了哪些相应治疗措施；结果如何；同类事件再次发生能够出现的最大危害是什么；同类事件再次发生最可能出现的危害是什么。

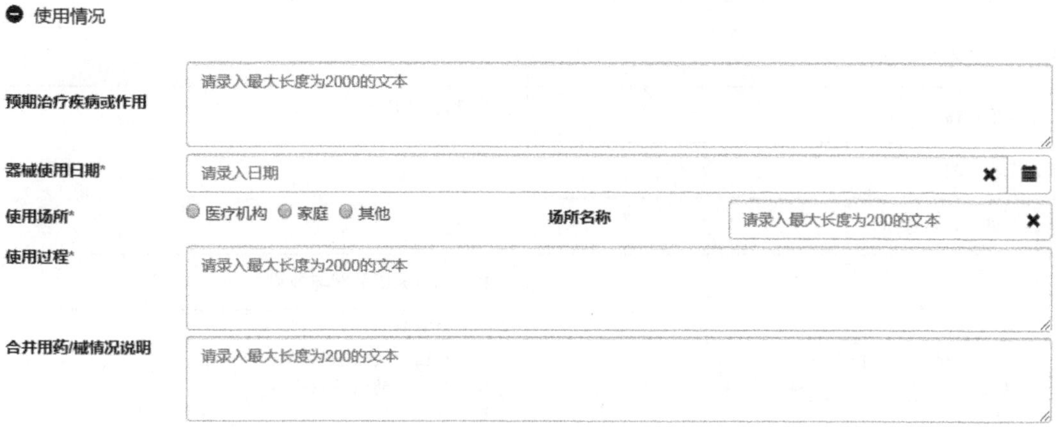

图 5-16　使用情况输入界面

④ 事件初步原因分析与处置　事件原因分析：产品原因（包括说明书等）、操作原因、患者自身原因、无法确定。

事件原因分析文本描述，事件发生初步原因分析可以上传附件。

初步处理文本情况，事件初步处理情况可以上传附件（见图 5-17）。

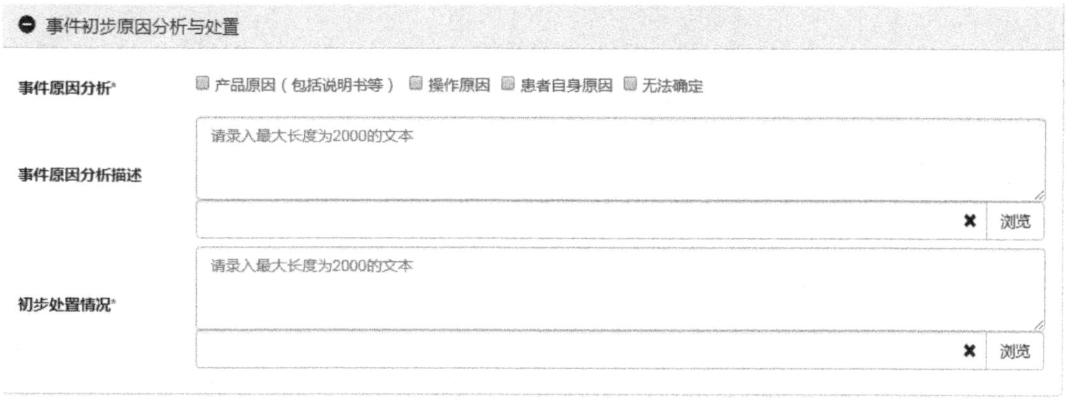

图 5-17　事件初步原因分析与处置

附：使用单位、经营企业和个人医疗器械不良事件报告表示例

报告日期： 年 月 日 编码：

单位名称：

联系地址： 联系人： 联系电话：

1. 医疗器械情况	**3. 使用情况**
产品名称：	预期治疗疾病或作用：
注册证号： 型号规格：	器械使用日期：
产品批号： 产品编号：	使用场所：□医疗机构□家庭□其他(请注明：)
UDI：	使用过程：
生产日期： 有效期至：	
上市许可持有人名称：	
2. 不良事件情况	合并用药/械情况：
事件发生日期：	
事件发现或获知日期：	
伤害：□死亡 　　　□严重伤害 　　　□其他 　　　伤害表现：(可上传附件) 　　　姓名： 年龄： 性别：男□女□ 　　　病历号： 　　　既往病史：	**4. 事件初步原因分析与处置** 事件原因分析： □产品原因(包括说明书等) □与产品有关的操作原因 □患者自身原因 □无法确定 事件原因分析描述： (可上传附件佐证)LL
器械故障表现：(可上传附件)	初步处置情况 (可上传附件)：
	5. 形式审核
	上报地设区的市级中心形式审核意见：□通过□退回(退回原因)：

使用单位应当建立并保存医疗器械不良事件监测记录。记录应当保存至医疗设备有效期后2年；无有效期的，保存期限不得少于5年。

⑤ 形式审核

新的医疗器械不良事件监测信息系统有不良事件报告的审核功能。审核分报告审核和报告评价审核。

a. 报告审核　用户通过"个例上报"功能提交不良事件报告，地市级监测机构业务人员会通过"报告审核"功能对提交的报告进行审核。在报告审核环节，如果使用单位用户提交的报告内容不够详细，系统则无法根据报告中产品信息将报告转发给持有人用户进行报告评价。审核通过后，根据报告中产品信息将报告转发给持有人（生产企业）进行报告评价。

b. 报告评价审核　报告审核通过后，由持有人（生产企业）对不良事件报告进行报告评价，报告评价包含评价结果和控制措施。

ⅰ.关联性评价：评价"事件"是否与产品有关、与产品无关、无法确定。

ⅱ.事件原因分析：可从医疗器械设计、使用、性能、其他干扰因素角度初步分析事件发生的可能原因。

ⅲ.是否需要开展产品风险评价，如果"是"，填写计划提交时间。

控制措施包含：是否采取了控制措施，如果"是"，填写具体控制措施描述，可上传附件。如果"否"，填写未采取控制措施的原因。

报告评价结果需要提交至持有人所在地省级监测机构，由省级监测机构业务人员通过系统"报告评价审核"功能对提交的报告评价结果进行审核。如果报告中产品涉及"进口"或"Ⅲ类"的情况，在省级监测机构业务人员审核通过后，还需要国家级监测机构业务人员对报告评价结果进行复核。

如果报告评价中发现报告为"错报误报"情况，则需要选择"是否错报误报报告"，填写"错报误报说明"内容，上传"错报误报说明扫描件"，提交至持有人所在地省级监测机构，等待省级监测机构业务人员进行报告审核。

（五）不良事件的风险控制

国家法规规定医疗器械不良事件风险控制的具体措施如下。

1. 持有人（生产企业）的措施

通过医疗器械不良事件监测，发现存在可能危及人体健康和生命安全的不合理风险的医疗器械，应当根据情况采取以下风险控制措施，并报告所在地省、自治区、直辖市药品监督管理部门：

① 停止生产、销售相关产品；

② 通知医疗器械经营企业、使用单位暂停销售和使用；

③ 实施产品召回；

④ 发布风险信息；

⑤ 对生产质量管理体系进行自查，并对相关问题进行整改；

⑥ 修改说明书、标签、操作手册等；

⑦ 改进生产工艺、设计、产品技术要求等；

⑧ 开展医疗器械再评价；

⑨ 按规定进行变更注册或者备案；

⑩ 其他需要采取的风险控制措施。

与用械安全相关的风险及处置情况，持有人应当及时向社会公布。

2. 境外持有人（进口医疗器械厂家）的措施

进口医疗器械发生不良事件，境外持有人（进口医疗器械厂家）指定的代理人或者国产医疗器械持有人应当在获知医疗器械不良事件后 24 小时内，将境外医疗器械不良事件情况、控制措施情况和在境内拟采取的控制措施报国家药品监督管理局和国家监测机构，抄送所在地省、自治区、直辖市药品监督管理部门，及时报告后续处置情况。

3. 群体医疗器械不良事件的措施

对发生群体医疗器械不良事件的医疗器械，应采取紧急控制措施，当立即暂停生产、销售，通知使用单位停止使用相关医疗器械，同时开展调查及生产质量管理体系自查，并于 7 日内向所在地及不良事件发生地省、自治区、直辖市药品监督管理部门和监测机构报告。省级以上药品监督管理部门可以根据风险情况组织对持有人的监督检查，并及时向社会发布警示和处置信息。

四、医疗设备召回管理

召回是医疗设备使用风险控制的有效措施之一。目的是控制存在缺陷的医疗器械产品的使用，消除医疗器械安全隐患，保证医疗器械的安全、有效，保障人体健康和生命安全。国家食品药品监督管理总局已于 2017 年 1 月 5 日公布《医疗器械召回管理办法》，自 2017 年 5 月 1 日起施行。医疗器械召回是指医疗器械生产企业按照规定的程序对其已上市销售的某一类别、型号或者批次的存在缺陷的医疗器械产品，采取警示、检查、修理、重新标签、修改并完善说明书、软件更新、替换、收回、销毁等方式进行处理的行为。

医疗器械召回分为三级。

① 一级召回：使用该医疗器械可能或者已经引起严重健康危害。

② 二级召回：使用该医疗器械可能或者已经引起暂时的或者可逆的健康危害。

③ 三级召回：使用该医疗器械引起危害的可能性较小，但仍需要召回的。医疗器械生产企业是控制与消除产品缺陷的责任主体，应当主动对缺陷产品实施召回。

根据《医疗器械召回管理办法》的规定，医疗机构在接到召回通知时，发现其使用的医疗器械可能为缺陷产品的，应当立即停止使用该医疗器械，并配合相关部门进行召回处理；及时通知医疗器械生产企业或者供货商，并向所在地省、自治区、直辖市食品药品监督管理部门报告；使用单位为医疗机构的，还应当同时向所在地省、自治区、直辖市卫生行政部门报告。医疗器械使用单位应当积极协助医疗器械生产企业对缺陷产品进行调查、评估，主动配合生产企业履行召回义务，按照召回计划，及时传达、反馈医疗器械召回信息，控制和收回缺陷产品。如需要召回的医疗器械已经植入人体，医疗机构应当积极采取医疗救治措施，降低损害后果。同时，向药品监督管理部门报告，并告知医疗器械上市许可持有人、医疗器械生产、经营企业，配合做好后续处置工作。

（刘锦初　沈云明　楼晓敏　谢松城　郑　焜　张茫茫）

第六章

急救及生命支持类医疗设备的安全风险控制与作业指导

第一节　医疗设备电气安全性检测及方法作业指导

一、电气安全测试标准

国际标准化组织（ISO）和国际电工委员会（IEC）是两个在世界范围内提供标准的组织，与世界贸易组织是伙伴关系。美国、欧洲国家和世界其他地区都已经制定了医疗设备电气安全标准，各个国家的标准具有不同的判别准则、测量方法和协议。我国按照相应的国际标准制定对应的国内标准。

1. 国际与国内标准

国际医疗设备的首要标准是 IEC 60601，关于电气安全的通用要求在 IEC 60601-1:2005《医用电气设备：基本安全和必要性能通用要求》的第三部分中。我国根据国际电工委员会的标准 IEC 60601-1:2005《医用电气设备第一部分：安全通用要求》（第一版）及其第一号修订标准（1991-11）、第二号修订标准（A2:1995+）制定了医用电气设备安全的国家标准 GB 9706.1—2007《医用电气设备第一部分：安全通用要求》。该标准主要是对医疗设备制造商使用，要求生产的医疗设备必须达到安全基本要求。

医院中的医疗设备电气安全测试使用一个新的 IEC 标准 IEC 62353—2007，我国根据国际电工委员会（IEC）的标准 IEC 62353—2007，制定的 YY/T 0841—2011《医用电气设备-医用电气设备周期性测试和修理后测试》。该标准适用于符合 IEC 60601-1 的医用电气设备、医用电气系统以及它们的部件在使用前、保养中、检查中、售后服务中以及修理后的测试或某些情况下的周期性测试，以评估它们的电气安全性。该标准更适合医院和售后服务机构开展质量控制工作中使用。

2. 医疗设备电气安全特性分类等级

根据 IEC 62353 和 YY/T 0841—2011 要求，医用电气设备安全标准中，每个医疗设备都对应一个分类：

第Ⅰ类，带电部分由基本绝缘和保护接地覆盖，标记为 ⏚；

第Ⅱ类，带电部分由双重或加强绝缘覆盖，标记为 ▢；

第Ⅲ类，内部电池供电（没有标记）。

有患者应用部分或导联的医疗设备中，每个患者应用部分或导联都对应一种类型，分别如下。

B 类：患者应用部分接地，标记为 人。

BF 类：浮置患者应用部分（表面导体），标记为 人 。

CF 类：直接与心脏接触的浮置患者应用部分，标记为 ♥ 。

每台医用电气设备的铭牌或相关的标签上均有分类和等级的符号或说明，图 6-1 和图 6-2 分别是 X 线机设备和注射泵铭牌标签，可以了解两种设备的电气安全的类型和等级。

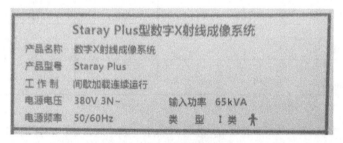

图 6-1　X线机铭牌标签（样本）

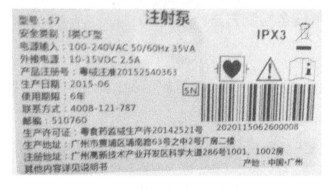

图 6-2　注射泵铭牌标签（样本）

3. 电气安全测试项目

IEC 60601.1 和 IEC 62353—2007 标准中规定，医疗设备电气安全测试项目包括：
① 保护接地电阻；
② 对地漏电流；

③ 机壳漏电流；

④ 患者漏电流；

⑤ 患者辅助漏电流；

⑥ 应用部分加压（MAP）。

医疗设备进行电气安全检测时，不同类型的医疗设备检测项目会有不同，必须根据标准要求的项目对其进行检测。电气安全测试仪将根据不同类别的医疗设备电气安全标准要求判定该医用电气设备的电气安全是否合格，见表6-1。

表6-1　不同类别电气设备安全特性的规定

漏电流/μA Leakage current	B 型		BF 型		CF 型	
	NC	SFC	NC	SFC	NC	SFC
接地漏电流 Earth leakage current	500	1000	500	1000	500	1000
机壳漏电流 Enclosure leakage current	100	500	100	500	100	500
患者漏电流 Patient leakage current	100	500	100	500	10	50
患者直流漏电流 Patient leakage current dc	10	50	10	50	10	50
患者对电源的漏电流 Patient leakage current mains on applied				5000		50
患者辅助漏电流 Patient auxiliary current	100	500	100	500	10	50
患者直流辅助漏电流 Patient auxiliary current dc	10	50	10	50	10	50

注：NC 表示正常；SFC 表示单一故障（断开地线）；表中所有电流单位为 μA。

IEC 60601.1 中另外一个很重要的规则是保护性接地测试中使用的电流最高限额为 25A，测量漏电流时使用的电压为市电的 220%，绝缘强度/绝缘测试也是如此。

二、医疗设备电气安全检测方法

1. 测试要求和流程

根据 IEC 62353 和 YY/T 0841—2011 附录 C 的内容，制定如下的测试要求和流程，测试流程见图 6-3。

（1）设备连接

将被测设备连接至分析仪上。电气安全分析仪有不同的品牌和型号，目前比较常用的型号有 ESA615、ESA620。以下将以 ESA615 为例讲解操作过程。电气安全分析仪的通用连接方法如图 6-4 所示。如果使用的电气安全分析仪有特殊要求，请参照操作手册进行连接。

（2）电气安全分析仪（ESA）使用准备

将 ESA 电源线插头插入插座，并开启开关键。这时 ESA 能自动检测使用的电源插座是否正常，包括电源线电压，是否有接地线。注意：只有在供电环境正常状态下，才能完成后面的测试。必须先排除电源接地问题，重新开机，ESA 显示正常才能进行下一步测试，见图 6-5。

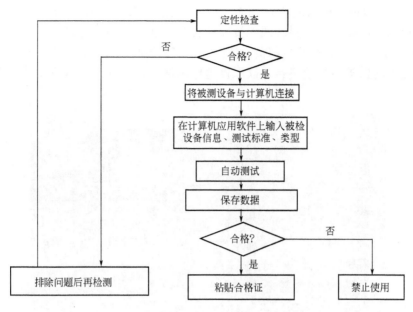

图 6-3　电气安全测试流程

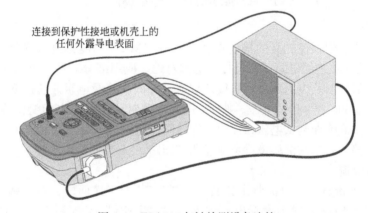

图 6-4　ESA615 与被检测设备连接

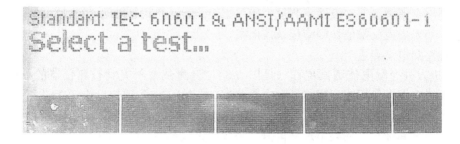

图 6-5　ESA 显示正常

（3）接地阻抗测试

将医疗设备电源线插入 ESA 电源插孔，如果这是一个永久的有线设备，其地线连接与设备一样，也需要进行测试。ESA 的地线接入口也需要连一个地线，具有隔离电源的、分散装在各个房间的设备应进行接地配电系统的测试。

图 6-6 所示为接地阻抗测试连接。按"Ω"键，进入接地电阻测试界面。将测试线缆一端连接至红色输入插孔上。将测试调零接线柱转接头插入绿色调零插孔，用测试夹子夹紧"0/Null"接线柱。按 F4，分析仪将测量值归零，以抵消测试线缆的电阻。接下来将测试夹子夹紧被测仪器的保护性接地连接，读取接地电阻测试值。如果出现反常值，则应记录入档案。

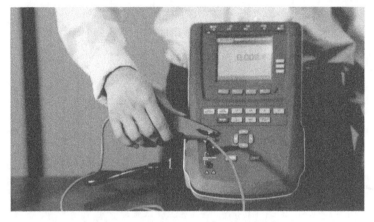

图 6-6　接地阻抗测试连接（调零）

（4）绝缘测试

将红色导联从被测设备机壳的接地点移开，按"MΩ"功能键进入绝缘电阻测试界面。ESA615 可检测的 5 项绝缘电阻项目包括：电源对地、应用部分对地、电源对应用部分、电源对非接地导电部分以及应用部分对非接地导电部分间的绝缘电阻。通过 F3 更改电压功能键可切换 250V 和 500V 的测试电压。按 F1 进入电源对地的绝缘电阻测试界面，按 TEST 测试键，对被测仪器施加测试电压，读取绝缘电阻测量值。值得注意的是，测试过程中高压指示灯将亮起，警示高压测试环境避免触碰测试回路。

（5）接地漏电流

按"μA"功能键进入漏电流测试界面（见图 6-7），F1 界面即为对地漏电流测试界面。通过面板右面设备插座配置键设置电源状态，"Polarity"键控制电源极性正常或反相，"Neutral"键控制零线闭合或开路。读取不同状态下的对地漏电流。

测量应该在正常和反向极性下测量，确保 ESA 没有在正常和反向极性间快速变化。记录其读数，如果出现反常值，则应记录入档案。

（6）机壳漏电流测量

按 F2 进入外壳漏电流测试界面（见图 6-8），将测试夹子夹紧被测仪器的外壳金属部分。通过面板右面设备插座配置键设置电源状态，"Polarity"键控制电源极性正常或反相，"Neutral"键控制零线闭合或开路。"Earth"键控制地线闭合或开路。读取不同状态下的机壳漏电流。记录其读数，如果出现反常值，则应记录入档案。

（7）患者应用部分漏电流测量

按 F4（更多）进入应用部分设定界面（见图 6-9）。通过 ESA615 上方的应用部分插孔连接被测设备应用部分，如心电导联线、输液针头、除颤电极等（见图 6-10）。根据被测应用部分，通过上下按键设定对应的应用部分组合，按 F1 确认进入患者漏电流测试界面。通过面板右面设备插座配置键设置电源状态，"Polarity"键控制电源极性正常或反相，"Neutral"键控制零线闭合或开路。"Earth"键控制地线闭合或开路。读取不同状态下的应用部

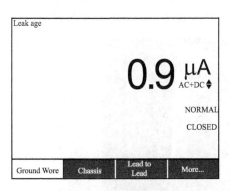

图 6-7　接地漏电流测试

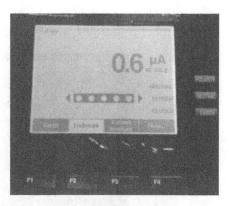

图 6-8　机壳漏电流测量

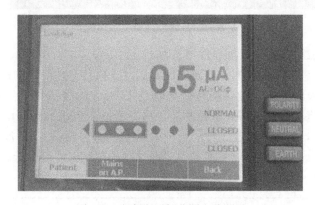

图 6-9　患者应用部分漏电流测试

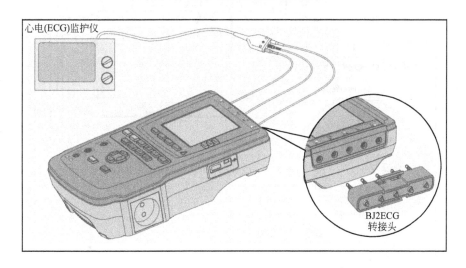

图 6-10　应用部分漏电流测试时的连接

分漏电流。记录其读数，如果出现反常值，则应记录入档案。必要时进行检查维修。

（8）患者辅助漏电流测量

按 F4 返回漏电流测试界面，再按 F3 进入患者辅助漏电流测试界面（见图 6-11）。患者辅助漏电流即流经各个应用部分之间的漏电流。通过面板右面设备插座配置键设置电源状态，"Polarity"键控制电源极性正常或反相，"Neutral"键控制零线闭合或开路。"Earth"

键控制地线闭合或开路。通过左右按键切换应用端组合，读取不同状态下各应用部分组合的患者辅助漏电流，并选择最大测量值，作为该状态下患者辅助漏电流的测量结果。

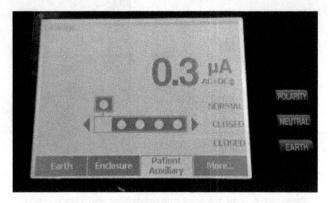

图 6-11 患者辅助漏电流测试

（9）导联隔离测试/应用部分加压漏电流测量

此测试适用于患者应用部分的加电源电压，因此，应注意在测试的过程中不要接触患者应用部分。参照 ESA 的手册，确保患者端导联与 ESA 上的接线柱连接正常（见图 6-12）。按照 ESA 的指导，将功能旋钮切换至患者导联漏电流或者应用部分漏电流档，测量时红色导联应连接到设备上，测量应该在正常和反向极性下测量。确保 ESA 没有在正常和反向极性间快速变化。全部导联连接在一起和单独对地导联的测试都应该进行。记录其读数，如果出现反常值，则应记录入档案。

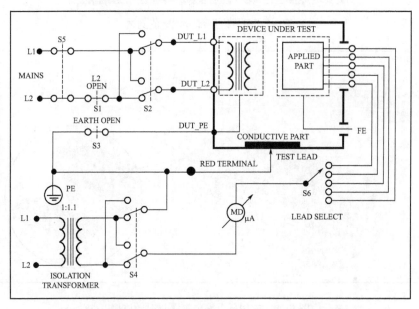

	SWITCH		
DIAGRAM REFERENCE	ESA601 NAME		ACTION
S1	NEUTRAL		CLOSED
S2	POLARITY		VARIABLE
S3	EARTH		CLOSED
S4	M.A.P./500V		VARIABLE
S5	(N/A)		
S6	APPLIED-PARTS-SELECTION KNOB		VARIABLE

图 6-12 导联隔离测试/应用部分加压漏电流测量原理

恢复使用：在测试结束设备正式恢复使用前，切记将所有的旋钮都调整回原始的设置，插上电源线，以确保设备电池充电。

2. 检测结果记录

IEC 62353 和 YY/T 0841—2011 要求建立测试结果的文档，可以人工记录结果，即原始记录表，示例见表 6-2。部分 ESA 设备可以与 PC 机连接（见图 6-13），设置自动测试程序自动测量，测试结果可以直接生成电子记录表，系统可以对数据进行存储、检索、统计、分析和评价。根据国家相关法律规定，相关记录保存期限不得少于医疗器械使用期限终止后 5 年。

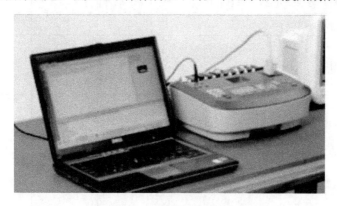

图 6-13　ESA 设备与 PC 机连接

三、检测记录参考模板

医疗设备电气安全检测原始记录

检测报告编号：　　　　　　　　　档案号：
检测类型：□验收检测；□状态检测；□稳定性检测；□维修后检测
检测机构：□医院；□生产厂家；□第三方服务机构

使用科室		联系人		联系电话			
环境条件				检测依据	检测标准 IEC 62353（YY/T 0841—2011）		
	被检设备			检测仪器			
名称				电气安全检测仪			
制造厂家							
型号规格							
编号				检测设备类型	□ B;□ BF;□ CF		
	检测项目		检测结果	允许值	结论		
					通过	不通过	N/A
电源部分	保护接地阻抗/mΩ			≤300			
	绝缘阻抗(电源-地)/MΩ			≥10			
	对地漏电流(极性正常)/μA			≤500			

电源部分	对地漏电流(极性反向)/μA		≤500		
	机壳漏电流(正常)/μA		≤100		
	机壳漏电流(极性反转)/μA		≤100		
	机壳漏电流(地线断开)/μA		≤500		
	机壳漏电流(零线断开)/μA		≤500		
	机壳漏电流(地线断开,极性反转)/μA		≤500		
	机壳漏电流(零线断开,极性反转)/μA		≤500		
应用部分	患者漏电流(正常)/μA		≤100 (B&BF) <10(CF)		
	患者漏电流(极性反转)		≤100 (B&BF) <10(CF)		
	患者漏电流(地线断开)		≤500 (B&BF) ≤50(CF)		
	患者漏电流(零线断开)/μA		≤500 (B&BF) ≤50(CF)		
	患者漏电流(地线断开,极性反转)/μA		≤500 (B&BF) ≤50(CF)		
	患者漏电流(地线断开,极性反转)/μA		≤500 (B&BF) ≤50(CF)		
	患者辅助漏电流(正常)/μA		≤100 (B&BF) <10(CF)		
	患者辅助漏电流(极性反转)/μA		≤100 (B&BF) <10(CF)		
	患者辅助漏电流(地线断开)/μA		≤500 (B&BF) ≤50(CF)		
	患者辅助漏电流(零线断开)/μA		≤500 (B&BF) ≤50(CF)		
	患者辅助漏电流(地线断开,极性反转)/μA		≤500 (B&BF) ≤50(CF)		

检测项目		检测结果	允许值	结论		
				通过	不通过	N/A
应用部分	患者辅助漏电流(地线断开,极性反转)/μA		$\leqslant 500$ (B&BF) $\leqslant 50$(CF)			
结论	□合格；□不合格		说明：			

检测人 ＿＿＿＿＿＿＿＿＿＿＿＿＿　　　　　　日期：＿＿＿＿＿年＿＿月＿＿日

审核人 ＿＿＿＿＿＿＿＿＿＿＿＿＿　　　　　　日期：＿＿＿＿＿年＿＿月＿＿日

第二节
多参数监护仪的检测与预防性维护（IPM）方法作业指导

多参数监护仪通过各种功能模块实时检测人体生命体征参数，主要包括心电信号、心率、血氧饱和度、血压、呼吸频率和体温等重要参数，一些特殊用途的功能模块还有：有创血压、心输出量、呼末二氧化碳（$ETCO_2$）等。同时具有对各参数的报警、信息存储、打印和传输功能。它要满足临床 24h 的患者连续监测，准确地显示、输出患者的各项生理参数，能够及时提供临床治疗和抢救的依据，已经成为医院 ICU、手术室、急诊室必不可少的重要医疗设备之一。所以对多参数监护仪的质量和性能要求很高，定期的维护、安全性能检测成为使用安全风险管理的必要的工作内容。

一、一级维护：日常维护/巡检

1. 外观检查

① 固定资产标识、PM 标识、状态标识等应清晰完整；

② 检查设备外壳和电源线、电缆线应无影响电气安全的机械损伤，必要时更换；

③ 所有旋钮、开关、按键应牢固可靠，可正常操作；

④ 相关附件应完整、完好，如心电导联线、血压袖带、血氧探头应无外观损坏或者断路现象，更换破损老化的配件，如导联线、血压袖带等；使用的耗材，如一次性监护电极等是否在有效期内；

⑤ 对于有功能插件的监护仪，应确保插件是否完整与主机接触良好，并确定能安全锁定；

⑥ 检查打印机、记录盒是否有记录纸。必要时更换新记录纸卷。

2. 清洁消毒

对设备表面和电缆线进行消毒、擦拭。

3. 通电检查

供电检查。电源线插入电源插座时，AC 电源指示灯亮；拔掉电源线后，AC 电源指示灯应该熄灭，电池供电指示灯应该亮。

4. 操作规程与使用登记记录

信息至少包括：装备名称、编号、规格型号、使用日期、工作状况、使用人员等。

二、二级维护：预防性维护

1. 开机检查

① 开机检查，屏幕亮度正常；各种按键或调节旋钮应能正常对设备相关参数进行设置；

② 进入"自检"模式，自检通过，没有错误信息提示；

③ 检查显示的时间、日期是否正确，必要时作"时钟"调整；

④ 检查各种监护功能，如心电、无创/有创血压、血氧饱和度、体温、呼吸及其他监护功能是否正常工作；

⑤ 按照设备使用维修手册的说明，对电池进行电池容量检测，必要时更换电池；

⑥ 检查各种报警功能及取消报警功能是否正常，检查设置监护仪的参数报警上下限和报警检测功能。

2. 完成该型号特定的预防性维护要求

不同型号监护仪参考设备使用维护手册，完成制造商说明书要求的 PM 每一步骤。

由具有多参数监护仪的质量与安全控制相关技术资质的临床工程人员完成上述工作，并填写维护保养记录，信息至少包括：保养内容、保养日期、保养人员等。

三、三级维护：性能检测

多参数监护仪根据风险评估结果或者按使用、维护说明书的要求定期进行性能检测与校正。多参数监护仪性能检测主要项目包括：心电监护功能、血氧饱和度监护功能、无创血压监护功能。具体内容可以参考 JJG 1016—2006 心电监护仪检定仪检定规程；JJG 692—2010 无创自动测量血压计检定规程结合监护仪生产厂家的要求。下面将详细介绍多参数监护仪性能检测作业指导。多参数监护仪性能检测由医院临床工程部门工程师、生产厂家的专业工程师或者委托有资质的"第三方"检测服务机构完成，每次检测后记录检测结果，保留测试结果记录存档。

多参数监护仪的性能检测，需要使用专业检测设备，可以是多台检测设备分别检测心电、血压、血氧饱和度等性能，也可以是多参数同时检测的设备，比较常用的如 ProSim4 四参数生命体征模拟器及 ProSim 8 八参数生命体征模拟器，可以同时检测各个参数，节约检测时间，提高工作效率。本书以 ProSim 8 八参数生命体征模拟器为例，介绍多参数监护仪性能检测方法作业指导。

1. 操作前准备

将 ProSim 8 多参数监护仪连接好，心电导联线按照标识连接至 ProSim 8 上端的接线柱上；将血氧指夹安放在右侧的模拟手指上；NIBP 袖带绑在大小合适的模拟手臂上，通过软管和转接头连接袖带、监护仪与模拟器（见图 6-14）。

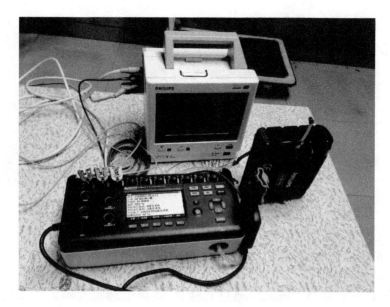

图 6-14　ProSim 8 模拟器与监护仪的连接

2. 性能检测操作指南

（1）心电监护功能测试

ProSim 8 能模拟成人/新生儿的各种心率类型，包括正常窦性心律、心律失常波形、性能波等。

开机自检，进入主屏。将心电导联线按照标识连接至 ProSim 8 模拟器上（见图 6-15）。

按右上方"ECG"软键，进入心电功能界面。通过"波组"按钮，可选择成人/新生儿/心律失常/性能波等波形。一般选择"成人"。通过"心率"按钮，调节心率。读取监护仪显示值。

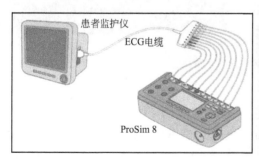
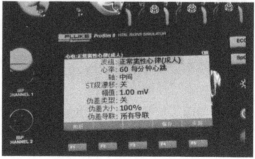

图 6-15　多参数监护仪的性能检测

（2）血氧饱和度监测功能测试

将血氧指夹安放在模拟手指上，按右上方"SpO$_2$"软键，进入血氧饱和度功能界面（见图 6-16）。调整血氧探头的位置和方向，使得屏幕下方的信号条尽可能长。通过"SpO$_2$测试值"，调节血氧模拟值。通过"类型"按钮，根据被测设备选择相应的厂家使用的血氧探头的血氧曲线。值得注意的是，每个厂家所用的血氧探头的血氧曲线不尽相同，必须先正确选择曲线，读取监护仪显示值。

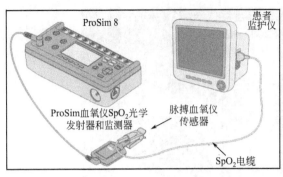
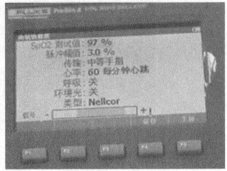

图 6-16　血氧饱和度测试

（3）无创血压动态重复性测试

通过软管和转接头连接袖带、监护仪与模拟器。按上方无创血压"NIBP"软键，进入无创血压检测界面。通过"压力"键，调节收缩压和舒张压。通过"波"，调节成人/新生儿波形，一般选择"成人"通过"脉量"，调节脉量大小。一般情况下，成人脉量调节为 0.65mL，新生儿脉量调节为 0.3mL。启动监护仪的无创血压充气功能。测量多次（三次以上），读取每次监护仪血压示值，并获得无创血压监护重复性指标，作记录（见图 6-17）。

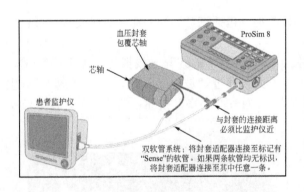
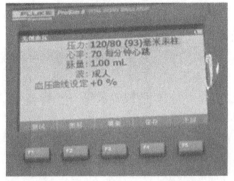

图 6-17　无创血压动态重复性测试

（4）无创血压袖带泄漏测试

袖带泄漏测试是测试血压袖带是否漏气，在"NIBP"界面，按屏幕下方的"测试"F1按键，进入"静态测试"界面。选择"泄漏测试"（见图 6-18）。调整目标压力，本例设为250mmHg 以上，按下方"测试用时"，调整测试时间为 1min。接下来，进入监护仪的维修模式，将 NIBP 阀门关闭（具体操作步骤请查看监护仪操作手册）。然后模拟器上按"开始"，等待 1min 后，测试时间结束，读取泄漏率，单位为 mmHg/min（见图 6-19）。

（5）无创血压静态准确性测试

静态准确性测试是测量监护仪内血压的传感器精度，先返回"静态测试"界面（见图6-20），选择"压力源"。调整目标压力，本例调整为 150mmHg。进入监护仪的维修模式，将 NIBP 阀门再次关闭。模拟器上按"开始"，气路加压，保持。在保持状态下，与监护仪的压力显示的读数进行比较。图 6-20 监护仪显示压力 261.2mmHg，检测仪压力为261.2mmHg。

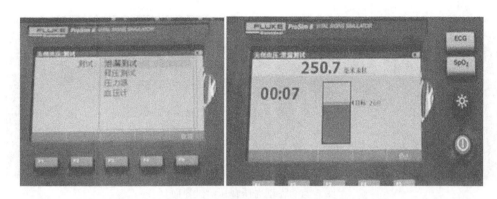

图 6-18 无创血压袖带泄漏测试

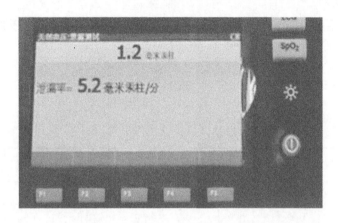

图 6-19 无创血压袖带泄漏测试结果

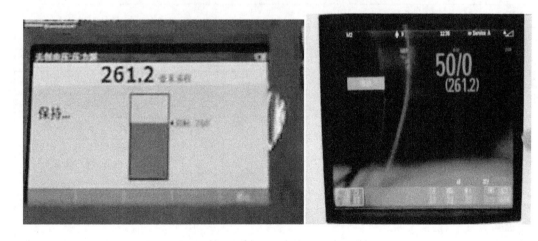

图 6-20 无创血压静态准确性测试

（6）无创血压释压测试

释压测试是过压保护测试，防止血压袖带充气压力过高造成病人伤害。先返回"静态测试"界面（见图 6-21），选择"释压测试"。调整目标压力，本例调整为 350mmHg。进入监护仪的维修模式，将 NIBP 阀门再次关闭。分析仪上按"开始"，气路加压，得到释压最大压力。

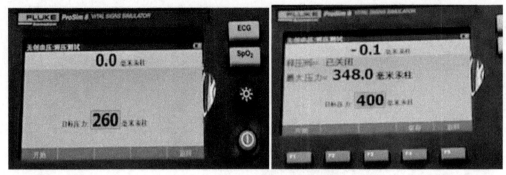

图 6-21　无创血压释压测试界面

3. 重新投入使用

检测完成在返回使用之前，开机自检一次。通过后将调整过的设置还原至原来状态，确保能正常工作。

四、检测记录参考模板

多参数监护仪工作记录

说明：	1.验收；2.状态检测； 3.稳定性检测；4.维修后检测
设备基本信息	
被检测设备资产号	
被检测设备类别	
生产厂家	
产品型号	
序列号	
生产日期	
领用日期	
所属科室	
是否是计划内首次检测	如果是按计划首次检测此台设备,请勾选首次检测
检测日期	
检测人员	
环境温度	
环境湿度	
一、一级维护:日常维护、巡检	
1.外观检查	
(1)设备固定资产标识、PM标识、状态标识等标识应清晰完整	
(2)检查设备外壳和电源线、电缆线应无影响电气安全的机械损伤,必要时更换	

	测量值	单位	参考值
(3)所有旋钮、开关、按键应牢固可靠,可正常操作			
(4)相关附件应完整、完好,如心电导联线、血压袖带、血氧探头应无外观损坏或者断路现象,更换破损老化的配件,如导联线、血压袖带等;使用的耗材如一次性监护电极是否在有效期内			
(5)对于有功能插件的监护仪,应确保插件完整与主机接触良好,并确定能安全锁定			
(6)检查打印机、记录盒有否记录纸,必要时更换新记录纸卷			
2.清洗消毒			
对设备表面和电缆线进行消毒、擦拭。			
3.通电检查			
电源线插入电源插座时,AC电源指示灯能亮,拔掉电源线后,AC电源指示灯应该熄灭,电池供电指示灯应该亮			
二、二级维护:预防性维护			
1.开机检查			
(1)开机检查,屏幕亮度正常;各种按键或调节旋钮能正常对设备相关参数进行设置			
(2)进入"自检"模式,自检通过,没有错误信息提示			
(3)检查显示的时间、日期是否正确,必要时作"时钟"调整			
(4)检查各种监护功能,如心电、无创/有创血压、血氧饱和度、体温、呼吸及其他监护功能是否正常工作			
(5)检查电池供电的电池容量,定期更换电池			
(6)检查各种报警功能及取消报警功能均正常,检查设置监护仪的参数报警上下限和报警检测功能			
2.电气安全指标检查(根据 IEC 62353/YY/T 0841—2011 标准)	测量值	单位	参考值
(1)保护接地电阻		Ω	0.3
(2)机壳漏电流	测量值	单位	参考值
机壳漏电流(正常)			100
机壳漏电流(极性反转)		μA	500
机壳漏电流(地线断开)			
机壳漏电流(零线断开)			
机壳漏电流(地线断开,极性反转)			
机壳漏电流(零线断开,极性反转)			
(3)患者漏电流			
患者漏电流(正常)			100
患者漏电流(极性反转)		μA	500
患者漏电流(地线断开)			
患者漏电流(零线断开)			
患者漏电流(地线断开,极性反转)			
患者漏电流(零线断开,极性反转)			

电气安全检测结果	合格	不合格	

3.完成该型号特定的预防性维护要求

不同型号监护仪参考设备使用维护手册,完成制造商说明书要求的PM每一步骤	

三、三级维护:性能检测

心率测试						误差	允许误差	合格	不合格
设定值	30BPM	60BPM	100BPM	120BPM	180BPM		±5%		
测量值									

无创血压测试									
设定值	60/30	100/65	120/80	150/100	200/150				
测量值1									
测量值2									
测量值3									
重复误差							≤8mmHg		

脉搏血氧含量测试									
设定值	85%	88%	95%	98%	100%		±3%		
测量值									

呼吸率测试									
设定值	15BPM	20BPM	40BPM	60BPM	80BPM		±5%		
测量值									

无创血压密闭性测试						
设定值	250mmHg	泄漏率			≤6mmHg/1min	

静态压力示值准确性						
设定值	150mmHg	测量值			±4mmHg	

过压保护功能测试						
设定值		保护值				

报警功能检查	合格	不合格	不适用
声光报警			
心率上下限报警			
呼吸率上下限报警			
血氧含量低报警			
无创血压上下限报警			
其他报警功能			
检测结论			

第三节
呼吸机的检测与预防性维护（IPM）方法作业指导

呼吸机是利用机械装置，移动空气进出肺部实现机械通气，为生理上无法呼吸或者呼吸功能不足的病人提供呼吸支持。大多数呼吸机使用正压力向肺部供气。这种设备通常由以下部分组成：呼吸回路、控制系统、监视器、报警装置和气源。气源或为内部的压气机，或为外部与压缩气瓶或医院集中供气口的连接。呼吸机作为一种生命支持的医疗器械，在医院ICU、手术室、急诊室广泛使用，具有很高的临床应用风险，要求定期开展日常维护、预防性维护和性能检测。

一、一级维护：日常维护/巡检

呼吸机需要定期进行清洁消毒、外观检查、使用前检查，频次不少于一个月。

1. 外观检查

① 固定资产标识、PM标识、状态标识等应清晰完整；呼吸机表面清洁、干燥；

② 检查附件是否齐全，包括一次性使用耗材；

③ 所有旋钮、开关、按键应牢固可靠，可正常操作；

④ 检查电源线、其他电缆有无破损；流量传感器、呼吸管路、导管有无损坏，连接是否可靠、正确。

2. 清洁消毒

① 呼吸机面板、显示屏应使用湿布进行擦拭清洁；

② 在用于患者前对呼吸管路、Y形接头、集水杯、湿化器、呼气阀附件消毒（细菌过滤器不得浸泡消毒，建议熏蒸消毒）；

③ 清洗呼吸机及压缩机的防尘网、过滤网，晾干后重新装回；

④ 根据呼吸机使用手册的要求对流量传感器进行保养和消毒。

3. 使用前检查

① 检查电源插头（包括呼吸机、湿化器和压缩机）是否插得牢固，确认供电正常；

② 检查呼吸机开关正常，各种功能按键（旋钮）和指示均可正常工作；

③ 呼吸机开机能通过自检，确认流量传感器正常工作、氧电池工作正常；

④ 呼吸机通过进行呼吸管路气密性测试；

⑤ 若使用充电电池供电，保证电池电量为70%或以上；

⑥ 检查使用保养记录、操作规程，包括：保养内容、保养人员、保养日期等。

二、二级维护：预防性维护

预防性维护周期可根据风险评估结果或按照制造商使用说明书、维修手册要求执行。

1. 功能检查

① 基本功能测试。通过调节、设置各个开关和按钮，检查是否进入各功能模式设置，打开基本功能是否正常进入；

② 检查开机自检或手动检测是否通过，如出现错误代码，查找原因。

2. 检查更换易耗、易损部件

① 清洁或者更换细菌过滤器，确保过滤器正确安装。

② 检查内部管路老化，必要的话更换内部管道、过滤器。遵照制造商使用维护指南，定期更换管路。

③ 检查、更换流量传感器、呼出阀膜片。

④ 检查电池：电池供电电池、氧电池是否正常工作，有否按规定每两年更换一次。必要时应及时更换。

3. 电气安全检测

至少每年进行一次电气安全检测，具体方法按电气安全检测的要求进行。

4. 不同型号呼吸机特定的预防性维护要求

具体到该设备的预防性维护内容，请按照制造商提供的设备使用说明书、维修手册要求的每一步骤完成。

三、三级维护：性能检测

呼吸机的检测可以按照风险评估的结果或者生产厂家要求，至少每半年进行一次功能检测，内容包括性能参数检测和报警功能检测两部分。呼吸机性能检测需要专用的气流检测设备。检测参数包括：潮气量、吸呼比检测、强制通气频率、气道峰压、呼气末正压（PEEP）、容量参数检测、时间参数检测、压力参数检测、氧气浓度参数检测等。

1. 检测仪使用前准备

（1）检测设备

呼吸机性能检测设备是气体流量分析仪。有不同型号，常用有 Fluke Biomedical 的 VT PLUS HF、VT mobil、VT300、VT650、VT900 等。本书以 Fluke Biomedical VT900 为例，介绍呼吸机性能检测方法与作业指导。VT900 是能适用所有类型的医疗气体流量设备（如呼吸机、气腹机、测氧计），特别是需要高精度超低流量和超低压力测量值的设备（如麻醉机和流量计）。单个全量程±300lpm 气体流量通道，内置有氧气、温度和湿度测量功能，并自动补偿环境条件。VT900 配备外部触发输入和特殊的超低流量和超低压力端口。这些超低流量和超低压力端口可为需要进行关键低容量和压力测试的设备（如麻醉机和流量计）提供高精度测量（见图 6-22）。

（2）检测设备系统设置

① 开机流量调零

开机，无需预热，卸下气路防尘盖，按"气路"→"调零"，见图 6-23。

② 选择配置文件

选择配置文件："菜单"→"配置文件"，选定配置文件（如 Draeger Adult），并按加载，或选择为开机默认，见图 6-24。

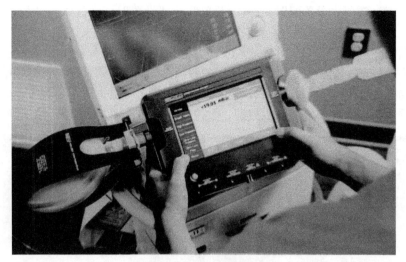

图 6-22　呼吸机性能检测

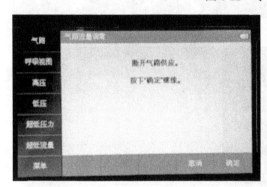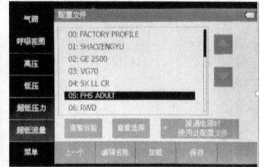

图 6-23　配置文件设置界面（1）

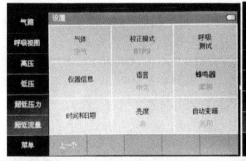

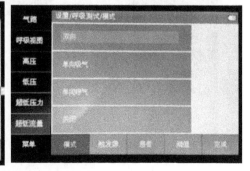

图 6-24　配置文件设置界面（2）

首次使用时，需要先设置配置文件："菜单"→"设置"→"气体"、"校正模式"、"呼吸测试"。

设置"气体"：根据测试环境选择相应气体类型（常规呼吸机为空气）；"校正模式"：根据被测呼吸机选择相应的校正模式（注意：不同的呼吸机厂家默认的补偿模式不尽相同，请根据被测呼吸机选择对应的校正模式，此操作非常关键！）；设置气流方向：一般选择双向触发源。

设置"呼吸测试"参数：呼吸机类型、设置测试单位、触发阈值等，见图 6-25。

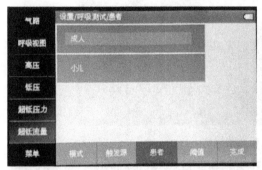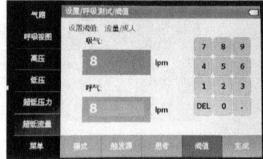
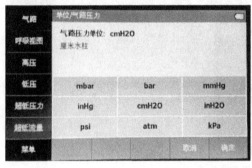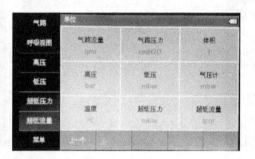

图 6-25　配置文件设置界面（3）

③ 保存配置文件："菜单"→"配置文件"，选定一个配置文件，按保存，再按"编辑名称"，保存即可，见图 6-26。

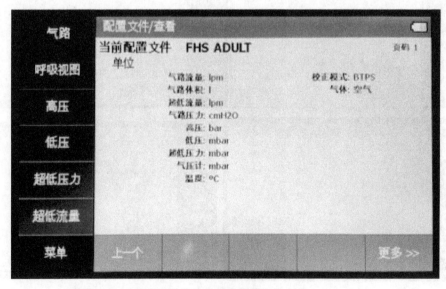

图 6-26　保存配置文件

（3）连接管路

如图 6-27 所示将气流分析仪分别与呼吸机和模拟肺相连接，移除呼吸机湿化罐，并开启呼吸机。当检测小儿呼吸机时，请连接相应的儿童管路和儿童模拟肺。

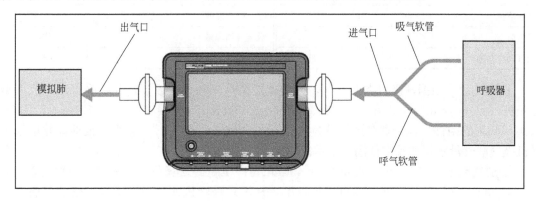

图 6-27　测试管路连接图

2. 性能参数测量

按照呼吸机质量检测原始记录表的测试项目，在被检的呼吸机上设置容量控制模式（VCV 模式），或者压力控制模式（PCV 模式），再调整呼吸机的参数设置值：潮气量、呼吸频率、吸呼比、吸气峰值压力、呼气末正压、氧浓度等，呼吸机屏幕会显示相应的示值。触摸 VT900 的"呼吸视图"，会显示呼吸参数的实际测试值，见图 6-28。记录设置值、显示值和实测值三个数据（见表 6-2）。

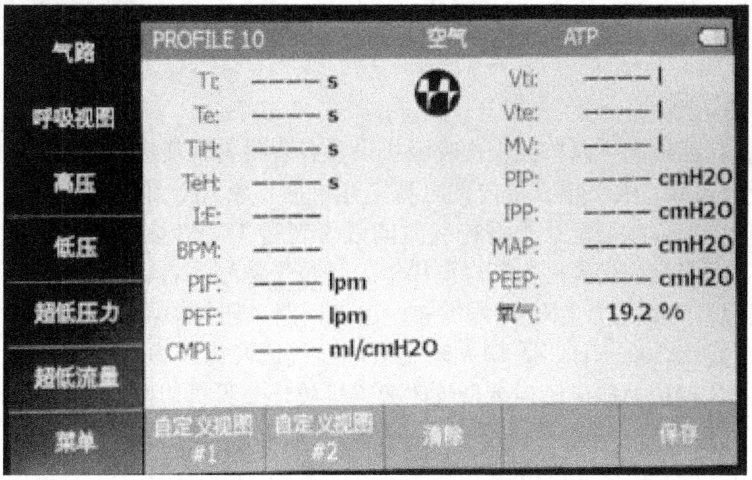

图 6-28　屏幕显示呼吸参数的实际测试值

表 6-2　VT900 支持的通气测量参数

呼吸参数	缩写	呼吸参数	缩写
吸气潮气量	Vti	吸呼比	I∶E
呼气潮气量	Vte	吸气峰值压力	PIP
分钟通气量	MV	吸气平台压	IPP
呼吸频率	BPM	平均气道压	MAP

呼吸参数	缩写	呼吸参数	缩写
呼气末正压	PEEP	呼气时间	Te
肺顺应性	CMPL	呼气屏气时间	TeH
吸气时间	Ti	吸气峰值流量	PIF
吸气屏气时间	TiH	呼气峰值流量	PEF

① 潮气量　根据呼吸机类型不同，分别连接模拟肺和成人或婴幼儿呼吸管路，成人型呼吸机（adult ventilator）在 VCV 模式和 $f=20bpm$、I：E＝1：2、PEEP＝$2cmH_2O$、FiO_2＝40％的条件下，分别对潮气量为 300mL、500mL、800mL 的点进行校准，并记录呼吸机吸气潮气量示值和校准仪潮气量示值，参考质控表 6-5。

② 通气频率　在 VCV 模式和 VT＝400mL、I：E＝1：2 条件下，分别对呼吸机通气频率为 40bpm、20bpm、15bpm 的点进行校准，并记录呼吸机通气频率示值和校准仪通气频率示值。

③ 吸气压力水平　在 PCV 模式和 $f=15bpm$、I：E＝1：2、PEEP＝$0cmH_2O$ 条件下，分别对呼吸机吸气压力水平为 $40cmH_2O$、$25cmH_2O$、$15cmH_2O$ 的点进行校准，并记录呼吸机通气频率示值和校准仪通气频率示值。

④ 呼气末正压 PEEP　在 PCV 模式和 IPL＝$20cmH_2O$、$f=15bpm$、I：E＝1：2 的条件下，分别对呼吸机 PEEP 为 $15cmH_2O$、$5cmH_2O$ 和 $2cmH_2O$ 的点进行校准，并记录呼吸机 PEEP 示值和校准仪 PEEP 示值。

⑤ 吸入氧浓度　在 VCV 模式和 VT＝400mL、$f=15bpm$ 的条件下，分别调节呼吸机吸气氧浓度为 30％、60％、90％的点进行校准，并记录呼吸机氧浓度示值和检测仪的氧浓度示值。

3. 报警功能检测

呼吸机报警功能检测可以单独操作呼吸机设置各种报警功能进行测试。测试项目如下。

① 电源断电报警　取出呼吸机内部电池，开机后，断开外部电源，观察呼吸机声光报警功能是否启动，并以秒表记录报警持续时间是否超过 120s。装入内部电池，开机后再次断掉外部电源，呼吸机应转换至内部电源供电，且报警信号不启动。

② 气源报警　气路压力上限/下限检查。患者回路过压保护：装置（最大压力上限）将压力报警上限设定为 $100cmH_2O$，增大潮气量，当气道峰值压力达 $100cmH_2O$ 时，应伴有声光报警，且过压保护功能启动，多余气体旁路排放，呼吸机切换至呼气相。

③ 分钟通气量报警　呼吸机工作于 VCV 模式，参数设置为潮气量 VT＝400mL、通气频率 $f=20bpm$，将分钟通气量报警上限设定为低于 8L/min 的水平，应有分钟通气量上限报警；将分钟通气量报警下限设定为高于 8L/min 的水平，应有分钟通气量下限报警。

④ 气道压力报警　将气道压力报警上限设定为 0.5kPa，呼吸机每次通气至气道压力上限时，伴有气道压力上限报警，并迅速切换至呼气相；将呼吸管路脱开，应有气道低压报警。

⑤ 氧浓度报警　将氧浓度报警上限设定为低于 40％时，呼吸机应有氧浓度上限报警；将氧浓度报警下限设定为高于 40％时，应有氧浓度下限报警。

⑥ 通气频率报警　将通气频率报警上限设定为低于 20bpm 时，呼吸机应有通气频率上限报警；将通气频率报警下限设定为高于 20bpm 时，应有通气频率下限报警。

⑦ 呼气末正压（PEEP）报警　将 PEEP 报警上限设定为低于 $2cmH_2O$，呼吸机应有呼气末正压上限报警；将 PEEP 报警下限设定为高于 $2cmH_2O$，应有呼气末正压下限报警。

⑧ 通气窒息报警　将机械通气模式设置为辅助或自主通气，在无触发或呼吸回路开放的条件下，呼吸机应有窒息报警。同时，观察呼吸机是否自动切换到控制通气或后备通气模式。

四、检测记录参考模板

呼吸机 IPM 工作记录

使用科室			IPM 计划名称		
检测依据		呼吸机质量检测技术规范			
项目类别	被检设备			检测仪器	
设备名称	呼吸机		呼吸管路	气流分析仪	
品牌					
型号规格					
资产编号					
SN					

一、一级维护：日常维护、巡检

1.外观检查	(1)设备固定资产标识、PM 标识、状态标识等标识清晰完整	□符合□不符合
	(2)附件齐全，包括一次性使用耗材	□符合□不符合
	(3)所有旋钮、开关、按键应牢固可靠，可正常操作	□符合□不符合
	(4)应保持设备外观清洁、干燥	□符合□不符合
	(5)电源线、其他电缆有无破损，检查传感器、呼吸管路、导管有无损坏，连接是否可靠、正确	□符合□不符合
2.清洁消毒	(1)呼吸机面板、显示屏应使用湿布进行擦拭清洁	□符合□不符合
	(2)在用于患者前对呼吸管路(硅胶管路/一次性管路)、Y 形接头、集水杯、湿化器、呼气阀、夹板肺等附件进行消毒，细菌过滤器不得浸泡消毒，建议熏蒸消毒	□符合□不符合
	(3)清洗主机及压缩机的防尘网、过滤网，晾干后重新装回	□符合□不符合
	(4)根据呼吸机使用手册的要求对流量传感器进行保养和消毒	□符合□不符合
3.使用前检查	(1)检查电源插头(包括呼吸机、湿化器和空气压缩机)是否接插可靠，确认供电正常	□符合□不符合
	(2)呼吸机开关正常，面板各种功能按键(旋钮)和指示灯均工作正常	□符合□不符合
	(3)呼吸机开机能通过自检，确认流量传感器正常工作、氧浓度探头工作正常	□符合□不符合
	(4)呼吸机通过气密性测试	□符合□不符合
	(5)若使用充电电池供电，保证电池电量为 70% 或以上	□符合□不符合

二、二级维护:预防性维护						
1.功能检查						
（1）基本功能测试。通过调节、设置各个开关和按钮,检查是否进入各功能模式设置,打开基本功能是否正常进入						
（2）检查开机自检或手动检测是否通过;如出现错误代码,查找原因						
2.检查、更换易耗、易损部件						
（1）清洁或者更换细菌过滤器,确保过滤器正确安装						
（2）检查内部管路老化,必要的话更换内部管道、过滤器。遵照制造商使用维护指南定期更换管路						
（3）检查、更换流量传感器、呼出阀膜片						
（4）检查电池:电池供电电池、氧电池是否正常工作,有否按规定每两年更换一次。必要时应及时更换						

3.电气安全指标检测 （根据 IEC 62353/YY/T 0841—2011）	测量值	单位	参考值
（1）保护接地电阻		Ω	0.3Ω
（2）机壳漏电流			
机壳漏电流（正常）			100
机壳漏电流（极性反转）		μA	
机壳漏电流（地线断开）			
机壳漏电流（零线断开）			500
机壳漏电流（地线断开,极性反转）			
机壳漏电流（零线断开,极性反转）			

三、三级维护:性能检测、校准记录						
潮气量 （VCV 模式） $f=15$bpm、 I：E=1：2、 PEEP=2cmH$_2$O、 FiO$_2$=40%	设定值/mL	200	400	600	最大允差	是否符合情况
	输出实测值				±10%或 ±25mL	□符合□不符合
	呼吸机示值					□符合□不符合
强制通气频率 （VCV 模式） Vt=400mL、 I：E=1：2、 PEEP=2cmH$_2$O、 FiO$_2$=40%	设定值/bpm	40	20	14	最大允差	是否符合情况
	输出实测值				±5%	□符合□不符合
	呼吸机示值					□符合□不符合
吸入氧浓度 FiO$_2$（VCV 模式） $f=15$bpm、 I：E=1：2、 PEEP=2cmH$_2$O	设定值/%	90	60	30	最大允差	是否符合情况
	输出实测值				±5%（体积 分数）	□符合□不符合
	呼吸机示值					□符合□不符合

吸气压力水平 （PCV 模式） Vt=400mL、 f=15bpm、 I∶E=1∶2、 PEEP=0cmH₂O、 FiO₂=40%	设定值 /cmH₂O	40	25	15	最大允差	是否符合情况
	输出实测值				±3cmH₂O	□符合□不符合
	呼吸机示值					□符合□不符合
呼气末正压 PEEP （VCV 模式） VT=400mL f=15bpm、 I∶E=1∶2、 FiO₂=40%	设定值 /cmH₂O	15	5	2	最大允差	是否符合情况
	输出实测值				±2cmH₂O	□符合□不符合
	呼吸机示值					□符合□不符合

安全报警功能等检查

电源报警	□符合□不符合 □不适用	氧浓度上/下限报警	□符合□不符合 □不适用
气源报警	□符合□不符合 □不适用	窒息报警	□符合□不符合 □不适用
气道压力上/下限报警	□符合□不符合 □不适用	病人回路过压保护功能	□符合□不符合 □不适用
分钟通气量上/下限报警	□符合□不符合 □不适用	按键功能检查(含键盘锁)	□符合□不符合 □不适用

第四节
体外除颤器的检测与预防性维护(IPM)方法作业指导

除颤器是一种急救设备，广泛用于医院、机场、学校（在国外 70% 的人都会操作 AED，所以人群聚集的地方会配备）等场合。

除颤器是通过胸壁对心脏施以强电流脉冲，高电能制止个别心肌纤维的自主律动，使心脏自然起搏机制恢复，消除心律失常，恢复窦性心律。主要对象是心律不齐、房颤、室颤等短时即可致命的心脏疾病。电流始于桨形电极或一次性除颤电极，穿透胸壁。除颤器的输出能量选择范围通常为 0～360J，大多数除颤器包含了心电图仪功能，用于监护患者的心律，某些除颤器还包含起搏功能，能将电脉冲传至心脏，使其收缩，适用于需紧急心脏起搏的场合，如心搏。

体外除颤 PM、性能检测的相关标准与法规有：GB 9706.8 医用电气设备 第 2-4 部分：心脏除颤器安全专用要求；GB 9706.25 医用电气设备 第 2-27 部分：心电监护设备安全专用要求；JJF 1149 心脏除颤器和除颤监护仪。

一、一级维护：日常维护/巡检

需要定期进行清洁消毒、外观检查、开机检查。

1. 外观检查

① 检查设备外观，设备固定资产标识、PM 标识、状态标识等应清晰完整。

② 附件齐全（电源线、病人导联线、电极板等），且无影响其电气性能的机械损伤（如电源线、心电导联线绝缘层脱落等）。

③ 除颤电极板应表面光洁，无影响正常工作的毛刺及过多的腐蚀斑点，必要时清洁极板。

④ 其他辅助用品，如导电膏、一次性电极片等是否配置，并且在使用有效期内。

2. 清洁消毒

① 检查是否定期对设备进行清洁消毒，即是否已按要求定期使用湿软巾和消毒剂进行除颤手柄、除颤电极板和电缆的清洁和消毒。

② 面板、显示屏应使用湿布或中性清洁液进行擦拭清洁。

3. 开机检查

① 检查开关工作是否正常。电源线插入一个电源插座时，AC 电源指示灯能亮，拔掉电源线后，AC 电源指示灯应该熄灭，电池供电指示灯应该亮。

② 每天进行除颤器充放电检查，是否能正常充放电使用，打印放电记录并保留记录。

③ 检查打印机是否正常，打印卷纸是否需要更换。

④ 检查除颤器是否一直在充电状态，检查蓄电池电量，使用电池供电操作时保证电池电量≥75%。

二、二级维护：预防性维护

1. 开机检查

① 启动除颤器自检功能：根据原厂规定执行相应的自检流程，是否有报错信息。

② 操作检查同步、非同步放电功能是否正常，声光报警检查。

③ 检查显示时间或记录纸上印有的时间日期是否与当前时间一致，如有误差则进行校正。

④ 检查除颤器蓄电池容量，设置最高能量时检测充电时间≤10s，建议每 24 个月更换一次电池。

2. 执行不同厂家使用说明书要求的 PM 工作

根据原厂设备技术手册，完成该型号的定期预防性维护。

3. 电气安全检测

每半年进行一次电气安全检测并记录，方法步骤按本节电气安全性检测及方法作业指导，执行电气安全检查，检查接地电阻、机壳漏电流和导联漏电流。

三、三级维护：性能检测

1. 准备工作

① 检测设备　除颤器性能检测需要专用测试设备，本节以 Impulse 7000DP 为例作为除

颤器性能检测作业的介绍。检测设备有：Impulse 7000DP 除颤器分析仪和 ESA615 电气安全分析仪。

② 准备测试有关器具、电缆、接头。

2. 除颤器性能检测

（1）释放能量检测

开机自检，并按下左上方的除颤功能键，进入除颤器检测主界面，再按 F1 进入释放能量测试界面。手握除颤手柄，使电极板紧贴除颤器输入部分，对除颤器进行充电。充电结束按下放电按钮。分析仪感测放电，并显示释放能量数值（见图 6-29）。

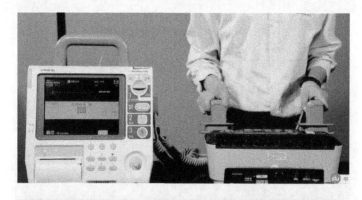

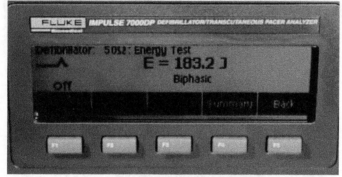

图 6-29　除颤器释放能量检测

（2）充电时间检测

按 F5 返回除颤器检测主界面，按 F3 进入充电时间测试界面（见图 6-30）。手握除颤手柄，使电极板紧贴除颤器输入部分，并将除颤能量调节至最大。按下分析仪 F3 软键几秒后，分析仪倒数计秒开始。当倒数计秒达到零时，蜂鸣器响起，立即按下除颤器上的充电按钮。分析仪开始累计充电时间。当除颤器充电结束，马上放电，充电时间计时结束（见图 6-31）。

（3）同步模式检测

按 F5 返回除颤器检测主界面，按 F2 进入同步延迟时间测试界面（见图 6-32）。首先检查除颤器是否具有同步触发功能。若有请开启同步触发功能。

在被测除颤器菜单上进入同步触发模式。手握除颤手柄，使电极板紧贴除颤器输入部分，当除颤处于同步触发模式，除颤器会识别患者心电，并在 R 波下降沿进行触发。需要检测的延迟时间即为 R 波被识别时刻与能量触发时刻之间的延迟。将除颤能量调节至 200J，对除颤器进行充电，充电结束按下放电按钮。当除颤器识别到 R 波后会进行放电，分析仪感应放电，并显示延迟时间数值（见图 6-33）。

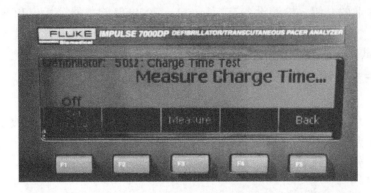

图 6-30　除颤器充电时间检测菜单

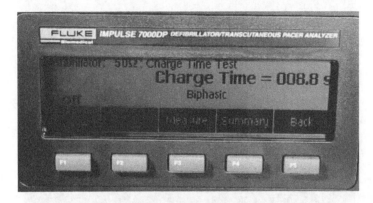

图 6-31　除颤器充电时间检测

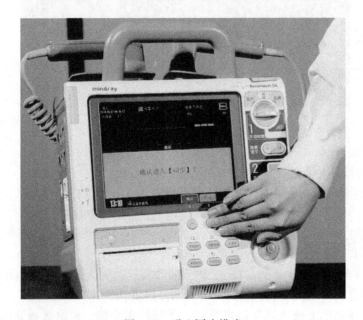

图 6-32　进入同步模式

（4）心律示值误差检测

在主界面，按下左上方的心电功能键，进入心电模拟功能界面（见图 6-34）。分析仪可通过除颤输入端或者心电导联模拟心电信号。若选择心电导联模拟，将心电导联线按照标识连接至心电导联连接部分，并调整被测设备的心电输入方式。按"F1"进入正常窦性心律模拟界面。再按F1，通过上下导航键，调整心律速率，被测设备屏幕将显示心律示值（见图6-35）。

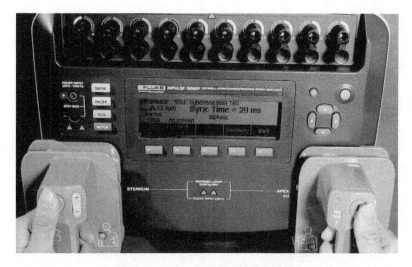

图 6-33　除颤器同步延迟时间检测

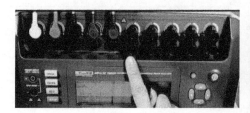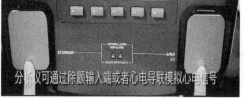

图 6-34　心电模拟方式（导联/电极板）

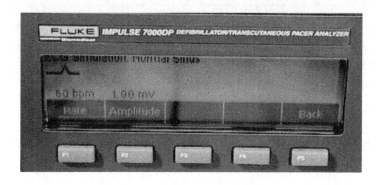

图 6-35　除颤器心率示值误差检测

（5）报警功能检查

检查所有报警是否功能正常、声音足够响亮，确保相关指示灯正常工作。

注意除颤器的报警设置，将下限设为35bpm，上限设为155bpm。不同型号除颤器的差异可能使得警报无法被精确设定为这两值，如果这样则设置为最接近的数值，保证下限高于30bpm、上限低于160bpm。在 Impulse 7000 上按"ECG"键，进入 ECG 菜单，按"NORM Sinus"选择正常窦性节律。设置心率为30bpm，应出现报警。增加心率至80bpm

时先解除警报。设置心率为 160bpm，确认心率超出上限时会报警。将心率设回 80bpm，解除所有警报，将警报改回先前设置。

3. 重新投入使用

在返回使用前，将调整过的警报系统还原至原始设置，确保正常操作条件下警报声足够响亮。确认起搏器关闭，调整过的设置都设回初始状态。插上电源线，确保电池处在充电状态，以待备用。

四、检测记录参考模板

除颤器 IPM 工作记录

被检测设备基本信息		
被检测设备资产号		
被检测设备类别		
生产厂家		
产品型号		
序列号		
生产日期		
领用日期		
所属科室		
是否是计划内首次检测	首次检测	如果是按计划首次检测此台设备,请勾选首次检测
检测日期		
检测人员		
环境温度		
环境湿度		
一、一级维护:外观状态、巡检		
设备固定资产标识、PM 标识、状态标识等标识应清晰完整	□符合,□不符合	
电极板应表面光洁,无影响正常工作的毛刺及过多的腐蚀斑点,清洁极板	□符合,□不符合	
所有部件齐全无损坏	□符合,□不符合	
按要求定期使用湿软巾和消毒剂进行除颤手柄、除颤电极板和电缆的清洁和消毒	□符合,□不符合	
辅助用品如导电膏、一次性电极片等是否配置,并且在使用有效期内	□符合,□不符合	
检查开关工作是否正常	□符合,□不符合	
除颤器充放电检查,是否能正常充放电使用	□符合,□不符合	
检查打印机是否正常,打印卷纸是否需要更换	□符合,□不符合	
检查除颤器是否一直在充电状态,检查蓄电池电量,使用电池供电操作时保证电池电量≥75%	□符合,□不符合	

二、二级维护:预防性维护			
1.功能检查			
(1)启动除颤器自检功能:根据原厂规定执行相应的自检流程,是否有报错信息	□符合,□不符合		
(2)操作检查同步、非同步放电功能是否正常;声光报警检查	□符合,□不符合		
(3)检查显示时间或记录纸上印有的时间日期是否与当前时间一致,如有误差则进行校正	□符合,□不符合		
(4)检查除颤器蓄电池容量,设置最高能量时检测充电时间≤10s,建议每24个月更换一次电池	□符合,□不符合		
2.电气安全指标检测 (根据 IEC 62353/YY/T 0841—2011)	测量值	单位	参考值
(1)保护接地电阻		Ω	0.3Ω
(2)机壳漏电流			
机壳漏电流(正常)		μA	100μA
机壳漏电流(极性反转)			
机壳漏电流(地线断开)			500μA
机壳漏电流(零线断开)			
机壳漏电流(地线断开,极性反转)			
机壳漏电流(零线断开,极性反转)			
(3)患者漏电流			
患者漏电流(正常)		μA	100μA
患者漏电流(极性反转)			
患者漏电流(地线断开)			500μA
患者漏电流(零线断开)			
患者漏电流(地线断开,极性反转)			
患者漏电流(零线断开,极性反转)			

三、三级维护:性能检测	1.验收;2.状态检测;3.稳定性检测;4.维修后检测		
除颤器性能参数测试	测量值	单位	参考值
释放能量 10J		J	±15%或±4J
释放能量 30J			
释放能量 50J			
释放能量 100J			
释放能量 200J			
释放能量 300J			
释放能量测试结果			
充电时间		s	<15s

充电时间测试结果	□符合,□不符合	
充放电次数测试结果	□符合,□不符合	
内部放电测试结果	□符合,□不符合	
同步触发功能	单位	参考值
延迟时间	ms	≤30ms
同步时间测试结果	□符合,□不符合	
是否有 AED 功能	□有,□没有	
功能是否符合要求	□符合,□不符合,□不适用	
AED 功能测试结果	□符合,□不符合,□不适用	
心率 30BPM	BPM	28～32
心率 60BPM		57～63
心率 120BPM		114～126
心率 180BPM		171～189
心率测试结果		
报警功能检查		
声光报警	□符合,□不符合	
心率上下限报警	□符合,□不符合	
静音检查	□符合,□不符合	
其他报警功能	□符合,□不符合	
检测结论	□符合,□不符合	

第五节
输注泵的检测与预防性维护（IPM）方法作业指导

输注泵包括输液泵和注射泵，是通过静脉、硬脑膜外或皮下线路向病人进行有控制的精确液体输注。通过可调设置能够有效地控制输入的流速、流量，保证药物能够速度均匀，按照医嘱的药量准确并且安全进入人体。同时它必须具有安全监控报警功能，声音及视觉警报提醒用户流量的变化或故障的发生，形成病人安全保护系统。输注泵在临床救治中已成为不可缺少的器械，包括医院的 ICU、急诊等极其重要的场所。输注泵属于急救设备，也是高风险医疗设备，在临床科室的使用越来越普及、应用范围广、量大；由于直接应用于病人身上，一旦出现安全、性能的偏差，容易引起病人安全事故。

一、一级维护:日常维护/巡检

需要定期进行清洁消毒、外观检查和开机检查。

1.外观检查

按照一般设备检查程序和使用说明书中所描述的方式，检查设备的外观状态，包括如下几项。

① 检查设备外观，设备固定资产标识、PM标识、状态标识等应清晰完整，表面清洁。

② 固定夹钳检查：检查固定夹钳外观状态，固定夹钳应确保固定于输注泵上，夹钳应能自由移动。

③ 附件是否齐全（电源线、充电器等），且无影响其电气安全性能的机械损伤（如电源线绝缘层脱落等）。

④ 是否准备配套的输液管路或注射器，检查是否在灭菌有效期内。

2. 清洁消毒

① 检查是否定期对设备清洁消毒，即是否已按要求定期使用湿软巾和消毒剂对面板、显示屏进行清洁和消毒，外部无药液污染。

② 通风口过滤器清洁。

③ 清洁流量（滴速）传感器和压力传感器：检查输注泵的滴速传感器及管路压力传感器，清洁传感器上的杂质。

3. 通电检查

① 检查设备在电池供电状态下的工作情况：确认当电源线插入一个电源插座有内置电池时，电源线插入到一个电源插座时，AC电源指示灯能亮，拔掉电源线后，AC电源指示灯应该熄灭，电池供电指示灯应该亮。

② 检查蓄电池电量，使用电池供电操作时保证电池电量≥75％。

③ 显示亮度是否正常（日间）。

二、二级维护：预防性维护

1. 开机检查

① 根据原厂规定执行相应的自检流程，是否有报错信息。

② 检查声光报警功能。

③ 更换内置电池：内置充电电池应每两年更换一次，必要时应及时更换。

2. 电气安全检测

每年进行一次电气安全检测并记录，方法步骤按本节电气安全性检测及方法作业指导，执行电气安全检查，检查接地电阻、机壳漏电流。

3. 完成该型号特定的预防性维护要求

参考设备使用维护手册，完成制造商说明书要求的每一步骤。

三、三级维护：性能检测

1. 工作准备

（1）测试设备

输注泵PM与性能检测要使用专业测试设备，测试设备型号很多，本节选择四通道输液设备分析仪（IDA-5）为例。相关的设备包括：ESA 620/615 电气安全分析仪（或同等设备）和IDA-5输液设备分析仪（或同等设备）。

（2）准备测试有关器具、管路

① 输液泵用管道装置与管道连接的储液器（袋或瓶）。

② 20cc 或更大容积注射器。

③ 三通阀、连接 IDA-5 用管道、连接器。

（3）开机与连接

开机自检，进入主界面，会显示通道设置键、流量测试键、阻塞压测试键、实用程序键。

连接测试管路。如图 6-36 利用三通旋塞将注射器以及被测输液设备的输液管路连接到分析仪的流量测试端口上，通过三通旋钮暂时关闭输液管路一端，再将排水管连接到仪器右侧的废液排出端口。值得注意的是，为了防止损坏分析仪或被测设备，请使用蒸馏水或者纯净水进行测试。同时，为了保证测试结果的准确，需保证整个液体回路一直保持顺流而下的状态。

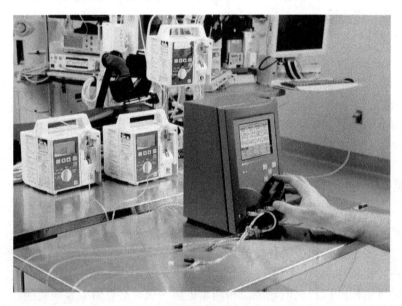

图 6-36　IDA-5 与输液泵连接

2. 性能检测

（1）流量精度测试

在 IDA-5 主菜单下，按方向键使通道 1 "SETUP" 呈高亮状态，按下 "ENTER" 键。再用方向键使 "FLOW" 呈高亮状态，按下 "ENTER" 键。选择 "PRIME" 功能。关闭三通阀连接输液管的端口，使 IDA-5 与注射器连通（见图 6-37）。注入注射器内溶液直到 IDA-5 显示屏出现 "START"。设置输液设备的流速和容量，并启动输液设备。按 "Auto Start 自动启动"，当分析仪感测到水流时将自动开始测量，并显示实时数据，包括平均流速、容积、测量时间、瞬时流速、背压。在测试界面选择 Graph（曲线图），然后按 "ENTER" 键显示流量波形图，再通过右下角的图标切换显示瞬时和平均流速，数据和图形显示（见图 6-38）。待测试完成时，按 "End" 结束测量，并记录平均流速。

IDA-5 有 4 个通道来分析测试输液装置，可同时运行 4 台输液泵性能检测，节约工作时间。

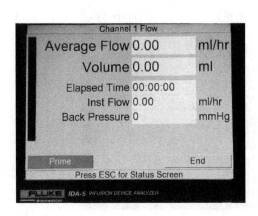
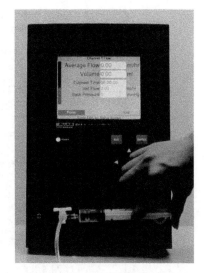

图 6-37 预灌注过程

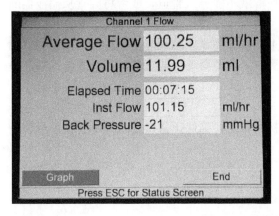
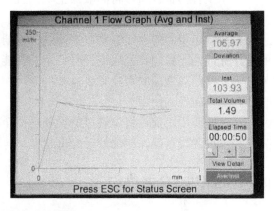

图 6-38 输液泵流速测量结果

（2）阻塞压力检测

在主界面上选择阻塞压"Occlusion"，进入阻塞压测试界面（见图 6-39），按"Start"开始。设置输液设备的流速和容量，并启动输液设备。此时分析仪将堵塞管路，以产生堵塞压力。分析仪显示当前压力值、测试时间、峰值压力、达到峰值压力所用时间。当阻塞压力达到峰值时，屏幕将保持峰值压力数值，并泄压。按"End"结束测量，并保存结果。可以选择分别对最低值、中间值、最高值阻塞压力进行检测。阻塞压力在不同型号的泵有所不同，参考使用说明书。

（3）报警功能检查

检查所有警报是否功能正常、足够响亮，确保相关指示灯正常运行。

将泵的流量设为 100mL，容积设为 100mL，启动泵。阻断储液器与泵之间的管路：夹紧管路上的夹具或者用止血钳、剪钳箍紧管路，泵应当出现上游阻塞报警。解除警报，重启泵，阻断泵下游管路。泵应当出现下游阻塞报警。解除警报。

如果泵装备有气泡检测功能，将空气引入管内：上下倒置储液器直到一些气泡进入管路，再把储液器正确放置。当气泡到达泵时，泵应报警线路中有空气。解除警报，断开管路与泵的连接，向管路注入溶液，排出空气。重新把圆管插入泵，并将泵重启。

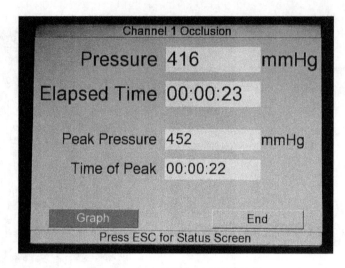

图 6-39　输液泵阻塞压力测量结果

模拟空容器报警情形将储液器上下倒置，使溶液不能流入管道，或者将圆管从储液器断开。当检测不到溶液流量时，泵应出现报警。

完成特定型号的性能测试：参照服务手册上针对具体设备的性能检测任务，按照制造商的程序完成性能检测。完成该型号特定的性能测试：参照服务手册上针对具体设备的性能检测任务，按照制造商的程序完成性能检测。

（4）重新投入使用

在返回使用之前，将调整过的设置还原至初始状态，确保正常操作条件下警报声足够响亮。插上电源线，确保电池处于充电状态。

四、检测记录参考模板

输液泵、注射泵 IPM 工作记录

设备基本信息	
被检测设备资产号	
被检测设备类别	
生产厂家	
产品型号	
序列号	
生产日期	
领用日期	
所属科室	
是否是计划内首次检测	如果是按计划首次检测此台设备，请勾选首次检测
检测日期	
检测人员	

环境温度	
环境湿度	
一、一级维护:日常维护/巡检	
1.外观检查	
(1)检查设备外观,设备固定资产标识、PM标识、状态标识等标识应清晰完整	□符合,□不符合
(2)固定夹钳检查:检查固定夹钳外观状态,固定夹钳应确保固定于输注泵上,夹钳应能自由移动	□符合,□不符合
(3)附件是否齐全(电源线、充电器等),且无影响其电气安全性能的机械损伤,必要时更换	□符合,□不符合
(4)是否准备配套的输液管路或注射器,检查是否在灭菌有效期内	□符合,□不符合
2.定期对设备清洁消毒	
(1)按要求定期使用湿软巾和消毒剂对面板、显示屏进行清洁和消毒,外部无药液污染	□符合,□不符合
(2)通风口过滤器清洁	□符合,□不符合
(3)检查清洁流量(滴速)传感器和压力传感器:清洁传感器上的杂质	□符合,□不符合
3.通电检查	
(1)检查设备在电池供电状态下的工作情况:确认当电源线插入有内置电池的电源插座时,AC电源指示灯能亮,拔掉电源线后,AC电源指示灯应该熄灭,电池供电指示灯应该亮	□符合,□不符合
(2)检查蓄电池电量,使用电池供电操作时保证电池电量≥75%	□符合,□不符合
(3)显示亮度是否正常(日间)	□符合,□不符合
二、二级维护:预防性维护	
1.开机检查	
(1)按原厂规定执行相应的自检流程,是否有报错信息	□符合,□不符合
(2)检查声光报警功能	□符合,□不符合
(3)更换内置电池:内置充电电池应每两年更换一次,必要时应及时更换	□符合,□不符合
(4)完成该型号特定的预防性维护要求	□符合,□不符合

2.电气安全测量(根据 IEC 62353/YY/T 0841—2011)	测量值	单位	参考值
保护接地电阻		Ω	0.3
机壳漏电流			
机壳漏电流(正常)			100μA
机壳漏电流(极性反转)		μA	
机壳漏电流(零线断开)			500μA
对地漏电流(零线断开,极性反转)			

3.完成该型号特定的预防性维护要求	
参考设备使用维护手册,完成制造商说明书要求的PM每一步骤	□符合,□不符合

三、三级维护:性能检测	1.验收检测；	2.状态检测；	3.稳定性检测；	4.维修后检测	
1.性能测试					
(1)平均流量测量					
设定值	测量值	合格	不合格	单位	参考值
5mL/min					4.5～5.5
25mL/min				mL/min	22.5～27.5
100mL/min					90～110
(2)阻塞压力测试	测量值	合格	不合格		
设定值1				kPa	产生报警
设定值2					
2.报警功能检查					
操作遗忘报警功能				□符合,□不符合	
(临近)结束报警功能				□符合,□不符合	
低电量报警功能				□符合,□不符合	
气泡报警功能				□符合,□不符合	
开门报警功能				□符合,□不符合	
其他报警功能				□符合,□不符合	
检测结论				□符合,□不符合	

第六节
高频电刀的检测与预防性维护（IPM）方法作业指导

高频电刀(ESU)通过有效电极尖端产生的高频高压电流与肌体接触时对组织进行加热,实现对肌体组织的分离和凝固,从而起到切割和止血的目的。在高频高密电流下,组织的电阻产生热效应,使组织被破坏。电流通过电极和导线进行传导,通过装有电极组件的手柄上的开关或者脚踏开关激活电极。高频电刀可使用单极或双极模式,单极模式下,电流通过导线、电极传输至病人,经返回电极(负电极)返回设备。双极模式下,两个电极(通常是镊子或剪刀的两端)相当于单极模式下的电极和负电极(中性电极)部分。不同电刀的型号、功能也有不同。高频电刀是由主机和电刀刀柄、病人极板(负极板、中性极板)、双极镊、脚踏开关等附件组成。

一、一级维护：日常维护/巡检

需要定期进行清洁消毒、外观检查和开机检查。

1.外观检查

按照一般设备检查程序和使用说明书中所描述的方式,检查设备的外观状态,包括如下几项。

① 检查设备外观，设备固定资产标识、PM 标识、状态标识等应清晰完整。

② 检查电刀推车、脚踏开关是否连接正常。

③ 附件是否齐全（电源线、电极连线、电刀头、双极电凝镊子、脚踏开关等），且无影响其电气安全性能的机械损伤（如绝缘层脱落等），必要时更换。

④ 检查可重复使用负电极是否有裂缝、弯折、焦斑、严重刮痕或凝胶积块，电极应平整清洁，必要时进行清洁或更换。

⑤ 是否准备配套的一次性电极贴片、一次性电刀头（笔），检查是否在灭菌有效期内。

2. 清洁消毒

① 按要求使用湿软巾和消毒剂对面板、显示屏进行清洁和消毒，清洗外部血液污染。

② 对通风口过滤器清洁。

3. 通电检查

① 面板指示灯、屏幕显示亮度是否正常（日间）；

② 检查面板各个旋钮调节功能是否正常；

③ 脚踏开关操作功能是否正常。

二、二级维护：预防性维护

1. 开机检查

① 根据原厂规定执行相应的自检流程，是否有报错信息。

② 检查极板监控系统是否会在故障状态下切断电刀输出，发出报警；其他各项声光报警功能是否正常。

2. 电气安全检测

每年进行一次电气安全检测并记录，方法步骤按本节电气安全性检测及方法作业指导，执行电气安全检查，检查接地电阻、机壳漏电流。

3. 完成该型号特定的预防性维护要求

不同型号电刀参考设备使用维护手册，完成制造商说明书要求的每一步骤。对预防性维护中检查发现的问题（不合格项），应该进行校正与维修。

三、三级维护：性能检测

高频电刀性能检测需要专用电刀检测仪，本节使用 Fluke QA-ES Ⅲ 为例作介绍（见图 6-40）。

1. 工作准备

开机自检，屏幕将显示固件版本，随后进入主菜单。为了保持分析仪通风良好，请保持分析仪后面板和所有通风孔周围留出一定的空间。

注意：ESU 工作状态下，不得触摸电极或负电极的导线、接头，也不能使其接触到导电表面，如金属薄片，调整或移除连接前先关闭 ESU。

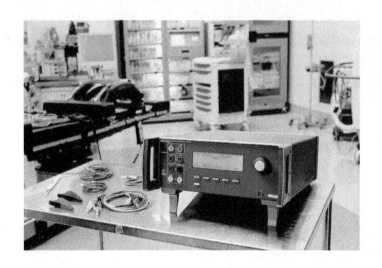

图 6-40　QA-ESⅢ高频电刀分析仪

2. 性能检测作业指导

（1）输出功率测试

① 单极模式输出功率测试

开机自检，进入主菜单。在主菜单中按 F1 键，进入输出功率测试界面。利用连接线和鳄鱼夹，将电刀刀柄连接至分析仪的红色插孔；将电刀的负极板插孔连接至分析仪的黑色插孔。利用旋钮对测试负载和延迟进行设置。通过查看被测电刀机身的铭牌或者说明书，了解电刀在不同模式下的额定负载（见图 6-41）。并把测试负载设定为单极模式下的额定负载。

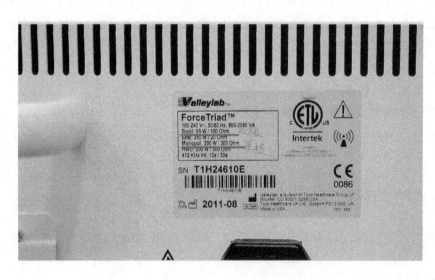

图 6-41　不同模式下的额定负载（电刀铭牌）

再设置电刀功率，并触发电刀电切和电凝，按分析仪 F3 或者 F4 进行检测。本分析仪有单次测量和连续测量两种方式，可任选其中一种方式测量。按 F3 进行单次测量，测量数据将在延迟时间后显示在屏幕上并停留。按 F4 进行连续测量，测量数据将连续显示在屏幕上。按 F3 停止测量。测量数据包括输出功率、工作电流、峰峰电压、波峰因子。按 "F5"保存数据，记录输出功率测试结果（见图 6-42）。

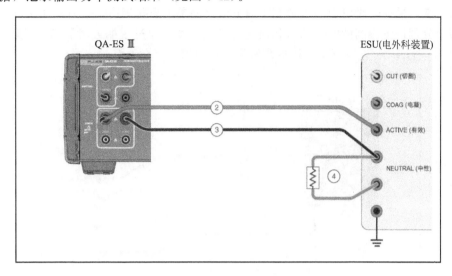

图 6-42　电刀单极模式输出功率测量

② 双极模式输出功率　将双极电刀分别连接至分析仪上的红色插孔和黑色插孔上，被测电刀连接好脚踏开关，并在分析仪面板上把测试负载设定为双极模式下的额定负载（见铭牌），延迟时间为 2s，利用脚踏开关触发电刀，按 F3 或 F4 开启测量，读取数据（见图 6-43）。

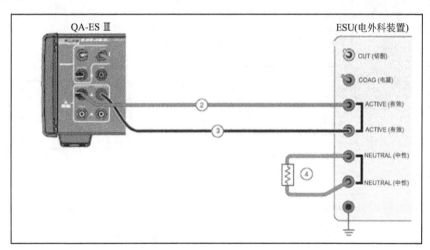

图 6-43　电刀双极模式输出功率测量

（2）高频漏电流测试

① 单极模式的手术电极漏电流

返回主菜单，按 F3 键进入高频漏电流测试界面。利用连接线和鳄鱼夹，将电刀刀柄连接至分析仪的红色插孔。将电刀的接地端子与分析仪的黑色插孔相连，负极板保持连接，在高频电刀上分别设置最高的电切功率和最高的电凝功率，通过手柄或者脚踏开关触发电刀。按 F3/F4 键进行单次/连续测量，读取高频漏电流数值（见图 6-44）。

② 单极模式的中性电极漏电流

保持在高频漏电流测试界面。利用连接线和鳄鱼夹，将电刀的中性电极（负极板）连接至分析仪的红色插孔，将电刀的接地端子与分析仪的黑色插孔相连。电刀刀柄保持连接，在高频电刀上分别设置最高的电切功率和最高的电凝功率，通过手柄或者脚踏开关触发电刀。按 F3/F4 键进行单次/连续测量，读取高频漏电流数值（见图 6-45）。

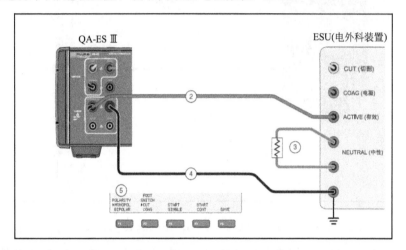

图 6-44　电刀单极模式的手术电极漏电流测量

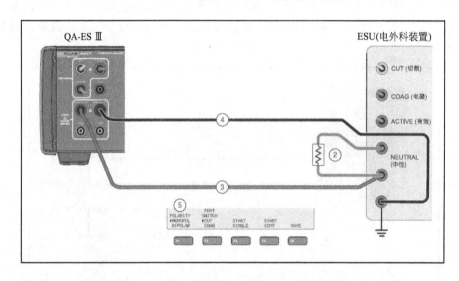

图 6-45　电刀单极模式的中性电极漏电流测量

③ 双极模式电极漏电流

保持在高频漏电流测试界面。利用连接线和鳄鱼夹，将电刀的两个电极依次连接至分析仪的红色插孔，将电刀的接地端子与分析仪的黑色插孔相连。在高频电刀上设置最高的电凝功率，按 F3/F4 键进行单次/连续测量，读取电极 1 的高频漏电流数值。将红色电缆连接另外一个双极电极上，按 F3/F4 键进行单次/连续测量，读取电极 2 的高频漏电流数值（见图 6-46）。

（3）回路阻抗报警检测

电刀具有一个报警器，用于监测两个中性电极连接之间的触点。当回路阻抗超过一定的范围，电刀将报警。使用分析仪 CQM 菜单测试高频电刀的回路阻抗报警器。按 F4 进入 CQM 测试界面。按 F1 并使用旋钮设置负载范围从 0Ω 开始和切换电阻之间的时间，建议设为 2s。利用一分二的 CQM 专用测试线，将电刀的中性电极（负极端）连接到分析仪的 CQM 和黑色插孔上。电刀设为单极模式。

F4 开启自动测量，在自动模式下，电阻从当前值开始，然后每增加指定的秒数（Auto-Time）时都会增加 1Ω 步进值。当设备报警器响起时停止测试。您可以开始和停止自动模式，并记录报警阻抗值（见图 6-47）。

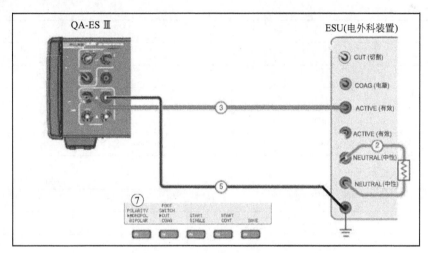

图 6-46　电刀双极模式电极漏电流测量

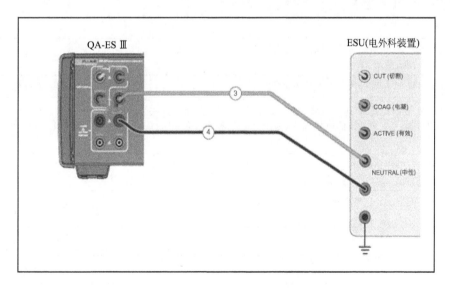

图 6-47　回路阻抗报警检测

（4）检查报警装置

模拟任意报警条件，检查所有警报是否功能正常、足够响亮，确保相关指示灯正常运行。

（5）重新投入使用

返回使用状态前，将所有调整过的设置还原至初始状态。

四、检测记录参考模板

高频电刀 IPM 工作记录

设备基本信息		
被检测设备资产号		
被检测设备类别		
生产厂家		
产品型号		
序列号		
生产日期		
领用日期		
所属科室		
是否是计划内首次检测		如果是按计划首次检测此台设备,请勾选
检测日期		
检测人员		
环境温度		
环境湿度		
一、一级维护:日常维护/巡检		
1.外观检查		
(1)检查设备外观,设备固定资产标识、PM 标识、状态标识等标识应清晰完整,进行表面清洁、干燥	□符合,□不符合	
(2)检查电刀推车、脚踏开关是否连接正常	□符合,□不符合	
(3)附件是否齐全(电源线、电极连线、电刀头、双极电凝镊子、脚踏开关等),且无影响其电气安全性能的机械损伤(如绝缘层脱落等),必要时进行更换	□符合,□不符合	
(4)检查可重复使用负电极是否有裂缝、弯折、焦斑、严重刮痕或凝胶积块,电极应平整清洁,必要时进行清洁或更换	□符合,□不符合	
(5)是否准备配套的一次性电极贴片、一次性电刀头(笔),检查是否在灭菌有效期内	□符合,□不符合	
2.清洁消毒	□符合,□不符合	
(1)按要求使用湿软巾和消毒剂对面板、显示屏进行清洁和消毒,清洗外部血液污染等	□符合,□不符合	
(2)通风口过滤器清洁	□符合,□不符合	
3.通电检查		
(1)检查面板的各个旋钮调节功能是否正常	□符合,□不符合	
(2)脚踏开关操作功能是否正常	□符合,□不符合	
(3)面板指示灯、屏幕显示亮度是否正常(日间)	□符合,□不符合	

二、二级维护:预防性维护			
1.开机检查			
（1）根据原厂规定执行相应的自检流程,是否有报错信息	□符合,□不符合		
（2）检查极板监控系统是否会在故障状态切断电刀输出,发出报警;其他各项声光报警功能是否正常	□符合,□不符合		
2.电气安全检测（根据 IEC 62353/YY/T 0841—2011）	测量值	单位	参考值
保护接地电阻		Ω	0.3
机壳漏电流			
机壳漏电流（正常）			100μA
机壳漏电流（极性反转）		μA	
机壳漏电流（地线断开）			
机壳漏电流（零线断开）			500μA
机壳漏电流（地线断开,极性反转）			
机壳漏电流（零线断开,极性反转）			
电气安全检查结果	□符合	□不符合	,
3.完成该型号特定的预防性维护要求			
不同型号电刀参考设备使用维护手册,完成制造商说明书要求的 PM 的每一步骤	□符合,□不符合		
三、三级维护:性能检测　1.验收检测;　2.状态检测;　3.稳定性检测;　4.维修后检测			
高频漏电流测试			
中性电极与地隔离时高频漏电流:电切			
中性电极与地隔离时高频漏电流:电凝		mA	<100mA
单极电极高频漏电流:电切			
单极电极高频漏电流:电凝			
双极电极 2 高频漏电流			
双极电极 2 高频漏电流			
输出功率测试	测量值	单位	参考值
单极电切输出功率测试			
单极电切输出功率:40W			
单极电切输出功率:60W			
单极电切输出功率:120W		W	±15%
单极电切输出功率:200W			
单极电切输出功率:300W			
单极电凝输出功率测试			
单极电凝输出功率:40W			

单极电凝输出功率:60W		
单极电凝输出功率:120W		
双极输出功率测试	W	±15%
双极输出功率:40W		
双极输出功率:80W		
双极输出功率:120W		
中性电极监测功能	□符合,□不符合	
报警功能检查		
声光报警	□符合,□不符合	
其他说明	□符合,□不符合	
检测结论	□符合,□不符合	

第七节
婴儿培养箱的检测与预防性维护（IPM）方法作业指导

婴儿培养箱提供一个封闭的控制环境，为婴儿保持适当的温度、湿度和氧含量，主要用于早产儿和其他不能自身调节体温的新生儿。婴儿培养箱通常包含一个清晰的可移动塑料罩、床垫、加热器、暖空气循环用风扇和温度控制器。温度传感器可测量培养箱内空气温度，通过皮肤探头测量婴儿体温，或两者兼而有之。大多数培养箱也包含湿度控制器和调节氧含量的设施。为婴儿培养箱使用安全，IPM操作者需严格按照IPM工作内容按步骤进行。本节对此进行详细的介绍和作业指导。

一、一级维护：日常维护/巡检

需要定期进行清洁消毒、外观检查、开机检查。

1. 外观检查

按照一般设备检查程序和使用说明书中所描述的方式，检查设备的外观状态，包括如下几项。

① 检查设备外观，设备固定资产标识、PM标识、状态标识等应清晰完整。

② 检查整机面板、垫圈、轮子、箱体门窗、温度传感器及电源接插头、插座等附件是否有破损，如有问题需马上维修或更换。

③ 检查培养箱的机械部件功能是否正常。如培养箱的轮子是否稳固、轮子不平或卡死，升降功能是否正常，舱门、操作窗门打开关闭是否正常，检查婴儿床能否顺利进出婴儿舱，检查婴儿床左右倾斜是否正常，检查恒温罩是否能正常倾斜等。如有问题需马上维修或

更换。

2. 清洁消毒

① 按要求使用湿软巾和消毒剂对面板、箱体进行清洁和消毒，清洗外部污染。

② 检查机箱内是否有异物，检查加热器、风机上是否积累灰尘；清洁、更换过滤网。

③ 加湿系统清洗、消毒。日常清洁注水口、水槽，检查水槽是否有污渍，进行消毒。防止细菌繁殖。

3. 通电检查

① 电源开关正常，电源指示灯亮。

② 面板显示正常。

二、二级维护：预防性维护

1. 开机检查

① 检查面板的各个旋钮调节、参数设置功能是否正常可操作。

② 断电报警功能检查。培养箱在终止电源输入时，断电报警功能应启动（声光报警）。如果不报警，首先插上电源开机 5min 后（首先给电池充几分钟电），拔掉电源插头，检查断电报警功能是否正常启动。如果不报警，则通常需更换充电电池。检查电池充电或更换机内充电电池。

③ 面板指示灯、屏幕显示亮度是否正常（日间）。

④ 根据原厂规定执行相应的自检流程，没有出现报错信息。

2. 电气安全检测

每年进行一次电气安全检测并记录，方法步骤按本节电气安全性检测及方法作业指导，执行电气安全检查，检查接地电阻、机壳漏电流。

3. 氧浓度测试

使用符合要求的氧浓度分析仪测量婴儿舱内的氧气浓度，也可以使用符合要求的有氧浓度分析模块的测试仪器进行测量。

4. 完成该型号特定的预防性维护要求

不同型号婴儿培养箱参考设备使用维护手册，完成制造商说明书要求的每一步骤。对预防性维护中检查发现的问题（不合格项），应该进行校正、维修。

三、三级维护：性能检测

婴儿培养箱性能参数的检测是培养箱 IPM 工作中重要的一环。针对婴儿培养箱，国家颁布了 GB 11243—2008《医用电气设备 第 2 部分：婴儿培养箱安全专用要求》和 JJF 1260—2010《婴儿培养箱校准规范》。前者对婴儿培养箱必须达到的安全标准进行了规定，后者对婴儿培养箱的校准项目、方法和标准进行了规范。测量参数包括：温度偏差、温度均匀度、温度波动度、温度超调量、相对湿度偏差、平均培养箱温度与控制温度之差、舱内的噪声、报警功能、报警器报警噪声、氧浓度示值误差及电气安全等参数。

由于测定各参数的稳定值需要工作预热 1～2h 的时间，所以这也是婴儿培养箱 IPM 工作中最为耗时的环节。

婴儿培养箱性能参数的检测需要专用测试仪，测量标准器可以分别使用：温度测量标准器、湿度计、气体流量计、声级器等设备，由于测量参数多，人工操作十分不方便。目前医院开展婴儿培养箱性能检测常用具有自动、多参数同时检测的设备，如比较常用的 INCU Ⅱ婴儿培养箱分析仪，可同步自动测量 5 个不同点温度、湿度、气流和噪声强度，同时完成自动计算和数据存储记录功能，减少工作量。另外，测量氧浓度则单独使用 MAX O_2＋AE 氧浓度测试仪。

1.检测准备

婴儿培养箱的基本测量参数包括温度、相对湿度、噪声、空气流速和氧浓度。它能同时检测并记录在某个时间段内培养箱的四个重要的参数：空气流速、噪声水平、温度（有 6 个独立的温度探头，$T_1 \sim T_5$ 测箱内空气温度，T_6 测肤温）和相对湿度，如图 6-48。这些测量均按 IEC 60601-2-19（GB 11243—2008）和 JJF 1260—2010 相关标准进行。本节以 INCU Ⅱ婴儿培养箱分析仪为例，介绍婴儿培养箱的性能检测方法与作业指导。

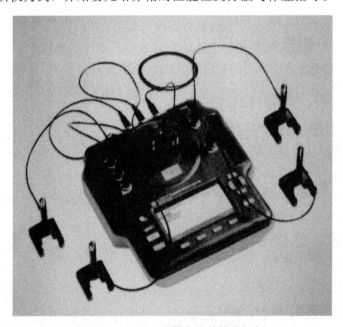

图 6-48　INCU Ⅱ婴儿培养箱分析仪

（1）婴儿培养箱预热

婴儿培养箱开机，在对流加热模式下设置培养箱温度至 32℃ 或 36℃，预热足够时间，使婴儿培养箱达到稳定状态。

（2）安放传感器

首先按颜色标识将 $T_1 \sim T_5$ 对流式温度传感器连接至分析仪上，如图 6-49。其他气流、湿度、噪声、表面温度测量的 K 传感器按图 6-50 连接至分析仪相应位置上。

（3）分析仪设置

开启分析仪，根据被测设备类型，在屏幕上选择"保育箱"。按"F1"选择"一般测试"，再选择温度传感器类型，当检测婴儿培养箱时请选择"温度探头"，按"完成"。继续按"F3"采样率，调节各个测试探头的采样率，一般情况下选择采样率为 120s，并按"完成"。

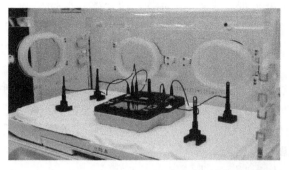
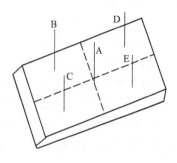

图 6-49　温度传感器安置

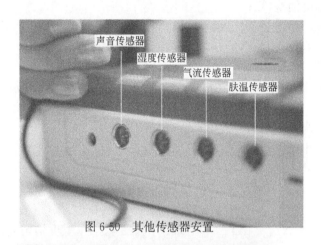

声音传感器
湿度传感器
气流传感器
肤温传感器

图 6-50　其他传感器安置

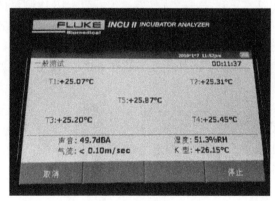

图 6-51　箱温测量

当婴儿培养箱温度达到稳定状态时，打开婴儿培养箱，将 INCU Ⅱ 分析仪放置在婴儿培养箱内的中心位置，并将 T_1、T_2、T_3 和 T_4 四个温度传感器放置在床垫各象限的 B、C、D、E 位置，T_5 温度传感器放置在分析仪中间插孔 A 位置，传感器放置在高出床垫表面上方 10cm 的平面上，如图 6-49。关闭婴儿培养箱舱门。

2. 性能测试作业指导

（1）箱体温度测量

分析仪上按"Test"，开始测试，屏幕上将显示各温度点的实时温度和测试时间。分析仪将以 120s 采样率间隔自动记录一组数据（见图 6-51）。

测试足够的时间后（至少 15 组测量数据，大约 30min），按"停止"结束测试，再按"保存"。输入相关信息如测试环境、培养箱编号等信息，按"完成"确认数据已经保存。

另外，为了计算温度控制性能，需要同步记录婴儿培养箱的显示温度 T_x（15 次）。

（2）温度控制性能（计算值）

温度控制性能是通过上面箱体温度测试的结果数据计算得到，计算公式在下面分别说明。

婴儿培养箱分析仪有的有配套软件自动计算温度控制偏差，也可以按以下公式人工计算。

① 温度偏差计算　控制温度分别设为 32℃ 或 36℃ 进行测量。在稳定温度状态下，计算显示温度平均值 T_{xa} 与培养箱平均温度 T_{5a} 之差。

$$\Delta T_d = |T_{xa} - T_{5a}|$$

式中　ΔT_d——温度偏差，℃；

$\quad\quad T_{xa}$——显示温度 15 次记录平均值，℃；

$\quad\quad T_{5a}$——培养箱（T_5 测量点温度）15 次测量的平均温度，℃。

温度偏差要求 ≤±0.8℃。

② 温度均匀度计算　培养箱床垫托盘为水平方向，控制温度分别设为 32℃ 和 36℃ 进行测量。计算 T_1、T_2、T_3、T_4 四点每一点的平均温度与培养箱中心点平均温度 T_5 之差，最大的温度之差作为温度均匀性数值，

$$\Delta T_{u1} = |T_{1a} - T_{5a}|$$
$$\Delta T_{u2} = |T_{2a} - T_{5a}|$$
$$\Delta T_{u3} = |T_{3a} - T_{5a}|$$
$$\Delta T_{u4} = |T_{4a} - T_{5a}|$$

式中　ΔT_{u1}、ΔT_{u2}、ΔT_{u3}、ΔT_{u4}——T_1、T_2、T_3、T_4 温度均匀度，℃；

$\quad\quad T_{1a}$、T_{2a}、T_{3a}、T_{4a}——T_1、T_2、T_3、T_4 15 次测量的平均温度值，℃；

$\quad\quad T_{5a}$——培养箱（T_5 测量点温度）15 次测量的平均值。

温度均匀度要求 ≤±0.8℃。

③ 温度波动度计算　控制温度分别设为 32℃ 和 36℃ 进行测量。取下式计算得的最大差值作为温度波动度

$$\Delta T_f = |T_{5s} - T_{5a}| \max$$

式中　ΔT_f——温度波动度，℃；

$\quad\quad T_{5s}$——培养箱中心（T_5 测量点温度）15 次测量的温度，℃；

$\quad\quad T_{5a}$——培养箱中心（T_5 测量点温度）15 次测量的平均值，℃。

温度波动度要求 ≤±0.5℃。

④ 平均培养箱温度与控制温度之差　控制温度设为 36℃ 进行测量，按下面公式计算平均培养箱温度与控制温度之差。

$$\Delta T_b = |T_k - T_{5a}|$$

式中　ΔT_b——平均培养箱温度与控制温度之差，℃；

$\quad\quad T_k$——培养箱（A 点温度）15 次测量的平均温度，℃；

$\quad\quad T_{5k}$——控制温度（36℃）。

平均培养箱温度与控制温度之差要求 ≤1.5℃。

⑤ 温度超调量　控制温度设为 32℃，达到稳定温度状态后，将控制温度调至 36℃。按下式计算温度超调量。

$$\Delta T_c = T_5 - 36$$

式中　　ΔT_c——温度超调量，℃；

T_5——调整控制温度后，测得培养箱温度最大值，℃。

温度超调量要求≤2.0℃。

（3）表面温度测量

表面温度测量传感器为 K 型热电偶探头。先将 K 型热电偶探头连接到分析仪上，并将热电偶的另一端触碰可能接触到婴儿的各个表面进行检测，包括床垫、金属部分的温度。屏幕上将显示热电偶的实时检测温度。记录数据并保证金属部分≤40℃和其他部分≤43℃（见图 6-52）。

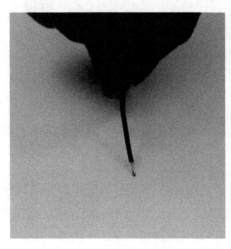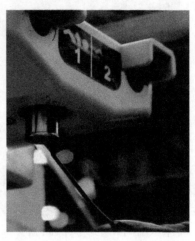

图 6-52　表面温度测量

（4）湿度、气流和噪声检测

① 相对湿度检测　将噪声、湿度、气流传感器连接至 INCU Ⅱ相应的连接口上，并插放在分析仪中心插孔上。如上述操作相同，在菜单上选择一般测试，再进行测试环境、传感器类型、采样率等设置，再按测试键进行测试。设定控制湿度（有此功能时），在稳定温度状态下，每 120s 记录测量点的湿度和显示湿度，采集 3 次数据，共 6min，按下式计算湿度相对偏差。

$$\Delta H_d = |H_{xa} - H_a|$$

式中　　ΔH_d——湿度相对偏差，%；

H_{xa}——显示湿度 3 次记录平均值，%RH；

H_a——C 点 3 次测量的平均值，%RH。

如果婴儿培养箱装备有相对湿度显示器，注意 INCU Ⅱ上测量的相对湿度测量值相对培养箱显示值误差应在 10% 以内，对于 50% 的相对湿度示值，测量值应介于 45%～55% 之间。

② 气流检测　INCU Ⅱ置于培养箱中部，旋转气流传感器使之垂直于培养箱中气流。注意 INCU Ⅱ上显示测量的空气流速。流速不应超过 0.35m/s。

注意：在供氧状态下不得使用气流传感器。传感器使用热导线技术测量空气流速，可能成为火源。

③ 噪声检测　培养箱运行，在正常工作状态下测量婴儿舱内的背景噪声 3 次，取其算术平均值，并记录（见图 6-53）。测量中所有端口、门都应关闭。培养箱内声级不应超过 60dB。

报警器报警舱内噪声测量，通过断电等操作，使得婴儿培养箱进入报警状态。测量婴儿培养箱报警状态下的背景噪声并记录。测量 3 次，取其算术平均值。警报鸣响时培养箱内声

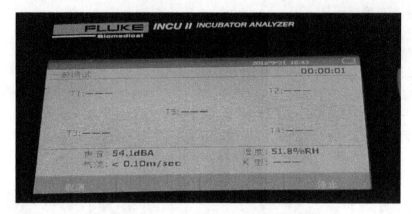

图 6-53 湿度、气流、噪声检测显示

级不应超过 80dB。

（5）报警功能测量

① 空气温度警报 设置培养箱温度为 36℃，使之达到稳定。打开培养箱罩，对室内空气开放。确认低温警报鸣响。关闭培养箱，使温度稳定到 36℃。使用热吹风器人为增加空气温度。注意警报鸣响的温度值。

② 皮肤表面温度警报 调整培养箱皮肤表面温度设定值为 36℃。把传感器置于培养箱内，使温度达到稳定。从培养箱移走肤温传感器，确认低温警报鸣响。把肤温传感器放入一杯热水中，确保水温高到足以激活高温警报。

③ 超温保护报警 婴儿培养箱应具有超温切断装置，其动作必须独立于主控温器。它必须能使婴儿培养箱显示温度上升到 38℃ 时启动超温切断装置，并发出声光报警，超温报警应是手动复位。过热报警是为了防止出现婴儿培养箱因故障持续升温而导致箱内婴儿灼伤事故而设计的。不管温控工作在何种模式，也不管温控是否工作正常，只要超温报警的温度探头检测到温度超过超温报警限值（箱温大于 38℃；工作在高温模式时为 40℃；肤温模式时也为 40℃），直接切断加温电路并启动报警提示设置培养箱温度到最大值，使之达到稳定。检测超温报警功能是否正常，最简单的方法就是人为对超温报警探头加温。将温控从机箱中拆出，开启温控。如果探头方便拆卸，可以将探头置于热水中，也可以用吹风机对着探头吹热风。当温度高于上限值后，超温报警应该启动。

④ 报警功能检查 检查所有警报是否功能正常、足够响亮，确保相关指示灯正常运行。

从培养箱拔出温度探头，探头中断连接警报应被激活。如培养箱装有温度探头开路或短路警报，使用开路或短路探头插销测试警报：断开温度探头，连接探头插销，相关警报应被激活。

（6）重新投入使用

返回使用状态前，将所有调整过的设置还原至初始状态。

四、检测记录参考模板

婴儿培养箱 IPM 工作记录要记录大量数据，手工记录工作量大，工作时间长，性能检测可以通过婴儿培养箱检测仪软件自动记录、计算及自动生成工作记录。但需要被检婴儿培养箱预热至完全稳定的工作状态（大约 1h 以上）。婴儿培养箱 IPM 工作记录范本如下。

婴儿培养箱 IPM 工作记录

设备基本信息		
被检测设备资产号		
被检测设备类别		
生产厂家		
产品型号		
序列号		
生产日期		
领用日期		
所属科室		
是否是计划内首次检测		如果是按计划首次检测此台设备,请勾选
检测日期		
检测人员		
环境温度		
环境湿度		
一、一级维护:日常维护/巡检		
外观检查		
(1)检查设备外观,设备固定资产标识、PM标识、状态标识等标识应清晰完整		□符合,□不符合
(2)检查整机面板、垫圈、轮子、箱体门窗、温度传感器及电源接插头、插座等附件是否有破损		□符合,□不符合
(3)检查培养箱的机械部件功能是否正常:培养箱的轮子是否稳固、轮子不平或卡死,升降功能是否正常,舱门、操作窗门打开关闭是否正常,检查婴儿床能否顺利进出婴儿舱,检查婴儿床左右倾斜是否正常		□符合,□不符合
清洁消毒		
(1)按要求使用湿软巾和消毒剂对面板、箱体进行清洁和消毒,清洗外部污染		□符合,□不符合
(2)检查机箱内是否有异物,检查加热器、风机上是否积累灰尘;清洁、更换过滤网		□符合,□不符合
(3)加湿系统清洗、消毒。日常清洁注水口、水槽,检查水槽是否有污渍,进行消毒		□符合,□不符合
通电检查		
(1)电源开关正常,电源指示灯亮		
(2)面板显示正常		
二、二级维护:预防性维护		
1.开机检查		
(1)检查面板的各个旋钮调节、参数设置功能是否正常可操作		□符合,□不符合

（2）断电报警功能检查。培养箱在终止电源输入时，断电报警功能应启动（声光报警）。如果不报警，首先插上电源开机 5min 后（首先给电池充几分钟电），拔掉电源插头，检查断电报警功能是否正常启动。如果不报警，则通常需更换充电电池。检查电池充电或更换充电电池	□符合，□不符合
（3）面板指示灯、屏幕显示、亮度是否正常（日间）	□符合，□不符合
（4）根据原厂规定执行相应的自检流程，是否出现报错信息	□符合，□不符合

2.电气安全检测（根据 IEC 62353/YY/T 0841—2011）	测量值	单位	参考值
保护接地电阻		Ω	$\leqslant 0.3$
机壳漏电流			
机壳漏电流（正常）			$\leqslant 100\mu A$
机壳漏电流（极性反转）		μA	
机壳漏电流（地线断开）			$\leqslant 500\mu A$
机壳漏电流（零线断开）			
机壳漏电流（地线断开，极性反转）			

3.氧浓度示值误差			
氧浓度分析仪显示值与培养箱氧浓度设置显示值差		%	$\leqslant 5\%$

4.完成该型号特定的预防性维护要求	
不同型号培养箱参考设备使用维护手册，完成制造商说明书要求的每一步骤 PM 工作	□符合，□不符合

三、三级维护:性能检测　　1.验收检测；　2.状态检测；　3.稳定性检测；　4.维修后检测

1.温度测量							(℃)				
显示温度 T_x											
测量温度 T_5											
测量温度 T_1											
测量温度 T_2											
测量温度 T_3											
测量温度 T_4											

平均显示温度 $T_{xa}/℃$	测量温度 T_1 平均值 $T_{1a}/℃$		测量温度 T_2 平均值 $T_{2a}/℃$		测量温度 T_3 平均值 $T_{3a}/℃$	
控制温度 $T_k/℃$	测量温度 T_4 平均值 $T_{4a}/℃$		测量温度 T_5 平均值 $T_{5a}/℃$			

2.温控性能（计算值）				
温度偏差（$\lvert T_{xa}-T_{5a}\rvert \leqslant 0.8$）/℃	□符合，□不符合	均匀性（$\lvert T_{1a/2a/3a/4a}-T_{5a}\rvert_{max} \leqslant 0.8℃$）		□符合，□不符合
波动度（$\lvert T_{5s}-T_{5a}\rvert_{max} \leqslant 0.5℃$）	□符合，□不符合	温控偏差（$\lvert T_k-T_{5a}\rvert \leqslant 1.5℃$）		□符合，□不符合

超调量 ($T_5-36℃≤2$)	□符合,□不符合		
3.湿度、气流、噪声测量			
湿度设置值	湿度测量值	湿度偏差 ≤10%RH	□符合,□不符合
噪声(≤60dB)	□符合,□不符合	噪声报警激活状态 (≤80dB)	□符合,□不符合
		空气流速(≤0.35m/s)	□符合,□不符合
4.接触温度			
金属部分≤40℃	□符合,□不符合	床垫部分≤43℃	□符合,□不符合
5.报警功能			
断电报警	□符合,□不符合	超温报警	□符合,□不符合
检测结论		□符合,□不符合	

第八节
血液透析机的检测与预防性维护（IPM）方法作业指导

　　血液透析机一般由三部分组成:体外循环通路(血路部分)、透析液通路(水路部分)及基于微电脑技术的控制监测电路(电路部分)。体外循环通路由血泵(蠕动泵)、肝素泵、气泡监测及静脉保护夹组成,其作用是将血液从患者处安全引出体外,进入透析器交换后,安全地返回患者体内。透析液通路的作用是提供适当温度、浓度、压力及流速的透析液进入透析器,与患者血液在透析器内进行溶质交换,达到离子平衡与酸碱度平衡,并将患者体内多余的水分和毒素排出。各个厂家对透析通路的设计原理有所不同,但都是分加热/热交换器、除气装置、浓缩液电导度配比监测系统、流量控制系统、超滤控制系统、漏血监测及安全旁路组成。为了提高治疗安全,一般采用两套相对独立的微电脑系统,分别负责控制功能与监测、报警功能,将两套系统测得的数据进行比较,如有差错,则产生报警及安全保护动作。各种控制功能与监测、报警功能需要定期检测。检测人员需熟悉血液透析装置的工作原理和操作技术;接受过血液透析装置的维修和检测的专业培训。

　　不同生产厂家的血液透析机由于其设计原理的差异、工作模式不同等原因,每个厂家对IPM内容方法会有一些不同的要求,就是同一生产厂家不同的机型对PM的要求也有微小的不同之处。

一、一级维护：日常维护/巡检

　　血液透析装置需要定期进行清洁消毒与外观检查。

1. 外观检查

① 检查设备外观，产品铭牌、各种标签、标记应完好无缺。

② 检查外壳应无影响其正常工作或电气安全的机械损伤，无破损，潮湿腐蚀。

③ 检查电源插座、插头、电源线有否影响其电气安全的机械损伤、破损。

④ 机器外部全部软管接头、喉箍、快速接头、进出水管等紧固。

2. 清洁消毒

① 按要求使用湿软巾和消毒剂对面板、箱体进行清洁和消毒，清洗外部血液污染。

② 清洁过滤网，电源风扇过滤网，A、B液吸管等。

③ 根据血液透析室（中心）专门消毒要求的日常清洁：按血液透析相关管理法规、规范进行。

3. 通电检查

① 电源开关正常，电源指示灯亮。

② 面板屏幕显示正常。

二、二级维护：预防性维护

1. 开机检查

① 检查面板及调节功能：血液透析装置控制面板标示和文字应清晰可见，控制和调节机构应灵活可靠，各种按键或调节旋钮应完好受控。

② 检查面板时钟显示，校正时钟时间。

2. 更换易耗、易老化部件

① 更换密封配件：A、B液吸管、快速接头、干粉桶的密封件（如O形环）；

② 更换破损、老化、变色的软管；

③ 更换腐蚀的电磁阀等元件；

④ 更换电池：电池应每六年更换一次。自检不通过的话，应及时更换。

3. 电气安全检测

每年进行一次电气安全检测并记录，方法步骤按本节电气安全性检测及方法作业指导，执行电气安全检查，检查接地电阻和机壳漏电流。

4. 完成自检

根据原厂规定执行相应的自检流程，观察是否出现报错信息。

5. 完成该型号特定的预防性维护

具体到该设备的预防性维护，请参考设备服务手册，完成制造商说明的每一步骤。

三、三级维护：性能检测

1. 准备工作

（1）检测环境条件

环境温度：（20±10）℃；相对湿度：≤80%；供电电源：220V±10%。

周边无明显影响检测仪器正常工作的机械振动和电磁干扰。

（2）检测设备

血液透析检测仪可以同时测量：温度、流速、电导率、pH值及压力（见图6-54）。

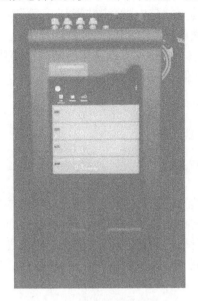

图6-54　血液透析检测设备

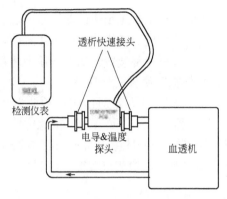

图6-55　透析液温度检测示意图

（3）其他工具

相关管路、三通、注射器、量杯、夹子、漏血检测液。

（4）检测人员条件

熟悉血液透析装置的工作原理和操作技术；接受过血液透析装置的维修和检测专业培训。

2. 性能检测

（1）透析液温度检测

根据临床使用要求，检测范围关注于临床常用温度设置范围和消毒加热要求范围，检测范围为：治疗时35～37℃，消毒时≥83℃。检测仪器稳定后，血液透析装置的红、蓝快速接头与测试仪连接，如图6-55，建议设置检测点温度为36℃、37℃和85℃。

设定检测点稳定后记录被检测装置和检测装置温度显示值，透析液温度的指示值误差使用下式，透析液温度指示值误差要求以检测机型维修说明书要求为准，一般为±0.5℃。

$$\Delta T = T_i - T_o \tag{6-1}$$

式中　ΔT——透析液温度示值误差；

$\quad\ T_i$——血液透析装置透析温度示值；

$\quad\ T_o$——检测装置温度测量值。

（2）透析液电导率检测

检测透析液电导率连接与测试透析液温度相同，如图6-55，检测电导率前首先要将温度稳定在37℃，流量稳定在500mL/min。建议电导率测试点13.5mS/cm、14.0mS/cm、14.5mS/cm，等待稳定后，记录被检测装置和检测仪上的电导率示值，电导率示值误差公式见式(6-2)。透析液电导率指示值误差要求以检测机型维修说明书要求为准，一般为5%。

$$\Delta\rho = \rho_i - \rho_o \tag{6-2}$$

式中　$\Delta\rho$——电导率示值误差；

$\quad\ \rho_i$——血液透析装置电导率示值；

ρ_o——检测装置电导率测量值。

（3）动脉压检测

用"三通"三头分别连接被检测装置的动脉压监测端口、检测装置压力检测端口和20mL注射器，打正（负）压，待稳定后，分别记录被检测装置和检测装置的压力值，建议设置检测点为 -200mmHg、-100mmHg、0mmHg 三个测试点。动脉压的示值误差使用式（6-3），动脉压误差要求以检测机型维修说明书要求为准，一般为 10mmHg。

$$\Delta p_a = p_{ai} - p_{ao} \tag{6-3}$$

式中　Δp_a——动脉压示值误差，mmHg；

　　　p_{ai}——血液透析装置动脉压示值，mmHg；

　　　p_{ao}——检测装置各测量点压力测量值，mmHg。

（4）静脉压检测

用"三通"三头分别连接被检测装置的静脉压监测端口、检测装置压力检测端口和20mL注射器，打正（负）压，待稳定后，分别记录被检测装置和检测装置的压力值，建议设置检测点为 0mmHg、100mmHg、200mmHg 三个测试点。静脉压的示值误差使用式（6-4），静脉压误差要求以检测机型维修说明书要求为准，一般为 10mmHg。

$$\Delta p_v = p_{vi} - p_{vo} \tag{6-4}$$

式中　Δp_v——静脉压示值误差，mmHg；

　　　p_{vi}——血液透析装置静脉压示值，mmHg；

　　　p_{vo}——检测装置各测量点压力测量值，mmHg。

（5）透析液流量检测

将量杯接在血液透析装置排水管出口，血液透析装置设置透析液流量为 500mL/min，计时 1min 移除量杯，读取量杯内水量刻度值，测试三次，误差要求以检测机型维修说明书为准，一般为 $-5\% \sim +10\%$。

（6）透析液 pH 值检测

检测方法有两种：一种是将待检测的透析液取出放入量杯内，将血液透析检测仪探头放入，记录测试值；另一种方法是将检测探头串接于透析机红、蓝接头中，如图 6-55 连接，等数值稳定后记录，误差要求以检测机型维修说明书要求为准。

（7）肝素泵流量检测

检测装置稳定后，将肝素泵管路与输液泵检测仪连接。启动肝素泵，选取 1mL/h、2mL/h、5mL/h 三个测试点进行检测。记录输液泵检测仪测量值，肝素泵注入流量示值，采用式（6-5）和式（6-6）。肝素泵检测步骤与方法参照注射泵检测及方法作业指导。

$$\delta_{q2} = \frac{q_{2i} - q_{2o}}{q_{2o}} \times 100\% \tag{6-5}$$

$$\delta'_{q2} = q_{2i} - q_{2o} \tag{6-6}$$

式中　δ_{q2}——肝素泵注入流量示值相对误差，%；

　　　δ'_{q2}——肝素泵注入流量示值误差（绝对误差），mL/h；

　　　q_{2i}——肝素泵设定流量值，mL/h；

　　　q_{2o}——输液泵质量检测仪测得流量值，mL/h。

（8）空气报警检测

被检测装置保持稳定状态，使用 1mL 注射器将 0.5mL 的空气打入血路静脉壶内，当空气经过空气探测器时应触发声光报警，且静脉保护夹同步执行夹闭动作。

（9）漏血防护检测

在透析状态下，将被检测装置的透析液流量调至最大值，用50mL针筒将漏血检测液打入取样口，观察漏血报警。如有声光报警证明漏血探测器正常。

（10）血泵检测

使用血泵管，将一端接液体，另一端接量杯，将血泵转速调至250mL/min，计时3min，测试三次，误差要求以检测机型维修说明书要求为准。

（11）超滤检测

模拟状态下设置超滤量，模拟完成后看超滤的水量是否符合设置值，其误差要求以检测机型维修说明书要求为准。

3. 重新投入使用

检测完成在下次使用之前，运行消毒、冲洗程序。开机自检通过。将调整过的设置还原至初始状态，确保机器正常工作。

四、检测记录参考模板

血液透析机 IPM 工作记录

设备信息			
医院：		设备编号：	
生产商：		型号：	
序列号：		位置：	
启用时间：		软件版本：	
设备类型分类：		B _____ BF _____ CF _____	
测试信息			
技术人员		时间	
所需测试设备：	ISA 601电气安全分析仪（或同等设备）		
	90XL血透检测仪（或同等设备）		
	血压检测仪		
	微泵检测仪		
	相关管路、针筒、量杯、夹子		
	漏血检测液		
	日常使用工具		

一、一级维护：日常维护/巡检	合格	不合格	备注
1.外观检查及保养	合格	不合格	备注
(1)检查设备外观，设备固定资产标识、PM标识、状态标识等标识应清晰完整	☐	☐	
(2)检查外壳应无影响其正常工作或电气安全的机械损伤，无破损，潮湿腐蚀	☐	☐	
(3)检查电源插座、插头、电源线有否影响其电气安全的机械损伤、破损			

	合格	不合格	备注
(4)检查机器外部全部软管接头、喉箍、快速接头、进出水管等紧固			
2.清洁机器			
(1)按要求使用湿软巾和消毒剂对面板、箱体进行清洁和消毒,清洗外部血液污染。清洁所有按键	□	□	
(2)清洁过滤网,电源风扇过滤网,A,B液吸管等	□	□	
(3)根据血液透析室(中心)专门消毒要求的日常清洁	□	□	
3.通电检查			
(1)电源开关正常,电源指示灯亮			
(2)面板显示正常			

二、二级维护:预防性维护

	合格	不合格	备注
1.开机检查			
(1)检查面板及调节功能:血液透析装置控制面板标示和文字应清晰可见,控制和调节机构应灵活可靠,旋钮应完好受控			
(2)检查面板时钟显示,校正时钟时间			
(3)检查静脉夹、空气探测器、动静脉测压口、血泵、肝素泵、置换液泵及泵门			
2.更换易耗、易老化部件			
(1)更换 A、B 液吸管、快速接头、干粉桶的密封件(如 O 形环)	□	□	
(2)更换破损、老化、变色的软管	□	□	
(3)检查、更换腐蚀的电磁阀等元件	□	□	
(4)检查、更换电池	□	□	
(5)更换机器内部的过滤器	□	□	

3.电气安全检测(根据 IEC 62353/YY/T 0841—2011)	测量值	单位	参考值
保护接地电阻		Ω	≤0.3
机壳漏电流			
机壳漏电流(正常)		μA	≤100μA
机壳漏电流(极性反转)			
机壳漏电流(地线断开)		μA	≤500
机壳漏电流(零线断开)			
机壳漏电流(地线断开,极性反转)			
电气安全检测结果	□合格	□不合格	

三、三级维护:性能检测　　1.验收检测;　2.状态检测;　3.稳定性检测;　4.维修后检测

(1)透析液温度检测				合格	不合格	备注
设置值/℃	血透装置显示值/℃	测试仪器显示值/℃	示值相对误差/%			
36				□	□	
37						
85						

(2)透析液电导率检测				□	□	
设置值 /(mS/cm)	血透装置显示值 /(mS/cm)	测试仪器显示值 /(mS/cm)	示值相对 误差/%			
13.5						
14.0						
14.5						
(3)透析液 pH 值检测				□	□	
(4)动脉压检测				□	□	
设置值 /mmHg	血透装置显示值 /mmHg	测试仪器显示值 /mmHg	示值相对 误差/%			
0						
−100						
−200						
(5)静脉压检测						
设置值 /mmHg	血透装置显示值 /mmHg	测试仪器显示值 /mmHg	示值相对 误差/%			
0				□	□	
100						
200						
(6)肝素泵流量检测						
设置值 /(mL/h)	检测仪测得 流量值/(mL/h)	示值误差(绝对 误差)/(mL/h)	相对误差 /%			
1mL/h				□	□	
2mL/h				□	□	
5mL/h				□	□	
(7)气泡探测器、静脉夹动作检测				□	□	
(8)漏血探测器检测				□	□	
(9)选配件检测						
①血压监测模块检测				□	□	
②置换液泵检测				□	□	
检查结果				□	□	

（刘锦初　沈云明　谢松城　陈　龙　管青华　汪　佶）

第七章

放射设备使用安全风险控制与性能检测作业指导

第一节 放射防护与安全风险控制

一、放射防护与剂量控制

（一）放射防护标准

医用 X 射线诊断相关放射卫生防护标准如下。

① GB 16348—2010 医用 X 射线诊断受检者放射卫生防护标准。标准规定了 X 射线诊断中受检者的防护原则和基本要求，适用于一切医学 X 射线诊断检查。

② GB 18871—2002 电离辐射防护与辐射源安全基本标准。标准规定了对电离辐射防护和辐射源安全的基本要求，适用于实践和干预中人员所受电离辐射照射的防护和实践中放射源的安全，不适用于非电离辐射（如微波、紫外线、可见光及红外辐射等）对人员可能造成的危害的防护。

③ 国家职业卫生标准 GBZ 130—2013 医用 X 射线诊断放射防护要求。标准规定了医用诊断放射学、牙科放射学、介入放射学用设备防护性能、机房防护设施和医用 X 射线诊断操作防护安全要求及其相关检测要求。该标准适用于医用诊断 X 放射学、牙科放射学、介入放射学实践，不适用于 X 射线 CT 检查。

④ 国家职业卫生标准 GBZ 165—2012 X 射线计算机断层摄影放射防护要求。该标准规定了医用 X 射线计算机断层摄影装置（简称 CT）的防护性能、机房防护设施和安全操作的放射防护要求及检测要求。该标准适用于 CT 使用中的防护。

（二）医用 X 射线诊断放射防护要求

根据标准 GBZ 130—2013，医用 X 射线诊断设备包括常规 X 射线诊断设备、牙科 X 射线诊断设备、介入放射学设备，其防护具体要求如下。

1. X 射线诊断设备防护性能的通用要求

（1）各种 X 射线设备 X 射线束的滤过要求

除乳腺摄影用 X 射线设备外，X 射线源组件中遮挡 X 射线束部件的等效滤过应符合如下规定：在正常使用中不可拆卸的滤过部件，应不小于 0.5mmAl，应用工具才能拆卸的滤片和固有滤过（不可拆卸的）的总滤过，应不小于 1.5mmAl。

除牙科摄影和乳腺摄影用 X 射线设备外，投向患者 X 射线束中的物质所形成的等效总滤过应不小于 2.5mmAl。标称 X 射线管电压不超过 70kV 的牙科 X 射线设备，其总滤过应不小于 1.5mmAl。标称 X 射线管电压不超过 50kV 的乳腺摄影专用 X 射线设备，其总滤过应不小于 0.03mmMo。

（2）透视状态用 X 射线设备防护性能的专用要求

① 透视用 X 射线设备的焦皮距离应不小于 30cm。

② 透视曝光开关应为常段式开关，并配有透视限时装置。

③ 同室操作的普通荧光屏透视机按附录 B 中 B.1 的要求，在立体和卧位透视防护区测试平面上的空气比释动能率应分别不超过 50μGy/h 和 150μGy/h（按附录 C 图 C.1、图 C.2 的要求）。

④ 透视用 X 射线设备受检者入射体表空气比释动能率、荧光屏的灵敏度、透视的照射野尺寸及中心对应符合 WS76 的规定。

⑤ 用于介入放射学，近台同室操作（非普通荧光屏透视）用 X 射线透视设备不受 4.2 限制。

（3）摄影用 X 射线设备防护性能的专用要求

① 1200mA 及以上的摄影用 X 射线设备应有可安装附加滤过板的装置，并配备不同规格的附加滤过板。

② X 射线设备应有能调节有用线束照射野的限束装置，并应提供可标示照射野的灯光野指示装置。

③ X 射线设备有用线束的半值层、灯光照射野中心与 X 射线照射野中心的偏离应符合 WS76 的规定。

（4）牙科摄影用 X 射线设备防护性能的专用要求

① 牙科 X 射线设备曝光时间指示的偏离应在 -（10%读数＋1ms）~（10%读数＋1ms）范围内。

② 牙科全景体层摄影的 X 射线设备，应有限束装置，防止 X 射线束超出 X 射线影像接收器平面或胶片的宽度。

③ 口内片牙科摄影的 X 射线源组件应配备集光筒，并使 X 射线束限制在集光筒出口平面的最大几何尺寸（直径/对角线）不超过 60mm 范围内。

④ 牙科摄影装置应配置限制焦皮距的部件，并符合表 7-1 的规定。

⑤ 连接曝光开关的电缆长度应不小于 2m，或配置遥控曝光开关。

（5）乳腺摄影 X 射线设备防护性能的专用要求

① 标称 X 射线管电压不超过 50kV 的乳腺摄影专用 X 射线设备，其半值层、光野/照射野的一致性指标应符合 GBZ 186 的规定。

② 用于几何放大乳腺摄影的 X 射线设备，应配备能阻止使用焦皮距小于 20cm 的装置。

表 7-1　牙科 X 射线摄影的最短焦皮距

应用类型		最短焦皮距/cm
标称 X 射线管电压 60kV 及以下的牙科摄影		10
标称 X 射线管电压 60kV 以上的牙科摄影		20
口外片牙科摄影		6
牙科全景体层摄影		15
口腔 CT	坐位扫描/站位扫描	15
	卧位扫描	20

（6）移动式和携带式 X 射线设备防护性能的专用要求

① X 射线设备应配备能阻止使用焦皮距小于 20cm 的装置。

② 手术期间透视用、焦点至影像接收器距离固定且影像接收面不超过 300cm 的 X 射线设备，应有线束限制装置，并将影像接收器平面上的 X 射线野减小到 125cm² 以下。

③ 连接曝光开关的电缆长度应不小于 3m，或配置遥控曝光开关。

2. CT 的放射防护要求

根据 GBZ 165—2012 X 射线计算机断层摄影放射防护要求

（1）X 射线源（球管）组件安全应符合 GB 9706.11 和 GB 9706.12 的要求。X 射线源组件应当有足够铅当量的防护层，使距焦点 1m 远处球面上漏射线的空气比释动能率小于 1.0mGy/h。随机文件中应由设备生产单位提交符合法定资质的有效证明材料。CT 随机文件中应提供等比释动能图，描述设备周围的杂散辐射的分布。

（2）CT 机房的防护要求

① CT 机房的设置应充分考虑邻室及周围场所的人员驻留条件，一般应设在建筑物的一端。

② CT 机房的墙壁应有足够的防护厚度，机房外人员可能受到照射的年有效剂量小于 0.25mSv（相应的周有效剂量小于 5μSv），距机房外表面 0.3m 处空气比释动能率应小于 2.5μGy/h。

③ CT 机房门外明显处应设置电离辐射警告标志，并安装醒目的工作状态指示灯。

（3）CT 机房防护检测要求

CT 机房周围辐射水平检测每年 1 次。在常用最大工作条件下，使用 X 射线剂量仪在机房外人员可达区域布点测量。关注点包括四面墙体、地板、顶棚、与机房连通的门、观察窗等，检测点距机房墙体或防护门距离为 30cm，距地面高度为 130cm，顶棚上方检测点距顶棚地面为 100cm，机房地面下方检测点距楼下地面为 170cm。检测结果以周围剂量当量率给出。

（4）CT 操作中的防护要求

① CT 工作人员应接受上岗前培训和在岗定期再培训并取得相应资格，熟练掌握专业技能和防护知识，在引入新设备、新技术设备大修及改装后，应需更有针对性的培训。

② CT 工作人员应按照 GBZ 179—2006 的要求重视并采取相应措施保证受检者的放射防护与辐射安全。CT 受检者所受医疗照射的防护应符合 GB 16348—2010 的规定。

③ CT 工作人员应针对临床实际需要，正确选取并优化设备工作参数，在满足诊断需要的同时，尽可能减少受检者所受照射剂量。尤其应注意对儿童的 CT 检查时，应正确选取扫描参数，以减少受照剂量使儿童的 CT 应用达到最优化。

④ CT 工作人员应关注控制台上所显示出患者的剂量指示值（CTDIw、CTDIvol 和 DLP），发现剂量超标，应及时调整参数加以纠正。

⑤ 应慎重进行对孕妇和儿童的 CT 检查，对儿童受检者要采取固定措施。

⑥ 开展 CT 检查时，应做好非检查部位的防护，使用防护用品和辅助防护设施：铅橡胶、铅围裙（方形）或方巾、铅橡胶颈套、铅橡胶帽子，严格控制对诊断要求之外部位的扫描（定位平扫除外）。

⑦ 在 CT 检查过程中应对受检者与患者进行全程监控，防止发生意外情况。

⑧ 施行 CT 检查时，其他人员无关不得滞留在机房内。当受检者或患者须携扶时，应对携扶者采取必要的防护措施。

（三）放射防护措施

外照射指体外放射源对人体造成的照射，主要由 X 射线、γ 射线、中子束、高能带电离子束和 β 射线所引起。而对这些电离辐射外照射防护的基本方法有下列三种：缩短受照时间，时间防护；延长与辐射源的距离，距离防护；在人体与辐射源之间设置防护屏障，屏蔽防护。具体的防护措施如下。

1. 时间防护

不论何种照射，人体受照累积剂量的大小与受照时间成正比。接触射线的时间（即在辐射场内停留的时间）越长，其危害就越严重。时间防护就是利用这一原理，尽可能缩短受照射时间，使受照剂量减少到可以合理达到的最低程度。

时间防护是一种无需付出经济代价而简单易行的防护措施。作为职业受照者（即放射工作人员）从事照射的实践行动，则需要有熟练而准确的操作技能、周密而详尽的准备工作与计划安排以及强烈的时间防护意识，才能做到缩短照射时间，有效地保护自己。

对医疗照射而言，放射诊断人员同样需要技术熟练、操作准确，以缩短 X 射线透视的累积曝光时间；进行 X 射线摄影时要优选投照条件，尽量减少出废片，以避免重复性照射，从而尽可能减少患者的受照剂量。作为公众人员，应尽量避免或缩短在辐射场（有射线照射的场合）内的停留时间，例如在 X 射线机房门、窗外逗留，陪同患者在照相室停留或在放射污染处停留等。

在某些应急事件中有潜在照射时，例如设备故障，检修人员不得不在强辐射场内工作，并需持续一段时间时，应充分利用时间防护，采取轮流替换办法，限制每个人的操作时间，将每个人的受照时间限制在一定限值以下。

2. 距离防护

距离防护系指采取尽可能远离辐射源或散射体的办法来减少受照剂量，达到防护的目的。这种办法对任何辐射源或散射体都是有效的。但从严格的物理、数学意义上考虑，只有当电离辐射源可以视为点状源，且周围介质对电离辐射的吸收很小，甚至可以忽略时，人体受到照射的剂量率接近与距离的平方成反比，即距离延长一倍，剂量率则减少到原来的 1/4。此规律简称为距离平方反比定律。

对 γ 辐射源，当从参考点到源的距离大于辐射源几何尺寸的 5 倍时（即点状源），此定律才适用。另外，对光子能量大于 0.05MeV 的 γ 辐射源，在空气中参考点距源至少 1.5m 才能适用。

对医学诊断、治疗用 X 射线及工业探伤用 X 射线管的焦斑可视为点状源，若忽略空气对 X 射线的吸收，则可认为参考点 X 射线的照射量与距离的平方成反比。

散射线随距离的延长而减弱的规律与直射线基本相同，也就是说，参考点的散射强度与该点和散射体之间的距离的平方成反比，所以当 X 射线机曝光时应使一切工作人员（除受检者外）尽量远离 X 射线管和散线体（患者的受照部位）。

对 β 射线，参考点到辐射源的距离小于其最大射程的 1/3 时，才适用于此定律。例如，^{90}Y 发射的 β 射线在空气中的最大射程为 850cm，故在距 $^{90}Sr-^{90}Y$ 辐射源 283cm 之内，适用此定律。对中子，因其在空气中形成一个强的散射辐射场，此定律不适用。例如，在用混凝土建造的 10MV 以上的医用加速器的治疗室内，通过加速器治疗头屏蔽壳发射出来的直射中子流是服从距离平方反比定律的，而通过治疗室内的设备和墙壁散射的散射中子束流和释放出的热中子束流，却不服从此定律。尽管如此，由这三种中子构成的混合中子流所致照射剂量仍随距离的延长而降低，因此，距离防护仍然是有效的。

另外，中子与物质作用时，在非弹性碰撞和热中子俘获过程中，均产生 γ 射线，因此，在有中子的场合必须同时考虑对 γ 射线的防护，而距离防护仍然是简单而易行的有效防护措施。

3. 屏蔽防护

屏蔽防护即利用一定厚度的物质可以吸收和减弱射线的原理，在人体与辐射源或散射体之间设置一定的屏障，使人体受照剂量合理降至尽可能低的水平。

屏蔽防护的类型要根据使用辐射源的种类、用途和操作方式等来确定，其原则是既要达到防护目的，又不影响实际操作。大致可分以下三类。

（1）固定式防护设施　例如各类照射室的防护墙、门、窗，铅玻璃观察窗，固定式屏蔽室（铅房）、防护屏，放射性废物储存窖、放射性衰变储存池等。

（2）移动式防护装置　例如各种同位素辐射源的储存容器、运输容器（铅罐），操作防护屏，注射用防护车，与放射装置配套的各式防护屏（例如 X 射线摄影防护屏、介入用防护吊屏、防护竖屏、防护吊帘、移动式工业探伤用防护室、防护屏等）。

（3）个人防护用品

① 个人防护用品配置的要求　每台 X 射线设备根据工作内容，现场应配备不少于表 7-2 基本种类要求的工作人员、患者和受检者防护用品与辅助防护设施，其数量应满足开展工作需要，对陪检者应至少配备铅防护衣；防护用品和辅助防护设施的铅当量应不低于 0.25mmPb；应为不同年龄儿童的不同检查，配备有保护相应组织和器官的防护用品，防护用品和辅助防护设施的铅当量应不低于 0.5mmPb。

表 7-2　个人防护用品和辅助防护设施配置要求

放射检查类型	工作人员		患者和受检者	
	个人防护用品	辅助防护设施	个人防护用品	辅助防护设施
放射诊断学用 X 射线设备隔室透视、摄影	—	—	铅橡胶性腺防护围裙（方形）或方巾、铅橡胶颈套、铅橡胶帽子	或可调节防护窗口的立位防护屏；固定特殊受检者体位的各种设备
口内牙片摄影	—	—	大领铅橡胶颈套	—

放射检查类型	工作人员		患者和受检者	
	个人防护用品	辅助防护设施	个人防护用品	辅助防护设施
牙科全景体层摄影口腔CT	—	—	铅橡胶帽子、大领铅橡胶颈套	—
放射诊断学用X射线设备同室透视、摄影	铅橡胶围裙选配：铅橡胶帽子、铅橡胶颈套、铅橡胶手套、铅防护眼镜	或铅防护屏风	铅橡胶性腺防护围裙（方形）或方巾、铅橡胶颈套、铅橡胶帽子	或可调节防护窗口的立位防护屏；固定特殊受检者体位的各种设备
CT体层扫描（隔室）	—	—	铅橡胶性腺防护围裙（方形）或方巾、铅橡胶颈套、铅橡胶帽子	—
床边摄影	铅橡胶围裙选配：铅橡胶帽子、铅橡胶颈套	或铅防护屏风	铅橡胶性腺防护围裙（方形）或方巾、铅橡胶颈套、铅橡胶帽子	—
骨科复位等设备旁操作	铅橡胶围裙选配：铅橡胶帽子、铅橡胶颈套、铅橡胶手套	移动铅防护屏风	铅橡胶性腺防护围裙（方形）或方巾、铅橡胶颈套、铅橡胶帽子	—
介入放射学操作	铅橡胶围裙、铅橡胶颈套、铅橡胶帽子、铅防护眼镜选配；铅橡胶手套	铅悬挂防护屏、铅防护吊帘、床侧防护帘、床侧防护屏选配；移动铅防护屏风	铅橡胶性腺防护围裙（方形）或方巾、铅橡胶颈套、铅橡胶帽子、阴影屏蔽器具	—

注："—"表示不需要求。

② 个人防护用品配置清单　放射工作人员个人防护用品清单（见表7-2），包括自身穿戴的防护衣物（如防护围管裙、防护服、防护帽、防护眼镜、防护手套、防护颈套、防护面罩等）以及给患者配备的防护用品（如牙科用防护围裙、女式性腺防护三角巾、男式性腺防护罩、防护巾、防护颈套等）。

（四）放射防护体系

完整的放射防护体系包括：放射实践的正当性、医疗照射的最优化及个人剂量限值三个方面。三者同等重要，缺一不可。

1. 放射实践的正当性判断

① 正当性判断的原则　医疗照射的医学应用中，正当性原则有三个层次：

第1层，医疗照射在医学中的应用是正当的；

第2层，每个确定的放射学程序是正当的；这个层次的目标是判断该放射学程序是否提供受检者诊疗的必要信息；

第3层，接受医疗照射每个个体是正当的；这个层次上应当考虑具体的照射目的和受照人员的个体特征，故而应事先拟定正当性判断程序、进行患者剂量估算等。

医疗照射均应有足够的净利益，在能取得相同净利益的情况下，应尽可能采用不涉及医疗照射的替代方法，在无替代方法时也应权衡利弊，证明医疗照射给受诊断或治疗的个人或社会所带来的利益大于可能引起的辐射危害时，医疗照射才是正当的。

② 使用设备的正当性判断　所有新型医疗照射的技术和方法，使用前都应通过正当性判断；已判断为正当的医疗照射类型，当取得新的或重要的证据需要重新判断时，应对其重新进行正当性判断。

③ 医疗照射技术和方法正当性判断　通过正当性判断的所有新型的医疗照射技术和方法，使用时，应严格控制在其适应证范围内，要用到新的适应证时必须另行正当性判断。应正确合理地使用诊断性医疗照射，掌握好适应证，避免不必要的重复检查。

④ 每一项医疗照射实践，应根据诊疗目的和受照人员特征对其进行正当性判断；如果某一项医疗照射通常被判定为非正当性，在特殊情况下又需要使用它时，应逐例进行正当性判断；执业医师和有关医技人员应尽可能使用与计划照射相关的患者先前已有的诊断信息和医学记录，避免不必要的重复照射。

⑤ 出于生物医学和医学研究目的的志愿人员的医疗照射时也应进行正当性判断，志愿人员对所进行的研究应是事先知情并同意的，健康儿童不应作为生物或医学研究计划的受试者。

⑥ 应特别注意不能从医疗照射中得到直接健康利益的人员的正当性判断，特别是因法医目的而受照的人员。

⑦ 应认真对哺乳期妇女、孕妇和育龄妇女的诊断性医疗照射进行正当性判断，特别是腹部和骨盆检查，也应注意儿童的诊断性医疗照射的正当性判断。

⑧ 应考虑通过群体检查可能查出的疾病、对被查出的疾病进行有效治疗的可能性和由于某种疾病得到控制而使公众所获得的利益，只有这些受益足以补偿在经济和社会方面所付出的代价（包括辐射危害）时这种检查才是正当的。

⑨ 应该仔细考虑每一个放射治疗程序的正当性，放射治疗中患者接受的剂量可能引起明显的并发症，它也应当是放射治疗程序正当性判断中不可缺少的部分。

⑩ 如果照射未被判为正当，应严格禁止实施。

2. 医疗照射防护的最优化

（1）医疗照射防护的最优化的原则

防护最优化在实际的辐射防护中占有重要的地位。在实施某项辐射实践的过程中，可能有几个方案可供选择，在对这几个方案进行选择时，应当运用最优化程序，将一切辐射照射保持在可合理达到临床需求的尽可能低的水平（As Low As Reasonably Achievable，ALARA）。因此，辐射防护最优化原则也称为 ALARA 原则。

① 诊疗程序中患者防护最优化的基本目标是使利益最大程度地超过危害。由于患者受到有意安排的辐射照射，医疗照射防护最优化可能是复杂的，而且并不一定意味着要降低患者所受剂量，因为应该最优先考虑在诊断性照射中获得可靠的临床诊断信息和在治疗性照射中达到治疗效果，即患者所接受的剂量主要根据医疗需求来决定；不建议对患者个人实施剂量限制。

② 医疗照射最优化过程应包括放射设备的选择，除考虑经济和社会因素外，应对便于使用、质量保证（包括质量控制）、患者剂量的评价和估算、放射性药物的施用、管理等诸方面进行考查，使之能得到足够的诊断信息和治疗效果。

③ 在放射治疗中，应逐例制定对治疗靶区的照射计划，使靶区受到适当治疗照射并使非靶区的器官和组织所受剂量保持在尽可能低的水平。

④ 在儿童检查、群体检查 CT 诊断、介入诊疗或放射治疗那样可能引起患者高剂量的

情况下的医疗照射，应确保有适当的设备、技术和辅助设备。

⑤ 应重视包括质量控制措施、患者剂量或放射性施用量估计在内的质量保证。

（2）放射诊断照射防护最优化的主要措施

① 实施放射诊断检查所使用的设备应是合适的，在考虑可接受图像质量的标准和有关医疗照射的指导水平后，应确保受检者与患者所受到的照射是达到预期诊断目标时所受照射剂量最小，注意查阅以往的检查资料，以避免不必要的重复检查。

② 应建立公共放射学诊断程序的操作运行参数规程，在规程中应包括辐射发生的参数具体规程，运行参数主要包括辐射发生器的参数（例如，管电压 kV、管负载和毫安秒 mA·s 的范围）、焦点大小等；放射工作人员在各种检查中必须学会能降低患者剂量的各种操作方法，在满足临床诊断的影像质量前提下实现可合理达到的低剂量水平。

③ 控制使用可携式或移动式放射设备，并应采取严格的辐射防护措施。

④ 应尽量避免使用没有影像增强器或动态数字成像系统的设备直接荧光透视检查，尽量避免使用普通荧光透视群体检查方法，特别是妇女及儿童更不要使用这类方法进行群体检查，尽量避免对已怀孕或可能怀孕的妇女进行会引起其腹部或骨盆受到照射的放射学检查；慎重对待有生育能力妇女腹部或骨盆的任何诊断检查。只要可行，就要酌情为辐射敏感器官（例如性腺、眼晶体、乳腺和甲状腺）提供适当的屏蔽。

⑤ 应认真选择并综合考虑下列各种因素，以使受检者与患者所受到的照射与临床检查目的相一致下的最低照射量，对于儿童患者和施行介入放射学诊断更应特别重视。

（3）放射治疗照射防护最优化的主要措施

① 在放射治疗中，应有实施辐射照射的书面程序，在没有辅助设施和治疗配件时，更应该给予特别的注意。

② 应鼓励对密闭源的适时更换，从而使治疗性照射保持在合理的短时间内。

③ 在对计划照射的靶体施以所需要的剂量的同时，采取适当的屏蔽措施使正常组织在放射治疗期间所受到的照射保持在可合理达到的最低水平。

④ 除有明显的临床指征外，避免对怀孕或可能怀孕的妇女施行腹部或骨盆受照射的放射治疗；周密计划对孕妇施行的任何放射治疗，以使胚胎或胎儿所受到的照射剂量减至最小。

（4）核医学最优化的主要措施

① 使患者所受到的照射，应是达到预期诊断目的所需要的最低照射量，避免不必要的重复检查，并重视医疗照射的有关指导水平的警示性意义。

② 尽可能避免使用长半衰期的放射性核素，根据患者的特点选用适当的放射性药物及其用量，对非检查器官使用阻断放射性药物吸收，注意采用适当的图像获取和处理技术。

③ 控制对儿童、哺乳和怀孕妇女的核医学诊断或检查，根据患儿的体重、身体表面积或其他适用的准则减少放射性药物服用量。

④ 治疗性程序中应计算并记录每一次的治疗性剂量。

3. 个人剂量限制

根据 GB 18871—2002《电离辐射防护与辐射源安全基本标准》中规定了放射性工作人员、公众及特殊人员的个人剂量限值，这里所规定的限值不包括天然本底照射和医疗照射。

（1）职业照射剂量限值

放射工作人员的年剂量是指一年工作期间所受外照射的剂量与摄入的放射性核素在这一

年内所产生的累积剂量两者的总和。放射性工作人员的剂量限值应同时满足确定性效应和随机性效应限值：

① 连续 5 年的年平均有效剂量限值为 20mSv；

② 任一年内的有效剂量限值为 50mSv；

③ 眼晶体的年当量剂量限值为 150mSv（在 IAEA2011 年《国际辐射防护和辐射源安全的基本安全标准》中，该限值已降为 20mSv）；

④ 四肢或皮肤的年当量剂量限值为 500mSv。

本限值只适用于年满 18 岁的放射性工作人员，对年龄不满 18 岁的工作人员见表 7-3。

表 7-3　个人剂量限值

用于		剂量限值	
		职业人员	公众
有效剂量		5 年平均：20mSv/a	5 年平均：1mSv/a
		任一年≤50mSv	特殊情况，允许单年 5mSv
年当量剂量	眼晶体	150mSv	15mSv
	皮肤	500mSv	50mSv
	手和足	500mSv	

（2）对特殊工作人员的规定

《电离辐射防护与辐射源安全基本标准》中对一些从事放射性工作的特殊人员（如孕妇、乳妇及不满 18 岁人员）的个人剂量限值也做了规定。

① 用人单位有责任改善怀孕女性的工作条件，以保证为胚胎和胎儿提供与公众相同的防护水平。

② 孕妇和授乳妇女应避免受到内照射。

③ 年龄 16～18 岁的从业人员，除非为了进行培训并受到监督，否则不得在控制区工作。他们所受到的照射应不超过下述限值：年有效剂量 6mSv；眼晶体的年当量剂量 50mSv（在 IAEA2011 年《国际辐射防护和辐射源安全的基本安全标准》中，该限值已降为 20mSv）；四肢（手和足）或皮肤的年当量剂量 150mSv。

④ 年龄低于 16 岁的人员，不得接受职业照射。

⑤ 孕妇、年龄低于 18 岁的人员，不得接受应急照射。

（3）对公众的剂量限值

《电离辐射防护与辐射源安全基本标准》中规定了公众的个人剂量限值：

① 年有效剂量限值为 1mSv；特殊情况下，如果 5 个连续年的年平均有效剂量不超过 1mSv，则某一单一年份的有效剂量可提高到 5mSv；

② 眼晶体的年当量剂量限值为 15mSv；

③ 皮肤的年当量剂量限值为 50mSv；

④ 患者陪伴者的剂量约束。

对探视慰问体内有放射性物质的核医学患者的人员，应让其知道放射性危害，如果他们明知会受到照射却自愿帮助、护理和探视、慰问，此时要对其所受到的照射加以约束，使他们在护理、探视期间所受的剂量不超过 5mSv。若慰问者为儿童，则将之所受到的照射限制于 1mSv 以下。

（4）诊断参考水平的应用

诊断参考水平的定义：由专业机构、咨询机构制定，适用于患者所受剂量和放射性药物的摄入量，如果持续地超出这一水平，则需进行复审。

诊断参考水平应以获得可接受的图像质量或足够的诊断信息为标准制定，它可以辅助管理患者的辐射剂量，使辐射剂量与临床诊断目的相匹配，降低非正当过高或过低剂量的发生频率。

二、医疗照射的质量保证

1. 制定质量保证大纲

（1）通用质量保证大纲

应制定一个全面的医疗照射质量保证大纲，应包括如下内容。

① 放射设备调试时应测量其物理参数，并定期进行测量，应检验患者诊断或治疗中使用相关的物理因素和临床因素。

② 应有监测仪器校准及工作条件验证程序，规范化操作程序，特别是确定患者身份特征相一致的规范化程序；建立医疗照射实践与执业医师照射处方相一致的验证程序，并作书面记录和操作的规范化程序；剂量测定和监测设备的校准及工作条件的验证程序。

③ 制定纠正行动、追踪及结果评价的程序，对已制定的质量保证大纲进行定期和独立的听证审查程序。

（2）放射源（包括设备和其他相关系统）的质量保证大纲

① 医疗照射用的密闭源、非密闭源和设备只能购自有生产和销售许可证的厂商；

② 供方应随所有的设备提供一份详细的维修说明书和服务安排的保证；

③ 对捐赠的设备，接受方在同意接受前应确认该设备已经进行了质量控制试验；对更新的设备，应要求供方通过合适的试验证明其符合国家有关标准；

④ 在给每个患者或人类研究对象施用任何放射性药物前，应分辨和测定其活度；

⑤ 应对以下涉及源、设备、系统和附属物制定出质量保证程序：

• 用于实施医疗照射；

• 涉及获取诊断性影像（例如：γ相机、洗印处理机、影像增强器）；

⑥ 用于放射治疗计划的制定；

⑦ 按审管部门要求经常性地对密闭源进行是否泄漏的测试；

⑧ 按审管部门要求对所有的放射源定期盘点；

⑨ 在调试辐射发生器、显像器件和辐照装置时，测量其物理参数，并且此后定期进行测量；

⑩ 定期检查患者诊断或治疗中使用的相关的物理因素和临床因素；

⑪ 书面记录和操作的规范化程序；

⑫ 在施用任何辐射之前确定患者身份的规范化程序；

⑬ 确认医疗照射与执业医师开具的照射处方相一致的验证程序；

⑭ 剂量测定和监测仪器的校准及工作条件的验证程序；

⑮ 对已制定的质量保证大纲进行定期和独立的听证审查程序。

（3）放射诊断的质量保证大纲

具体要点：

① 影像质量评价；

② 患者剂量评价；

③ 在投入使用后定期对辐射发生器的物理参数（例如，千伏电压、毫安秒、线形波动和焦点大小）的测量以及对显像装置（例如，洗片机）的检查；

④ 定期诊断中使用的相应的物理因素和临床因素；

⑤ 书面记录有关的程序和结果；

⑥ 剂量监测仪器定期校准及其操作条件的核实；

⑦ 纠正行动、追踪及结果评价的程序。

（4）临床核医学质量保证大纲

① 程序（例患者的病史和体征、诊断摘要、调查的适合性和禁忌证）；

② 程序安排（即可靠的施药程序、患者的信息和患者准备）；

③ 临床程序（即供方和材料的核准、贮存、放射性药物制备、临床环境、患者的运送和准备、设备性能、采购规程和废物处理）；

④ 核医学专家、物理学家、技师和所涉及的其他人员的培训和经验；

⑤ 数据分析（即处理规程、设备性能、数据精确度和完整性）；

⑥ 报告（即数据、图像审读、结果和进一步的建议）；

⑦ 总的结果（即临床结果、辐射剂量、患者满意度和处方医师的满意度）。

除了临床核医学质量保证做到的类似内容外，还应重点包括以下内容：

① 一份涵盖放射治疗整个过程的质量保证规程应包括肿瘤的定位、患者固定、治疗计划和剂量施予；还应该包括设备、仪器和治疗计划系统（既包括硬件又包括软件）的质量控制；应注意外部对质量保证的监督作用；

② 在出现显著偏差的情况下采取的行动应该是质量保证大纲的一部分；

③ 在任何情况下都不能将检查和验证结果作为实施全面校准的一种替代方式；

④ 应安排在适当的时间间隔内校准其剂量测定仪器，推荐的周期为 2 年；应该由放射治疗方面的合格专家参与源的校准，并应遵守国家有关法规的要求。

2. 测量和校准

（1）放射诊断设备

① 应对源进行可追踪的校准。为此，剂量测量仪器（例如，静电计和电离室）最好用放射诊断学范围内的 X 线谱和剂量率。

② 可以使用由设备制造商提供校准证书中标明的校准值，证书应说明校准因素的总不确定度，为保证仪器之间的一致性，用户应参加定期剂量测量仪器之间的对比。

③ 放射源校准应在标准条件下离放射源规定距离处场中心（沿 X 射线束的轴上）测量吸收剂量（或 X 射线荧光检查中的剂量率）。这些标准条件指：透视或摄影中包括管压（以千伏电压计）、管电流与时间的乘积（以 mA·s 表示）的典型数值。两者涵盖的范围应当是临床实践中使用的范围。应当说明剂量（用于校准的照射或空气比释功能）是在自由空气中测量的，还是体模表面测量的，后一种情况已包括了反、散射线测量。

④ 在放射学检查中应测量典型身材成年患者的入射表面剂量、入射表面剂量-面积之积、剂量率、照射时间或器官剂量的代表值。

⑤ 在 CT 检查中应该使用与患者剂量相关的适当的剂量度量（例如，多层扫描平均剂量、计算机断层成像剂量指数、剂量长度之积等）。

⑥ 在介入放射学中相关的度量包括总透视时间、图像总数、透视剂量率、每一图像在患者入射点的剂量以及剂量面积等。

⑦ 说明如何确定和用哪些方法确定患者剂量，在进行患者辐射表面剂量的计算时，既可以用典型技术估算和实测剂量率，也可用热释光剂电计或其他类型的剂量计对不同"典型"患者的剂量直接测量结果进行估计；公共诊断程序中的典型剂量应针对每台 X 射线机定期更新。

（2）放射治疗设备

① 要求治疗用的放射源（即包括外照射放射治疗束和用于近距离疗法的源）的校准可追溯到标准剂量学实验室，剂量测定仪器应接受二级标准剂量学实验室的校准，每两年应对剂量测定仪器校准一次。

② 放射源的校准应该在放射治疗方面的合格专家（通常是医学物理学家）参与下，按国家有关规范的要求进行，在源服役时，源变化后或可能影响剂量测定的大修或变更后应实施校准。

③ 应采用"纵深放御"的原则，即通过冗余或多样化的方式来预防放射治疗源的不当校准。

④ 应当特别关注用于特殊放射治疗程序（例如，放射外科、术中放射治疗、血管腔内放射治疗、立体放射治疗、全身照射）的源的校准。

⑤ 应将实施体模测量和体内测量作为临床剂量测定的一个组成部分。

⑥ 应该保证为治疗计划系统提供充分的服役和有效期的文件，使它成为质量保证大纲的组成部分。

三、放射事故的应急处理

（一）放射事故的分级

《放射性同位素与射线装置安全和防护条例》第四十条：根据辐射事故的性质、严重程度、可控性和影响范围等因素，从重到轻将辐射事故分为特别重大辐射事故、重大辐射事故、较大辐射事故和一般辐射事故四个等级。

① 特别重大辐射事故 是指Ⅰ类、Ⅱ类放射源丢失、被盗、失控造成大范围严重辐射污染后果，或者放射性同位素和射线装置失控导致 3 人以上（含 3 人）急性死亡。

② 重大辐射事故 是指Ⅰ类、Ⅱ类放射源丢失、被盗、失控，或者放射性同位素和射线装置失控导致 2 人以下（含 2 人）急性死亡或者 10 人以上（含 10 人）急性重度放射病、局部器官残疾。

③ 较大辐射事故 是指Ⅲ类放射源丢失、被盗、失控，或者放射性同位素和射线装置失控导致 9 人以下（含 9 人）急性重度放射病、局部器官残疾。

④ 一般辐射事故 是指Ⅳ类、Ⅴ类放射源丢失、被盗、失控，或者放射性同位素和射线装置失控导致人员受到超过年剂量限值的照射。

（二）放射事故应急预案

1. 应急预案内容

《放射性同位素与射线装置安全和防护条例》第四十一条：县级以上人民政府环境保护

主管部门应当会同同级公安、卫生、财政等部门编制辐射事故应急预案，报本级人民政府批准。辐射事故应急预案应当包括下列内容：

① 应急机构和职责分工；

② 应急人员的组织、培训以及应急和救助的装备、资金、物资准备辐射事故分级与应急响应措施；

③ 事故调查、报告和处理程序。

生产、销售、使用放射性同位素和射线装置的单位，应当根据可能发生的辐射事故的风险，制定本单位的应急方案，做好应急准备。

2. 应急预案实施

《放射性同位素与射线装置安全和防护条例》第四十二条：发生辐射事故时，生产、销售、使用放射性同位素和射线装置的单位应当立即启动本单位的应急方案，采取应急措施，并立即向当地环境保护主管部门、公安部门、卫生主管部门报告。

环境保护主管部门、公安部门、卫生主管部门接到辐射事故报告后，应当立即派人赶赴现场，进行现场调查，采取有效措施，控制并消除事故影响，同时将辐射事故信息报告本级人民政府和上级人民政府环境保护主管部门、公安部门、卫生主管部门。

县级以上地方人民政府及其有关部门接到辐射事故报告后，应当按照事故分级报告的规定及时将辐射事故信息报告上级人民政府及有关部门。发生特别重大辐射事故和重大辐射事故后，事故发生地省、自治区、直辖市人民政府和国务院有关部门应当在4小时内报告国务院；特殊情况下，事故发生地人民政府及其有关部门可以直接向国务院报告，并同时报告上级人民政府及其有关部门。

禁止缓报、瞒报、谎报或者漏报辐射事故。

第四十四条：辐射事故发生后，有关县级以上人民政府应当按照辐射事故的等级，启动并组织实施相应的应急预案。县级以上人民政府环境保护主管部门、公安部门、卫生主管部门，按照职责分工做好相应的辐射事故应急工作：

① 环境保护主管部门负责辐射事故的应急响应、调查处理和定性定级工作，协助公安部门监控追缴丢失、被盗的放射源；

② 公安部门负责丢失、被盗放射源的立案侦查和追缴；

③ 卫生主管部门负责辐射事故的医疗应急。

环境保护主管部门、公安部门、卫生主管部门应当及时相互通报辐射事故应急响应、调查处理、定性定级、立案侦查和医疗应急情况。国务院指定的部门根据环境保护主管部门确定的辐射事故的性质和级别，负责有关国际信息通报工作。

第四十五条：发生辐射事故的单位应当立即将可能受到辐射伤害的人员送至当地卫生主管部门指定的医院或者有条件救治辐射损伤病人的医院，进行检查和治疗，或者请求医院立即派人赶赴事故现场，采取救治措施。

根据国务院《放射性同位素与射线装置防护条例》第六章应急报告与处理第四十三条至第四十九条，《中华人民共和国放射性污染防治法》第四章 核技术利用的放射性污染防治第三十三条，《核和辐射事故医学应急处理导则》的要求，加强放射防护安全，规范和强化应对突发放射事故的应急处置能力，提高师生员工对放射事故应急防范的意识，最大限度地保障放射工作人员与公众的安全，维护正常和谐的放射诊疗秩序，做到对放射事故早发现，速报告，快处理，建立快速反应机制。放射事故与核事故应急处理预案范本见表7-4。

表7-4　放射事故与核事故应急处理预案

放射事故与核事故应急处理预案

为有效预防和及时控制放射性事故,规范放射工作防护管理和突发放射性事故的应急处置工作,提高应对辐射事故的能力,切实保障工作人员及公众的生命安全,根据相关法律、法规,同时根据本院核医学科所用同位素种类的具体情况,制订如下放射性同位素辐射事件应急预案。

1.放射性污染(泄漏)事故

1.1　立即报告医院保卫科,同时报告医务科,由医院卫生行政主管部门向省市区环保、省市区放射防护卫生监督部门和公安机关报告;

1.2　首先考虑核医学科医务工作人员和公众(患者及患者家属)的安全,迅速划出放射性污染区,组织放射性污染区内的医务人员、患者和患者家属撤离,防止事故继续蔓延扩大;

1.3　尽快确定发生放射性污染的同位素种类、范围和程度,采取相应的常规和特殊去污措施;

1.4　如发生挥发性放射性核素(如:碘131、锝99m气体)污染事故时,根据监测数据的大小采取相应的通风、换气等净化措施;

1.5　直接接触人员的皮肤、伤口被污染时,应迅速用清水(自来水)冲洗多次去除污染,并用表面污染监测仪监测,使放射性活度降到最低,同时对伤口给予医学处理;

1.6　放射性事故中人员受照射时,应迅速估算受照剂量,安置受照人员就医。

2.误服放射性碘131(误服或过量服用碘131)事件

2.1　立即通知主管医生配合采取相应的医疗措施,同时报告医务科,由医院卫生行政主管部门上报各有关主管部门;

2.2　立即报告科主任或负责人,科室成立专门的处理小组,采取针对误服放射性碘131的相应处理措施;

2.3　初步估算误服进入体内的碘131剂量,若已超过1个年摄入量限值(ALI)时,必须尽早服用碘化钾,一次服用量为130mg(相当于稳定碘100mg),以阻断甲状腺对放射性碘的吸收;

2.4　同时服用利尿促排药物,使放射性碘尽早排出体外;

2.5　用SPECT对误服人员体内各部位,尤其是甲状腺部位进行检测,以估算内照射剂量,并掌握碘131在体内吸收、代谢、排出规律;

2.6　收集误服人员分泌物,进行放射性检测,估算体内污染剂量,掌握放射性物质排出量,以估算体内残留量。

3.放射源丢失事故

3.1　立即报告医院保卫科,同时报告医务科,由医院卫生行政主管部门向省市区环保、省市区放射防护卫生监督部门和公安机关报告;

3.2　密切配合保卫科、省市区环保、省市区放射防护卫生监督部门和公安机关迅速查找、侦破,尽快追回丢失的放射源;

3.3　调查分析事故原因,及时采取妥善措施,减少和控制事故的危害和影响。

4.应急通讯

(1)庆春院区

上班时间:党政办	电话:×××××		
保卫科	电话:×××××		
医务科	电话:×××××	×××××	
值班时间:行政总值班	电话:×××××		
保卫科	电话:×××××		

(2)下沙院区

上班时间:党政办	电话:×××××		
保卫科	电话:×××××		
医务科	电话:×××××	×××××	×××××
值班时间:行政总值班	电话:×××××		
保卫科	电话:×××××		

附：处理简易流程

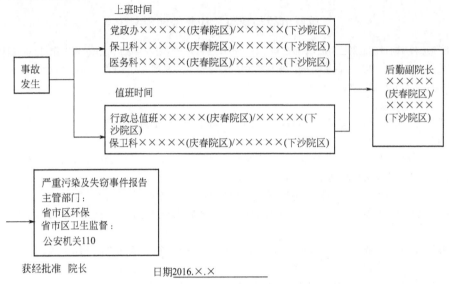

获经批准 院长　　　　　日期2016.×.×＿＿＿＿＿＿＿＿＿＿

本表由浙江大学医学院附属邵逸夫医院提供

第二节　放射影像设备的性能检测及方法作业指导

一、CT 性能检测及方法作业指导

CT 质量控制检测标准按照 GB 17589—2011 和 WS 519—2019 标准《X 射线计算机体层摄影装置质量控制检测规范》的方法和要求做好 CT 性能质量检测。检测包括验收检测、状态检测和稳定性检测。新安装或更换重大部件后应在使用前开展验收检测，验收检测合格后方可使用。状态检测频度为每年 1 次，在医院技术条件不具备的情况下，验收和状态检测可以委托具有相应资质的放射卫生技术服务机构进行。使用单位应按 GB 17589—2011 和 WS 519—2019 的检测项目和频度开展稳定性检测。

（一）检测设备

CT 性能质量检测必须有专用的检测设备和模体。

1. 剂量检测设备

① 用于测量 CT 剂量指数的探测器，一般应使用有效长度为 100mm 的笔形电离室。

② 剂量检测模体，选用 X 射线线性衰减系数与人体组织相近的物质（一般用 PMMA）制成均质圆柱形模体。头部模体的直径为 160mm，体部模体的直径为 320mm。模体应有能够容纳笔形电离室的孔（孔的直径一般为 13mm），这些孔应平行于模体的对称轴，并且孔的中心位于其中心和以 90°为间隔的模体表面下方 10mm 处。对于在检测时不使用的孔，应用与模体材料相同的插入件完全填充空穴。

③ 剂量仪：与笔形电离室相匹配使用。剂量仪需经法定计量机构定期校准，并正确

使用。

全套剂量检测设备如图 7-1 所示。

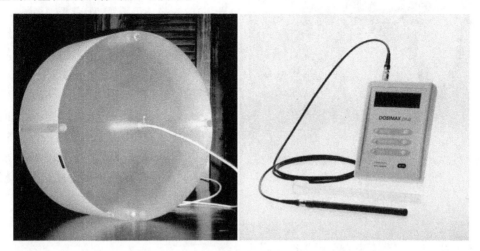

图 7-1　剂量检测模体、笔形电离室与剂量仪

2. 性能检测模体

CT 性能检测模体有很多种，最常用的为美国模体实验室 Catphan 500、600。

下面以 Catphan 500 为例，介绍性能检测模体。Catphan500 模体由 4 个模块组成：

① CTP486，等效固体水，用于测量水的 CT 值，噪声水平；

② CTP515，低密度分辨力的测量模块；

③ CTP528，空间分辨力的测量模块，含线对条模和测量点扩散函数（PSF）的点模；

④ CTP401，扫描层厚的测量模块。

模体的结构与几何尺寸见图 7-2，根据几何尺寸可以扫描定位。

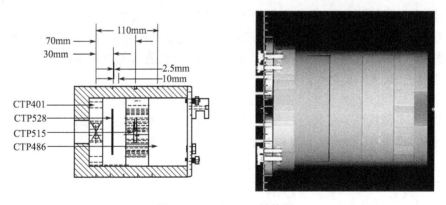

图 7-2　Catphan500 结构图

（二）检测方法作业指导

1. 剂量检测

（1）剂量检测模体摆放　将头模或体模置于扫描野中心，模体圆柱轴线与层面垂直，探头的有效探测中心位于扫描层面的中心位置，如图 7-3 所示。

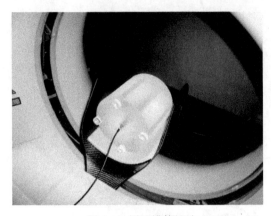

图 7-3 剂量模体摆放

（2）剂量参数测量　剂量参数测量时，分别按照临床常用头部和体部条件下，设置 kV、mA·s，层厚设置 10mm，探头（笔形电离室）放置在模体中心和外围各点，分别进行轴向扫描。每次扫描从剂量仪得到的值是 CT 剂量指数 $CIDI_{100}$，是笔形电离室在 CT 扫描时沿着标准横断面中心轴线从 -50mm 到 $+50$mm 对剂量剖面曲线的积分值。$CTDI_w$ 加权剂量指数是将模体中心点采集的 $CTDI_{100}$ 与外围各点采集的 $CTDI_{100}$ 的平均值按下面公式进行加权求和计算得到。

$$CTDI_w = 2/3CTDI_{100p} + 1/3CTDI_{100c}$$

式中　$CTDI_{100c}$——模体中心点采集的 $CTDI_{100}$；
　　　$CTDI_{100p}$——模体外围各点采集的 $CTDI_{100}$ 的平均值。

（3）剂量参数评价

CT 扫描剂量是与设置的扫描条件 kV、mA·s、层厚有关，扫描剂量也直接影响到以下性能参数测量，如低密度分辨力、噪声水平等。在扫描参数设定后，在操作屏幕上会显示 $CTDI_w$ 参考值，扫描参数设定一般建议头颅条件设置小于 50mGy，体部模体设置应小于 30mGy。按照 GB 17589—2011 的要求，在验收检测时，检测结果与厂家说明书指标相差 $\pm10\%$ 以内；在状态检测时（头颅模体），检查结果与厂家说明书指标相差 $\pm15\%$ 以内，若无说明书技术指标参考，应小于 50mGy；在体部模体条件下，检测结果应与厂家说明书指标相差 $\pm15\%$ 以内，若无说明书技术指标参考，应小于 30mGy。

2. 性能检测

（1）性能指标检测项目和要求　按照 GB 17589—2011 及 WS 519—2019 标准（X 射线计算机体层摄影装置质量控制检测规范）要求，CT 性能指标有：诊断床定位精度、定位光精度、扫描架倾角精度、重建层厚偏差、水 CT 值、CT 值均匀性、噪声、高对比分辨率、低对比可探测能力、CT 值线性，共 10 项。

这些指标中，重建层厚偏差、水 CT 值、CT 值均匀性、噪声、高对比分辨率、低对比可探测能力、CT 值线性指标是通过性能检测模体检测，本节用 Catphan500 模体为例，重点介绍这七项指标的检测操作。具体检测参数要求见表 7-5。

表 7-5　CT 机检测项目与要求

序号	检测项目	检测要求	验收检测	状态检测	稳定性检测	
			判定标准	判定标准	判定标准	周期
1	诊断床定位精度	定位	±2mm 内	±2mm 内	±2mm 内	一个月
		归位	±2mm 内	±2mm 内	±2mm 内	一个月
2	定位光精度	内定位光	±2mm 内	±3mm 内	—	—
3	扫描架倾角精度	长方体模体或倾角仪	$\pm2°$内	—	—	—

序号	检测项目	检测要求	验收检测 判定标准	状态检测 判定标准	稳定性检测 判定标准	稳定性检测 周期
4	重建层厚偏差	$s^{①}$>2mm	±1mm 内	±1mm 内	与基线值相差±20%或±1mm 内，以较大者控制	一年
		1mm≤s≤2mm	±50% 内	—		
		s<1mm	±0.5mm 内	—		
5	CTDI$_w$	头部模体	与厂家说明书指标相差±15% 内	与厂家说明书指标相差±20% 内，若无说明书技术指标参考，应≤50mGy	与基线值相差±15% 内	一年
		体部模体	与厂家说明书指标相差±15% 内	—	—	
6	CT 值(水)	水模体内径18～22cm，CTDI$_w$ 不大于 50mGy，噪声检测层厚 10mm	±4HU 内	±6HU 内	与基线值相差±4HU 内	一个月
7	均匀性		±5HU 内	±6HU 内	与基线值相差±2HU 内	一个月
8	噪声		<0.35%	<0.55%	与基线值相差±10% 内	一个月
9	高对比分辨力	常规算法 CTDI$_w$< 50mGy 线对数 MTF10	>6.0 lp/cm	线对数 MTF10 >5.0 lp/cm	—	六个月
		高分辨力算法 CTDI$_w$< 50mGy 线对数 MTF10	>11.0 lp/cm			
10	低对比可探测能力	—	<2.5mm	<3.0mm	—	—
11	CT 值线性	—	±50HU 内	—	—	—

① s 为层厚。

注："—"表示不检测此项。

(2) 性能检测模体摆放

使用模体检测 CT 性能指标时，模体的正确摆放、对位十分重要，一般要将模体放置在诊视床前端，最好去除扫描头架。将模体摆在机架的中心，然后用扫描架定位光来确保模体中心定位正确。模体对称轴必须与 CT 的扫描旋转轴一致，扫描平面与模体的对称轴垂直，见图 7-4。

(3) 检测步骤

① 扫描定位像 Catphan500 模体由 4 个模块组成，检测时由于采用轴扫描方式，在扫描前需要对各个模块进行扫描定位，先要求扫描定位像（见图 7-5），再按照图 7-2 模体的几何尺寸设计扫描计划，扫描参数可按照日常头部扫描条件，一次完成各个模块层面的扫描。

② 模体扫描 扫描模体图像前，选择合适的扫描条件，可以用厂方所给的性能指标的测试条件、临床实用扫描条件、剂量检测限制的扫描条件。CT 性能指标与扫描参数直接相关，在测量前要选择 CT 扫描参数，包括 kV、mA·s、FOV、层厚，重建函数。由于国际辐射防护及辐射源安全基本标准给出的 CT 头部扫描的多层扫描平均剂量指导水平为50mGy，国家制定中的《X 射线计算机断层投影质量控制检测规范》对空间分辨力及低对

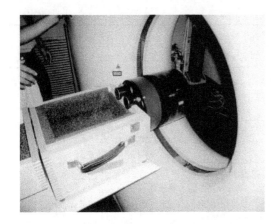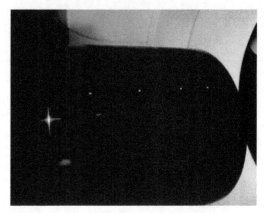

图 7-4　模体摆放

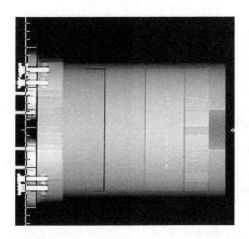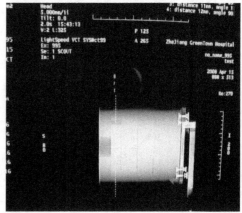

图 7-5　扫描定位像

比度分辨力要求在 CTDI 50mGy 的条件下检测。

测量开始先扫描定位像，见图 7-5，根据定位像设置的扫描计划，采用头部扫描条件进行扫描，一次生成 5 幅模体图像。

（4）CT 模体性能测量

① CT 值（水）、噪声和均匀性测量

CT 值（CT number）是 CT 影像中每个像素对应体素的 X 射线衰减平均值。CT 值通常用 Hounsfield 作为单位，简称 HU。CT 值：水为 0HU；空气为 −1000HU。

Catphan500 模体中扫描模块 CTP486 得到的图像用于 CT 值（水）、噪声和均匀性测量。先选取图像中心大约 500 个像素点（约十分之一模体面积）的 ROI，测量该 ROI 的平均 CT 值和标准差，其中平均 CT 值作为水 CT 值的测量值，标准偏差除以对比度标尺作为噪声的测量值 n；

噪声测量公式：

$$n = \frac{\overline{\mathrm{SD}}}{\mathrm{CT}_\mathrm{水} - \mathrm{CT}_\mathrm{空气}} \times 100\%$$

式中　$\overline{\mathrm{SD}}$——5 个测量区 CT 值的标准偏差平均值（SD 平均）；

$\mathrm{CT}_\mathrm{水}$——水 CT 值的测量值；

CT$_{空气}$——空气 CT 值的测量值。

注：在模体图像左上方取同样大小的 ROI，计算 CT 均值为空气 CT 值的测量值。

在相当于钟表时针 3 时 6 时 9 时 12 时的方向上，距离体模边缘约 1cm 处，取同样大小的 ROI，计算 CT 均值，其中与中心区域 CT 均值的最大差值作为均匀性的测量值（见图 7-6）。

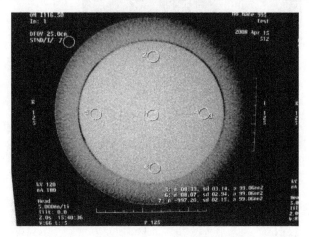

图 7-6　CT 值（水）、噪声和均匀性测量

水的 CT 值测量中需注意：Catphan500 中 CTP486 模块采用特制的"固体水"，中心 CT 值约为 8HU。

注意： 检测时使用头颅扫描条件时，某些型号 CT 的头颅扫描成像函数有专门的头颅骨补偿算法，模体上需要加专用骨环，通用水模由于没有骨环，测量水 CT 值时会有较大偏差，使水的 CT 值均匀度可能达不到要求，建议采用厂家随机的水模测量水 CT 值。

② 高对比度分辨力测量

高对比度分辨力也称空间分辨率（spatial resolution），定义为：当物体与背景物对 X 射线的衰减之差（CT 值差）比噪声足够大时，CT 图像上区别物体的能力（通常 CT 值差在 100HU 以上为足够大）。Catphan500 中空间分辨力的测量模块为 CTP528，空间分辨率测量方法有：使用通过计算调制传递函数（Modulated Transfer Function，MTF）评价高对比空间分辨力的模体，即 MTF 法；采用可通过直接观察图像进行评价的模体的线对法、成排圆空法（Catphan500 中空间分辨力使用线对法）。

a. MTF 调制传递函数曲线方法　　MTF 是用数字方法描述系统再现成像物体的空间频率的能力，是一种客观评价方法。反映成像系统在一定的空间频率下对空间结构的成像能力。具体方法是横扫均匀介质中细金属丝测点扩散函数或高对比度界面上的边缘扩散函数经傅里叶变换计算调制传递。

MTF 调制传递函数曲线：点扩散函数测量见图 7-7。

MTF 计算公式：

$$MTF(f)=|FFT[LpS(x)]|/|FFT[LpS(x)]|f=0$$

式中，｜｜表示对傅里叶变换取模；f 为空间频率，单位为线对/厘米（Lp/cm）；

测量结果通过计算并经线性拟和后得到 MTF 曲线，如图 7-8。测量计算过程是通过专门软件自动完成的。

b. 线对法测量

每毫米线对数（LP/mm）是空间分辨率另外一种表述方式。

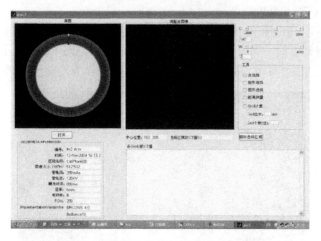

图 7-7　CTP528 模块点扩散函数的测量

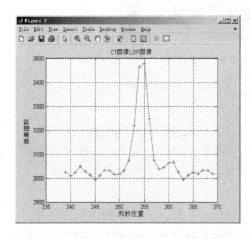
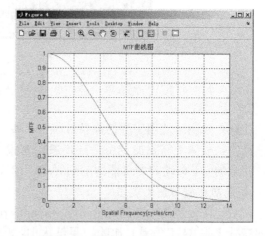

图 7-8　MTF 曲线测量计算

Catphan500 中 CTP528 模块还有一条状模体，用于直接观察图像进行评价。模体是由多组有周期性细节（条状结构）的模体组成的，从 2LP/mm 到 20LP/mm，条模间距的背景和条模材料的 CT 值差应大于 100HU。相间结构 CT 扫描后可得一系列条状图像（线对 LP/mm），如图 7-9。根据模体说明书调整图像观察条件（窗宽、窗位）或达到观察者所认为的细节最清晰状态，以可分辨的最高线对值为高对比度分辨力测量值。

③ 低对比可探测能力测量　　低对比可探测能力即低对比度分辨率（low contrast resolution），又称密度分辨率。定义为：当物体与均匀背景物对 X 射线的线性衰减之差 < 1%（物体与周围介质的 CT 值在 10 以内），CT 图像上区别物体一定形状、大小的能力。

低密度分辨力的测量模块（CTP515）是由 3 组与背景所成对比度在 0.3%、0.5%、1.0%，孔径分别为 3～8mm，扫描图像如图 7-10。

在 CRT 上观察调整好窗宽、窗位，在能识别最小对比度的最小孔径与对比度相乘，不同对比度细节的乘积的平均值作为低对比可探测能力的检测值。

④ CT 扫描层厚的测量

CT 扫描野中心沿着垂直于扫描平面的直线上用位置的函数来表示 CT 系统相对灵敏度的曲线称为灵敏度分布曲线，此曲线的半高宽（FWHM）被定义为断层厚度。

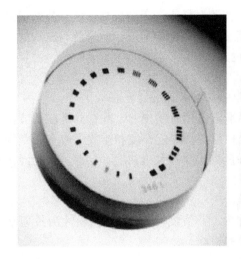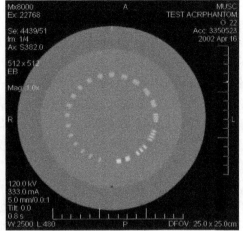

图 7-9　CTP528 空间分辨率条模与扫描图像

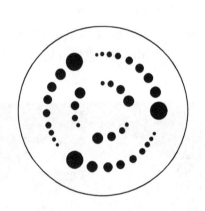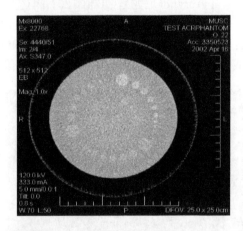

图 7-10　低密度分辨力的测量模块（CTP515）与扫描图像

Catphan500 模体测量 CT 扫描层厚的方法是扫描 CTP401 模体中一斜置的金属丝，利用几何投影原理金属丝在扫描影像上的长度（CT 值分布曲线的半高宽），乘以金属丝与扫描平面夹角的正切（$\tan\alpha = 0.42$），即为层厚（见图 7-11）。

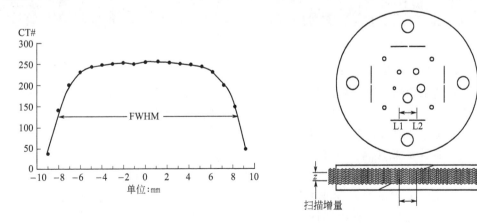

图 7-11　CT 扫描层厚与 CTP401 模体扫描图

层厚测量步骤：观察 CTP401 扫描图像将窗宽调至最小，逐渐调高窗位，分别记录斜线消失与背景出现的窗位，再把图像窗位调至前面 2 个窗位的中间值，测量此时斜线的投影长度，乘以 0.42，就等于实际的层厚值（见图 7-12）。

不同 CT 层厚测量容许误差：

当 $s \geqslant 8$mm，$\pm 10\%$；2mm$<s<8$mm，$\pm 25\%$；$s \leqslant 2$mm，$\pm 40\%$。

说明： 早期的 CT 层厚是通过机械调节层厚准直器位置实现的，准直器机械调节精度直接影响层厚精度。但现在多排螺旋 CT 一次扫描根据探测器的长度和排数生成多层图像，不同的层厚是由图像重建实现的。层厚实际上由探测器的物理长度决定。层厚测量已经没有实际意义。

⑤ CT 值线性的测量

CT 值与其 X 线性衰减系数成正比关系，称为 CT 值线性。CT 值的线性测量通常用扫描不同材料的圆柱体的方法进行 CT 值刻度线性的检测。

CTP401 模块有四种不同材料的圆柱模块：

Acrylic(尼龙)，CT 值 120；Air(空气)，CT 值 -1000；

Teflon(聚四氟乙烯)，CT 值 990；LDPE(高压聚乙烯)，CT 值 -100。

测量方法：在模块中心分别选择 100 个像素点 ROI 测量扫描图像中各模块的 CT 值，将 4 个 CT 值和线性衰减系数分别标明在坐标轴上，用最小二乘法作出拟合直线（见图 7-13）。

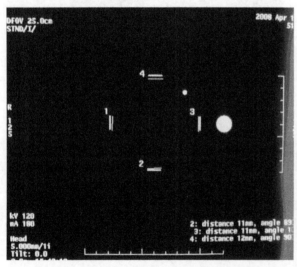
图 7-12 层厚测量扫描图像

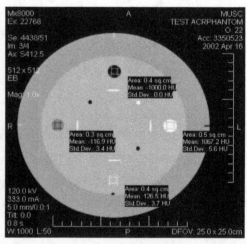
图 7-13 CT 值线性测量

全部测量结果，根据表 7-4CT 机检测项目与要求判定检测结果是否合格。有必要说明，上述物理检测结果固然可以对 CT 诊断设备进行客观评价，特别在判断其是否符合验收指标时极为重要，但是由于所测各种参数指标对 CT 图像的诊断价值贡献不同，要判断一台 CT 机是否符合临床诊断要求，仅仅看物理测量结果是不够的，还必须拍摄各种典型部位典型窗宽窗位下的临床诊断图像，由有资格的临床专家进行评定。另外，由于观察和测量检测图像，特别是高对比度和低对比度分辨力图像时，与观察者的视觉因素有关，临床诊断图像的评定更与专家的个人专业素质有关，为了与下一次检测结果进行比较，掌握一台 CT 机的性能变化规律，妥善保存每次检测结果，特别是保存每一次检测图像是非常必要的。

二、数字 X 线机 DR 性能检测及方法作业指导

(一) DR 性能检测项目

数字 X 线机（Digital Radiography，DR），是将 X 线影像信息直接转化为数字影像信息的数字化成像设备，目前已经替代传统 X 线增感屏——胶片成像系统，广泛应用于临床。使用已经普及基层医疗机构，如社区医疗服务中心。DR 系统构成除了传统的 X 线发生部分（高压发生器、球管）以外，其关键部件是数字成像器件，目前基本上都采用平板探测器，以非晶硅（碘化铯）、非晶硅（硫氧化钆）平板为主。所以针对使用质量安全的 DR 性能检测包括传统的 X 线发生部分和数字成像部分，2017 年国家卫计委发布了 DR 检测的卫生行业标准《医用数字 X 射线摄影（DR）系统质量控制检测规范》（WS 521—2017）。

标准规定 DR 的检测项目包括：

① 管电压指示的偏离；

② 输出量重复性；

③ 有用线束半值层（HVL）；

④ 曝光时间指示的偏离；

⑤ 有用线束垂直度的偏离；

⑥ 光野与照射野四边的偏离；

⑦ 暗噪声；

⑧ 探测器剂量指示（DDI）；

⑨ 信号传递特性（STP）；

⑩ 响应均匀性；

⑪ 测距误差；

⑫ 残影；

⑬ 伪影；

⑭ 极限空间分辨力；

⑮ 低对比细节检测；

⑯ AEC 灵敏度；

⑰ AEC 电离室之间一致性；

⑱ AEC 管电压变化一致性。

(二) DRX 线发生器部分通用性能检测和技术要求

1. 通用性能测试项目

属于 X 线发生器部分的测试参数主要有：X 线管电压（kV）；输出剂量重复性（%）；半值层（mmAl）；曝光时间（ms）。以上参数可以使用 X 线多功能测试仪一次性完成（见表 7-6）。另外，还有 X 线束垂直度偏离度；光野和照射野偏离（cm）；AEC 灵敏度；AEC 电离室之间一致性；AEC 管电压变化的一致性。

表 7-6　DR 通用性能检测项目和技术要求

序号	检测项目	检测要求	验收检测判定标准	状态检测判定标准	稳定性检测	
					判定标准	周期
1	管电压指示的偏离	数字式高压测量仪	±5.0%或±5.0kV内，以较大者控制	±5.0%或±5.0kV内，以较大者控制		
2	输出量重复性	测量 5 次	≤10.0%	≤10.0%	≤10.0%	三个月
3	有用线束半值层/mmAl	80kV	≥2.3	≥2.3		—
4	曝光时间指示的偏离	$t≥100$ms	±10.0%内	—	±10.0%内	三个月
		$t<100$ms	±2ms 内或±15.0%内	—	±2ms 内或±15.0%内	三个月
5	有用线束垂直度偏离	检测筒和检测板	≤3°	≤3°	≤3°	三个月
6	光野与照射野四边的偏离/cm	1m SID	任一边±1.0内	任一边±1.0内	任一边±1.0内	三个月

注：本表摘自 WS 521—2017 标准，附录 A.1。

2. 检测设备与方法

（1）检测设备　X线发生器部分检测都使用 X 线多功能测试仪（见图 7-14），可以一次测试高压发生器的千伏、剂量、半价层、曝光时间等参数，而且具有波形显示、数据存储、分析等功能。DR 性能检测具有检测项目多、工具繁多的特点，所以有很多特殊要求。如在 WS 521—2017 标准里第 6.10.3 项自动曝光控制（AEC）AEC 管电压变化一致性的检测时，需要选择 70kV、80kV、90kV、100kV 下测量影像探测器表面的入射空气比释动能。在第 6.2 项探测器剂量指示（DDI）和第 6.3 项信号传递特性（STP）要求测量 1μGy、5μGy、10μGy、15μGy、20μGy、30μGy 的剂量。选择合适的检测设备可以减少工作量，满足各项测试的要求。

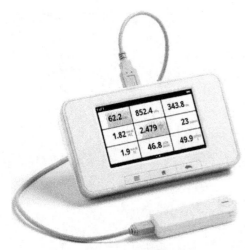

图 7-14　X线多功能测试仪

（2）测试方法

将主机与传感器（探头）相连，开启主机电源，传感器测试标志放置在 X 线机束光器显示的十字光标中间，选择 kV、mA·s（一般选择 DR 日常使用的参数），启动 X 线机曝光；主机屏幕即显示测试结果。根据标准要求，要选择多次曝光，如测量探测器剂量指示（DDI）要求连续曝光三次，测量输出量重复性选择连续曝光 5 次。一次完成测量管电压 kV 值指示的偏离、输出量重复性、有用线束半值层（HVL）、曝光时间指示的偏离、AEC 性能等。一些参数需要通过计算得到，也可通过专门软件计算。具体操作根据不同检测设备，参考 WS521—2017 标准的要求进行，见图 7-15。

（三）数字成像器件维护、性能检测和作业指导

1. 数字成像器件的维护与校准

数字成像器件（平板探测器）是数字 X 线机影像链中的核心部件，目前普遍使用的是

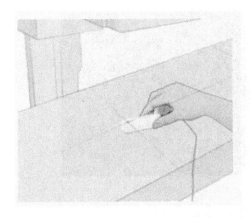 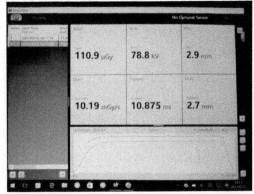

图 7-15　测试与结果显示

非晶硅平板探测器。由于日常使用中受到环境温湿度、平板探测器的坏点或者缺乏定期校正等因素影响，所得到的影像会出现伪影，或者影像的分辨率、空间分辨率、对比度、均一性变差和降低，导致影像质量变差。容易使医生对患者病情的诊断造成误导，产生医疗安全风险。平板探测器需要定期校正，它是保证影像质量的前提。平板探测器的校准一般有专门的校正软件，在维修模式或超级用户模式下进行，由生产厂家工程师、医院医学工程部门的工程师或受到相关培训的 DR 设备操作人员按校准程序执行，不同厂家和不同型号的 DR 设备校准程序、校准周期会有不同。

平板探测器校准之前，要求 DR 设备连续开机预热（平板探测器工作）30min～4h，要保证在 X 线机束光器和平板探测器之间没有遮挡的物体，同时保证 SID 大于 150cm，束光器视野已经开到最大（1075px×1075px）。

平板探测器校准包括偏置刷新、暗场校准、增益校和坏像素点校准。

（1）偏置刷新　偏置刷新校准用一系列 Offset image（偏置图像，探测器未曝光时的本底图像）来清除由于环境变化或高剂量曝光后图像残留造成的伪影。有的 DR 设备偏置刷新校准也更新坏点图。偏置刷新校准每天进行 1 次，进入校准程序后，大约需要 4～5min，有的 DR 设备在开机后自动完成偏置刷新校准。

（2）暗场校准　暗场校准主要作用是执行平板探测器本底校准，保证了探测器的均一性，实际操作是在维修模式下，X 线不曝光时对平板探测器进行数据采集，仍有信号输出，采集的图像叫暗场图像（暗电流图像），图 7-16。通过校准获取一系列 Offset image，把这些图像平均后计算得到一个参考图像。暗场校准一般每月进行 1 次，大约需要 25min。

（3）增益校准　由于各种因素，平板探测器的每一像素单元对 X 线的响应系数不完全一致，即相同的 X 线入射剂量，而探测器像素单元的输出不同，所以需要对输出图像作增益校准。增益校准属于 X 线校准。增益校准是在不同剂量下交替获得偏置和 X 线图像，在这个过程中实现对探测器的读出电路的增益绩效校准，消除响应系数不一致的结构噪声，图像的灰度不一致性。

（4）坏像素点校准　坏像素是平板探测器坏点，指的是 X 线不响应或响应不良的探测器单元。在使用过程中，由于元器件老化、辐射和碰撞造成损坏，探测器不可避免地会不断出现一些坏像素，影响 DR 正常使用。坏像素可以是由非晶硅闪烁体、光电二极管单元、行列驱动线及放大器的损坏引起的，表现为孤立坏点、坏像素簇、坏线（见图 7-17）。

坏像素点校准一般在维修模式下，探测器板空曝图像，检测程序自动计算检测器在坏点

(a) 校准前   (b) 校准后

图 7-16 暗场图像校准前后对比

 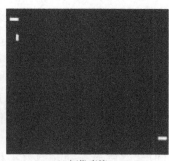 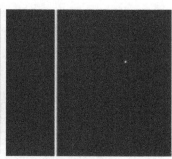

(a) 坏点   (b) 坏像素簇   (c) 坏像素线

图 7-17 坏像素分布类型图

的评价值（ECV），同时对检测出的坏点通过算法补偿，使之不会对影像造成影响。若多次校准都失败，说明探测器坏点太多，需要更换新的探测器。

从上可知增益校准、坏像素点校准都属于 X 线校准，主要作用是保证平板探测器所得影像的分辨率、空间分辨率和对比度。

平板探测器的检测周期、检测程序根据不同生产厂家、型号而不同，可以参考厂家的维护手册来执行。

2. 平板探测器的性能检测测试方法

平板探测器的性能测试需要专门的测试模体，WS 521—2017 标准有具体要求，推荐不同模体进行测试，以下举例说明。

（1）测试方法一

1）检测模体 平板探测器性能检测常用多功能检测模体，可以一次曝光后完成空间分辨率、低对比度、光野射野一致性、垂直度、影像均匀性、伪影等全部参数的测量。

模体规格 300mm×300mm×1.0mm，在 1mm 铜板上，包含：① 动态步进式楔形梯，由 7 种不同厚度的铜梯组成，分别为：0.00mm、0.30mm、0.65mm、1.00mm、1.40mm、1.85mm 和 2.3mm。

② 低对比度细节检测器件：由直径 10mm 铝质圆盘组成，在 70kV 曝光条件下，产生低对比度范围为 0.8%、1.2%、2.0%、2.8%、4.0% 和 5.6%。

③ 空间分辨力线对卡：可检测范围 0.6～5.0Lp/mm，线对卡成 45°旋转放置。

④ 四个边的标记区测为光野射野一致性、均匀性测试。

模体可以配置带有悬空固定支架，满足双平板 DR 立柱式平板探测器和床位平板探测器的检测要求，见图 7-18 和图 7-19。

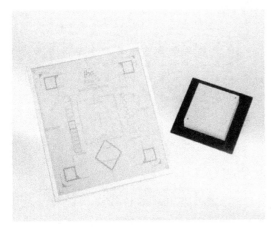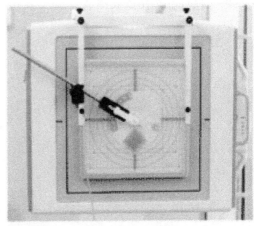

图 7-18　DR 多功能检测模体与放置图

2）测试方法

模体按图 7-18 放置 DR 平板，按照生产厂家要求选择曝光条件：管电压（如 70kV）、mA·s 参数（3mA·s），SID 为最大，取出滤线栅，模体与光野十字中心吻合。可以通过一次曝光后获得图像，如图 7-19，在监视器上观察图像不同区域、完成空间分辨率、低对比度、光野射野一致性、垂直度、影像均匀性、伪影等全部参数的测量。在验收检测时检测结果的图像，要作为基线值数据保留，在以后状态检测时作比较参考。

（2）测试方法二

DR 平板探测器的关键性能指标是空间分辨力、低对比度细节直接关系到医疗诊断质量。第一种方法是通过在监视器上观察图像目测得到结果，在一定程度上受观察者主观因素影响较大。如何实现客观评价法就很有必要。

客观评价法是通过测量图像的调制传递函数（MTF）曲线测量空间分辨力、通过

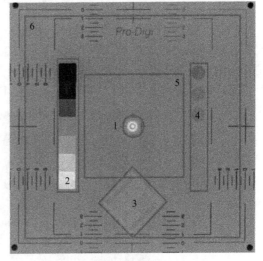

图 7-19　多功能检测模体曝光图像
1—垂直度；2—不同厚度的铜梯；
3—空间分辨率线对卡；4—低对比度标记；
5—均匀性；6—光野与照射野四边的偏离

噪声函数评价对比度细节。生产厂家对成像性能进行定量评价，还有测量量子转换效率（DQE）指标评价，此类方法仅限于生产厂家对影像设备本身，对在用设备现场操作难度大，不易实施。WS 521—2017 标准推荐检测数字 X 线摄影系统成像质量的标准的测量体模 CDRAD2.0（对比度-细节体模）和评价软件来客观评价 DR 图像综合性能质量。

① 对比度细节 CDRAD2.0 模体　CDRAD 2.0 模体是一块 265mm×265mm×76mm 的聚甲基丙烯酸甲酯（PMMA）材料平板，整个模体划分成 15×15＝225 个方格矩阵，每个方格正中间各有一个或两个直径相同的圆形孔，前三行只有一个孔，位于方格的正中间，第

四行开始每个方格有 2 个孔，其中一个孔在方格的正中间，另一个则随机出现在方格的四个角落上。上面的圆孔有不同深度和直径，每列孔的直径按指数规律从 8.0～0.3mm 变化，每行孔的深度同样按指数规律从 8.0～0.3mm 变化（见图 7-20）。

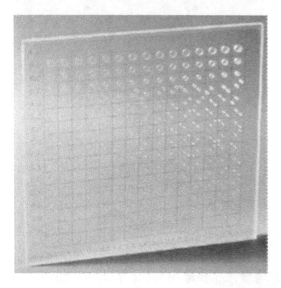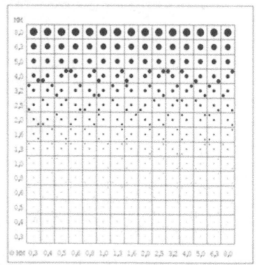

图 7-20　CDRAD2.0 模体

② 测试方法　在对比细节模体前后各放一块厚度为 7cm 的有机玻璃板（或多块叠加），X 光机焦点至探测器的距离（SID）设置为 180cm 或最大。束光器光野中心与 CDRAD 模体中心重合，光野包含整个模体面积。设置曝光条件 70kV 3mA·s，曝光后所得的影像如图 7-21，之后连续曝光三次以上，得到一组通过 DR 预处理的 DICOM 图像。

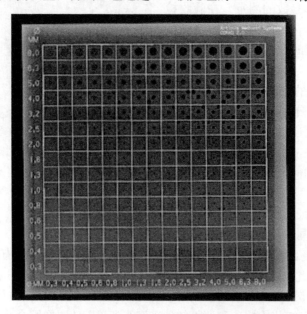

图 7-21　CDRAD 模体曝光的影像

从图像可以看到，每个方格中的圆形由右到左，因为圆深度越来越浅，影像变得越来越淡，即影像对比度越来越小。由上到下的格子内因孔径越来越小，影像上的圆形也越来越小，反映观察空间分辨力越来越高。

③ 影像评价　为了对数字成像器件（DR）性能和整个影像链成像质量进行客观评价，可以通过 CDRAD 模体曝光的影像（DICOM 格式）测量图像质量因子，作为客观评价 DR 的综合质量的基本指标。并使用 CDRAD2.0 配套评估软件（软件版本 V2.0 以上）来自动确定影像板区域位置和 225 个细节矩阵位置、各细节平均灰度信号、各细节背景区灰度值，同时自动计算上述灰度偏差，确定 X 线影像可分辨的最小孔的孔径和深度点，从而最终定量计算出影像质量因子（Image Quality Factor，IQF），并绘制对比细节曲线（contrast detail curve），据此来评价临床 X 射线的影像质量。

实际应用中常常采用图像质量因子反数值（Image Quality Figure inverse，IQFinv）。IQFinv 定义为模体上能识别的最小孔的深度与直径乘积总和的倒数乘以 100。计算公式如下：

$$IQFinv = \frac{100}{\sum_{i=1}^{15} C_i D_{i,th}}$$

式中，C_i 和 $D_{i,th}$ 分别为第 i 列模体影像可分辨的最小孔的直径与深度。

IQFinv 数值越高，则表明影像质量越好。连续曝光多次后得到 DICOM 格式的图像，经过多次结果平均，通过软件自动分析测量结果。因考虑不同厂家图像后处理算法不同，影响分析结果，一般使用 DR 厂家预处理图像，直接从工作站读出的 DICOM 图像，得到对比度细节曲线和 IQFinv 值（见图 7-22）。

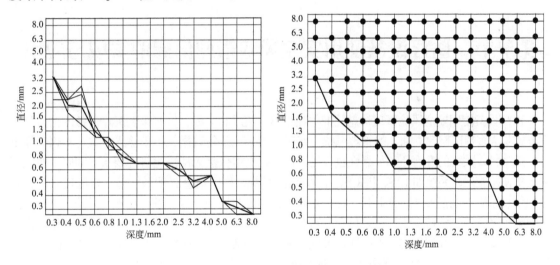

图 7-22　自动分析的对比度细节曲线和 IQFinv 值

每次测量的结果和图像应该保存，尤其验收监测结果作为质量的基线数据，为以后状态检测作参考。

DR 设备的定期校准与性能检测是保障 X 线影像质量，控制使用安全风险的有效手段。

（沈水珍　马明强　谢松城）

第八章
医疗设备使用安全风险管理信息化

医疗设备使用安全风险管理与医院设备资产管理不同，使用安全风险的信息量大，大量信息来源于医疗设备使用的整个生命周期的动态过程；涉及面广，包括设备自身的质量、临床使用人员、医学工程人员的维护及使用环境等。同时，医疗设备使用安全风险信息来源于不同方面，包括不同医疗器械生产企业或第三方服务机构。如何将各方面的信息采集、集成并应用到医疗质量管理中，为临床服务，以保障医疗质量与安全显得十分重要。要达到这一目标，实现医疗设备使用安全风险管理的信息化是关键。

第一节　医疗设备使用安全风险管理信息的集成与应用

医疗设备使用安全风险管理信息化的关键是信息集成和应用。目前医院医疗设备的信息化管理方式是大多数医院建立独立的管理系统，普遍采用人工采集数据、手工输入方式，不仅工作量大、速度慢，数据的准确性和可靠性也不足，投入很高但依然无法满足管理要求。同时，医院有关设备使用管理的系统如 LIS、PACS、手术/麻醉系统、ICU 信息管理系统等，普遍建立各自独立的信息系统，包括独立服务器和软件，采集的数据是封闭的，接口各不相同。另外，每家医院还面临很多家医疗器械生产厂家，每个厂家在提供医疗售后服务生成的大量安全风险数据，由于标准、采集方式、存储格式都不一样，形成很多"信息孤岛"，数据是"碎片化"的。同时由于没有规范、标准的结构化数据格式，实现数据集成、分析、处理、信息交换也很困难，在"管理"中产生的大量数据、信息无法实现共享，应用价值很低。还有，在目前医疗体制改革形势下，跨区域的医联体建设，出现各种医疗集团、医疗共同体、专科联盟和远程医疗协作网络等，医疗设备管理体系出现区域化管理趋势。目前，医疗设备管理中医院各自建立独立的设备管理信息系统的模式已经不能适应现在的需求。如何将面广、量大的医疗设备使用风险信息集成与应用需要探讨新的管理模式。下面一些技术已经在医疗设备使用安全风险管理中得到应用。

一、互联网云平台技术应用

医疗设备使用安全风险管理的信息化，需要集成医疗设备使用质量与安全管理中大量数据，包括区域化的医院（医联体）在各种设备质量验收、预防性维护、安全性能检测、计量、维修、安全不良事件监测工作中产生的各种数据；厂家或第三方提供的维修、维护保养和检测生成的数据，通过实时数据采集、集成，逐步形成"大数据"，再经过整理、分析、挖掘、反馈利用是医疗设备使用安全风险管理的基本要求，通过建立互联网云服务协作平台方式将医院（医联体）、生产厂家、第三方服务机构及相关部门共同构建一个医疗设备使用安全风险管理互联网协作平台，汇集医疗器械使用质量与安全管理中各种数据，克服目前医院建立独立的设备管理系统存在的弊端（图 8-1）。

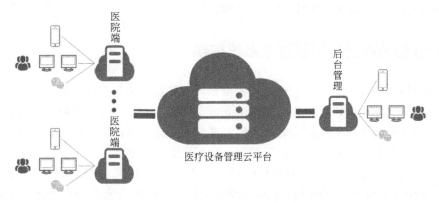

图 8-1 互联网云服务平台解决方案

具体技术应用有：

① 基于云技术的互联网平台架构设计，使用适合互联网的新的软件应用模式，如 SaaS（Software-as-a-Service）、云计算（cloud computing）；

② 应用移动网络技术。使用智能手机、移动终端（如 Pad）作为互联网、物联网工作平台应用的操作工具，实现在移动端扫码、输入记录；

③ 多用户互联数据共享平台，建成一个为医院（医联体）、医疗器械厂商、第三方服务公司合作互通的区域互联网服务平台，为相关行政管理部门提供医疗设备质量和安全管理信息数据共享。

互联网云平台具体建设应用在本章第三节中详细介绍。

二、物联网与智能化数据采集技术的应用

物联网（Internet of Things，IOT）是利用通信技术把传感器、控制器、设备、人员等按约定的协议，把任何物品与互联网连接起来，进行信息交换和通讯，以实现智能化数据采集、定位、监控和管理的一种网络，形成人与物、物与物相联，是一种物-物互联互通的互联网技术。

物联网技术在医疗设备使用安全风险管理实现智能化数据采集传输应用方面优势十分明显。医院使用的医疗设备数量十分庞大，分布面广，风险管理需要采集、传输大量数据，包括设备验收、预防性维护、性能检测、计量、维修、安全不良事件监测工作中产生大量的数据；还包括厂家或第三方提供的维护、维修和质控检测生成的数据；还有大量临床使用中的安全报警信息。如果采用人工采集数据，工作量非常大，按照目前医院配备的人力很难完成，是实现使用安全风险管理的"瓶颈"。如果把医院使用的每一台医疗设备通过物联网方式连接，每台设备都是物联网的一个节点，医院可以对每个节点上的设备，乃至设备上的每

个部件进行实时、动态监控，监控医疗设备的运行情况，采集各种数据，可以解决目前的问题。目前，依托物联网技术实现数据自动采集、网络传输、智能化管理技术已经成熟。近年来已经逐渐进入医疗设备的管理领域，并形成整套的实时信息管理系统。可以自动采集感知医疗设备的基本信息、位置、实时工作状态等，并通过网络进行传输互联，实现各种设备的无缝连接、实时追踪、共享存储、汇总分析等管理功能，可以满足医院医疗设备风险管理工作需求，简化业务流程，降低维护成本和节省人力。实现数据采集的自动化、智能化。为大数据、人工智能发展提供数据质量和可靠性的保证。

物联网技术具体应用在本章第二节中详细介绍。

三、医疗设备风险管理信息集成系统构建

随着医疗设备使用安全风险管理要求的提高，尤其在各级管理部门的各种检查、评审中强调要实现过程管理，要求有记录，结果的分析、评估、有持续改进措施，需要有各种数据的支持，在日常管理中实时地记录数据，已经成为常态化，所以需要改变传统设备管理模式适应新的要求，包括系统构建、数据库建设、数据采集、数据共享、信息安全等方面。

目前，医院管理信息系统（HIS）已经十分普遍，一般都会包含医疗设备管理系统（MEMS，Medical Equipment Management System），主要包含资产设备管理、设备采购和设备报废等功能模块。医疗设备使用风险管理应作为其中一个功能模块，主要包括日常维修（CM）、检测/预防性维护（IPM）、不良事件及召回管理等以应用质量和安全风险管理为核心的模块，图 8-2。

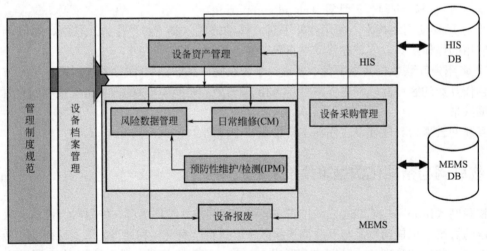

图 8-2　医院医疗设备信息化管理系统架构

四、医疗设备风险管理信息集成的功能模块

实现医疗设备风险管理信息化，根据风险管理的要求，系统主要功能包括如下几个，见图 8-3。

1.设备基本信息录入模块

建立医疗设备基本信息库。在资产管理设备台账的设备信息外，还要求统一的设备分类、安全等级、IPM 周期、计量级别、使用科室、管理人员信息、生产厂商信息（联系方

式）、产品注册信息等。同时，建立设备唯一码（二维码）档案。在新增设备和设备调剂、报废时信息及时更新。

2. 动态工作记录模块

与固定资产管理不同，医疗设备使用安全风险管理信息是一个动态过程，每天有关设备安全质量管理的工作，在信息化管理平台上需要工作动态记录、显示，如设备网络报修、维修工作状态、设备工作状态、检测与预防性维护计划执行、不良事件报告等，这些工作系统要现场动态记录，并可以通过大屏幕动态显示。

3. 工作状态监测模块

在物联网应用的前提下，医疗设备的工作状态可以实现实时监测，包括主机和关键部件，如 CT 的滑环失联，球管打火，数据采集系统温度，机架温度的远程监测；MRI 的冷头、水冷机组、液氦水平、维护保养周期、温湿度等远程监测；ICU 生命支持设备的工作状态监测。监测数据可以通过网络在屏幕和移动终端显示。

4. 检测与预防性维护（IPM）管理模块

IPM 管理在计划性检测与预防性维护工作有执行时间提示；执行检测与预防性维护工作过程可以显示工作界面，能通过移动终端人工录入或自动录入相关工作数据，自动生成工作报告（报表），存储每次 IPM 工作数据。

5. 维修维护（CM）管理模块

CM 管理从设备报修到工作任务分配、维修、维修完成后的验收检测全过程监控。按屏幕提示菜单，在工作站或移动终端可以录入工作记录，自动生成维修报告。维修过程可以实时显示。

6. 数据统计分析模块

完成对所有安全风险管理的工作记录包括医疗设备维修、IPM 结果提供规范化的分析、统计、评估。相关的分析数据可以按设备分类、不同使用科室、不同品牌、不同工作内容生成各种表格、图表。包括设备故障发生概率，平均无故障时间，不同科室设备故障次数；IPM 工作执行状况；安全性能检测不合格项统计；设备故障原因分类（人为因素、环境因素、设备本身因素）统计分析；设备故障现象分析；维修质量（二次维修、返修比例）统计分析等。运用更多的数据挖掘技术手段，可以实现对设备安全风险预警，为风险控制提供指导依据。也可以为政府行政管理部门监督检查提供各种报表。

图 8-3 是医疗设备智能化风险管理信息系统功能模块

五、基于风险管理的数据库建设

1. 建立医疗设备台账信息数据库（实物信息库）

目前，医院都在医院信息系统（HIS）中建立在用医疗设备管理数据库，大都可录入与存储医疗设备固定资产信息，基本上是以财务、资产管理信息为主，如设备台账等，基本上是"静态"数据。而每一台医疗设备使用风险管理过程形成数据如计划的医疗设备维护工作（IPM，CM）、设备的风险监测数据等这些数据是"动态"变化的。医疗设备使用风险管理相关的很多信息大多没有包括在设备资产管理数据库中，不能适应医疗设备使用安全风险管理的需求，需要重新改造。实物信息库建立由于目前医疗设备的统一标识建设缺乏强制性标

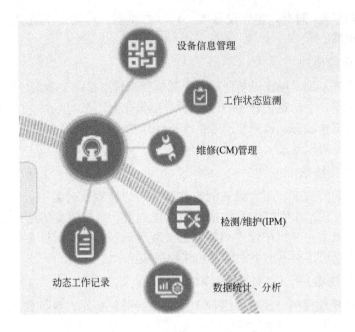

图 8-3　医疗设备智能化风险管理信息系统功能

准（类似欧美等采用的先进的 UID 标签标准），信息的图像识别和文字提前等新型的数据采集技术无法应用，必须采用原始人工记录采集，并转入信息系统。

实物信息库建立可以通过设备基本信息录入模块录入每一台设备的相关信息，见本章第三节表 8-1。在设备新增、调动、报废的情况下，实现及时更新。

2. 建立生产厂商售后服务部门和第三方服务机构信息数据库

收集与医疗设备安全风险管理相关联的生产厂家售后服务部门、第三方服务机构的名称、地址、网址、联系人、联系电话、手机、E-mail、微信号等，建立档案库。

3. 建立适合网络环境运作的各种管理工作的电子录入表单库

入库表单包括新设备台账录入表单、验收记录表单、维修记录表单、IPM 记录表单、不良事件上报表单等。

4. 建立医疗设备使用维护（IPM、CM）标准数据库

医疗设备使用维护数据库是指导医疗设备使用安全风险管理工作，建立工作流程、工作内容的标准与规范，如临床使用、三级维护（日常维护、PM、性能检测）、维修等的规范；各种设备使用操作规程、维修手册、故障代码库、使用操作培训 PPT、视频等信息索引，提供给医院临床工程人员、医护人员查询、学习和专业技术培训。

5. 建立医疗设备编码关联数据库

为了实现医疗设备风险管理信息化，只有设备分类、名称代码标准化、唯一化，才能建立统一的信息共享平台。建立医疗设备管理编码关联数据库的关键是实现医疗设备统一标准的唯一标识码，即"一物一码"。目前国内医疗器械分类代码标准不统一，分类规则也不相同，最新版医疗器械分类标准是 2018 年 8 月 1 日起施行的《医疗器械分类目录》，划分为 22 个子目录，仅仅是大类划分，但是医疗设备品种繁多，同一种设备不同厂家有不同的品名，对医疗设备管理、问题产品的溯源、召回带来很多问题，对医院内部安全风险管理造成困难。2011 年，国际医疗器械监管机构论坛（IMDRF，前身为 GHTF）正式成立。该组织由美国、欧盟、加拿大、澳大利亚和日本在内的 5 个成员国家和地区发起。2013 年，中国食品药品监督管理总局代表我国加入 IMDRF。为形成全球协调一致的医疗器械唯一身份标识，便于对医疗器械在全球进行监管，指导各国建立 UDI 系统，IMDRF 特成立 UDI 工作组（UDIWG），并于 2013 年对 GHTF 的《医疗器械唯一标识（UDI）系统》指导草案进行了修订，提出了《医疗器械 UDI 系统》指导性最终文件。

2013 年 9 月，美国 FDA 明确提出医疗器械必须要有 UDI 标识，且分阶段实施，到 2020 年 9 月，美国 FDA 要求所有医疗器械生产企业都要对其生产的产品进行 UDI 标识，并将相关产品数据上报到 UDI 数据库。2018 年 8 月国家药品监督管理局发布《医疗器械唯一标识系统规则（征求意见稿）》意见的通知，建立医疗器械唯一标识（UDI）数据库。所以今后医疗设备风险管理编码关联数据库的建设要参照国际、国内医疗器械唯一标识（UDI）数据库的产品标识和相关数据。

6. 数据库的备份与恢复

信息系统在操作过程中可能出现意外，为了保证用户数据的安全性，防止数据库中的数据意外丢失，应对数据库进行及时备份。如果数据库中的数据丢失或被破坏，操作员可以及时还原数据库的备份，减小损失。

第二节　物联网技术应用

一、物联网结构模型

医疗设备管理物联网主要由三个层结构模型组成，分别为感知层、数据层及应用层，如图 8-4 所示。

（一）感知层（数据采集）

1. 数据采集内容

感知层主要功能负责医疗设备数据的采集，通过医疗设备输出的网络接口、通讯接口（如 RS232、RJ45 接口）、视频接口等，不同设备连接成物联网，根据不同设备数据通讯协议采集数据，实现对医疗设备各种数据的读取。采集的参数和波形信息，通过网络接入服务器记录和存储，可以在移动终端进行波形及参数的实时显示。采集主要内容如下。

① 设备使用状态信息：主要包括实时开关机状态、设备（包括关键部件）运行状态（维修/正常）、设备资产信息等设备数据。

② 实时运行参数、波形信息。

③ 位置信息：通过蓝牙，将各个设备的实时位置信息传送到网络后台服务器中，实时跟踪了解设备运行存放位置。

④ 报警信息：主要实时同步采集设备的使用状态报警信息、设备错误故障代码等信息。

2. 数据采集方式

用于医疗设备使用风险管理的数据采集有很多方式。

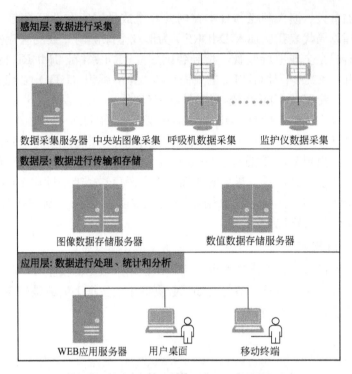

图 8-4 物联网系统三层结构模型图

（1）视频采集

通过影像设备的视频输出接口，将显示的图像以"截屏录屏"方式输入采集器，再将图像中的文字信息"解读"，获得有用信息，如 CT 图像中扫描参数、扫描时间、部位；病人信息；设备工作状态等。还可以通过图像智能识别方式"解读"图像的异常信息。这种方式的优点是采集方式简单，与设备不发生数据传输，不需要得到医疗设备厂家的许可。缺点是：采集的信息量小，尤其是不能采集设备故障信息，仅局限于影像设备数据采集。

（2）通过 DICOM 文件的"头文件"采集

这种方式主要用于影像设备数据采集。DICOM 是医学图像和相关信息的国际标准（ISO 12052），DICOM 标准被广泛应用于放射医疗、心血管成像以及放射诊疗诊断设备（X射线、CT、核磁共振、超声等）图像的统一标准。数据采集是通过 PACS 系统截取信息流通中间节点中的原始数据，因为 PACS 系统传输的 DICOM 标准图像，其中文件格式还包含很多设备使用的文字信息，其仅截取了 DICOM 数据中的头文件的部分信息，读取文件中的设备信息、设备运行数据等进行"过滤"，将对设备管理有价值的数据进行重新整理，独立存储，如 CT 的每一个病人的扫描参数 kV、mA·s、层厚、扫描方式、病人扫描部位、剂量等。通过截取原始数据包，定做新的软件接口实现在原有 PACS 系统中的数据转分发。采集方式主要通过软件从 PACS 系统中获得需要的信息。如用 dicompyler 软件打开 dicom 图像，头文件如图 8-5 所示。

这种方式的优点是采集方式相对比较简单，通过软件采集数据，也不需要得到医疗设备厂家的许可。缺点是：采集的信息量相对较小，尤其是不能采集设备故障信息，也仅局限于影像设备数据采集。

（3）通过医疗设备的"工作日志"文件采集

通过数据接口或专用硬件可获得医疗设备各种运行工作状态数据，包括设备运行日志、

Name	Value	Tag	VM	VR
⊟ CT Image Storage				
Image Type	['ORIGINAL', 'SECONDARY', 'AXIAL']	(0008, 0008)	3	CS
SOP Class UID	CT Image Storage	(0008, 0016)	1	UI
SOP Instance UID	2.16.840.1.113662.2.0.105002416.1489146183.501.0	(0008, 0018)	1	UI
Study Date	20170310	(0008, 0020)	1	DA
Series Date	20170310	(0008, 0021)	1	DA
Content Date	20060505	(0008, 0023)	1	DA
Study Time	1942	(0008, 0030)	1	TM
Series Time	1942	(0008, 0031)	1	TM
Content Time		(0008, 0033)	1	TM
Accession Number	63071	(0008, 0050)	1	SH
Modality	CT	(0008, 0060)	1	CS
Manufacturer	NOMOS	(0008, 0070)	1	LO
Referring Physician's Name		(0008, 0090)	1	PN
Station Name		(0008, 1010)	1	SH
Manufacturer's Model Name	CORVUS 6.4	(0008, 1090)	1	LO
Patient's Name	*M32-2^CHENJUN^^^	(0010, 0010)	1	PN
Patient ID	21662	(0010, 0020)	1	LO
Patient's Birth Date		(0010, 0030)	1	DA
Patient's Sex		(0010, 0040)	1	CS
Slice Thickness	4.75	(0018, 0050)	1	DS
KVP	0.0	(0018, 0060)	1	DS
Software Version(s)	CORVUS 6.4	(0018, 1020)	1	LO
Patient Position	HFS	(0018, 5100)	1	CS
Study Instance UID	2.16.840.1.113662.2.0.105002416.1489146183.701	(0020, 000d)	1	UI
Series Instance UID	2.16.840.1.113662.2.0.105002416.1489146183.501	(0020, 000e)	1	UI

图 8-5　DICOM 头文件信息

设备故障日志、设备操作系统日志。这种方式主要用于大型医学影像设备 CT、MR、DSA 的数据采集，可 24h 不间断采集。如 CT 的日常使用信息、球管使用数据、球管工作温度、DAS 工作温度、Gantry 温度、球管打火发生的次数、滑环失联次数等。尤其是设备风险相关的数据，可以实现远程监测。

数据采集方法有：采集盒硬件（见图 8-6），定制 debian Linux 系统，chipset＋OS 软硬件协同安全设计；通过设备原厂采集端口，如 21、139、445、80 等；设备原厂支持的通信协议，如 FTP、SAMBA、HTTP 等。因为一般设备运行/故障日志更新频度为每 15min 一次，可以说是"准实时"采集（见图 8-7）。这种方式采集的数据信息量最大，但需要设备厂家开放通讯协议，还需要专门的硬件。

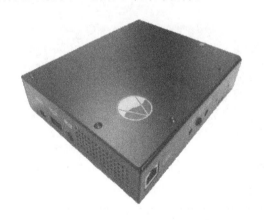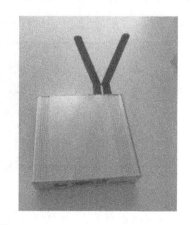

图 8-6　采集盒硬件

（4）借助于厂家提供的设备通讯接口进行数据采集

大多数医疗设备都带有通讯接口，如 RS232、RS485、RJ45 以太网接口、USB 接口等，数据采集根据不同设备的通讯协议，获得设备工作状态信息。这种方式广泛应用于中小型医疗设备，尤其是移动设备、生命支持和急救设备，如呼吸机、麻醉机、监护仪、输注泵等。

采集系统构建中采用不同方式采集数据，如呼吸机参数、波形由其 RS232 接口通过无

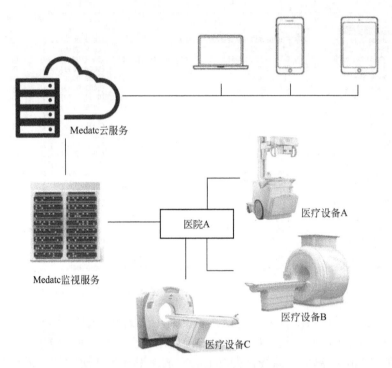

图 8-7　CT、MR、DSA 的数据采集

线 RS232-WIFI 模块采集（见图 8-8），监护仪波形参数可以从中央站的 VGA 接口通过有线 I-IMI 模块采集。不同应用场合有不同的连接方式，如医疗设备性能检测数据的采集。对呼吸机类设备性能检测，使用数据采集器同时从医疗设备和质控测试设备采集数据，上传至软件接收端。对心电监护仪类设备，将生命体征模拟器与监护设备相连，使用数据采集器采集监护设备的数据，上传至软件接收端，如图 8-9 所示。

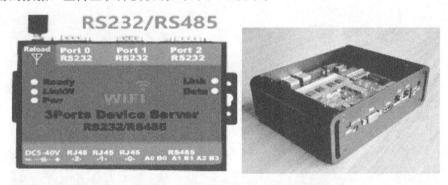

图 8-8　无线 RS232-WIFI 采集模块

这种方式的优点是采集的信息比较齐全，可以实现动态监控。缺点是：需要获得生产厂家的通讯协议和接口转换的专用硬件。由于医疗设备种类繁多，通讯接口各异且不同的设备厂家采用各自的通讯协议进行数据输出，某些同一品牌不同型号的设备在接口通讯协议上也存在差异。部分品牌的设备需要加装硬件接口、进行软件版本升级或进行输出设置后才能输出数据。

（二）数据层

数据层主要是对采集到的医疗设备状态、报警信息等数据进行传输和存储。

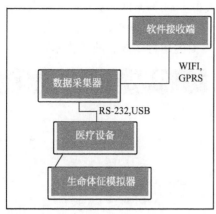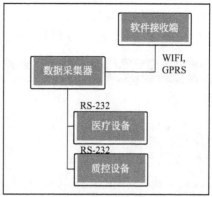

图 8-9 医疗设备性能检测数据采集

1. 数据传输

数据传输方式有几种：①将采集到的数据通过串口（RS232）转换连接 GPRS 模块，然后通过 GPRS 进行数据发送。由于使用移动通讯的网络传输，传输质量有保证，但是需要专用 IP 地址，移动网络需要付费服务。②通过 RS232/USB 转换 WIFI 模块，通过 WIFI 数据发送到数据服务中心。主要是通过交换机和无线 AP 控制器传输到总交换机，由总交换机汇总将数据传输给服务器，服务器再通过交换器和路由器将数据共享到医院内网或互联网，这样可以让在网络上任何一台计算机、移动终端都可以通过访问查看到设备的数据。优点是 WIFI 路由器成本低，连接方便，缺点是 WIFI 传输距离有限制，信号稳定性较差，容易发生数据丢失。③通过设备本身的网络接口，如 RJ45 以太网接口与交换机连接实现传输。这种方法可以利用医院的网络，通讯可靠，但必须有网络接口保证，灵活性较差，不适合移动性设备使用。

2. 数据存储

系统数据的存储，参考临床数据仓库（Clinical Data Repository，CDR）的数据模型，首先由采集器参考通信协议从各类设备接口获取原始数据，通过软件对原始数据进行编译，然后对编译后可识别的大量数据进行第一次分类数据处理，根据不同设备类型、品牌、型号等数据进行分类。随后对分类得到的数据进行第二次分类处理，主要对设备使用状态、报警信息、安全性能信息、实时参数进行分类。二次分类得到数据一部分通过网络提供设备管理人员和临床使用人员进行访问，另一部分传输给临床数据仓库进行分类存储，最后可以对存储的设备数据进行调用统计分析。这整个过程建立标准的数据交换模式，将各类医疗设备的数据进行集成，实现存储共享。

（三）应用层

应用层主要对感知层获取数据进行处理、统计、分析。在医疗设备使用风险管理应用中可以分成以下几个应用。

1. 医疗设备运行状态监控

可以实现集中、实时监控医疗设备使用状态、运行参数、故障报警等信息，让医疗设备管理人员、临床工程师和临床使用医护人员可以远程访问，对运行设备的状态一目了然。这种新模式可以打破原有医疗设备发生故障需要使用人被动电话报修，临床工程人员被动服务的维修模式，实现了系统主动报警，临床工程人员主动维修的新模式；医护人员随时可利用WIFI无线网络与物联网设备实时联机，通过智能型手持数据终端，来获取医疗设备全面医疗数据的信息。图 8-10～图 8-12 分别是 MRI、CT 的运行状况、故障提示。

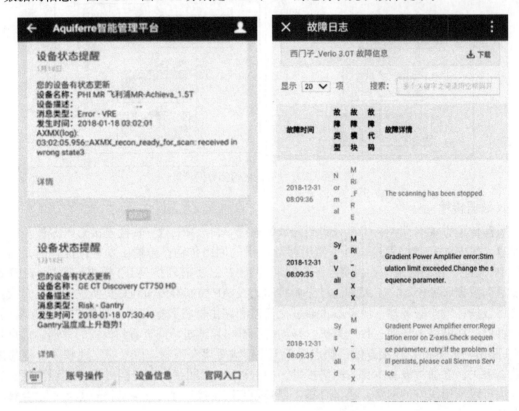

图 8-10　MRI 工作状态（故障信息）提示

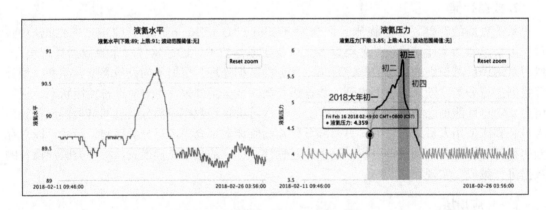

图 8-11　MRI 液氦水平、压力状态监控

2. 医疗设备物联网使用统计分析

医疗设备物联网管理可以实时调用系统数据仓库中设备使用、工作状态数据，并对数据进行计算统计分析。如设备使用率（开机率）、设备故障率作统计分析。如通过对设备故障率的统计分析可以帮助临床工程人员对医疗设备"健康"状况有准确、客观的了解，从而可以为医疗设备计划性维护保养、更新报废提供有效的分析依据。通过设备使用率统计分析可以为医

设备科学管理、合理调配、计划采购等方面提供客观有效的数据依据（见图 8-13）。

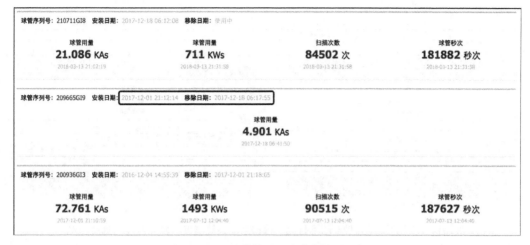

图 8-12　CT 球管使用曝光数据实时监控

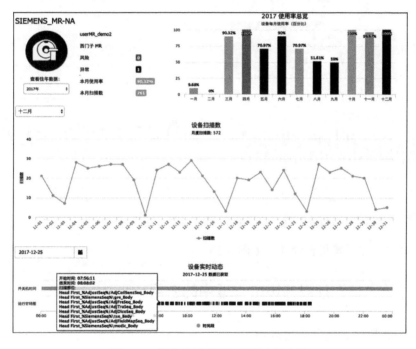

图 8-13　设备使用率风险预警应用实例

3. 远程实时监控风险预警

通过物联网系统对医院大型设备（CT、MRI）远程实时监控与风险预警，可以实现无需人工巡检，关键部件可设定门限报警和微信推送，通过算法评估预测关键部件（如球管、线圈等）的使用寿命周期，可对终点的趋势加以重点关注——设备故障预测发现。通过基于物联网大数据的远程数字化实时监控，提高了使用安全性。下面是 CT、MRI 风险远程监测与预警的案例。

① CT 的滑环失联、球管打火、数据采集系统温度、机架温度的远程监测　见图 8-14。

② MRI 的冷头、水冷机、保养周期、磁盘、温湿度的远程监测　见图 8-15。

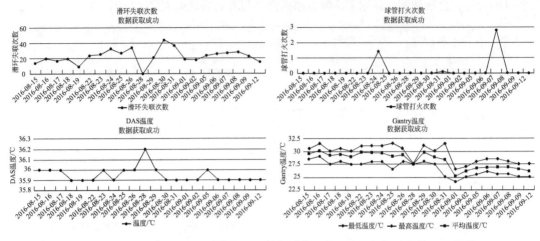

图 8-14　CT 的滑环失联、球管打火、数据采集系统温度、机架温度的远程监测

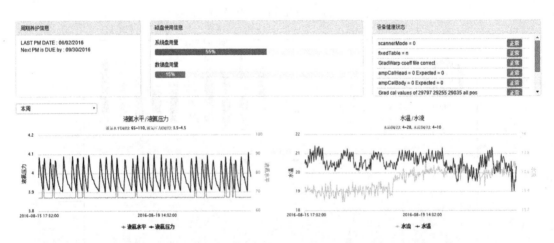

图 8-15　MRI 的冷头、水冷机、保养周期、磁盘、温湿度的远程监测

③ CT 关键部件报警状态管理　见图 8-16。

二、物联网技术在医疗设备风险管理中的应用

1. 性能检测数据采集自动化应用

医疗设备性能检测需要采集大量数据，如呼吸机、婴儿培养箱、输注泵测试项目很多，每一项目又要测试多次。实际测试工作中还需要两个人配合工作，如呼吸机检测，需要一个人调节设置呼吸机的参数，另一个人分别记录医疗设备的设置值、显示值、测试值，一般将数据手工记录在"原始记录表"中，最后还要将记录数据输入"电脑"。整个工作需要两人工作 40min。在医院医学工程人员严重不足的情况下，这种操作方式成为开展 IPM 工作的瓶颈。

下面例子是呼吸机性能检测时采用物联网自动数据采集、记录的方式应用案例。这是通过专门的数据采集器，通过 RS232 接口连接到呼吸机及气流分析仪（见图 8-17）。在呼吸机上设定某一参数值后，系统可以自动获取呼吸机的显示值、测试仪的示值。做完相关检测后对检查形成结论，对检测数据进行确认后，通过网络、WIFI/4G 等无线方式实时传输到

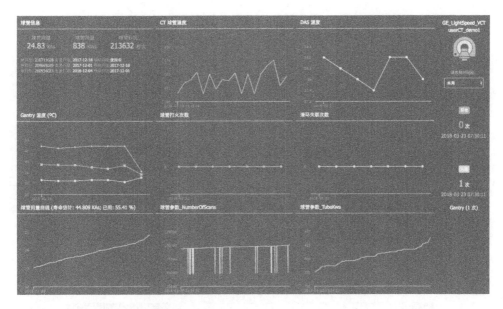

图 8-16　CT 关键部件设定门限报警风险管理

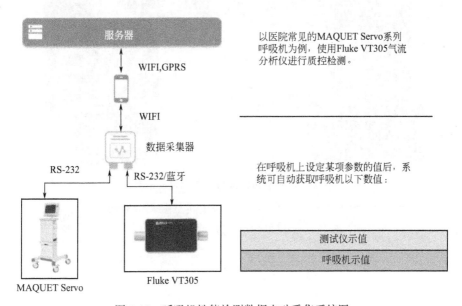

以医院常见的MAQUET Servo系列呼吸机为例，使用Fluke VT305气流分析仪进行质控检测。

在呼吸机上设定某项参数的值后，系统可自动获取呼吸机以下数值：

| 测试仪示值 |
| 呼吸机示值 |

图 8-17　呼吸机性能检测数据自动采集系统图

手机、移动终端，再上传至数据库服务器，自动记录、存储、形成电子检测表单，如图 8-18～图 8-20。工作流程如图 8-21 所示，全部测试过程一个人 20min 完成，节约工作时间 3/4，数据记录的可靠性、真实性大大提高。

2. 智能化风险管理应用

在第二章警报风险分析中，报警风险连续多年持续上榜，ECRI 研究院发布的年度十大医疗技术危害榜。在 ICU 实际工作环境下，尽管对设备警报发生后都有相应的对策和步骤来处理，每个病人的报警设置值都经过主管医生的确认，但是在一个病人使用多台设备时发生报警会产生混淆，不能清楚地知道哪个设备处于警报状态，众多设备频繁产生多种类的报警包含很多临床无意义的报警，医护人员在辨识不同优先级的警报信息上就会存在困难，以

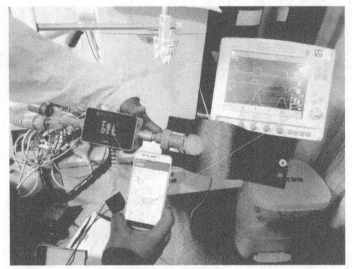

图 8-18　呼吸机性能检测数据自动采集操作

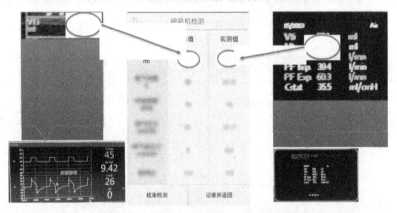

图 8-19　呼吸机性能检测数据自动采集

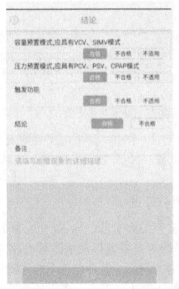
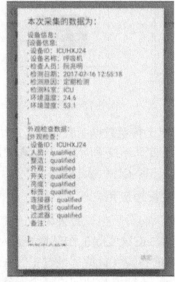

图 8-20　采集数据确认

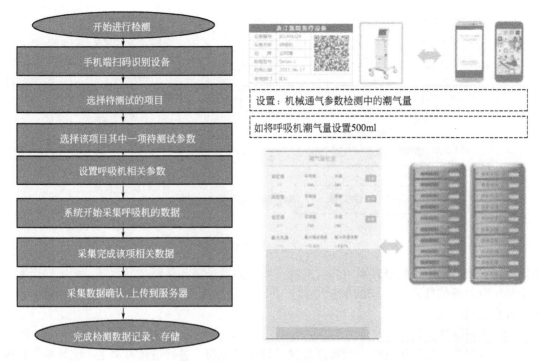

图 8-21　检测工作流程

至于产生"警报疲劳"现象，影响医疗和病人安全。如果通过物联网信息化管理手段，实现警报的集成（通过有线或无线设备），在提高警报管理和响应中很有帮助。能对多台设备、多参数以及信号质量自动评估整合的报警信息的集成会大大减少报警管理不良事件的发生，提供医疗安全。

　　下面的实例是某医院 ICU 医疗设备报警信息集成的方案。

　　ICU 设备种类繁多，接口各异且不同的设备厂家采用各自的通讯协议进行数据输出，某些同一品牌不同型号的设备在接口通讯协议上也存在差异。部分品牌的设备需要加装硬件接口、进行软件版本升级或进行输出设置后才能输出数据。因此，设计和实现各种诊断、监护、抢救、治疗设备的信息集成，是 ICU 警报信息集成的重点和难点，其重要环节是不同接口、不同通讯协议的报警信息采集和不同数据格式的报警信息融合。开发一套报警集成和分析系统，系统功能包括：采集设备原始警报数据；整合各类仪器警报集中管理；通过优化算法提高警报的可靠性。

　　（1）采集通信接口对接

　　面对 ICU 各种医疗设备的不同的物理接口，如 RS232、RS485、RJ45 以太网接口、USB 接口等，数据采集的第一步工作是完成采集电脑与设备的有效对接。大部分医疗设备通常采用 RS232 接口，但不同品牌型号的设备其串口引脚顺序会有所不同，通过设备提供协议可以解决线序问题，在硬件构架上，对 RJ45 数据接口可通过网线直接与交换机相连，而对非 RJ45 数据接口必须采用相应的转换器转换为 RJ45 数据接口后与交换机连接，以实现整个 ICU 医疗设备警报数据的长距离传输和集成，如图 8-22 是警报信息采集的系统连接图。

　　（2）通讯协议

　　设备通讯协议决定了数据往来的方式和数据包的格式。由于不同厂家不同型号设备通讯

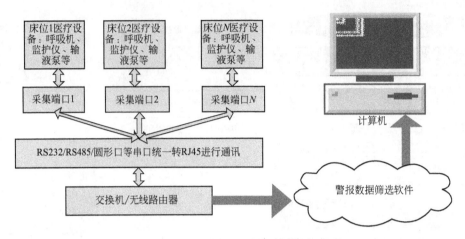

图 8-22　设备接口转换示意图

协议不同,输出的数据包格式不一样,要统一实现信息采集、存储、显示等,必须根据通讯协议对每台设备信息采用不同的解析方式,并定义好数据后台存储方式,包括数据字段内容、数据表现方式等。

（3）警报筛选分析

通过专门开发的分析软件对报警信息进行智能化处理。进行信息再加工,比如对误报警的筛选、对报警等级的识别、与报警相关的生理参数显示、人机界面的人性化处理等,在电脑终端上显示并产生相应级别的声光报警信息。减少目前过于泛滥的警报数量,达到警报优化管理的目的。

第三节　互联网云服务平台建设

一、互联网云服务平台建设需求

1. 管理要求提高

医疗设备管理信息化的目的是利用信息手段解决医疗设备使用安全、风险控制和效益分析的应用性问题。目前,传统的医疗设备管理信息化模式通常是集成在医院 HIS 系统的一个组成部分,功能主要从资产角度进行管理、建立的针对医院医疗设备固定资产传统静态数据管理系统。而随着医疗器械监督管理条例（国务院 680 号令）分布,以及各部委和各地省市发布的法律法规,都要求医疗机构特别是三甲医院建立医疗设备全生命周期的管理体系和实践,内容既涉及设备自身的质量,也与其使用人员、维护、保养、维修及使用环境等有关,使用安全风险管理成为重要内容,通过医疗设备使用安全风险数据监测,实现应用安全风险预警,提高医疗设备的使用安全性、可靠性,减少因医疗设备使用引发的医疗安全事故,提高医疗质量,保障病人安全。因此,医院医疗设备管理委员会和临床医疗设备使用安全管理委员会,以及执行日常医疗设备管理事务的医学工程部（设备科和医学装备部等）,包括各临床医疗设备使用科室和病区,都迫切需要一个专业的设备使用安全风险管理功能的信息系统满足动态数据采集、统计分析以及管理工具和持续改进的需求。

2. 医疗体制的变化

已经开展医疗器械质量安全管理信息化的医院，各家医院建立独立的系统，包括独立服务器和软件，采集的数据是封闭的，接口各不相同，形成很多"信息孤岛"。同时，在新"医改"形势下，大量出现医联体、医共体、区域性专科联盟、远程医疗网的医院管理新模式，医联体成为服务、责任、利益、管理共同体，区域内医疗资源有效共享。医联体内可建立医学影像中心、检查检验中心、消毒供应中心等，医疗设备管理模式发生了根本性的变化。医联体内的各级医疗机构需要对医疗设备进行统一管理，医疗设备管理已经形成区域化管理的趋势。

3. 服务方式变化

目前医院设备管理的临床工程人员配置普遍不足，医疗设备的技术难度也越来越高，医疗设备的维护工作已经很难完全由医院医学工程部门独立完成，越来越多的工作要依靠医疗设备生产厂家和第三方机构的售后服务来完成。每家医院面临很多家医疗设备生产厂家、第三方机构，他们在提供服务中的标准、数据采集、存储格式都不一样，产生的数据是"碎片化"的。在"管理"中产生的大量数据、信息无法实现共享，利用价值很低。同时还没有规范、标准的结构化数据格式，实现数据统计、分析、信息交换也很困难。因此，需要有一种创新的信息化管理模式。

实践证明，通过建设由医院（医联体）、生产厂家、第三方服务机构共同互联网云服务协作平台方式是完成医疗设备使用安全管理的需求（见图 8-23）。

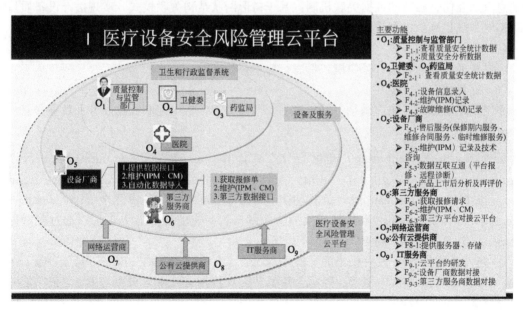

图 8-23　医疗设备风险管理云平台

二、选择合适的信息化平台工具

1. SaaS 取代传统软件

SaaS 是 Software-as-a-Service（软件即服务）的简称，是随着互联网技术的发展和应用软件的成熟，在 21 世纪开始兴起的一种完全创新的软件应用模式。它与"on-demand software"（按需软件）、the application service provider（ASP，应用服务提供商）、hosted software（托管软件）具有相似的含义。它是一种通过 Internet 提供软件的模式，软件供应商将应用软件统一部署在自己的服务器上，客户可以根据自己实际需求，通过互联网向软件供应商定购所需的应用软件服务。在互联网平台下实施医疗设备使用安全风险管理（SaaS）是实施信息化平台建设的很好的途径。建立平台无需购买软硬件、建设机房、IT 管理人员，即可通过互联网使用信息系统。通过互联网便可以享受到相应的硬件、软件和维护服务，部署简单，后期维护、升级高效，更安全、可靠。

另外，SaaS 平台是软件开发商提供软件在线使用平台，用户可以本地存储数据，保证数据的安全性。

2. 一种基于消息流机制开发的轻量化信息系统

以建立医疗设备实物账目为基础，实现医疗设备安全风险管理电子化和医疗设备生命周期档案自动化。建立医院医学工程部门、临床科室和外部供应商之间、医联体和区域医疗内的信息流机制，使信息发挥最大的沟通效用；逐步发展医疗设备智能接入能力；最终建立以数据驱动的医疗设备管理服务为核心的整体解决方案。

轻量化信息系统具有如下特点和优势。

（1）轻量化应用系统

采用 JSON 作为开发语言；应用源码无需编译，且短小精悍；提供统一 RESTful API 接口；结构化消息机制；具有类似"微信"的消息机制，消息即数据。便捷实现不同机构间的消息互通互信；独特的数据关联机制：基于树形网状结构关联模式，实现医疗设备质量控制可追溯；满足高效、多维度的数据分析。

（2）轻量化实施服务

灵活快速的实施模式：镜像模式部署；分步叠代实施。

（3）轻量化定制方案

系统高度定制化：快速满足不同机构的个性化需求，自由定制数据服务和数据交互。

3. 云计算技术

云计算（cloud computing）是融合分布式计算（distributed computing）、并行计算（parallel computing）、效用计算（utility computing）、网络存储（network storage technologies）、虚拟化（virtualization）、负载均衡（load balance）、热备份冗余（hot standby redundancy）等传统计算机和网络技术发展应用的产物。它的计算能力也可以通过互联网进行传输。云计算具有如下特点。

① 超大规模　"云"具有相当的规模，Google 云计算已经拥有 100 多万台服务器，Amazon、IBM、微软、中国电信云、阿里云等的"云"均拥有几十万台服务器。"云"能赋予用户前所未有的计算能力。

② 虚拟化　云计算支持用户在任意位置、使用各种终端获取应用服务。只需要一台笔记本或者一个手机，就可以通过网络服务来实现我们需要的一切。

③ 高可靠性　"云"使用了数据多副本容错、计算节点同构可互换等措施来保障服务的高可靠性，使用云计算比使用本地计算机更加可靠。

④ 通用性　云计算不针对特定的应用，在"云"的支撑下可以构造出各种的应用，同一个"云"可以同时支撑不同的应用运行。

⑤ 高可扩展性 "云"的规模可以动态伸缩，满足应用和用户规模增长的需要。

⑥ 按需服务 "云"是一个庞大的资源池，用户可以按需购买容量。

⑦ 费用廉价 由于"云"的特殊容错措施可以采用极其廉价的节点来构成云，"云"的自动化集中式管理使得用户无需负担日益高昂的数据中心管理成本，可以充分享受"云"的低成本优势。

4. 建立医疗设备完整的信息结构

医疗设备管理信息化平台需要每一台设备具有统一结构的完整信息，设备信息采集按表8-1的信息结构输入，建立设备信息库。

表 8-1　医疗设备信息结构

ID	名称	类型	默认值
Department	使用科室	Tword	null
Associated Departments	附属使用科室	Array(Tword)	null
Title	设备名称	String	null
Me Model	型号	Tword	null
Customed No.	顺序标签号码	String	null
Emergency	抢救转运	Boolean	false
Me Model String	型号标识	String	null
Certificate No.	注册证号	String	null
Me System	所属分类	Tword	null
SN	SN	String	null
Dealer	经销商	Tword	null
Applied	启用日期	DateTime	null
Warranted Until	保修期至	DateTime	null
Property Type	资产类型	Enum	1
Qrcode	二维码编号	String	null
Property Code	固定资产编号	String	null
Location	安装使用位置	String	null
Description	备注	String	null
State	状态	StateEnum	1
Identity	标识号	String	null
Same Code Count	SameCodeCount	Stat	0
Code	编号	undefined	null
StdCode	标准编号	undefined	null
Customed Code	自定义编号	undefined	null

5. 管理入口的建设

完成建立医疗设备信息平台结构后，涉及全院医疗设备的普查、执行风险管理各种工作任务，需要建立医疗设备信息管理入口的建设。目前可供选择的管理信息化入口方式包括：

① 资产标签条形码；

② RFID标签；

③ 二维码标签。

由于传统资产标签和RFID标签因为编码长度以及读写设备必须使用专业的软硬件配置，严重阻碍其可用性。RFID还存在部署成本高的问题。二维码方案具有数据信息量大、易用性好、接受度高；读写设备可使用通用智能手机、PAD；成本低等优势。因此在医疗设备管理信息系统中采用二维码入口方案是很好的选择，实物信息库中每台医疗设备都可建立唯一的二维码标识。

二维码内存储的信息是一个H5前端。通过手机扫描功能，就可快速获取医疗设备管理相关的完整信息，如设备当前状态、实现快速报修、快速查阅设备手册等功能（见图8-24）。

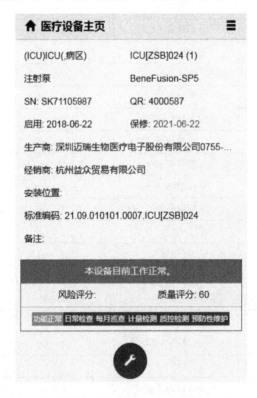

图 8-24　医疗设备 H5 前端界面

第四节　数据统计分析与数据共享

一、数据分析与数据共享

（一）数据分析方法

数据分析就是分析和处理数据的理论与方法，从采集的数据中获得有用的信息。通常数据分析采用统计学方法实现，也叫统计分析方法。从某种意义上讲，数据分析不存在固定的解决方法，分析的目的和分析的方法不同，会从同一数据中发掘出不同有用的信息。因此，数据分析内容丰富、方法众多，尤其借助目前计算机的强大计算能力，各种数据分析方法层出不穷，并得到空前的发展。下面是一些在风险管理中常用的分析方法。

① 描述性统计　描述性统计是指运用制表和分类、图形以及计算概括性数据来描述数据的集中趋势、离散趋势、偏度、峰度等。

② 列联表分析　用于分析离散变量或定型变量之间是否存在相关性。常用二维表、三维表、列联表分析。

③ 相关分析　研究现象之间是否存在某种依存关系，对具体有依存关系的现象探讨相关方向及相关程度。可分为单相关、复相关、偏相关等。

④ 方差分析　使用条件：各样本需是相互独立的随机样本；各样本来自正态分布总体；各总体方差相等。

⑤ 回归分析　分为一元线性回归分析、多元线性回归分析等。

⑥ 聚类分析　样本个体或指标变量按其具有的特性进行分类，寻找合理的度量事物相似性的统计量。具体有系统聚类法、逐步聚类法、两步聚类、K 均值聚类等。

⑦ 判别分析　根据已掌握的一批分类明确的样品建立判别函数，使产生错判的事例最少，进而对给定的一个新样品，判断它来自哪个总体。

⑧ 时间序列分析　动态数据处理的统计方法，研究随机数据序列所遵从的统计规律，以解决实际问题；时间序列通常由 4 种要素组成：趋势、季节变动、循环波动和不规则波动。

⑨ 因子分析　一种旨在寻找隐藏在多变量数据中、无法直接观察到却影响或支配可测变量的潜在因子、并估计潜在因子对可测变量的影响程度以及潜在因子之间的相关性的一种多元统计分析方法。

⑩ ROC 分析　ROC 曲线是根据一系列不同的二分类方式（分界值或决定阈），以真阳性率（灵敏度）为纵坐标，假阳性率（1-特异度）为横坐标绘制的曲线。

⑪ 其他分析方法　有判别分析、多重响应分析、决策树分析、神经网络、系统方程等。

（二）数据共享

数据共享就是让在不同部门、不同区域使用不同计算机、不同软件的用户能够读取、分享他人数据并进行各种操作、运算和分析。

实现数据共享，可以充分使用已有数据资源，减少数据采集等重复劳动和相应费用。

1. 数据共享的条件

实现数据共享的条件如下。

① 建立一套统一的、法定的数据交换标准，规范数据格式，使用户尽可能采用规定的数据标准，如 HL7、DICOM 和 UDI 编码标准。但目前很多方面没有实现标准化，不同用户提供的数据可能来自不同的途径，其数据内容、数据格式、通讯协议和数据质量千差万别，因而给数据共享带来了很大困难，有时甚至会遇到数据格式不能转换或数据转换格式后丢失信息的棘手问题，严重地阻碍了数据在各部门和各管理系统之间的流动与共享。

② 建立相应的数据使用管理办法，制定出相应的数据保护规定，各部门间签定数据使用协议，这样才能打破部门、地区间的信息保护，做到真正的信息共享。

2. 数据共享方式

（1）开放数据接口方式

医疗设备安全风险管理系统的数据需要从其他系统获得，包括系统内的 PACS、LIS、手术麻醉系统、ICU 管理系统，还有生产厂商、第三方服务机构维护管理平台，这些系统一般都是独立运行，不对外开放的，需要通过专门的接口软件开放接口，才能实现数据交换。系统供应商一般都要支付一定费用。接口如下：

① 与 PACS、LIS、手术麻醉系统、ICU 管理系统的接口；

② 与不同医疗器械厂商售后服务、远程服务平台、第三方服务平台的接口；

③ 与医疗器械性能检测机构的数据接口。

（2）主动发送信息方式

医疗设备安全风险管理系统的数据需要主动对外传输，通过专用接口发送到不同系统。如图 8-25。

① 与医院内部网络（HIS、OA）对接；

② 与相关行政管理部门要求上报的表单、数据的系统对接。

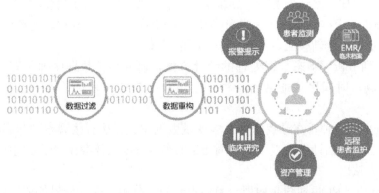

发送数据至不同系统

图 8-25　采集数据发送到不同系统

二、数据分析应用实例

（一）维修故障分析案例

某医院新建院区，安装使用某一品牌的电动病床共计 678 台，从 2018 年 7 月 1 日至 2019 年 1 月 4 日信息系统统计发生各种故障维修记录 83 条，故障率高达 12.24%，去除床头柜因素亦达到 10.77%。考虑到本次统计数据来源医院新院区 TMEMS 信息系统在 2018 年 7 月与 8 月处于实施阶段，实际维修例数将略大于本次统计结果。统计分析结果表明该厂家的电动病床故障明显偏高，且问题突出。

具体统计分析报表如下。

（1）故障发生数量按月统计

见图 8-26。

（2）故障发生数量按病床型号统计

见图 8-27。

月份	故障次数
2018.07	9
2018.08	11
2018.09	14
2018.10	8
2018.11	19
2018.12	16
2019.01	6
合计	83

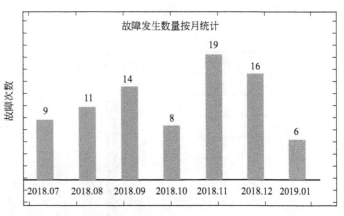

图 8-26 故障发生数量按月统计

型号	故障次数
电动病床	74
电动妇科检查床	1
对接床	7
转运床	1

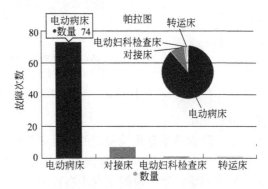

在全部的型号中, 占据Plato20线的共1组, 即电动病床(74.89%), 共计74例, 占比约89%

图 8-27 故障发生数量按病床型号统计

（3）故障发生数量按使用科室统计

见图 8-28。

科室	故障次数
十三病区	1
五病区	11
急诊科	2
妇产科门诊	1
手术中心	7(全部对接床问题)
二病区	6
八病区	12
三病区	14
十一病区	2
一病区	5
七病区	3
医学工程部	3
内镜中心	1
九病区	5
十病区	10

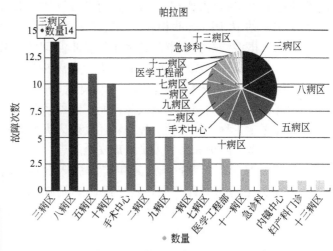

在全部的科室中, 占据Plato20线的共2组, 即三病区(14.17%)和八病区(12.14%), 共计26, 占比约31%

图 8-28 故障发生数量按使用科室统计

（4）按维修故障部位分类统计

见图 8-29。

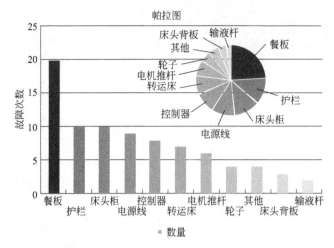

维修情况	故障次数
护栏	10
餐板	20
床头背板	3
床头柜	10
电机推杆	6
电源线	9
控制器	8
轮子	4
转运床	7
输液杆	2
其他	4

在全部的维修情况中，占据Plato20线的共1组，即餐板(20.24%)，共计20，占比约24%

图 8-29　按维修故障部位分类统计

（5）数据分析总结

从设备安全风险管理信息系统提供的统计风险报告，发现同一厂家生产的电动病床故障平均每月发生约 12 例次，此数据可以作为未来病床设备的月度故障统计基线。

从故障型号分布看，第一位问题发生在各病区电动病床；其次是手术中心用手术对接床问题。此两类型号医疗设备故障每月均有发生。妇科检查床和内镜中心用检查转运床均只发生一例故障，属于偶发性故障。

从使用科室分布看，半数发生故障科室发生在开院不久就投入使用的病区以及手术中心。最少的发生了 5 例，最多的三病区发生了 14 例。而后续开展的病区故障例数均不超过 3 例。从故障维修分类看，餐板问题成为最突出问题，共 20 例，占比高达 24％；护栏、电源线与控制器合计 27 例，占比超过 30％。两者合计 47 例，占比超过一半。另外，床头柜的问题也很突出，共 10 例。床头柜和产品属于附属部件，但成为本次故障统计结构中最突出的问题。其次，电源线和控制器问题属于设备本身问题，共计 17 类，在全部约 640 张电动病床中，故障率 2.7％。电源线问题主要集中在床头板在电动病床降低到最低位置时约27cm，而实际电源线插座按照通用装修要求均离地 30cm。当床头板距离墙面太近时容易发生电源线的损坏而发送电动病床功能故障。而控制器问题，集中反映在控制器网线接口接触不良。此外，在医学工程部的巡检过程中，还发现床头柜的问题包括棱角尖锐，底部轮子刹车无法固定，给患者、陪护和医护人员造成安全隐患。

最后，从根本原因分析看，该厂家生产的病床设备本身存在明显的质量问题；而其附带的餐板和床头柜问题最为突出，这已经影响到临床医护工作和医学工程部的维护工作量。存在问题需要及时反馈给生产厂家，提出可行的解决方案并限期内实施改进，保障医疗安全。

（二）智能化统计、分析报表

在实现设备核心数据采集和初步分析并可视化的基础之上，医工部门和设备使用科室还要及时掌握在用医疗设备的工作状态（健康状况），确保医疗设备使用安全，降低使用风险，智能化报表是风险管理的重要工具。

1. 设备"健康状况"统计分析报表

依据设备报错信息与性能检测结果，可以得到全院、全科室设备"健康状况"横向报表，对数据进行多维度分析。管理者可以实时掌握设备使用质量状态、维护计划执行状况，可以准确且实时提供数据及分析结果，强化设备风险管理。图 8-30 对医院三台 MRI 设备故障信息智能化分析，对设备运维给予风险提示与建议。

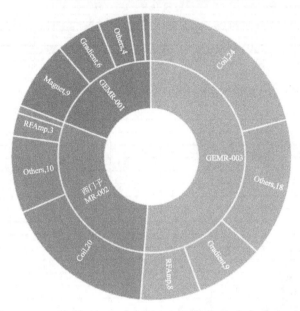

本月合计报错【115】次，其中【GEMR-003】【59次】的报错次数过多，应当引起重视，回顾历史错误日志，以判定设备是否健康。
【GEMR-003】报错最多的模块是【Coil】，占比【40.68%】；维修维护建议：查看附件详细故障日志，确定故障线圈类型，同时排查线圈基准电流驱动模块是否故障。
【西门子MR-002】报错最多的模块是【Coil】，占比【58.8%】；维修维护建议：查看附件详细故障日志，确定故障线圈类型，同时排查线圈基准电流驱动模块是否故障。
【GEMR-001】报错最多的模块是【Magnet】，占比【40.91%】；维修维护建议：查看附录中液氦水平、液氦压力，评估冷头效率。

图 8-30　影像设备（MRI）月度故障报错频率统计

2. CM/IPM 工作统计与分析表

故障维修、预防性维护、检测是风险控制的重要工作内容，工作量统计表可以对风险管理工作进行客观评价，如合理的预防性维护可以降低设备使用过程中突发故障的发生率。

图 8-31 是门诊、医技设备故障报修例数排名前 15 名统计，图 8-32 是病区设备故障报修例数排名前 15 名的统计，其中 ICU 病区设备故障报修次数最高，原因分析是 ICU 医疗设备最集中、使用频率最高，是风险管理的重点科室。

图 8-33 是 54 台高频电刀性能检测结果的偏差统计分析，性能参数测试项目中偏离标准

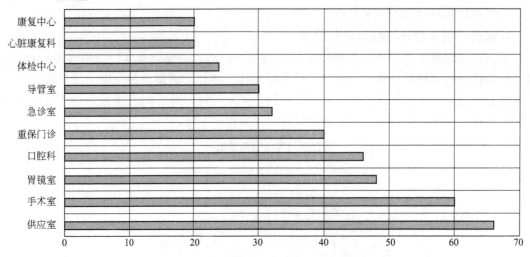

图 8-31　门诊、医技设备故障报修例数排名前 15 名统计

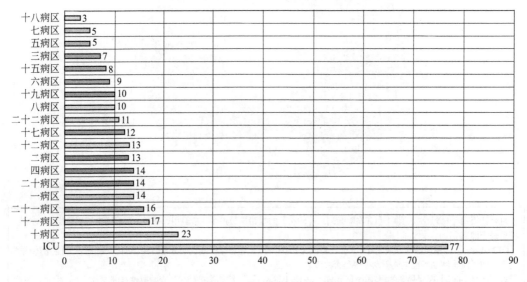

图 8-32　病区设备故障报修例数 排名前 15 的统计

最大的是双电凝输出功率偏差，最大偏差达 26.67% 和 28.21%。对病人安全风险的重要因素是高频漏电流，最大偏差达 17.31%。

各设备保养状态如表 8-2 所示。

某医院在规定时间期限内执行故障维护（CM）、计划内预防性维护（PM）及软件更新升级工作所用时间的百分比见图 8-34。

图 8-35 是某医院根据 2016 年上半年记录的维修案例 700 例，从维修报告记录维修故障原因分类统计结果。其中使用错误占 13%。

图 8-36 是医院 PM 工作计划年度完成情况统计。

图 8-37 是分析呼吸机开展 IPM 工作前后的检测结果对比；图 8-38 是各类设备故障原因中人为故障的比例，指导风险控制的工作计划修订，提醒临床工程人员按计划执行设备的维护（IPM）计划等。

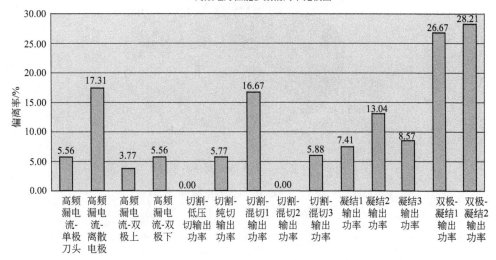

图 8-33 高频电刀性能参数测试项目性能偏离率统计表

表 8-2　MRI 设备保养（IPM）记录

设备名称		GEMR-001	西门子 MR-002	GEMR-003
保养状况		已执行	未执行	已执行
详细内容	均匀性	Pass	—	Pass
	基底噪声	Pass	—	Pass
	稳定性	Pass	—	Pass
上次保养时间		05/13/2018	—	05/27/2018
下次保养时间		08/31/2018	—	08/31/2018

注：西门子 MR-002 未按时做保养，建议按期维护保养，以免影响图像质量及设备寿命。

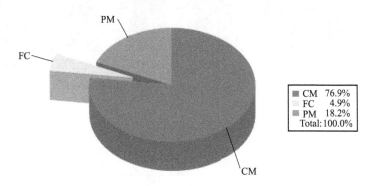

次数	维护类别	工作时间/h	百分比/%
41	Corrective maintenance(CM)	156.34	76.9
7	Updates(FC)	10	4.9
7	Preventive maintenance(PM)	37	18.2

图 8-34　CM/PM、软件升级工作量（时间比例统计）

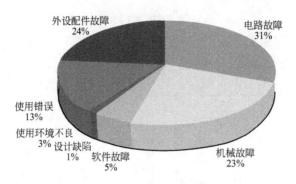

图 8-35　维修工作故障原因分类统计

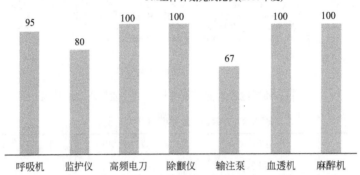

图 8-36　PM 工作计划年度完成情况统计表

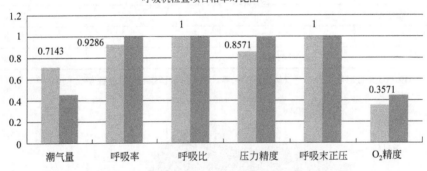

图 8-37　IPM 开展前后呼吸机性能检测合格率对比

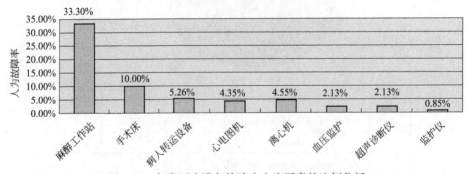

图 8-38　各类医疗设备故障中人为因素的比例分析

（阮兆明　谢松城　郑　焜　沈云明）

附　　录

附录一　医疗器械监督管理条例（2017 年修订）

医疗器械监督管理条例

（2000 年 1 月 4 日中华人民共和国国务院令第 276 号公布，2014 年 2 月 12 日国务院第 39 次常务会议修订通过，中华人民共和国国务院令第 650 号公布；根据 2017 年 5 月 4 日《国务院关于修改〈医疗器械监督管理条例〉的决定》修订）

第一章　总　　则

第一条　为了保证医疗器械的安全、有效，保障人体健康和生命安全，制定本条例。

第二条　在中华人民共和国境内从事医疗器械的研制、生产、经营、使用活动及其监督管理，应当遵守本条例。

第三条　国务院食品药品监督管理部门负责全国医疗器械监督管理工作。国务院有关部门在各自的职责范围内负责与医疗器械有关的监督管理工作。

县级以上地方人民政府食品药品监督管理部门负责本行政区域的医疗器械监督管理工作。县级以上地方人民政府有关部门在各自的职责范围内负责与医疗器械有关的监督管理工作。

国务院食品药品监督管理部门应当配合国务院有关部门，贯彻实施国家医疗器械产业规划和政策。

第四条　国家对医疗器械按照风险程度实行分类管理。

第一类是风险程度低，实行常规管理可以保证其安全、有效的医疗器械。

第二类是具有中度风险，需要严格控制管理以保证其安全、有效的医疗器械。

第三类是具有较高风险，需要采取特别措施严格控制管理以保证其安全、有效的医疗器械。

评价医疗器械风险程度，应当考虑医疗器械的预期目的、结构特征、使用方法等因素。

国务院食品药品监督管理部门负责制定医疗器械的分类规则和分类目录，并根据医疗器械生产、经营、使用情况，及时对医疗器械的风险变化进行分析、评价，对分类目录进行调整。制定、调整分类目录，应当充分听取医疗器械生产经营企业以及使用单位、行业组织的意见，并参考国际医疗器械分类实践。医疗器械分类目录应当向社会公布。

第五条　医疗器械的研制应当遵循安全、有效和节约的原则。国家鼓励医疗器械的研究与创新，发挥市场机制的作用，促进医疗器械新技术的推广和应用，推动医疗器械产业的发展。

第六条　医疗器械产品应当符合医疗器械强制性国家标准；尚无强制性国家标准的，应当符合医疗器械强制性行业标准。

一次性使用的医疗器械目录由国务院食品药品监督管理部门会同国务院卫生计生主管部

门制定、调整并公布。重复使用可以保证安全、有效的医疗器械，不列入一次性使用的医疗器械目录。对因设计、生产工艺、消毒灭菌技术等改进后重复使用可以保证安全、有效的医疗器械，应当调整出一次性使用的医疗器械目录。

第七条　医疗器械行业组织应当加强行业自律，推进诚信体系建设，督促企业依法开展生产经营活动，引导企业诚实守信。

第二章　医疗器械产品注册与备案

第八条　第一类医疗器械实行产品备案管理，第二类、第三类医疗器械实行产品注册管理。

第九条　第一类医疗器械产品备案和申请第二类、第三类医疗器械产品注册，应当提交下列资料：

（一）产品风险分析资料；

（二）产品技术要求；

（三）产品检验报告；

（四）临床评价资料；

（五）产品说明书及标签样稿；

（六）与产品研制、生产有关的质量管理体系文件；

（七）证明产品安全、有效所需的其他资料。

医疗器械注册申请人、备案人应当对所提交资料的真实性负责。

第十条　第一类医疗器械产品备案，由备案人向所在地设区的市级人民政府食品药品监督管理部门提交备案资料。其中，产品检验报告可以是备案人的自检报告；临床评价资料不包括临床试验报告，可以是通过文献、同类产品临床使用获得的数据证明该医疗器械安全、有效的资料。

向我国境内出口第一类医疗器械的境外生产企业，由其在我国境内设立的代表机构或者指定我国境内的企业法人作为代理人，向国务院食品药品监督管理部门提交备案资料和备案人所在国（地区）主管部门准许该医疗器械上市销售的证明文件。

备案资料载明的事项发生变化的，应当向原备案部门变更备案。

第十一条　申请第二类医疗器械产品注册，注册申请人应当向所在地省、自治区、直辖市人民政府食品药品监督管理部门提交注册申请资料。申请第三类医疗器械产品注册，注册申请人应当向国务院食品药品监督管理部门提交注册申请资料。

向我国境内出口第二类、第三类医疗器械的境外生产企业，应当由其在我国境内设立的代表机构或者指定我国境内的企业法人作为代理人，向国务院食品药品监督管理部门提交注册申请资料和注册申请人所在国（地区）主管部门准许该医疗器械上市销售的证明文件。

第二类、第三类医疗器械产品注册申请资料中的产品检验报告应当是医疗器械检验机构出具的检验报告；临床评价资料应当包括临床试验报告，但依照本条例第十七条的规定免于进行临床试验的医疗器械除外。

第十二条　受理注册申请的食品药品监督管理部门应当自受理之日起 3 个工作日内将注册申请资料转交技术审评机构。技术审评机构应当在完成技术审评后向食品药品监督管理部门提交审评意见。

第十三条　受理注册申请的食品药品监督管理部门应当自收到审评意见之日起 20 个工作日内作出决定。对符合安全、有效要求的，准予注册并发给医疗器械注册证；对不符合要求的，不予注册并书面说明理由。

国务院食品药品监督管理部门在组织对进口医疗器械的技术审评时认为有必要对质量管理体系进行核查的，应当组织质量管理体系检查技术机构开展质量管理体系核查。

第十四条　已注册的第二类、第三类医疗器械产品，其设计、原材料、生产工艺、适用范围、使用方法等发生实质性变化，有可能影响该医疗器械安全、有效的，注册人应当向原注册部门申请办理变更注册手续；发生非实质性变化，不影响该医疗器械安全、有效的，应当将变化情况向原注册部门备案。

第十五条　医疗器械注册证有效期为5年。有效期届满需要延续注册的，应当在有效期届满6个月前向原注册部门提出延续注册的申请。

除有本条第三款规定情形外，接到延续注册申请的食品药品监督管理部门应当在医疗器械注册证有效期届满前作出准予延续的决定。逾期未作决定的，视为准予延续。

有下列情形之一的，不予延续注册：

（一）注册人未在规定期限内提出延续注册申请的；

（二）医疗器械强制性标准已经修订，申请延续注册的医疗器械不能达到新要求的；

（三）对用于治疗罕见疾病以及应对突发公共卫生事件急需的医疗器械，未在规定期限内完成医疗器械注册证载明事项的。

第十六条　对新研制的尚未列入分类目录的医疗器械，申请人可以依照本条例有关第三类医疗器械产品注册的规定直接申请产品注册，也可以依据分类规则判断产品类别并向国务院食品药品监督管理部门申请类别确认后依照本条例的规定申请注册或者进行产品备案。

直接申请第三类医疗器械产品注册的，国务院食品药品监督管理部门应当按照风险程度确定类别，对准予注册的医疗器械及时纳入分类目录。申请类别确认的，国务院食品药品监督管理部门应当自受理申请之日起20个工作日内对该医疗器械的类别进行判定并告知申请人。

第十七条　第一类医疗器械产品备案，不需要进行临床试验。申请第二类、第三类医疗器械产品注册，应当进行临床试验；但是，有下列情形之一的，可以免于进行临床试验：

（一）工作机理明确、设计定型，生产工艺成熟，已上市的同品种医疗器械临床应用多年且无严重不良事件记录，不改变常规用途的；

（二）通过非临床评价能够证明该医疗器械安全、有效的；

（三）通过对同品种医疗器械临床试验或者临床使用获得的数据进行分析评价，能够证明该医疗器械安全、有效的。

免于进行临床试验的医疗器械目录由国务院食品药品监督管理部门制定、调整并公布。

第十八条　开展医疗器械临床试验，应当按照医疗器械临床试验质量管理规范的要求，在具备相应条件的临床试验机构进行，并向临床试验提出者所在地省、自治区、直辖市人民政府食品药品监督管理部门备案。接受临床试验备案的食品药品监督管理部门应当将备案情况通报临床试验机构所在地的同级食品药品监督管理部门和卫生计生主管部门。

医疗器械临床试验机构实行备案管理。医疗器械临床试验机构应当具备的条件及备案管理办法和临床试验质量管理规范，由国务院食品药品监督管理部门会同国务院卫生计生主管部门制定并公布。

第十九条　第三类医疗器械进行临床试验对人体具有较高风险的，应当经国务院食品药品监督管理部门批准。临床试验对人体具有较高风险的第三类医疗器械目录由国务院食品药品监督管理部门制定、调整并公布。

国务院食品药品监督管理部门审批临床试验，应当对拟承担医疗器械临床试验的机构的设备、专业人员等条件，该医疗器械的风险程度，临床试验实施方案，临床受益与风险对比分析报告等进行综合分析。准予开展临床试验的，应当通报临床试验提出者以及临床试验机构所在地省、自治区、直辖市人民政府食品药品监督管理部门和卫生计生主管部门。

第三章　医疗器械生产

第二十条　从事医疗器械生产活动，应当具备下列条件：

（一）有与生产的医疗器械相适应的生产场地、环境条件、生产设备以及专业技术人员；

（二）有对生产的医疗器械进行质量检验的机构或者专职检验人员以及检验设备；

（三）有保证医疗器械质量的管理制度；

（四）有与生产的医疗器械相适应的售后服务能力；

（五）产品研制、生产工艺文件规定的要求。

第二十一条　从事第一类医疗器械生产的，由生产企业向所在地设区的市级人民政府食品药品监督管理部门备案并提交其符合本条例第二十条规定条件的证明资料。

第二十二条　从事第二类、第三类医疗器械生产的，生产企业应当向所在地省、自治区、直辖市人民政府食品药品监督管理部门申请生产许可并提交其符合本条例第二十条规定条件的证明资料以及所生产医疗器械的注册证。

受理生产许可申请的食品药品监督管理部门应当自受理之日起 30 个工作日内对申请资料进行审核，按照国务院食品药品监督管理部门制定的医疗器械生产质量管理规范的要求进行核查。对符合规定条件的，准予许可并发给医疗器械生产许可证；对不符合规定条件的，不予许可并书面说明理由。

医疗器械生产许可证有效期为 5 年。有效期届满需要延续的，依照有关行政许可的法律规定办理延续手续。

第二十三条　医疗器械生产质量管理规范应当对医疗器械的设计开发、生产设备条件、原材料采购、生产过程控制、企业的机构设置和人员配备等影响医疗器械安全、有效的事项作出明确规定。

第二十四条　医疗器械生产企业应当按照医疗器械生产质量管理规范的要求，建立健全与所生产医疗器械相适应的质量管理体系并保证其有效运行；严格按照经注册或者备案的产品技术要求组织生产，保证出厂的医疗器械符合强制性标准以及经注册或者备案的产品技术要求。

医疗器械生产企业应当定期对质量管理体系的运行情况进行自查，并向所在地省、自治区、直辖市人民政府食品药品监督管理部门提交自查报告。

第二十五条　医疗器械生产企业的生产条件发生变化，不再符合医疗器械质量管理体系要求的，医疗器械生产企业应当立即采取整改措施；可能影响医疗器械安全、有效的，应当立即停止生产活动，并向所在地县级人民政府食品药品监督管理部门报告。

第二十六条　医疗器械应当使用通用名称。通用名称应当符合国务院食品药品监督管理部门制定的医疗器械命名规则。

第二十七条　医疗器械应当有说明书、标签。说明书、标签的内容应当与经注册或者备案的相关内容一致。

医疗器械的说明书、标签应当标明下列事项：

（一）通用名称、型号、规格；

（二）生产企业的名称和住所、生产地址及联系方式；

（三）产品技术要求的编号；

（四）生产日期和使用期限或者失效日期；

（五）产品性能、主要结构、适用范围；

（六）禁忌症、注意事项以及其他需要警示或者提示的内容；

（七）安装和使用说明或者图示；

（八）维护和保养方法，特殊储存条件、方法；

（九）产品技术要求规定应当标明的其他内容。

第二类、第三类医疗器械还应当标明医疗器械注册证编号和医疗器械注册人的名称、地址及联系方式。

由消费者个人自行使用的医疗器械还应当具有安全使用的特别说明。

第二十八条　委托生产医疗器械，由委托方对所委托生产的医疗器械质量负责。受托方应当是符合本条例规定、具备相应生产条件的医疗器械生产企业。委托方应当加强对受托方生产行为的管理，保证其按照法定要求进行生产。

具有高风险的植入性医疗器械不得委托生产，具体目录由国务院食品药品监督管理部门制定、调整并公布。

第四章　医疗器械经营与使用

第二十九条　从事医疗器械经营活动，应当有与经营规模和经营范围相适应的经营场所和贮存条件，以及与经营的医疗器械相适应的质量管理制度和质量管理机构或者人员。

第三十条　从事第二类医疗器械经营的，由经营企业向所在地设区的市级人民政府食品药品监督管理部门备案并提交其符合本条例第二十九条规定条件的证明资料。

第三十一条　从事第三类医疗器械经营的，经营企业应当向所在地设区的市级人民政府食品药品监督管理部门申请经营许可并提交其符合本条例第二十九条规定条件的证明资料。

受理经营许可申请的食品药品监督管理部门应当自受理之日起 30 个工作日内进行审查，必要时组织核查。对符合规定条件的，准予许可并发给医疗器械经营许可证；对不符合规定条件的，不予许可并书面说明理由。

医疗器械经营许可证有效期为 5 年。有效期届满需要延续的，依照有关行政许可的法律规定办理延续手续。

第三十二条　医疗器械经营企业、使用单位购进医疗器械，应当查验供货者的资质和医疗器械的合格证明文件，建立进货查验记录制度。从事第二类、第三类医疗器械批发业务以及第三类医疗器械零售业务的经营企业，还应当建立销售记录制度。

记录事项包括：

（一）医疗器械的名称、型号、规格、数量；

（二）医疗器械的生产批号、有效期、销售日期；

（三）生产企业的名称；

（四）供货者或者购货者的名称、地址及联系方式；

（五）相关许可证明文件编号等。

进货查验记录和销售记录应当真实，并按照国务院食品药品监督管理部门规定的期限予以保存。国家鼓励采用先进技术手段进行记录。

第三十三条　运输、贮存医疗器械，应当符合医疗器械说明书和标签标示的要求；对温度、湿度等环境条件有特殊要求的，应当采取相应措施，保证医疗器械的安全、有效。

第三十四条　医疗器械使用单位应当有与在用医疗器械品种、数量相适应的贮存场所和条件。医疗器械使用单位应当加强对工作人员的技术培训，按照产品说明书、技术操作规范等要求使用医疗器械。

医疗器械使用单位配置大型医用设备，应当符合国务院卫生计生主管部门制定的大型医用设备配置规划，与其功能定位、临床服务需求相适应，具有相应的技术条件、配套设施和具备相应资质、能力的专业技术人员，并经省级以上人民政府卫生计生主管部门批准，取得大型医用设备配置许可证。

大型医用设备配置管理办法由国务院卫生计生主管部门会同国务院有关部门制定。大型医用设备目录由国务院卫生计生主管部门商国务院有关部门提出，报国务院批准后执行。

第三十五条　医疗器械使用单位对重复使用的医疗器械，应当按照国务院卫生计生主管部门制定的消毒和管理的规定进行处理。

一次性使用的医疗器械不得重复使用，对使用过的应当按照国家有关规定销毁并记录。

第三十六条　医疗器械使用单位对需要定期检查、检验、校准、保养、维护的医疗器械，应当按照产品说明书的要求进行检查、检验、校准、保养、维护并予以记录，及时进行分析、评估，确保医疗器械处于良好状态，保障使用质量；对使用期限长的大型医疗器械，应当逐台建立使用档案，记录其使用、维护、转让、实际使用时间等事项。记录保存期限不得少于医疗器械规定使用期限终止后5年。

第三十七条　医疗器械使用单位应当妥善保存购入第三类医疗器械的原始资料，并确保信息具有可追溯性。

使用大型医疗器械以及植入和介入类医疗器械的，应当将医疗器械的名称、关键性技术参数等信息以及与使用质量安全密切相关的必要信息记载到病历等相关记录中。

第三十八条　发现使用的医疗器械存在安全隐患的，医疗器械使用单位应当立即停止使用，并通知生产企业或者其他负责产品质量的机构进行检修；经检修仍不能达到使用安全标准的医疗器械，不得继续使用。

第三十九条　食品药品监督管理部门和卫生计生主管部门依据各自职责，分别对使用环节的医疗器械质量和医疗器械使用行为进行监督管理。

第四十条　医疗器械经营企业、使用单位不得经营、使用未依法注册、无合格证明文件以及过期、失效、淘汰的医疗器械。

第四十一条　医疗器械使用单位之间转让在用医疗器械，转让方应当确保所转让的医疗器械安全、有效，不得转让过期、失效、淘汰以及检验不合格的医疗器械。

第四十二条　进口的医疗器械应当是依照本条例第二章的规定已注册或者已备案的医疗器械。

进口的医疗器械应当有中文说明书、中文标签。说明书、标签应当符合本条例规定以及相关强制性标准的要求，并在说明书中载明医疗器械的原产地以及代理人的名称、地址、联系方式。没有中文说明书、中文标签或者说明书、标签不符合本条规定的，不得进口。

第四十三条　出入境检验检疫机构依法对进口的医疗器械实施检验；检验不合格的，不得进口。

国务院食品药品监督管理部门应当及时向国家出入境检验检疫部门通报进口医疗器械的注册和备案情况。进口口岸所在地出入境检验检疫机构应当及时所在地设区的市级人民政府食品药品监督管理部门通报进口医疗器械的通关情况。

第四十四条　出口医疗器械的企业应当保证其出口的医疗器械符合进口国（地区）的要求。

第四十五条　医疗器械广告应当真实合法，不得含有虚假、夸大、误导性的内容。

医疗器械广告应当经医疗器械生产企业或者进口医疗器械代理人所在地省、自治区、直辖市人民政府食品药品监督管理部门审查批准，并取得医疗器械广告批准文件。广告发布者发布医疗器械广告，应当事先核查广告的批准文件及其真实性；不得发布未取得批准文件、批准文件的真实性未经核实或者广告内容与批准文件不一致的医疗器械广告。省、自治区、直辖市人民政府食品药品监督管理部门应当公布并及时更新已经批准的医疗器械广告目录以及批准的广告内容。

省级以上人民政府食品药品监督管理部门责令暂停生产、销售、进口和使用的医疗器械，在暂停期间不得发布涉及该医疗器械的广告。

医疗器械广告的审查办法由国务院食品药品监督管理部门会同国务院工商行政管理部门制定。

第五章　不良事件的处理与医疗器械的召回

第四十六条　国家建立医疗器械不良事件监测制度，对医疗器械不良事件及时进行收集、分析、评价、控制。

第四十七条　医疗器械生产经营企业、使用单位应当对所生产经营或者使用的医疗器械开展不良事件监测；发现医疗器械不良事件或者可疑不良事件，应当按照国务院食品药品监督管理部门的规定，向医疗器械不良事件监测技术机构报告。

任何单位和个人发现医疗器械不良事件或者可疑不良事件，有权向食品药品监督管理部门或者医疗器械不良事件监测技术机构报告。

第四十八条　国务院食品药品监督管理部门应当加强医疗器械不良事件监测信息网络建设。

医疗器械不良事件监测技术机构应当加强医疗器械不良事件信息监测，主动收集不良事件信息；发现不良事件或者接到不良事件报告的，应当及时进行核实、调查、分析，对不良事件进行评估，并向食品药品监督管理部门和卫生计生主管部门提出处理建议。

医疗器械不良事件监测技术机构应当公布联系方式，方便医疗器械生产经营企业、使用单位等报告医疗器械不良事件。

第四十九条　食品药品监督管理部门应当根据医疗器械不良事件评估结果及时采取发布警示信息以及责令暂停生产、销售、进口和使用等控制措施。

省级以上人民政府食品药品监督管理部门应当会同同级卫生计生主管部门和相关部门组织对引起突发、群发的严重伤害或者死亡的医疗器械不良事件及时进行调查和处理，并组织对同类医疗器械加强监测。

第五十条　医疗器械生产经营企业、使用单位应当对医疗器械不良事件监测技术机构、食品药品监督管理部门开展的医疗器械不良事件调查予以配合。

第五十一条　有下列情形之一的，省级以上人民政府食品药品监督管理部门应当对已注册的医疗器械组织开展再评价：

（一）根据科学研究的发展，对医疗器械的安全、有效有认识上的改变的；

（二）医疗器械不良事件监测、评估结果表明医疗器械可能存在缺陷的；

（三）国务院食品药品监督管理部门规定的其他需要进行再评价的情形。

再评价结果表明已注册的医疗器械不能保证安全、有效的，由原发证部门注销医疗器械注册证，并向社会公布。被注销医疗器械注册证的医疗器械不得生产、进口、经营、使用。

第五十二条　医疗器械生产企业发现其生产的医疗器械不符合强制性标准、经注册或者备案的产品技术要求或者存在其他缺陷的，应当立即停止生产，通知相关生产经营企业、使用单位和消费者停止经营和使用，召回已经上市销售的医疗器械，采取补救、销毁等措施，记录相关情况，发布相关信息，并将医疗器械召回和处理情况向食品药品监督管理部门和卫生计生主管部门报告。

医疗器械经营企业发现其经营的医疗器械存在前款规定情形的，应当立即停止经营，通知相关生产经营企业、使用单位、消费者，并记录停止经营和通知情况。医疗器械生产企业认为属于依照前款规定需要召回的医疗器械，应当立即召回。

医疗器械生产经营企业未依照本条规定实施召回或者停止经营的，食品药品监督管理部门可以责令其召回或者停止经营。

第六章　监　督　检　查

第五十三条　食品药品监督管理部门应当对医疗器械的注册、备案、生产、经营、使用活动加强监督检查，并对下列事项进行重点监督检查：

（一）医疗器械生产企业是否按照经注册或者备案的产品技术要求组织生产；

（二）医疗器械生产企业的质量管理体系是否保持有效运行；

（三）医疗器械生产经营企业的生产经营条件是否持续符合法定要求。

第五十四条　食品药品监督管理部门在监督检查中有下列职权：

（一）进入现场实施检查、抽取样品；

（二）查阅、复制、查封、扣押有关合同、票据、账簿以及其他有关资料；

（三）查封、扣押不符合法定要求的医疗器械，违法使用的零配件、原材料以及用于违法生产医疗器械的工具、设备；

（四）查封违反本条例规定从事医疗器械生产经营活动的场所。

食品药品监督管理部门进行监督检查，应当出示执法证件，保守被检查单位的商业秘密。

有关单位和个人应当对食品药品监督管理部门的监督检查予以配合，不得隐瞒有关情况。

第五十五条　对人体造成伤害或者有证据证明可能危害人体健康的医疗器械，食品药品监督管理部门可以采取暂停生产、进口、经营、使用的紧急控制措施。

第五十六条　食品药品监督管理部门应当加强对医疗器械生产经营企业和使用单位生产、经营、使用的医疗器械的抽查检验。抽查检验不得收取检验费和其他任何费用，所需费用纳入本级政府预算。省级以上人民政府食品药品监督管理部门应当根据抽查检验结论及时发布医疗器械质量公告。

卫生计生主管部门应当对大型医用设备的使用状况进行监督和评估；发现违规使用以及与大型医用设备相关的过度检查、过度治疗等情形的，应当立即纠正，依法予以处理。

第五十七条　医疗器械检验机构资质认定工作按照国家有关规定实行统一管理。经国务院认证认可监督管理部门会同国务院食品药品监督管理部门认定的检验机构，方可对医疗器械实施检验。

食品药品监督管理部门在执法工作中需要对医疗器械进行检验的，应当委托有资质的医疗器械检验机构进行，并支付相关费用。

当事人对检验结论有异议的，可以自收到检验结论之日起 7 个工作日内选择有资质的医疗器械检验机构进行复检。承担复检工作的医疗器械检验机构应当在国务院食品药品监督管理部门规定的时间内作出复检结论。复检结论为最终检验结论。

第五十八条　对可能存在有害物质或者擅自改变医疗器械设计、原材料和生产工艺并存在安全隐患的医疗器械，按照医疗器械国家标准、行业标准规定的检验项目和检验方法无法检验的，医疗器械检验机构可以补充检验项目和检验方法进行检验；使用补充检验项目、检验方法得出的检验结论，经国务院食品药品监督管理部门批准，可以作为食品药品监督管理部门认定医疗器械质量的依据。

第五十九条　设区的市级和县级人民政府食品药品监督管理部门应当加强对医疗器械广告的监督检查；发现未经批准、篡改经批准的广告内容的医疗器械广告，应当向所在地省、自治区、直辖市人民政府食品药品监督管理部门报告，由其向社会公告。

工商行政管理部门应当依照有关广告管理的法律、行政法规的规定，对医疗器械广告进行监督检查，查处违法行为。食品药品监督管理部门发现医疗器械广告违法发布行为，应当提出处理建议并按照有关程序移交所在地同级工商行政管理部门。

第六十条　国务院食品药品监督管理部门建立统一的医疗器械监督管理信息平台。食品药品监督管理部门应当通过信息平台依法及时公布医疗器械许可、备案、抽查检验、违法行为查处情况等日常监督管理信息。但是，不得泄露当事人的商业秘密。

食品药品监督管理部门对医疗器械注册人和备案人、生产经营企业、使用单位建立信用档案，对有不良信用记录的增加监督检查频次。

第六十一条　食品药品监督管理等部门应当公布本单位的联系方式，接受咨询、投诉、举报。食品药品监督管理等部门接到与医疗器械监督管理有关的咨询，应当及时答复；接到投诉、举报，应当及时核实、处理、答复。对咨询、投诉、举报情况及其答复、核实、处理情况，应当予以记录、保存。

有关医疗器械研制、生产、经营、使用行为的举报经调查属实的，食品药品监督管理等部门对举报人应当给予奖励。

第六十二条　国务院食品药品监督管理部门制定、调整、修改本条例规定的目录以及与医疗器械监督管理有关的规范，应当公开征求意见；采取听证会、论证会等形式，听取专家、医疗器械生产经营企业和使用单位、消费者以及相关组织等方面的意见。

第七章　法律责任

第六十三条　有下列情形之一的，由县级以上人民政府食品药品监督管理部门没收违法所得、违法生产经营的医疗器械和用于违法生产经营的工具、设备、原材料等物品；违法生产经营的医疗器械货值金额不足 1 万元的，并处 5 万元以上 10 万元以下罚款；货值金额 1 万元以上的，并处货值金额 10 倍以上 20 倍以下罚款；情节严重的，5 年内不受理相关责任人及企业提出的医疗器械许可申请：

（一）生产、经营未取得医疗器械注册证的第二类、第三类医疗器械的；

（二）未经许可从事第二类、第三类医疗器械生产活动的；

（三）未经许可从事第三类医疗器械经营活动的。

有前款第一项情形、情节严重的，由原发证部门吊销医疗器械生产许可证或者医疗器械经营许可证。

未经许可擅自配置使用大型医用设备的，由县级以上人民政府卫生计生主管部门责令停止使用，给予警告，没收违法所得；违法所得不足 1 万元的，并处 1 万元以上 5 万元以下罚款；违法所得 1 万元以上的，并处违法所得 5 倍以上 10 倍以下罚款；情节严重的，5 年内不受理相关责任人及单位提出的大型医用设备配置许可申请。

第六十四条　提供虚假资料或者采取其他欺骗手段取得医疗器械注册证、医疗器械生产许可证、医疗器械经营许可证、大型医用设备配置许可证、广告批准文件等许可证件的，由原发证部门撤销已经取得的许可证件，并处 5 万元以上 10 万元以下罚款，5 年内不受理相关责任人及单位提出的医疗器械许可申请。

伪造、变造、买卖、出租、出借相关医疗器械许可证件的，由原发证部门予以收缴或者吊销，没收违法所得；违法所得不足 1 万元的，处 1 万元以上 3 万元以下罚款；违法所得 1 万元以上的，处违法所得 3 倍以上 5 倍以下罚款；构成违反治安管理行为的，由公安机关依法予以治安管理处罚。

第六十五条　未依照本条例规定备案的，由县级以上人民政府食品药品监督管理部门责令限期改正；逾期不改正的，向社会公告未备案单位和产品名称，可以处 1 万元以下罚款。

备案时提供虚假资料的，由县级以上人民政府食品药品监督管理部门向社会公告备案单位和产品名称；情节严重的，直接责任人员 5 年内不得从事医疗器械生产经营活动。

第六十六条　有下列情形之一的，由县级以上人民政府食品药品监督管理部门责令改正，没收违法生产、经营或者使用的医疗器械；违法生产、经营或者使用的医疗器械货值金额不足 1 万元的，并处 2 万元以上 5 万元以下罚款；货值金额 1 万元以上的，并处货值金额 5 倍以上 10 倍以下罚款；情节严重的，责令停产停业，直至由原发证部门吊销医疗器械注册证、医疗器械生产许可证、医疗器械经营许可证：

（一）生产、经营、使用不符合强制性标准或者不符合经注册或者备案的产品技术要求的医疗器械的；

（二）医疗器械生产企业未按照经注册或者备案的产品技术要求组织生产，或者未依照本条例规定建立质量管理体系并保持有效运行的；

（三）经营、使用无合格证明文件、过期、失效、淘汰的医疗器械，或者使用未依法注册的医疗器械的；

（四）食品药品监督管理部门责令其依照本条例规定实施召回或者停止经营后，仍拒不召回或者停止经营医疗器械的；

（五）委托不具备本条例规定条件的企业生产医疗器械，或者未对受托方的生产行为进行管理的。

医疗器械经营企业、使用单位履行了本条例规定的进货查验等义务，有充分证据证明其不知道所经营、使用的医疗器械为前款第一项、第三项规定情形的医疗器械，并能如实说明其进货来源的，可以免予处罚，但应当依法没收其经营、使用的不符合法定要求的医疗器械。

第六十七条　有下列情形之一的，由县级以上人民政府食品药品监督管理部门责令改正，处 1 万元以上 3 万元以下罚款；情节严重的，责令停产停业，直至由原发证部门吊销医疗器械生产许可证、医疗器械经营许可证：

（一）医疗器械生产企业的生产条件发生变化、不再符合医疗器械质量管理体系要求，未依照本条例规定整改、停止生产、报告的；

（二）生产、经营说明书、标签不符合本条例规定的医疗器械的；

（三）未按照医疗器械说明书和标签标示要求运输、贮存医疗器械的；

（四）转让过期、失效、淘汰或者检验不合格的在用医疗器械的。

第六十八条　有下列情形之一的，由县级以上人民政府食品药品监督管理部门和卫生计生主管部门依据各自职责责令改正，给予警告；拒不改正的，处5000元以上2万元以下罚款；情节严重的，责令停产停业，直至由原发证部门吊销医疗器械生产许可证、医疗器械经营许可证：

（一）医疗器械生产企业未按照要求提交质量管理体系自查报告的；

（二）医疗器械经营企业、使用单位未依照本条例规定建立并执行医疗器械进货查验记录制度的；

（三）从事第二类、第三类医疗器械批发业务以及第三类医疗器械零售业务的经营企业未依照本条例规定建立并执行销售记录制度的；

（四）对重复使用的医疗器械，医疗器械使用单位未按照消毒和管理的规定进行处理的；

（五）医疗器械使用单位重复使用一次性使用的医疗器械，或者未按照规定销毁使用过的一次性使用的医疗器械的；

（六）对需要定期检查、检验、校准、保养、维护的医疗器械，医疗器械使用单位未按照产品说明书要求检查、检验、校准、保养、维护并予以记录，及时进行分析、评估，确保医疗器械处于良好状态的；

（七）医疗器械使用单位未妥善保存购入第三类医疗器械的原始资料，或者未按照规定将大型医疗器械以及植入和介入类医疗器械的信息记载到病历等相关记录中的；

（八）医疗器械使用单位发现使用的医疗器械存在安全隐患未立即停止使用、通知检修，或者继续使用经检修仍不能达到使用安全标准的医疗器械的；

（九）医疗器械使用单位违规使用大型医用设备，不能保障医疗质量安全的；

（十）医疗器械生产经营企业、使用单位未依照本条例规定开展医疗器械不良事件监测，未按照要求报告不良事件，或者对医疗器械不良事件监测技术机构、食品药品监督管理部门开展的不良事件调查不予配合的。

第六十九条　违反本条例规定开展医疗器械临床试验的，由县级以上人民政府食品药品监督管理部门责令改正或者立即停止临床试验，可以处5万元以下罚款；造成严重后果的，依法对直接负责的主管人员和其他直接责任人员给予降级、撤职或者开除的处分；该机构5年内不得开展相关专业医疗器械临床试验。

医疗器械临床试验机构出具虚假报告的，由县级以上人民政府食品药品监督管理部门处5万元以上10万元以下罚款；有违法所得的，没收违法所得；对直接负责的主管人员和其他直接责任人员，依法给予撤职或者开除的处分；该机构10年内不得开展相关专业医疗器械临床试验。

第七十条　医疗器械检验机构出具虚假检验报告的，由授予其资质的主管部门撤销检验资质，10年内不受理其资质认定申请；处5万元以上10万元以下罚款；有违法所得的，没收违法所得；对直接负责的主管人员和其他直接责任人员，依法给予撤职或者开除的处分；受到开除处分的，自处分决定作出之日起10年内不得从事医疗器械检验工作。

第七十一条　违反本条例规定，发布未取得批准文件的医疗器械广告，未事先核实批准文件的真实性即发布医疗器械广告，或者发布广告内容与批准文件不一致的医疗器械广告的，由工商行政管理部门依照有关广告管理的法律、行政法规的规定给予处罚。

篡改经批准的医疗器械广告内容的，由原发证部门撤销该医疗器械的广告批准文件，2

年内不受理其广告审批申请。

发布虚假医疗器械广告的，由省级以上人民政府食品药品监督管理部门决定暂停销售该医疗器械，并向社会公布；仍然销售该医疗器械的，由县级以上人民政府食品药品监督管理部门没收违法销售的医疗器械，并处2万元以上5万元以下罚款。

第七十二条 医疗器械技术审评机构、医疗器械不良事件监测技术机构未依照本条例规定履行职责，致使审评、监测工作出现重大失误的，由县级以上人民政府食品药品监督管理部门责令改正，通报批评，给予警告；造成严重后果的，对直接负责的主管人员和其他直接责任人员，依法给予降级、撤职或者开除的处分。

第七十三条 食品药品监督管理部门、卫生计生主管部门及其工作人员应当严格依照本条例规定的处罚种类和幅度，根据违法行为的性质和具体情节行使行政处罚权，具体办法由国务院食品药品监督管理部门、卫生计生主管部门依据各自职责制定。

第七十四条 违反本条例规定，县级以上人民政府食品药品监督管理部门或者其他有关部门不履行医疗器械监督管理职责或者滥用职权、玩忽职守、徇私舞弊的，由监察机关或者任免机关对直接负责的主管人员和其他直接责任人员依法给予警告、记过或者记大过的处分；造成严重后果的，给予降级、撤职或者开除的处分。

第七十五条 违反本条例规定，构成犯罪的，依法追究刑事责任；造成人身、财产或者其他损害的，依法承担赔偿责任。

第八章 附 则

第七十六条 本条例下列用语的含义：

医疗器械，是指直接或者间接用于人体的仪器、设备、器具、体外诊断试剂及校准物、材料以及其他类似或者相关的物品，包括所需要的计算机软件；其效用主要通过物理等方式获得，不是通过药理学、免疫学或者代谢的方式获得，或者虽然有这些方式参与但是只起辅助作用；其目的是：

（一）疾病的诊断、预防、监护、治疗或者缓解；

（二）损伤的诊断、监护、治疗、缓解或者功能补偿；

（三）生理结构或者生理过程的检验、替代、调节或者支持；

（四）生命的支持或者维持；

（五）妊娠控制；

（六）通过对来自人体的样本进行检查，为医疗或者诊断目的提供信息。

医疗器械使用单位，是指使用医疗器械为他人提供医疗等技术服务的机构，包括取得医疗机构执业许可证的医疗机构，取得计划生育技术服务机构执业许可证的计划生育技术服务机构，以及依法不需要取得医疗机构执业许可证的血站、单采血浆站、康复辅助器具适配机构等。

大型医用设备，是指使用技术复杂、资金投入量大、运行成本高、对医疗费用影响大且纳入目录管理的大型医疗器械。

第七十七条 医疗器械产品注册可以收取费用。具体收费项目、标准分别由国务院财政、价格主管部门按照国家有关规定制定。

第七十八条 非营利的避孕医疗器械管理办法以及医疗卫生机构为应对突发公共卫生事件而研制的医疗器械的管理办法，由国务院食品药品监督管理部门会同国务院卫生计生主管部门制定。

中医医疗器械的管理办法，由国务院食品药品监督管理部门会同国务院中医药管理部门依据本条例的规定制定；康复辅助器具类医疗器械的范围及其管理办法，由国务院食品药品监督管理部门会同国务院民政部门依据本条例的规定制定。

第七十九条　军队医疗器械使用的监督管理，由军队卫生主管部门依据本条例和军队有关规定组织实施。

第八十条　本条例自 2014 年 6 月 1 日起施行。

附录二　医疗器械使用质量监督管理办法

医疗器械使用质量监督管理办法

第一章　总　　则

第一条　为加强医疗器械使用质量监督管理，保证医疗器械使用安全、有效，根据《医疗器械监督管理条例》，制定本办法。

第二条　使用环节的医疗器械质量管理及其监督管理，应当遵守本办法。

第三条　国家食品药品监督管理总局负责全国医疗器械使用质量监督管理工作。县级以上地方食品药品监督管理部门负责本行政区域的医疗器械使用质量监督管理工作。

上级食品药品监督管理部门负责指导和监督下级食品药品监督管理部门开展医疗器械使用质量监督管理工作。

第四条　医疗器械使用单位应当按照本办法，配备与其规模相适应的医疗器械质量管理机构或者质量管理人员，建立覆盖质量管理全过程的使用质量管理制度，承担本单位使用医疗器械的质量管理责任。

鼓励医疗器械使用单位采用信息化技术手段进行医疗器械质量管理。

第五条　医疗器械生产经营企业销售的医疗器械应当符合强制性标准以及经注册或者备案的产品技术要求。医疗器械生产经营企业应当按照与医疗器械使用单位的合同约定，提供医疗器械售后服务，指导和配合医疗器械使用单位开展质量管理工作。

第六条　医疗器械使用单位发现所使用的医疗器械发生不良事件或者可疑不良事件的，应当按照医疗器械不良事件监测的有关规定报告并处理。

第二章　采购、验收与贮存

第七条　医疗器械使用单位应当对医疗器械采购实行统一管理，由其指定的部门或者人员统一采购医疗器械，其他部门或者人员不得自行采购。

第八条　医疗器械使用单位应当从具有资质的医疗器械生产经营企业购进医疗器械，索取、查验供货者资质、医疗器械注册证或者备案凭证等证明文件。对购进的医疗器械应当验明产品合格证明文件，并按规定进行验收。对有特殊储运要求的医疗器械还应当核实储运条件是否符合产品说明书和标签标示的要求。

第九条　医疗器械使用单位应当真实、完整、准确地记录进货查验情况。进货查验记录应当保存至医疗器械规定使用期限届满后 2 年或者使用终止后 2 年。大型医疗器械进货查验记录应当保存至医疗器械规定使用期限届满后 5 年或者使用终止后 5 年；植入性医疗器械进货查验记录应当永久保存。

医疗器械使用单位应当妥善保存购入第三类医疗器械的原始资料，确保信息具有可追溯性。

第十条　医疗器械使用单位贮存医疗器械的场所、设施及条件应当与医疗器械品种、数量相适应，符合产品说明书、标签标示的要求及使用安全、有效的需要；对温度、湿度等环境条件有特殊要求的，还应当监测和记录贮存区域的温度、湿度等数据。

第十一条　医疗器械使用单位应当按照贮存条件、医疗器械有效期限等要求对贮存的医疗器械进行定期检查并记录。

第十二条　医疗器械使用单位不得购进和使用未依法注册或者备案、无合格证明文件以及过期、失效、淘汰的医疗器械。

第三章　使用、维护与转让

第十三条　医疗器械使用单位应当建立医疗器械使用前质量检查制度。在使用医疗器械前，应当按照产品说明书的有关要求进行检查。

使用无菌医疗器械前，应当检查直接接触医疗器械的包装及其有效期限。包装破损、标示不清、超过有效期限或者可能影响使用安全、有效的，不得使用。

第十四条　医疗器械使用单位对植入和介入类医疗器械应当建立使用记录，植入性医疗器械使用记录永久保存，相关资料应当纳入信息化管理系统，确保信息可追溯。

第十五条　医疗器械使用单位应当建立医疗器械维护维修管理制度。对需要定期检查、检验、校准、保养、维护的医疗器械，应当按照产品说明书的要求进行检查、检验、校准、保养、维护并记录，及时进行分析、评估，确保医疗器械处于良好状态。

对使用期限长的大型医疗器械，应当逐台建立使用档案，记录其使用、维护等情况。记录保存期限不得少于医疗器械规定使用期限届满后 5 年或者使用终止后 5 年。

第十六条　医疗器械使用单位应当按照产品说明书等要求使用医疗器械。一次性使用的医疗器械不得重复使用，对使用过的应当按照国家有关规定销毁并记录。

第十七条　医疗器械使用单位可以按照合同的约定要求医疗器械生产经营企业提供医疗器械维护维修服务，也可以委托有条件和能力的维修服务机构进行医疗器械维护维修，或者自行对在用医疗器械进行维护维修。

医疗器械使用单位委托维修服务机构或者自行对在用医疗器械进行维护维修的，医疗器械生产经营企业应当按照合同的约定提供维护手册、维修手册、软件备份、故障代码表、备件清单、零部件、维修密码等维护维修必需的材料和信息。

第十八条　由医疗器械生产经营企业或者维修服务机构对医疗器械进行维护维修的，应当在合同中约定明确的质量要求、维修要求等相关事项，医疗器械使用单位应当在每次维护维修后索取并保存相关记录；医疗器械使用单位自行对医疗器械进行维护维修的，应当加强对从事医疗器械维护维修的技术人员的培训考核，并建立培训档案。

第十九条　医疗器械使用单位发现使用的医疗器械存在安全隐患的，应当立即停止使用，通知检修；经检修仍不能达到使用安全标准的，不得继续使用，并按照有关规定处置。

第二十条　医疗器械使用单位之间转让在用医疗器械，转让方应当确保所转让的医疗器械安全、有效，并提供产品合法证明文件。

转让双方应当签订协议，移交产品说明书、使用和维修记录档案复印件等资料，并经有资质的检验机构检验合格后方可转让。受让方应当参照本办法第八条关于进货查验的规定进行查验，符合要求后方可使用。

不得转让未依法注册或者备案、无合格证明文件或者检验不合格，以及过期、失效、淘汰的医疗器械。

第二十一条　医疗器械使用单位接受医疗器械生产经营企业或者其他机构、个人捐赠医疗器械的，捐赠方应当提供医疗器械的相关合法证明文件，受赠方应当参照本办法第八条关于进货查验的规定进行查验，符合要求后方可使用。

不得捐赠未依法注册或者备案、无合格证明文件或者检验不合格，以及过期、失效、淘汰的医疗器械。

医疗器械使用单位之间捐赠在用医疗器械的，参照本办法第二十条关于转让在用医疗器械的规定办理。

第四章　监督管理

第二十二条　食品药品监督管理部门按照风险管理原则，对使用环节的医疗器械质量实施监督管理。

设区的市级食品药品监督管理部门应当编制并实施本行政区域的医疗器械使用单位年度监督检查计划，确定监督检查的重点、频次和覆盖率。对存在较高风险的医疗器械、有特殊储运要求的医疗器械以及有不良信用记录的医疗器械使用单位等，应当实施重点监管。

年度监督检查计划及其执行情况应当报告省、自治区、直辖市食品药品监督管理部门。

第二十三条　食品药品监督管理部门对医疗器械使用单位建立、执行医疗器械使用质量管理制度的情况进行监督检查，应当记录监督检查结果，并纳入监督管理档案。

食品药品监督管理部门对医疗器械使用单位进行监督检查时，可以对相关的医疗器械生产经营企业、维修服务机构等进行延伸检查。

医疗器械使用单位、生产经营企业和维修服务机构等应当配合食品药品监督管理部门的监督检查，如实提供有关情况和资料，不得拒绝和隐瞒。

第二十四条　医疗器械使用单位应当按照本办法和本单位建立的医疗器械使用质量管理制度，每年对医疗器械质量管理工作进行全面自查，并形成自查报告。食品药品监督管理部门在监督检查中对医疗器械使用单位的自查报告进行抽查。

第二十五条　食品药品监督管理部门应当加强对使用环节医疗器械的抽查检验。省级以上食品药品监督管理部门应当根据抽查检验结论，及时发布医疗器械质量公告。

第二十六条　个人和组织发现医疗器械使用单位有违反本办法的行为，有权向医疗器械使用单位所在地食品药品监督管理部门举报。接到举报的食品药品监督管理部门应当及时核实、处理。经查证属实的，应当按照有关规定对举报人给予奖励。

第五章　法律责任

第二十七条　医疗器械使用单位有下列情形之一的，由县级以上食品药品监督管理部门按照《医疗器械监督管理条例》第六十六条的规定予以处罚：

（一）使用不符合强制性标准或者不符合经注册或者备案的产品技术要求的医疗器械的；

（二）使用无合格证明文件、过期、失效、淘汰的医疗器械，或者使用未依法注册的医疗器械的。

第二十八条　医疗器械使用单位有下列情形之一的，由县级以上食品药品监督管理部门按照《医疗器械监督管理条例》第六十七条的规定予以处罚：

（一）未按照医疗器械产品说明书和标签标示要求贮存医疗器械的；

（二）转让或者捐赠过期、失效、淘汰、检验不合格的在用医疗器械的。

第二十九条 医疗器械使用单位有下列情形之一的，由县级以上食品药品监督管理部门按照《医疗器械监督管理条例》第六十八条的规定予以处罚：

（一）未建立并执行医疗器械进货查验制度，未查验供货者的资质，或者未真实、完整、准确地记录进货查验情况的；

（二）未按照产品说明书的要求进行定期检查、检验、校准、保养、维护并记录的；

（三）发现使用的医疗器械存在安全隐患未立即停止使用、通知检修，或者继续使用经检修仍不能达到使用安全标准的医疗器械的；

（四）未妥善保存购入第三类医疗器械的原始资料的；

（五）未按规定建立和保存植入和介入类医疗器械使用记录的。

第三十条 医疗器械使用单位有下列情形之一的，由县级以上食品药品监督管理部门责令限期改正，给予警告；拒不改正的，处1万元以下罚款：

（一）未按规定配备与其规模相适应的医疗器械质量管理机构或者质量管理人员，或者未按规定建立覆盖质量管理全过程的使用质量管理制度的；

（二）未按规定由指定的部门或者人员统一采购医疗器械的；

（三）购进、使用未备案的第一类医疗器械，或者从未备案的经营企业购进第二类医疗器械的；

（四）贮存医疗器械的场所、设施及条件与医疗器械品种、数量不相适应的，或者未按照贮存条件、医疗器械有效期限等要求对贮存的医疗器械进行定期检查并记录的；

（五）未按规定建立、执行医疗器械使用前质量检查制度的；

（六）未按规定索取、保存医疗器械维护维修相关记录的；

（七）未按规定对本单位从事医疗器械维护维修的相关技术人员进行培训考核、建立培训档案的；

（八）未按规定对其医疗器械质量管理工作进行自查、形成自查报告的。

第三十一条 医疗器械生产经营企业违反本办法第十七条规定，未按要求提供维护维修服务，或者未按要求提供维护维修所必需的材料和信息的，由县级以上食品药品监督管理部门给予警告，责令限期改正；情节严重或者拒不改正的，处5000元以上2万元以下罚款。

第三十二条 医疗器械使用单位、生产经营企业和维修服务机构等不配合食品药品监督管理部门的监督检查，或者拒绝、隐瞒、不如实提供有关情况和资料的，由县级以上食品药品监督管理部门责令改正，给予警告，可以并处2万元以下罚款。

第六章 附 则

第三十三条 用于临床试验的试验用医疗器械的质量管理，按照医疗器械临床试验等有关规定执行。

第三十四条 对使用环节的医疗器械使用行为的监督管理，按照国家卫生和计划生育委员会的有关规定执行。

第三十五条 本办法自2016年2月1日起施行。

附录三　医疗器械不良事件监测和再评价管理办法

医疗器械不良事件监测和再评价管理办法

第一章　总　　则

第一条　为加强医疗器械不良事件监测和再评价，及时、有效控制医疗器械上市后风险，保障人体健康和生命安全，根据《医疗器械监督管理条例》，制定本办法。

第二条　在中华人民共和国境内开展医疗器械不良事件监测、再评价及其监督管理，适用本办法。

第三条　医疗器械上市许可持有人（以下简称持有人），应当具有保证医疗器械安全有效的质量管理能力和相应责任能力，建立医疗器械不良事件监测体系，向医疗器械不良事件监测技术机构（以下简称监测机构）直接报告医疗器械不良事件。由持有人授权销售的经营企业、医疗器械使用单位应当向持有人和监测机构报告医疗器械不良事件。

持有人应当对发现的不良事件进行评价，根据评价结果完善产品质量，并向监测机构报告评价结果和完善质量的措施；需要原注册机关审批的，应当按规定提交申请。

境外持有人指定的代理人应当承担境内销售的进口医疗器械的不良事件监测工作，配合境外持有人履行再评价义务。

第四条　本办法下列用语的含义：

（一）医疗器械上市许可持有人，是指医疗器械注册证书和医疗器械备案凭证的持有人，即医疗器械注册人和备案人。

（二）医疗器械不良事件，是指已上市的医疗器械，在正常使用情况下发生的，导致或者可能导致人体伤害的各种有害事件。

（三）严重伤害，是指有下列情况之一者：

1.危及生命；

2.导致机体功能的永久性伤害或者机体结构的永久性损伤；

3.必须采取医疗措施才能避免上述永久性伤害或者损伤。

（四）群体医疗器械不良事件，是指同一医疗器械在使用过程中，在相对集中的时间、区域内发生，对一定数量人群的身体健康或者生命安全造成损害或者威胁的事件。

（五）医疗器械不良事件监测，是指对医疗器械不良事件的收集、报告、调查、分析、评价和控制的过程。

（六）医疗器械重点监测，是指为研究某一品种或者产品上市后风险情况、特征、严重程度、发生率等，主动开展的阶段性监测活动。

（七）医疗器械再评价，是指对已注册或者备案、上市销售的医疗器械的安全性、有效性进行重新评价，并采取相应措施的过程。

第五条　国家药品监督管理局建立国家医疗器械不良事件监测信息系统，加强医疗器械不良事件监测信息网络和数据库建设。

国家药品监督管理局指定的监测机构（以下简称国家监测机构）负责对收集到的医疗器械不良事件信息进行统一管理，并向相关监测机构、持有人、经营企业或者使用单位反馈医疗器械不良事件监测相关信息。

与产品使用风险相关的监测信息应当向卫生行政部门通报。

第六条　省、自治区、直辖市药品监督管理部门应当建立医疗器械不良事件监测体系，完善相关制度，配备相应监测机构和人员，开展医疗器械不良事件监测工作。

第七条　任何单位和个人发现医疗器械不良事件，有权向负责药品监督管理的部门（以下简称药品监督管理部门）或者监测机构报告。

第二章　职责与义务

第八条　国家药品监督管理局负责全国医疗器械不良事件监测和再评价的监督管理工作，会同国务院卫生行政部门组织开展全国范围内影响较大并造成严重伤害或者死亡以及其他严重后果的群体医疗器械不良事件的调查和处理，依法采取紧急控制措施。

第九条　省、自治区、直辖市药品监督管理部门负责本行政区域内医疗器械不良事件监测和再评价的监督管理工作，会同同级卫生行政部门和相关部门组织开展本行政区域内发生的群体医疗器械不良事件的调查和处理，依法采取紧急控制措施。

设区的市级和县级药品监督管理部门负责本行政区域内医疗器械不良事件监测相关工作。

第十条　上级药品监督管理部门指导和监督下级药品监督管理部门开展医疗器械不良事件监测和再评价的监督管理工作。

第十一条　国务院卫生行政部门和地方各级卫生行政部门负责医疗器械使用单位中与医疗器械不良事件监测相关的监督管理工作，督促医疗器械使用单位开展医疗器械不良事件监测相关工作并组织检查，加强医疗器械不良事件监测工作的考核，在职责范围内依法对医疗器械不良事件采取相关控制措施。

上级卫生行政部门指导和监督下级卫生行政部门开展医疗器械不良事件监测相关的监督管理工作。

第十二条　国家监测机构负责接收持有人、经营企业及使用单位等报告的医疗器械不良事件信息，承担全国医疗器械不良事件监测和再评价的相关技术工作；负责全国医疗器械不良事件监测信息网络及数据库的建设、维护和信息管理，组织制定技术规范和指导原则，组织开展国家药品监督管理局批准注册的医疗器械不良事件相关信息的调查、评价和反馈，对市级以上地方药品监督管理部门批准注册或者备案的医疗器械不良事件信息进行汇总、分析和指导，开展全国范围内影响较大并造成严重伤害或者死亡以及其他严重后果的群体医疗器械不良事件的调查和评价。

第十三条　省、自治区、直辖市药品监督管理部门指定的监测机构（以下简称省级监测机构）组织开展本行政区域内医疗器械不良事件监测和再评价相关技术工作；承担本行政区域内注册或者备案的医疗器械不良事件的调查、评价和反馈，对本行政区域内发生的群体医疗器械不良事件进行调查和评价。

设区的市级和县级监测机构协助开展本行政区域内医疗器械不良事件监测相关技术工作。

第十四条　持有人应当对其上市的医疗器械进行持续研究，评估风险情况，承担医疗器械不良事件监测的责任，根据分析评价结果采取有效控制措施，并履行下列主要义务：

（一）建立包括医疗器械不良事件监测和再评价工作制度的医疗器械质量管理体系；

（二）配备与其产品相适应的机构和人员从事医疗器械不良事件监测相关工作；

（三）主动收集并按照本办法规定的时限要求及时向监测机构如实报告医疗器械不良事件；

（四）对发生的医疗器械不良事件及时开展调查、分析、评价，采取措施控制风险，及时发布风险信息；

（五）对上市医疗器械安全性进行持续研究，按要求撰写定期风险评价报告；

（六）主动开展医疗器械再评价；

（七）配合药品监督管理部门和监测机构组织开展的不良事件调查。

第十五条 境外持有人除应当履行本办法第十四条规定的义务外，还应当与其指定的代理人之间建立信息传递机制，及时互通医疗器械不良事件监测和再评价相关信息。

第十六条 医疗器械经营企业、使用单位应当履行下列主要义务：

（一）建立本单位医疗器械不良事件监测工作制度，医疗机构还应当将医疗器械不良事件监测纳入医疗机构质量安全管理重点工作；

（二）配备与其经营或者使用规模相适应的机构或者人员从事医疗器械不良事件监测相关工作；

（三）收集医疗器械不良事件，及时向持有人报告，并按照要求向监测机构报告；

（四）配合持有人对医疗器械不良事件的调查、评价和医疗器械再评价工作；

（五）配合药品监督管理部门和监测机构组织开展的不良事件调查。

第三章 报告与评价

第一节 基本要求

第十七条 报告医疗器械不良事件应当遵循可疑即报的原则，即怀疑某事件为医疗器械不良事件时，均可以作为医疗器械不良事件进行报告。

报告内容应当真实、完整、准确。

第十八条 导致或者可能导致严重伤害或者死亡的可疑医疗器械不良事件应当报告；创新医疗器械在首个注册周期内，应当报告该产品的所有医疗器械不良事件。

第十九条 持有人、经营企业和二级以上医疗机构应当注册为国家医疗器械不良事件监测信息系统用户，主动维护其用户信息，报告医疗器械不良事件。持有人应当持续跟踪和处理监测信息；产品注册信息发生变化的，应当在系统中立即更新。

鼓励其他使用单位注册为国家医疗器械不良事件监测信息系统用户，报告不良事件相关信息。

第二十条 持有人应当公布电话、通讯地址、邮箱、传真等联系方式，指定联系人，主动收集来自医疗器械经营企业、使用单位、使用者等的不良事件信息；对发现或者获知的可疑医疗器械不良事件，持有人应当直接通过国家医疗器械不良事件监测信息系统进行医疗器械不良事件报告与评价，并上报群体医疗器械不良事件调查报告以及定期风险评价报告等。

医疗器械经营企业、使用单位发现或者获知可疑医疗器械不良事件的，应当及时告知持有人，并通过国家医疗器械不良事件监测信息系统报告。暂不具备在线报告条件的，应当通过纸质报表向所在地县级以上监测机构报告，由监测机构代为在线报告。

各级监测机构应当公布电话、通讯地址等联系方式。

第二十一条 持有人应当对收集和获知的医疗器械不良事件监测信息进行分析、评价，主动开展医疗器械安全性研究。对附条件批准的医疗器械，持有人还应当按照风险管控计划开展相关工作。

第二十二条 持有人、经营企业、使用单位应当建立并保存医疗器械不良事件监测记录。记录应当保存至医疗器械有效期后 2 年；无有效期的，保存期限不得少于 5 年。植入性医疗器械的监测记录应当永久保存，医疗机构应当按照病例相关规定保存。

第二十三条 省级监测机构应当对本行政区域内注册或者备案的医疗器械的不良事件报

告进行综合分析，对发现的风险提出监管措施建议，于每季度结束后 30 日内报所在地省、自治区、直辖市药品监督管理部门和国家监测机构。

国家监测机构应当对国家药品监督管理局批准注册或者备案的医疗器械的不良事件报告和各省、自治区、直辖市药品监督管理部门的季度报告进行综合分析，必要时向国家药品监督管理局提出监管措施建议。

第二十四条　省级监测机构应当按年度对本行政区域内注册或者备案的医疗器械的不良事件监测情况进行汇总分析，形成年度汇总报告，于每年 3 月 15 日前报所在地省、自治区、直辖市药品监督管理部门和国家监测机构。

国家监测机构应当对全国医疗器械不良事件年度监测情况进行汇总分析，形成年度报告，于每年 3 月底前报国家药品监督管理局。

省级以上药品监督管理部门应当将年度报告情况通报同级卫生行政部门。

第二节　个例医疗器械不良事件

第二十五条　持有人发现或者获知可疑医疗器械不良事件的，应当立即调查原因，导致死亡的应当在 7 日内报告；导致严重伤害、可能导致严重伤害或者死亡的应当在 20 日内报告。

医疗器械经营企业、使用单位发现或者获知可疑医疗器械不良事件的，应当及时告知持有人。其中，导致死亡的还应当在 7 日内，导致严重伤害、可能导致严重伤害或者死亡的在 20 日内，通过国家医疗器械不良事件监测信息系统报告。

第二十六条　除持有人、经营企业、使用单位以外的其他单位和个人发现导致或者可能导致严重伤害或者死亡的医疗器械不良事件的，可以向监测机构报告，也可以向持有人、经营企业或者经治的医疗机构报告，必要时提供相关的病历资料。

第二十七条　进口医疗器械的境外持有人和在境外销售国产医疗器械的持有人，应当主动收集其产品在境外发生的医疗器械不良事件。其中，导致或者可能导致严重伤害或者死亡的，境外持有人指定的代理人和国产医疗器械持有人应当自发现或者获知之日起 30 日内报告。

第二十八条　设区的市级监测机构应当自收到医疗器械不良事件报告之日起 10 日内，对报告的真实性、完整性和准确性进行审核，并实时反馈相关持有人。

第二十九条　持有人在报告医疗器械不良事件后或者通过国家医疗器械不良事件监测信息系统获知相关医疗器械不良事件后，应当按要求开展后续调查、分析和评价，导致死亡的事件应当在 30 日内，导致严重伤害、可能导致严重伤害或者死亡的事件应当在 45 日内向持有人所在地省级监测机构报告评价结果。对于事件情况和评价结果有新的发现或者认知的，应当补充报告。

第三十条　持有人所在地省级监测机构应当在收到持有人评价结果 10 日内完成对评价结果的审核，必要时可以委托或者会同不良事件发生地省级监测机构对导致或者可能导致严重伤害或者死亡的不良事件开展现场调查。其中，对于国家药品监督管理局批准注册的医疗器械，国家监测机构还应当对省级监测机构作出的评价审核结果进行复核，必要时可以组织对导致死亡的不良事件开展调查。

审核和复核结果应当反馈持有人。对持有人的评价结果存在异议的，可以要求持有人重新开展评价。

第三节　群体医疗器械不良事件

第三十一条　持有人、经营企业、使用单位发现或者获知群体医疗器械不良事件后，应当在 12 小时内通过电话或者传真等方式报告不良事件发生地省、自治区、直辖市药品监督管理部门和卫生行政部门，必要时可以越级报告，同时通过国家医疗器械不良事件监测信息系统报告群体医疗器械不良事件基本信息，对每一事件还应当在 24 小时内按个例事件报告。

不良事件发生地省、自治区、直辖市药品监督管理部门应当及时向持有人所在地省、自治区、直辖市药品监督管理部门通报相关信息。

第三十二条　持有人发现或者获知其产品的群体医疗器械不良事件后，应当立即暂停生产、销售，通知使用单位停止使用相关医疗器械，同时开展调查及生产质量管理体系自查，并于 7 日内向所在地及不良事件发生地省、自治区、直辖市药品监督管理部门和监测机构报告。

调查应当包括产品质量状况、伤害与产品的关联性、使用环节操作和流通过程的合规性等。自查应当包括采购、生产管理、质量控制、同型号同批次产品追踪等。

持有人应当分析事件发生的原因，及时发布风险信息，将自查情况和所采取的控制措施报所在地及不良事件发生地省、自治区、直辖市药品监督管理部门，必要时应当召回相关医疗器械。

第三十三条　医疗器械经营企业、使用单位发现或者获知群体医疗器械不良事件的，应当在 12 小时内告知持有人，同时迅速开展自查，并配合持有人开展调查。自查应当包括产品贮存、流通过程追溯，同型号同批次产品追踪等；使用单位自查还应当包括使用过程是否符合操作规范和产品说明书要求等。必要时，医疗器械经营企业、使用单位应当暂停医疗器械的销售、使用，并协助相关单位采取相关控制措施。

第三十四条　省、自治区、直辖市药品监督管理部门在获知本行政区域内发生的群体医疗器械不良事件后，应当会同同级卫生行政部门及时开展现场调查，相关省、自治区、直辖市药品监督管理部门应当配合。调查、评价和处理结果应当及时报国家药品监督管理局和国务院卫生行政部门，抄送持有人所在地省、自治区、直辖市药品监督管理部门。

第三十五条　对全国范围内影响较大并造成严重伤害或者死亡以及其他严重后果的群体医疗器械不良事件，国家药品监督管理局应当会同国务院卫生行政部门组织调查和处理。国家监测机构负责现场调查，相关省、自治区、直辖市药品监督管理部门、卫生行政部门应当配合。

调查内容应当包括医疗器械不良事件发生情况、医疗器械使用情况、患者诊治情况、既往类似不良事件、产品生产过程、产品贮存流通情况以及同型号同批次产品追踪等。

第三十六条　国家监测机构和相关省、自治区、直辖市药品监督管理部门、卫生行政部门应当在调查结束后 5 日内，根据调查情况对产品风险进行技术评价并提出控制措施建议，形成调查报告报国家药品监督管理局和国务院卫生行政部门。

第三十七条　持有人所在地省、自治区、直辖市药品监督管理部门可以对群体不良事件涉及的持有人开展现场检查。必要时，国家药品监督管理局可以对群体不良事件涉及的境外持有人开展现场检查。

现场检查应当包括生产质量管理体系运行情况、产品质量状况、生产过程、同型号同批次产品追踪等。

第四节　定期风险评价报告

第三十八条　持有人应当对上市医疗器械安全性进行持续研究，对产品的不良事件报告、监测资料和国内外风险信息进行汇总、分析，评价该产品的风险与受益，记录采取的风险控制措施，撰写上市后定期风险评价报告。

第三十九条　持有人应当自产品首次批准注册或者备案之日起，每满一年后的 60 日内完成上年度产品上市后定期风险评价报告。其中，经国家药品监督管理局注册的，应当提交至国家监测机构；经省、自治区、直辖市药品监督管理部门注册的，应当提交至所在地省级监测机构。第一类医疗器械的定期风险评价报告由持有人留存备查。

获得延续注册的医疗器械，应当在下一次延续注册申请时完成本注册周期的定期风险评价报告，并由持有人留存备查。

第四十条　省级以上监测机构应当组织对收到的医疗器械产品上市后定期风险评价报告进行审核。必要时，应当将审核意见反馈持有人。

第四十一条　省级监测机构应当对收到的上市后定期风险评价报告进行综合分析，于每年 5 月 1 日前将上一年度上市后定期风险评价报告统计情况和分析评价结果报国家监测机构和所在地省、自治区、直辖市药品监督管理部门。

国家监测机构应当对收到的上市后定期风险评价报告和省级监测机构提交的报告统计情况及分析评价结果进行综合分析，于每年 7 月 1 日前将上一年度上市后定期风险评价报告统计情况和分析评价结果报国家药品监督管理局。

第四章　重点监测

第四十二条　省级以上药品监督管理部门可以组织开展医疗器械重点监测，强化医疗器械产品上市后风险研究。

第四十三条　国家药品监督管理局会同国务院卫生行政部门确定医疗器械重点监测品种，组织制定重点监测工作方案，并监督实施。

国家医疗器械重点监测品种应当根据医疗器械注册、不良事件监测、监督检查、检验等情况，结合产品风险程度和使用情况确定。

国家监测机构组织实施医疗器械重点监测工作，并完成相关技术报告。药品监督管理部门可根据监测中发现的风险采取必要的管理措施。

第四十四条　省、自治区、直辖市药品监督管理部门可以根据本行政区域内医疗器械监管工作需要，参照本办法第四十三条规定，对本行政区内注册的第二类和备案的第一类医疗器械开展省级医疗器械重点监测工作。

第四十五条　医疗器械重点监测品种涉及的持有人应当按照医疗器械重点监测工作方案的要求开展工作，主动收集其产品的不良事件报告等相关风险信息，撰写风险评价报告，并按要求报送至重点监测工作组织部门。

第四十六条　省级以上药品监督管理部门可以指定具备一定条件的单位作为监测哨点，主动收集重点监测数据。监测哨点应当提供医疗器械重点监测品种的使用情况，主动收集、报告不良事件监测信息，组织或者推荐相关专家开展或者配合监测机构开展与风险评价相关的科学研究工作。

第四十七条　创新医疗器械持有人应当加强对创新医疗器械的主动监测，制定产品监测计划，主动收集相关不良事件报告和产品投诉信息，并开展调查、分析、评价。

创新医疗器械持有人应当在首个注册周期内，每半年向国家监测机构提交产品不良事件监测分析评价汇总报告。国家监测机构发现医疗器械可能存在严重缺陷的信息，应当及时报国家药品监督管理局。

第五章　风　险　控　制

第四十八条　持有人通过医疗器械不良事件监测，发现存在可能危及人体健康和生命安全的不合理风险的医疗器械，应当根据情况采取以下风险控制措施，并报告所在地省、自治区、直辖市药品监督管理部门：

（一）停止生产、销售相关产品；

（二）通知医疗器械经营企业、使用单位暂停销售和使用；

（三）实施产品召回；

（四）发布风险信息；

（五）对生产质量管理体系进行自查，并对相关问题进行整改；

（六）修改说明书、标签、操作手册等；

（七）改进生产工艺、设计、产品技术要求等；

（八）开展医疗器械再评价；

（九）按规定进行变更注册或者备案；

（十）其他需要采取的风险控制措施。

与用械安全相关的风险及处置情况，持有人应当及时向社会公布。

第四十九条　药品监督管理部门认为持有人采取的控制措施不足以有效防范风险的，可以采取发布警示信息、暂停生产销售和使用、责令召回、要求其修改说明书和标签、组织开展再评价等措施，并组织对持有人开展监督检查。

第五十条　对发生群体医疗器械不良事件的医疗器械，省级以上药品监督管理部门可以根据风险情况，采取暂停生产、销售、使用等控制措施，组织对持有人开展监督检查，并及时向社会发布警示和处置信息。在技术评价结论得出后，省级以上药品监督管理部门应当根据相关法规要求，采取进一步监管措施，并加强对同类医疗器械的不良事件监测。

同级卫生行政部门应当在本行政区域内暂停医疗机构使用相关医疗器械，采取措施积极组织救治患者。相关持有人应当予以配合。

第五十一条　省级以上监测机构在医疗器械不良事件报告评价和审核、不良事件报告季度和年度汇总分析、群体不良事件评价、重点监测、定期风险评价报告等过程中，发现医疗器械存在不合理风险的，应当提出风险管理意见，及时反馈持有人并报告相应的药品监督管理部门。省级监测机构还应当向国家监测机构报告。

持有人应当根据收到的风险管理意见制定并实施相应的风险控制措施。

第五十二条　各级药品监督管理部门和卫生行政部门必要时可以将医疗器械不良事件所涉及的产品委托具有相应资质的医疗器械检验机构进行检验。医疗器械检验机构应当及时开展相关检验，并出具检验报告。

第五十三条　进口医疗器械在境外发生医疗器械不良事件，或者国产医疗器械在境外发生医疗器械不良事件，被采取控制措施的，境外持有人指定的代理人或者国产医疗器械持有人应当在获知后 24 小时内，将境外医疗器械不良事件情况、控制措施情况和在境内拟采取的控制措施报国家药品监督管理局和国家监测机构，抄送所在地省、自治区、直辖市药品监督管理部门，及时报告后续处置情况。

第五十四条　可疑医疗器械不良事件由医疗器械产品质量原因造成的，由药品监督管理部门按照医疗器械相关法规予以处置；由医疗器械使用行为造成的，由卫生行政部门予以处置。

第六章 再 评 价

第五十五条　有下列情形之一的，持有人应当主动开展再评价，并依据再评价结论，采取相应措施：

（一）根据科学研究的发展，对医疗器械的安全、有效有认识上改变的；

（二）医疗器械不良事件监测、评估结果表明医疗器械可能存在缺陷的；

（三）国家药品监督管理局规定应当开展再评价的其他情形。

第五十六条　持有人开展医疗器械再评价，应当根据产品上市后获知和掌握的产品安全有效信息、临床数据和使用经验等，对原医疗器械注册资料中的综述资料、研究资料、临床评价资料、产品风险分析资料、产品技术要求、说明书、标签等技术数据和内容进行重新评价。

第五十七条　再评价报告应当包括产品风险受益评估、社会经济效益评估、技术进展评估、拟采取的措施建议等。

第五十八条　持有人主动开展医疗器械再评价的，应当制定再评价工作方案。通过再评价确定需要采取控制措施的，应当在再评价结论形成后 15 日内，提交再评价报告。其中，国家药品监督管理局批准注册或者备案的医疗器械，持有人应当向国家监测机构提交；其他医疗器械的持有人应当向所在地省级监测机构提交。

持有人未按规定履行医疗器械再评价义务的，省级以上药品监督管理部门应当责令持有人开展再评价。必要时，省级以上药品监督管理部门可以直接组织开展再评价。

第五十九条　省级以上药品监督管理部门责令开展再评价的，持有人应当在再评价实施前和再评价结束后 30 日内向相应药品监督管理部门及监测机构提交再评价方案和再评价报告。

再评价实施期限超过 1 年的，持有人应当每年报告年度进展情况。

第六十条　监测机构对收到的持有人再评价报告进行审核，并将审核意见报相应的药品监督管理部门。

药品监督管理部门对持有人开展的再评价结论有异议的，持有人应当按照药品监督管理部门的要求重新确认再评价结果或者重新开展再评价。

第六十一条　药品监督管理部门组织开展医疗器械再评价的，由指定的监测机构制定再评价方案，经组织开展再评价的药品监督管理部门批准后组织实施，形成再评价报告后向相应药品监督管理部门报告。

第六十二条　再评价结果表明已注册或者备案的医疗器械存在危及人身安全的缺陷，且无法通过技术改进、修改说明书和标签等措施消除或者控制风险，或者风险获益比不可接受的，持有人应当主动申请注销医疗器械注册证或者取消产品备案；持有人未申请注销医疗器械注册证或者取消备案的，由原发证部门注销医疗器械注册证或者取消备案。药品监督管理部门应当将注销医疗器械注册证或者取消备案的相关信息及时向社会公布。

国家药品监督管理局根据再评价结论，可以对医疗器械品种作出淘汰的决定。被淘汰的产品，其医疗器械注册证或者产品备案由原发证部门予以注销或者取消。

被注销医疗器械注册证或者被取消备案的医疗器械不得生产、进口、经营和使用。

第七章 监 督 管 理

第六十三条　药品监督管理部门应当依据职责对持有人和经营企业开展医疗器械不良事

件监测和再评价工作情况进行监督检查，会同同级卫生行政部门对医疗器械使用单位开展医疗器械不良事件监测情况进行监督检查。

第六十四条　省、自治区、直辖市药品监督管理部门应当制定本行政区域的医疗器械不良事件监测监督检查计划，确定检查重点，并监督实施。

第六十五条　省、自治区、直辖市药品监督管理部门应当加强对本行政区域内从事医疗器械不良事件监测和再评价工作人员的培训和考核。

第六十六条　药品监督管理部门应当按照法规、规章、规范的要求，对持有人不良事件监测制度建设和工作开展情况实施监督检查。必要时，可以对受持有人委托开展相关工作的企业开展延伸检查。

第六十七条　有下列情形之一的，药品监督管理部门应当对持有人开展重点检查：

（一）未主动收集并按照时限要求报告医疗器械不良事件的；

（二）持有人上报导致或可能导致严重伤害或者死亡不良事件的报告数量与医疗机构的报告数量差距较大，提示其主体责任未落实到位的；

（三）瞒报、漏报、虚假报告的；

（四）不配合药品监督管理部门开展的医疗器械不良事件相关调查和采取的控制措施的；

（五）未按照要求通过不良事件监测收集产品安全性信息，或者未按照要求开展上市后研究、再评价，无法保证产品安全有效的。

第六十八条　持有人未按照要求建立不良事件监测制度、开展不良事件监测和再评价相关工作、未按照本办法第四十八条规定及时采取有效风险控制措施、不配合药品监督管理部门开展的医疗器械不良事件相关调查和采取的控制措施的，药品监督管理部门可以要求其停产整改，必要时采取停止产品销售的控制措施。

需要恢复生产、销售的，持有人应当向作出处理决定的药品监督管理部门提出申请，药品监督管理部门现场检查通过后，作出恢复生产、销售的决定。

持有人提出恢复生产、销售申请前，可以聘请具备相应资质的独立第三方专业机构进行检查确认。

第六十九条　省级以上药品监督管理部门统一发布下列医疗器械不良事件监测信息：

（一）群体医疗器械不良事件相关信息；

（二）医疗器械不良事件监测警示信息；

（三）需要定期发布的医疗器械不良事件监测信息；

（四）认为需要统一发布的其他医疗器械不良事件监测信息。

第八章　法　律　责　任

第七十条　持有人有下列情形之一的，依照《医疗器械监督管理条例》第六十八条的规定，由县级以上药品监督管理部门责令改正，给予警告；拒不改正的，处5000元以上2万元以下罚款；情节严重的，责令停产停业，直至由发证部门吊销相关证明文件：

（一）未主动收集并按照时限要求报告医疗器械不良事件的；

（二）瞒报、漏报、虚假报告的；

（三）未按照时限要求报告评价结果或者提交群体医疗器械不良事件调查报告的；

（四）不配合药品监督管理部门和监测机构开展的医疗器械不良事件相关调查和采取的控制措施的。

第七十一条　医疗器械经营企业、使用单位有下列情形之一的，依照《医疗器械监督管理条例》第六十八条的规定，由县级以上药品监督管理部门和卫生行政部门依据各自职责责令改正，给予警告；拒不改正的，处 5000 元以上 2 万元以下罚款；情节严重的，责令停产停业，直至由发证部门吊销相关证明文件：

（一）未主动收集并按照时限要求报告医疗器械不良事件的；

（二）瞒报、漏报、虚假报告的；

（三）不配合药品监督管理部门和监测机构开展的医疗器械不良事件相关调查和采取的控制措施的。

第七十二条　持有人未按照要求开展再评价、隐匿再评价结果、应当提出注销申请而未提出的，由省级以上药品监督管理部门责令改正，给予警告，可以并处 1 万元以上 3 万元以下罚款。

第七十三条　持有人有下列情形之一的，由县级以上药品监督管理部门责令改正，给予警告；拒不改正的，处 5000 元以上 2 万元以下罚款：

（一）未按照规定建立医疗器械不良事件监测和再评价工作制度的；

（二）未按照要求配备与其产品相适应的机构和人员从事医疗器械不良事件监测相关工作的；

（三）未保存不良事件监测记录或者保存年限不足的；

（四）应当注册而未注册为医疗器械不良事件监测信息系统用户的；

（五）未主动维护用户信息，或者未持续跟踪和处理监测信息的；

（六）未根据不良事件情况采取相应控制措施并向社会公布的；

（七）未按照要求撰写、提交或者留存上市后定期风险评价报告的；

（八）未按照要求报告境外医疗器械不良事件和境外控制措施的；

（九）未按照要求提交创新医疗器械产品分析评价汇总报告的；

（十）未公布联系方式、主动收集不良事件信息的；

（十一）未按照要求开展医疗器械重点监测的；

（十二）其他违反本办法规定的。

第七十四条　医疗器械经营企业、使用单位有下列情形之一的，由县级以上药品监督管理部门和卫生行政部门依据各自职责责令改正，给予警告；拒不改正的，处 5000 元以上 2 万元以下罚款：

（一）未按照要求建立医疗器械不良事件监测工作制度的；

（二）未按照要求配备与其经营或者使用规模相适应的机构或者人员从事医疗器械不良事件监测相关工作的；

（三）未保存不良事件监测记录或者保存年限不足的；

（四）应当注册而未注册为国家医疗器械不良事件监测信息系统用户的；

（五）未及时向持有人报告所收集或者获知的医疗器械不良事件的；

（六）未配合持有人对医疗器械不良事件调查和评价的；

（七）其他违反本办法规定的。

药品监督管理部门发现使用单位有前款规定行为的，应当移交同级卫生行政部门处理。

卫生行政部门对使用单位作出行政处罚决定的，应当及时通报同级药品监督管理部门。

第七十五条　持有人、经营企业、使用单位按照本办法要求报告、调查、评价、处置医疗器械不良事件，主动消除或者减轻危害后果的，对其相关违法行为，依照《中华人民共和国行政处罚法》的规定从轻或者减轻处罚。违法行为轻微并及时纠正，没有造成危害后果的，不予处罚，但不免除其依法应当承担的其他法律责任。

第七十六条　各级药品监督管理部门、卫生行政部门、监测机构及其工作人员，不按规定履行职责的，依照《医疗器械监督管理条例》第七十二条和第七十四条的规定予以处理。

第七十七条　持有人、经营企业、使用单位违反相关规定，给医疗器械使用者造成损害的，依法承担赔偿责任。

第九章　附　　则

第七十八条　医疗器械不良事件报告的内容、风险分析评价报告和统计资料等是加强医疗器械监督管理、指导合理用械的依据，不作为医疗纠纷、医疗诉讼和处理医疗器械质量事故的依据。

对于属于医疗事故或者医疗器械质量问题的，应当按照相关法规的要求另行处理。

第七十九条　本办法由国家药品监督管理局会同国务院卫生行政部门负责解释。

第八十条　本办法自 2019 年 1 月 1 日起施行。

参 考 文 献

[1] 谢松城，严静. 医疗器械管理与技术规范 [M]. 杭州：浙江大学出版社，2016.

[2] 国家卫计委医院管理研究所，中华医学会医学工程学分会. 中国临床工程发展研究报告（白皮书）[M]. 武汉：湖北科技出版社，2015.

[3] 贝蒂尔·雅各布森，艾伦·默里. 医疗器械使用与安全 [M]. 张松，郑定昌主译. 北京：中国科学技术出版社，2017.

[4] 高关心. 临床工程管理概论 [M]. 北京：人民卫生出版社，2017.

[5] 王新. 医疗设备维护概论 [M]. 北京：人民卫生出版社，2017.

[6] 曹德森. 医疗设备风险认识及控制 [J]. 中国医疗设备，2008，23（2）：61-63.

[7] 黄新明，黄晓梅. 中外医疗器械监管比较分析和对我国的启示 [J]. 甘肃科技，2015，31（20）：90-94.

[8] 李爽，宓先强. 澳大利亚医疗器械监管概述 [J]. 中国医疗器械信息，2009，15（6）：46-48.

[9] 张学龙，黄勇，程海凭. 日本临床医学工程师制度提供的启示 [J]. 医疗设备信息，2007，22（1）.

[10] Reason J. Humanerror：models and management [J]. Bfi Med J，2000，320（8）：768-770.

[11] 陈宏文，崔飞易，廖伟光. "瑞士奶酪模型"在医疗设备使用风险管理中的应用 [J]. 中国医疗设备，2016，31（5）：130-132.

[12] 郑焜，谢松城. 医疗设备循证管理 [J]. 中国医疗器械杂志，2009，15（8）：41-44.

[13] 曾开奇. 医疗设备质量管理中 PDCA 循环的应用 [J]. 北京生物医学工程，2013，32（3）：301-303.

[14] 王兆善. 透视安全管理的"冰山理论"——对安全文化管理内涵的认知 [J]. 领导科学，2009（13）：49-50.

[15] Binseng Wang. Medical Equipment Maintenance：Management and Oversight [M]. Morgan & Claypool Publishers，2012.

[16] 美国福禄克公司. 临床工程指引：医疗设备质量安全与风险管理手册 [M]. 北京：化学工业出版社，2014.

[17] 张翼，宋少娟，曲桂莲等. 10 种介入诊疗程序中患者辐射剂量的调查 [J]. 中华放射防护杂志，2011，31（4）：482-484.

[18] 岳保荣. 医用辐射防护中的热点问题 [J]. 中华放射医学与防护杂志，2014，34（2）：81-82.

[19] 张强，刘胜林等. 对 2005-2006 年美国 FDA 召回的医疗器械产品的分析 [J]. 中国医疗器械杂志，2011，35（4）：280-283.

[20] 刘文，李咏雪. 婴儿培养箱质量控制检测技术 [M]. 北京：中国质检出版社，2012.

[21] 宋烽，张金凤，蔡小光. 手术中高频电刀电外科损伤的原因及护理对策 [J]. 中华护理杂志，2003，38（8）：653.

[22] 周丹. 基于风险评估的设备管理 [J]. 中国医院管理，2000，（9）：42-43.

[23] 果旭，黄作本. 麻醉科手术室仪器设备的风险管理 [J]. 中国医疗设备，2009，（6）：69-70.

[24] 李伟. 现代医院在用医疗器械风险管理的现状与思考 [J]. 中国医学装备，2009，（6）：26-28.

[25] 汤黎明，吴敏. 医疗设备临床应用风险管理与评估规范的研究 [J]. 医疗卫生装备，2010，（3）：1-3.

[26] 董放. 医疗器械风险管理及法规要求 [J]. 中国药物警戒，2010，7（5）：290-292.

[27] 曹德森，刘光荣，吴昊. 基于风险分析的医疗设备管理 [J]. 中国医院院长，2007，（7）：50-53.

[28] 魏建新，刘胜林，苏敏. 医疗器械安全管理信息平台的研究和开发 [J]. 中国医疗装备，2012，27（6）：95-98.

[29] 欧阳昭连，池慧等. 在用医疗器械风险管理问题及对策研究（一）[J]. 中国医疗器械信息，2007，13（12）：43-47.

[30] 欧阳昭连，池慧等. 在用医疗器械风险管理问题及对策研究（二）[J]. 中国医疗器械信息，2008，14（1）：53-57.

[31] 欧阳昭连，池慧等. 在用医疗器械风险管理问题及对策研究（三）[J]. 中国医疗器械信息，2008，14（2）：52-59.

[32] 欧阳昭连，池慧等. 在用医疗器械风险管理问题及对策研究（四）[J]. 中国医疗器械信息，2008，14（3）：59-69.

[33] 王竹等. 医疗设备使用风险评估中的 FMECA 新方法 [J]. 工业工程，2012，15（2）：109-114.

[34] Kohn L T，Corrigan J M，Donalds on M S. To Err Is Human：Building a Safer Health System [M]. Washington，D C：National Academy Press，1999.

[35] 高关心. 医疗器械风险管理体系探讨 [J]. 世界医疗器械, 2011, 17 (3): 52-54.

[36] YY 0709—2009 医用电气设备 第1-8部分: 安全通用要求 并列标准: 通用要求 医用电气设备和医用电气系统中报警系统的测试和指南

[37] 齐丽晶, 张海明. 解读 YY 0709—2009 医用报警系统的测试 [J]. 中国医疗器械杂志, 2011, 4: 291-293.

[38] 冯靖祎, 陈华, 刘济全. 设备互联和信息集成技术在数字化手术室建设中的设计和实现 [J]. 生物医学工程学杂志, 2011, 10: 876-880.

[39] 卫生部医院管理研究所临床工程研究部. 六省市"生命支持与急救用医疗设备临床使用状况"调查分析报告, 2011, 5.

[40] ECRI Institute. Top 10 Health Technology Hazards for 2012. Health Devices, 2011, 40 (11).

[41] 郑焜, 谢松城, 陈龙等. ISO 80001 国际标准-关于医疗设备与网络集成之风险管理 [J]. 中国医疗设备, 2012, 27 (8): 93-94.

[42] 郑峰等. 成立急救设备配送及维修中心的必要性 [J]. 中国医疗设备. 2008, 23 (8): 70-71.

[43] 国家食品药品监督管理局, YY/T 0316—2008 医疗器械风险管理对医疗器械的应用 [S]. 北京, 2008.

[44] Yadin David. ISO 80001-医疗设备与网络集成的挑战 [A], 中华医学会医学工程学分会第十一次学术年会暨2010中华临床医学工程及数字医学大会演讲.

[45] 杨宏丽. 网络环境下医疗设备的风险管理国际标准 IEC 80001 分析 [J]. 深圳职业技术学院报, 2011, 10 (1): 19-23.

[46] 尹军. 风险分析与临界点控制在医疗设备质量管理中的应用解读 [J]. 中国医疗设备, 2013, 28 (1): 66-68.

[47] 孟悛非, 范淼. 重视 CT 检查中的辐射剂量 [J]. 中华放射学杂志, 2008, 42 (10): 1017-1017.

[48] 国家质量监督检验检疫总局, 国家标准化管理委员会. GB/T 17995—1999 管理、医疗、护理人员安全使用医用电气设备导则 [S], 1999.

[49] Gosbee J, Anderson T. Human factors engineering design demonstrations can enlighten your RCA team. Qual Saf Health Care. 2003, 12 (2): 119-121.

[50] Joint Commission on Accreditation of Healthcare Organizations (JCAHO). Preventing ventilator-related deaths and injuries. *Sentinel Event Alert*, 2002, 26 (25): 1ff.

[51] 陈志刚. 关于医疗器械风险管理标准的几点认识 [J]. 中国医学装备, 2009, 6 (6): 15-20.

[52] 张素敏, 张亮. 国内外医疗器械风险管理现状分析 [J]. 中国医疗器械杂志, 2010, 34 (6): 442-447.

[53] 张强, 彭明辰译. 医疗器械可行性测试 [M]. 北京: 人民卫生出版社, 2013.

[54] 冯靖祎, 陈华, 刘济全. 设备互联和信息集成技术在数字化手术室建设中的设计和实现 [J]. 生物医学工程学杂志, 2011, 10: 876-880.

[55] 熊方, 吴继冰, 黄玉成等. 基于物联网的医疗设备管理体系架构研究 [J]. 中国数字医学, 2013, 8 (8): 104-107.

[56] 应俊, 何史林, 周丹. 医疗物联网中无线网络的接入应用实践 [J]. 中国医疗设备, 2014, 29 (5): 44-46.

[57] 李逸明, 钱明理等. 基于物联网的监护仪运行状态实时监测系统的研究与实现 [J]. 中国医疗器械杂志, 2014, 38 (4): 242-246.

[58] 沈云明, 郑焜, 吴胜等. ICU 医疗设备临床警报管理及警报信息集成技术分析 [J]. 中国医疗器械杂志, 2014, 38 (4): 270-273.

[59] 耿小平, 郭莉, 高威. 电外科技术的发展与应用 [M]. 北京: 人民军医出版社, 2015.

[60] 陆钢, 刘宪, 郑焜. 医疗设备与使用环境关系 [J]. 中国医疗设备, 2014, 29 (3): 98-100.

[61] 国家卫生计生委医院管理研究所, 中华医学会医学工程学分会. 中国临床工程发展研究报告 (白皮书) [M]. 武汉: 湖北科学技术出版社, 2015.

[62] 国家药品不良反应监测中心. 国家医疗器械不良事件监测年度报告 (2016 年度). 2017 年 05 月 10 日发布.

[63] 国家药品不良反应监测中心. 国家医疗器械不良事件监测年度报告 (2017 年度). 2018 年 5 月 21 日发布.

[64] 中华医学会放射学分会质量管理与安全管理学组. 磁共振成像安全管理中国专家共识 [J]. 中华放射学杂志, 2017, 51 (10): 725-731.

[65] 陈宏文, 黄鸿新, 王胜军. 医疗器械使用质量管理工作指南 [M]. 长沙: 中南大学出版社, 2017.

[66] 田颖, 仝青英. 物联网在医疗设备质量状态跟踪监测系统中的应用研究 [J]. 医疗卫生装备, 2017, 38 (1): 68-70.

[67] 曹德森. 医用气体系统安全管理 [A]. 2017 年 "中国医院建设与发展大会"《医院医用气体建设与生命支持系统

使用安全》专题论坛交流.

[68] 高峰，张胜，刘惠欣等. 基于物联网技术的医疗设备状态监测系统设计 [J]. 中国医疗设备，2016，31（7）：85-89.

[69] 江明尹，冯庆敏，张强等. 基于人因的医疗器械使用风险研究 [J]. 中国医疗器械杂志，2017，41（1）：38-42.

[70] 许建新，肖龙坤，张明旭等. 注射泵的质量控制检测结果分析及保养 [J]. 中国医疗设备，2017，32（10）：72-75.

[71] 颜泽勇，吴剑威. 关于呼吸机风险预警方法研究 [J]. 中国医疗设备，2017，32（8）：148-151.

[72] 林忠款，郑焜，沈云明等. ICU呼吸机警报状况的调查分析与讨论 [J]. 中国医疗器械杂志，2017，41（6）：460-463.

[73] 卜羽. 网络传输对CT影像的研究 [J]. 中国医疗设备，2017，32（7）：111-112.

[74] 北京市药品不良反应监测中心. 多参数监护仪再评价发现的风险 [J]. 医疗器械警戒信息，2017，36（3）：12-13.

[75] 张茫茫，郑焜，沈云明等. 医院联网医疗设备安全管理 [J]. 中国医疗器械杂志，2018，42（4）：303-304.

[76] 王宝亭，耿鸿武. 中国医疗器械行业发展报告（2018），（医疗器械蓝皮书）[M]. 北京：社会科学文献出版社，2018.

[77] 国家卫生健康委员会，WS/T 602—2018 高频电刀安全管理 [S]. 北京，2018.

[78] 邵鹏，陈卫清. 物联网医疗设备管理体系浅析. 上海市医学会医学工程学分会第十三次学术年会大会交流论文，2018.

[79] 陈豪，刘巍峰. 基于物联网技术的急救类设备实时运行维护管理系统的构建 [A]. 上海市医学会医学工程学分会第十三次学术年会大会交流发言论文，2018.

[80] 张茫茫，郑焜，林忠款. "互联网＋"模式下联网医疗设备及医院信息系统应对网络攻击的策略探讨 [J]. 中国医学装备，2018，15（7）：150-151.

[81] 国家卫生健康委员会，WS 519—2019 X射线计算机体层摄影装置质量控制检测规范 [S]，北京，2019.